透視下神経ブロック法

編集　大瀬戸清茂
NTT 東日本関東病院ペインクリニック科部長

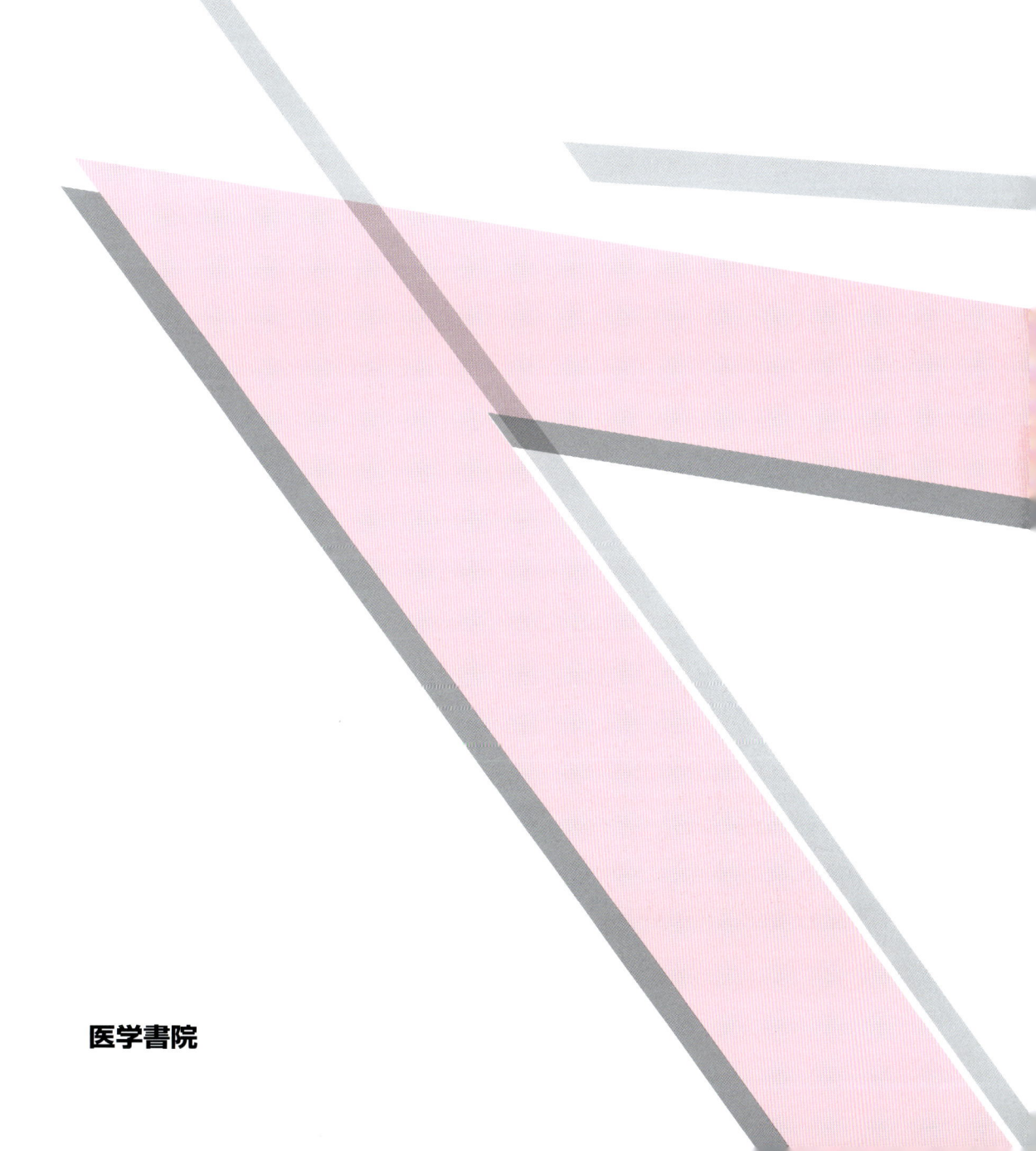

医学書院

透視下神経ブロック法

発　行	2009年6月15日　第1版第1刷Ⓒ

編　者　大瀬戸清茂
　　　　おおせ　ときよしげ

発行者　株式会社　医学書院
　　　　代表取締役　金原　優
　　　　〒113-8719　東京都文京区本郷 1-28-23
　　　　電話 03-3817-5600（社内案内）

印刷・製本　双文社印刷

本書の複製権・翻訳権・上映権・譲渡権・公衆送信権（送信可能化権を含む）
は㈱医学書院が保有します．

ISBN978-4-260-00797-9　Y9500

JCLS 〈㈱日本著作出版権管理システム委託出版物〉

本書の無断複写は著作権法上での例外を除き，禁じられています．
複写される場合は，そのつど事前に㈱日本著作出版権管理システム
（電話 03-3817-5670，FAX 03-3815-8199）の許諾を得てください．

執筆者一覧 (執筆順)

大瀬戸清茂	NTT東日本関東病院ペインクリニック科・部長
平良　豊	医療法人牧港クリニック・院長
比嘉　康敏	医療法人牧港クリニック・副院長
安部洋一郎	NTT東日本関東病院ペインクリニック科・医長
平川奈緒美	佐賀大学医学部准教授・麻酔・蘇生学
本間　英司	禎心会病院ペインクリニックセンター・センター長
表　圭一	禎心会病院・副院長
羽尻　裕美	日本大学医学部兼任講師・麻酔科
坪田　信三	愛媛大学医学部麻酔科蘇生科
長櫓　巧	愛媛大学医学部教授・麻酔科蘇生科
大野　健次	大野ペインクリニック・院長
岡本健一郎	昭和大学横浜市北部病院准教授・麻酔科緩和ケア
増田　豊	昭和大学薬学部教授・治療ニーズ探索学
川井　康嗣	山口大学医学部附属病院講師・麻酔科蘇生科
上島　賢哉	NTT東日本関東病院ペインクリニック科
木村　信康	医療法人将道会東京クリニック麻酔科・科長
宮崎　東洋	医療法人将道会東京クリニック・院長/順天堂大学名誉教授
廣田　一紀	福岡大学医学部麻酔科学
比嘉　和夫	福岡大学医学部教授・麻酔科学
間宮　敬子	旭川医科大学講師・麻酔科蘇生科
岩崎　寛	旭川医科大学教授・麻酔科蘇生科
森山　萬秀	兵庫医科大学疼痛制御科学ペインクリニック部
柳本富士雄	兵庫医科大学疼痛制御科学ペインクリニック部
村川　和重	兵庫医科大学教授・疼痛制御科学ペインクリニック部
伊達　久	医療法人関通会仙台ペインクリニック・院長
杉浦　健之	名古屋市立大学大学院医学研究科講師・麻酔・危機管理医学
津田　喬子	名古屋市立東部医療センター東市民病院・センター長/病院長
宇野　武司	潤和会記念病院・副院長
林　摩耶	NTT東日本関東病院ペインクリニック科
山口　重樹	獨協医科大学医学部准教授・麻酔科学
篠崎　未緒	獨協医科大学医学部麻酔科学
北島　敏光	獨協医科大学医学部教授・麻酔科学
田邉　豊	順天堂大学医学部附属練馬病院准教授・麻酔科・ペインクリニック
井関　雅子	順天堂大学医学部先任准教授・麻酔科学・ペインクリニック
加瀬　幸子	獨協医科大学越谷病院非常勤講師・麻酔科
奥田　泰久	獨協医科大学越谷病院教授・麻酔科
深澤　圭太	京都府立医科大学附属病院麻酔科疼痛緩和医療部
細川　豊史	京都府立医科大学附属病院麻酔科疼痛緩和医療部　部長
平賀　徳人	NTT東日本関東病院ペインクリニック科
山上　裕章	ヤマトペインクリニック・院長
塩見由紀代	仁泉会病院麻酔科ペインクリニック・部長
上野　博司	京都府立医科大学附属病院麻酔科疼痛緩和医療部・副部長
河西　稔	藤田保健衛生大学医学部教授・麻酔・疼痛制御学
仲西　信乃	NTT東日本関東病院ペインクリニック科
朴　基彦	神戸大学医学部附属病院麻酔科

須藤 貴世子	NTT東日本関東病院ペインクリニック科
宝亀 彩子	NTT東日本関東病院ペインクリニック科
山崎 一	三鷹痛みのクリニック
比嘉 正祐	三鷹痛みのクリニック・院長
花岡 一雄	JR東京総合病院・院長/東京大学名誉教授
松原 香名	NTT東日本関東病院ペインクリニック科
臼井 要介	水谷痛みのクリニック
橋爪 圭司	奈良県立医科大学講師・麻酔科
荻原 正洋	長野赤十字病院第1麻酔科・部長
齊藤 洋司	島根大学医学部教授・麻酔科学
関本 研一	群馬大学附属病院腫瘍センター
中谷 俊彦	島根大学医学部附属病院講師・麻酔科
伊藤 樹史	東京医科大学名誉教授/武蔵野病院・院長
立原 弘章	立原医院(麻酔科・ペインクリニック)
中川 雅之	福島県立医科大学医学部麻酔科
福井 弥己郎(聖)	滋賀医科大学附属病院教授・ペインクリニック科
伊奈 廣明	諏訪赤十字病院第1麻酔科・部長
高橋 利文	群馬県立がんセンター麻酔科・部長
堀越 浩幸	群馬県立がんセンター放射線診断部・部長
佐藤 裕	五所川原市立西北中央病院・副院長/麻酔科・科長/中央手術部・部長
柴田 康之	名古屋大学附属病院麻酔科
加藤 実	日本大学医学部准教授・麻酔科/日本大学附属板橋病院麻酔科・部長
小川 節郎	日本大学医学部教授・麻酔科
神島 啓一郎	獨協医科大学越谷病院麻酔科
柳原 尚	藤田保健衛生大学医学部講師・麻酔・周術期管理医学
新堀 博展	横浜市立大学附属病院麻酔科
中川 美里	NTT東日本関東病院ペインクリニック科
久野 裕一郎	獨協医科大学越谷病院講師・麻酔科
堀田 訓久	自治医科大学医学部講師・麻酔科学
林 英明	関西労災病院麻酔科・第二部長
北山 眞任	弘前大学医学部附属病院麻酔科
廣田 和美	弘前大学大学院医学研究科教授・麻酔科学
中本 達夫	大阪市立住吉市民病院麻酔科・副部長
原 かおる	島根大学医学部附属病院麻酔科
佐倉 伸一	島根大学医学部附属病院准教授・手術部
山内 正憲	札幌医科大学医学部麻酔科
関 忍	札幌医科大学医学部麻酔科
並木 昭義	札幌医科大学名誉教授
中村 吉孝	順天堂大学附属順天堂医院麻酔科学・ペインクリニック科
高木 基光	NTT東日本関東病院ペインクリニック科
寺田 仁秀	NTT東日本関東病院ペインクリニック科

序

　筆者は，ペインクリニックに専従して，27年以上になるが，神経ブロックを始めとしたペインクリニック領域における interventional therapy を安全確実に施行するにはどうすればよいかをかねがね考えてきた．ペインクリニックで行われる神経ブロックの件数は，現在もブラインドテクニックによるものが多く，X線透視下などによるものは，まだ少ない．
　一方，ここ数年超音波装置の解像度が数段上がってきており，超音波ガイド下ブロックを施行している施設やその学会発表も増えてきている．
　X線透視，CT，MRI，超音波などの装置を駆使して，画像上で神経ブロック針を可視化すれば，安全に，簡単に，名人芸に頼らなくても神経ブロックができると考え，それらの方法を解説したこの書籍が企画された．この本の制作にあたっては，全国でペインクリニックに携わる神経ブロックのスペシャリストに執筆していただいた．
　本書の特徴は，ブロックで使用する装置ごとに，各章を独立させたことである．1章には現在最も多用されているX線透視下神経ブロックについて，頭部，頸部，胸部，腰部，仙骨・骨盤部，関節，その他に分けて書かれている．2章ではCTガイド下神経ブロックについて，現在行われている手技について実践的に説明した．3章ではMRガイド下神経ブロックについて記載している．4章の超音波ガイド下神経ブロックは，今後更に発展していくことが考えられる手技であり，リアルタイムに断面の神経，血管が画像化されて，針も可視化できるブロックである．
　本書はB5判にして，図や写真を多用し，見出しや用語を統一して読みやすく，理解しやすいように工夫したガイドブックである．多くの執筆者が，それぞれの項目を担当し，既に完成された神経ブロック法を尊重すると同時に，各執筆者の originality もできるだけ盛り込んだ．
　ペインクリニックにおける治療の大きな柱は神経ブロック法である．診断も重要であるが，神経ブロックの手技によって患者の予後は大きく左右される．特にその中で透視下神経ブロックは重要な治療手段であり，本書によってこれらの手技を学びたいという機会がますます増えるに違いない．
　神経ブロックは，より正確なピンポイントのブロック，可視化されたブロック，安全なブロックというようないくつかのキーワードに従って，手技を改良していく余地がまだある．本書を足がかりに更に優れた神経ブロックの手技が開発され，ペインクリニックがますます発展すれば，執筆者一同望外の喜びである．
　最後に，終始ご尽力くださった医学書院の方々を始め，関係各氏に衷心より感謝する次第である．

2009年5月吉日

大瀬戸　清茂

目次

序論
1. 透視下神経ブロックについて―その有用性と展望 ―― 大瀬戸清茂 1
2. 透視下神経ブロック総論 ―― 大瀬戸清茂 3

1章　X線透視下神経ブロック手技
X線透視下神経ブロックの有用性 ―― 大瀬戸清茂 6

頭部
1. 眼窩上神経ブロック，眼窩下神経ブロック，おとがい神経ブロック ―― 平良 豊, 比嘉康敏 8
2. 上顎神経ブロック ―― 大瀬戸清茂, 安部洋一郎 12
3. 下顎神経ブロック，耳介側頭神経ブロック ―― 大瀬戸清茂, 安部洋一郎 15
4. Gasser神経節ブロック ―― 安部洋一郎, 大瀬戸清茂 19

頸部
5. 星状神経節ブロック ―― 平川奈緒美 24
6. 頸神経叢ブロック，斜角筋間ブロック ―― 本間英司, 表 圭一 28
7. 腕神経叢ブロック ―― 羽尻裕美 32
8. 頸部硬膜外ブロック―1回法，持続法 ―― 坪田信三, 長櫓 巧 34
9. 頸椎椎間関節ブロック―前方斜位法 ―― 大野健次 37
10. 頸椎椎間関節ブロック―側方・後方斜位法 ―― 大瀬戸清茂 40
11. 頸椎脊髄神経後枝内側枝高周波熱凝固法 ―― 大瀬戸清茂 44
12. 頸椎椎間板造影・ブロック（CT-discography） ―― 大瀬戸清茂 47
13. 頸部神経根ブロック ―― 岡本健一郎, 増田 豊 50
14. 経皮的コルドトミー ―― 長櫓 巧, 坪田信三 55

胸部
15. 胸椎椎間関節ブロック ―― 川井康嗣 59
16. 胸椎後枝内側枝高周波熱凝固法 ―― 上島賢哉, 大瀬戸清茂 62
17. 胸部クモ膜下ブロック，クモ膜下フェノールブロック ―― 木村信康, 宮崎東洋 64
18. 肋間神経ブロック ―― 廣田一紀, 比嘉和夫 67
19. 胸部交感神経節ブロック ―― 大瀬戸清茂 70
20. 胸部硬膜外ブロック―1回法，持続法 ―― 間宮敬子, 岩崎 寛 75

21. 脊髄刺激療法 ———————————————————— 森山萬秀,柳本富士雄,村川和重　79
22. 胸部神経根ブロック ————————————————————— 柳本富士雄,村川和重　86
23. 胸椎椎間板ブロック ————————————————————————————— 伊達　久　92

腰部

24. 大腰筋筋溝ブロック ———————————————————————— 杉浦健之,津田喬子　96
25. 腰部硬膜外ブロック—1回法,持続法 ——————————————————— 宇野武司　100
26. 腹腔神経叢ブロック（内臓神経ブロック）————————————————— 林　摩耶　104
27. 下腸間膜動脈神経叢ブロック ————————————— 山口重樹,篠崎未緒,北島敏光　108
28. 上下腹神経叢ブロック ———————————————— 田邉　豊,井関雅子,宮崎東洋　111
29. 腰部交感神経節ブロック ———————————————————— 廣田一紀,比嘉和夫　114
30. 腰椎椎間関節ブロック ————————————————————— 加瀬幸子,奥田泰久　120
31. 腰椎後枝内側枝高周波熱凝固法 ——————————————— 深澤圭太,細川豊史　123
32. 腰部神経根ブロック —————————————————————— 平賀徳人,大瀬戸清茂　127
33. 腰部椎間板ブロック —————————————————————— 山上裕章,塩見由紀代　130

仙骨・骨盤部

34. 仙骨部神経根ブロック ————————————————————— 上野博司,細川豊史　134
35. 仙腸関節ブロック ————————————————————————————— 河西　稔　138
36. 仙腸関節枝高周波熱凝固法 ———————————————— 仲西信乃,大瀬戸清茂　141
37. 仙骨部交感神経節ブロック ———————————————— 朴　基彦,大瀬戸清茂　143
38. 不対神経節ブロック ————————————————————————— 安部洋一郎　145
39. 硬膜外洗浄・神経根ブロック —————————————— 須藤貴世子,宝亀彩子　147
40. 仙尾関節ブロック ———————————————————— 山崎　一,比嘉正祐　149
41. エピドラスコピー ————————————————————————— 花岡一雄　152
42. 陰部神経ブロック ——————————————————— 松原香名,大瀬戸清茂　155
43. 坐骨神経ブロック ————————————————————————— 臼井要介　158

関節

44. 肩関節ブロック,肩関節パンピング ———————————— 山上裕章,塩見由紀代　163
45. 肩関節枝高周波熱凝固法 ————————————————— 朴　基彦,大瀬戸清茂　166
46. 股関節ブロック ——————————————————————————— 河西　稔　169
47. 股関節枝高周波熱凝固法 ——————————————————————— 伊達　久　171
48. 膝関節ブロック ——————————————————————————— 河西　稔　174
49. 膝関節枝高周波熱凝固法 ——————————————————————— 橋爪圭司　176
50. 肘関節,手関節,足関節などのブロック ————————————————————— 179
　Ⅰ．肘関節ブロック ······························ 塩見由紀代,山上裕章　179
　Ⅱ．手関節ブロック ······························ 塩見由紀代,山上裕章　180
　Ⅲ．足関節ブロック ······························ 塩見由紀代,山上裕章　181

その他

51. 骨髄減圧術 ——————————————————————————————————— 183

- Ⅰ. 肩関節 ………………………………………………………………………… 荻原正洋 183
- Ⅱ. 椎体 …………………………………………………………………………… 荻原正洋 185
- Ⅲ. 股関節，膝関節 …………………………………………………… 岡本健一郎，増田 豊 188

2章　CTガイド下神経ブロック手技

- CTガイド下神経ブロックの有用性 ………………………………… 齊藤洋司，中谷俊彦 192
- 1. 上顎神経ブロック ……………………………………………………………… 奥田泰久 194
- 2. 下顎神経ブロック ………………………………………………… 北島敏光，奥田泰久 197
- 3. Gasser神経節ブロック ……………………………………………………… 関本研一 199
- 4. 神経根ブロック―胸部，腰部 …………………………………… 齊藤洋司，中谷俊彦 201
- 5. 胸部交感神経節ブロック ……………………………………………………… 伊藤樹史 206
- 6. 腰部交感神経節ブロック ……………………………………………………… 伊藤樹史 211
- 7. 不対神経節ブロック―CT誘導下経仙尾関節垂直アプローチ(到達)法 ―― 立原弘章，伊藤樹史 215
- 8. 経皮的椎体形成術 ………………………………………………… 中川雅之，大瀬戸清茂 219
- 9. 腰部椎間板ブロック ………………………………………………………… 福井弥己郎(聖) 225
- 10. 椎間板内高周波熱凝固法（IDET） ………………………………………… 福井弥己郎(聖) 228
- 11. 腹腔神経叢ブロック（内臓神経ブロック） ………………………………… 伊奈廣明 231
- 12. 上下腹神経叢ブロック ……………………………………… 高橋利文，堀越浩幸 234
- 13. 経皮的コルドトミー ………………………………………… 長櫓 巧，坪田信三 237

3章　MRガイド下神経ブロック手技

- MRガイド下神経ブロックの有用性 ………………………………………… 福井弥己郎(聖) 242
- 1. 椎間板摘出術 ………………………………………………………………… 福井弥己郎(聖) 245
- 2. 腰部椎間板ブロック（化学的髄核融解術） ………………………………… 福井弥己郎(聖) 248

4章　超音波ガイド下神経ブロック手技

- 超音波ガイド下神経ブロックの有用性 ………………………………………… 佐藤 裕 252
- 1. 星状神経節ブロック ………………………………………………………… 平川奈緒美 256
- 2. 頸部神経根ブロック―C_3〜C_7 ……………………………………………… 柴田康之 259
- 3. 浅頸神経叢ブロック ……………………………………………… 加藤 実，小川節郎 262
- 4. 横隔神経ブロック ………………………………………………… 榊島啓一郎，奥田泰久 204
- 5. 上喉頭神経ブロック …………………………………………………………… 柳原 尚 266
- 6. 頸神経叢ブロック ………………………………………………… 臼井要介，奥田泰久 270
- 7. 腕神経叢ブロック ……………………………………………………………………… 274
  - Ⅰ. 斜角筋間アプローチ ……………………………………… 新堀博展，中川美里 274
  - Ⅱ. 鎖骨上アプローチ ………………………………………… 久野裕一郎，奥田泰久 276
  - Ⅲ. 鎖骨下アプローチ ………………………………………………………… 堀田訓久 279
  - Ⅳ. 腋窩アプローチ …………………………………………………………… 林 英明 280
- 8. 橈骨，正中，尺骨神経ブロック ………………………………… 北山眞任，廣田和美 283

9. 肋間神経ブロック ─────────────────── 中本達夫 287
10. 胸部傍脊椎ブロック ──────────── 齊藤洋司, 原かおる, 佐倉伸一 291
11. 硬膜外ブロック ─────────────── 山内正憲, 関　忍 294
12. クモ膜下ブロック ──────────────── 山内正憲, 並木昭義 296
13. 腰神経叢ブロック ──────────────── 中村吉孝, 井関雅子 298
14. 仙骨部神経根ブロック ────────────── 高木基光, 新堀博展 302
15. 大腿神経ブロック ──────────────── 齊藤洋司, 佐倉伸一 305
16. 坐骨神経ブロック ──────────────────────── 307
　Ⅰ. 殿下部アプローチ ─────────────── 齊藤洋司, 佐倉伸一 307
　Ⅱ. 膝窩部アプローチ ──────────────────── 柴田康之 308
17. 下肢の末梢神経ブロック ──────────────────── 312
　Ⅰ. 伏在神経ブロック ──────────────── 齊藤洋司, 佐倉伸一 312
　Ⅱ. 後脛骨神経ブロック ─────────────── 齊藤洋司, 佐倉伸一 313
18. 関節のブロック ─────────────────────── 314
　Ⅰ. 肩関節ブロック ──────────────── 朴　基彦, 大瀬戸清茂 314
　Ⅱ. 手根管ブロック ──────────────── 中川美里, 新堀博展 317
　Ⅲ. 股関節ブロック ──────────────── 新堀博展, 安部洋一郎 319
　Ⅳ. 膝関節ブロック ──────────────── 寺田仁秀, 新堀博展 321

索引 ──────────────────────────────── 323

1 透視下神経ブロックについて
―その有用性と展望

序論

　神経ブロックは，従来麻酔を行う時の局所麻酔の手技から発展したものであり，ペインクリニックで主に痛みの症例に対して施行されてきた．当初，その手技は主にブラインド（盲目的）テクニックであり，いわゆる名人芸を必要としていた．当時のBonicaの教科書には神経ブロックのX線写真が撮られているが，常にX線写真を使用するわけではなかった．日本では三十数年前より神経ブロック時にX線写真を用いるようになった．

　その頃の方法はX線写真で針の位置を確認して良い位置であれば少し針を進めX線写真を撮る，誤った位置であれば修正してX線写真を撮る，という繰り返しであった．そのために時間が長くかかり，X線写真も枚数が多くなり，患者の被曝も多くなった．この問題を改善するため，例えばGasser神経節ブロックなど難度の高い神経ブロックではあらかじめ作図をして助手が術者にアドバイスをしながら針先を誘導する，などの工夫をしていた（図1）．

　現在ではX線透視下のテレビ画像を見ながらリアルタイムに針を進める方法が行われており，施行時間の短縮と正確な神経ブロックを行うこと

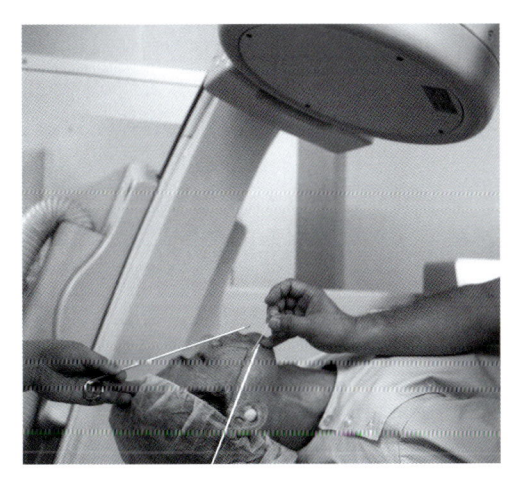

図1　Gasser神経節ブロック時のブロック針誘導の実際

Gasser神経節ブロックで針先を誘導する場合は，刺入点を口角外側3 cmとし，正面では刺入点と瞳孔の内側を結び，側面では耳輪前方0.8 cmとを結ぶ線を患側顔面に描く．次いで，助手が金属や定規でその線に一致させる状態で，ブロック針刺入方向を，図のように指示誘導しながら行っていた．針先が頭蓋底に到達したらX線写真で確認していた．

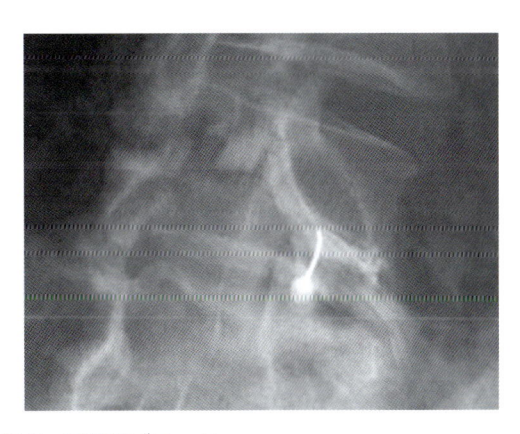

図2　神経根ブロック

神経ブロック針をテレビ画面上，点に近い状態で刺入すれば，2次元的に刺せて簡単に行えるが，術者の手指が被曝する．しかし，X線画面に手が出ないようにするには，針を離れた所から刺すか，間欠的にX線透視しながら刺入する必要がある．

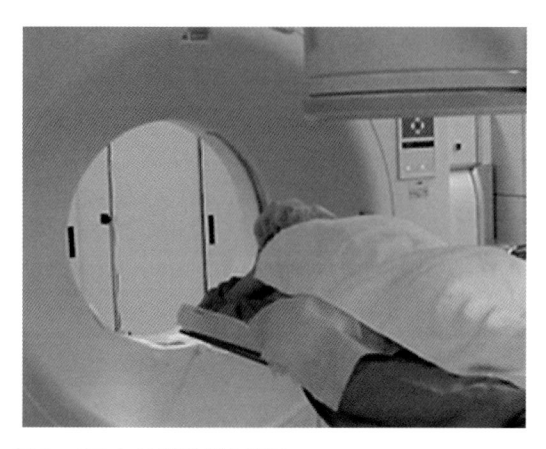

図3 CTとX線透視の併用
X線透視でブロック針を刺入し，その後CT撮影し針先の位置と刺入方向や深さ，目的に到達するまでの距離を測定する．このように針先の位置ははっきりさせて，どの位置に針先があるかを解剖的に確実に描出させることで安全に行える．

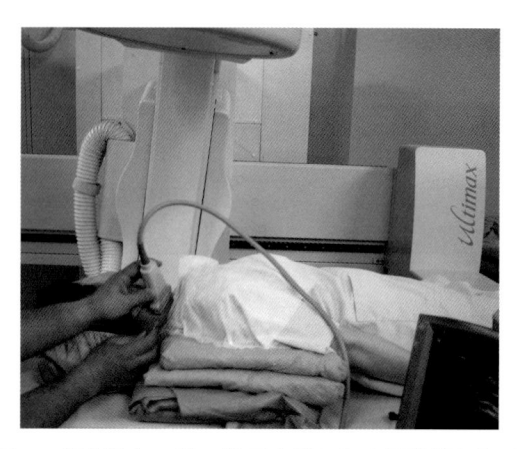

図4 超音波とX線の装置を併用した頸椎神経根ブロック
超音波の画面(右下)を見ながら，そのガイド下にブロック針を刺入する．超音波ガイド下に神経根に針先が到達したら，次にX線透視下に造影剤を注入することで血管内注入などが判明し，より安全に施行できる．

が可能となっている．ただし，この方法でも2次元のX線画像を3次元の解剖(実際の体)に当てはめるにはX線解剖の知識と臨床経験を要するため，一定の修練が必要となる．また血管の位置や神経の走行は見えないので，骨の陰影から神経の走行を想定することとなり，神経に当たった時の放散痛と造影像で正確に神経ブロックが行われたか判断することになる(図2)．そのため，手技に熟練したとしても神経損傷や血管穿刺の危険性はある．最近広まってきた方法として超音波を用いる(超音波ガイド下)神経ブロックがある．X線被曝がなく，神経や血管，軟部組織を描出することが可能である一方，その画像から組織全体(3次元)のイメージを頭に描くことは難しく，パターンを覚えるのには時間がかかる．ほかにもCTガイド下に神経ブロックを行う方法も行われている．針先の2次元的な横断面を描出できるが，被曝の多さとリアルタイムな描出ではないという欠点がある(図3)．

このように最近ではX線透視下，超音波ガイド下，CTガイド下といった方法で以前に比べ正確に安全に神経ブロックができるようになっているが，これらの長所を組み合わせることで，より正確で安全な神経ブロックを行うことができるのではないだろうか？

例えば頸部神経根ブロックを前方法で施行する時を考えてみよう．この際，頸動脈や椎骨動脈が問題となることがあり，特に椎骨動脈が神経根と近接している場合は血管穿刺をする危険性が高くなる．超音波を用いることで血管と神経が描出可能となり，同時にX線透視を用いることで前結節と後結節の間を通っている神経溝の位置を判別できる．この2つを組み合わせることで血管穿刺をすることなく，神経溝の出口で神経根ブロックを安全に施行できる(図4)．更に造影剤を用いて神経根ブロックの確認が可能であり，全体像も描出できる．

透視下ブロックは，現在では神経ブロックを行うために必要な手段である．しかしながらおのおのの方法には利点と欠点があるため，それらを十分に理解することが重要である．この本によりそれぞれの方法を理解することで正確かつ安全なブロックができると確信している．十分理解したうえで複数の手段を使用すれば，神経ブロックはより正確で安全なものとなる．

〈大瀬戸清茂〉

2 透視下神経ブロック総論

序論

1. 一般的注意事項

　ペインクリニックの主たる治療法である神経ブロック法とは，「脳・脊髄神経や交感神経節の近傍に針を刺入して，局所麻酔薬または神経破壊薬を用いて化学的に，あるいは高周波熱凝固法や圧迫などによって物理的に，神経機能を一時的にまたは長期的に遮断する方法」と定義される．今回，この本に掲載した透視下神経ブロック法は一見簡単そうであるが，片手間に会得できるものではなく，この本などを参考にして一定の修練が必要である．

　神経ブロックの施行にあたっては，疼痛治療に関する専門的知識を身につけるとともに，起こり得る合併症には速やかに対処する技量が必要である．特に神経破壊薬や高周波熱凝固法などで神経組織を破壊する場合には，極めて正確に行う必要があり，高度の技術修練が要求される．

　X線透視室，CT室，MRI室，超音波治療室には，神経ブロックが行いやすく，ブロック後の安静を保ちやすい処置台，体位が安定する透視台や枕などの位置などの工夫が必要である．

　神経ブロックを行う時に，頻繁な患者への呼びかけは言うまでもなく，ブロック前後の監視に必要なモニター（血圧計，パルスオキシメーターなど），更に合併症が起こった時など緊急事態に対応するために，酸素吸入，人工呼吸，吸引などの設備や救急薬品の常備が必須である．場合によっては，血圧低下に対処するための静脈確保や補液，安静保持のために鎮静薬，鎮痛薬などの前投薬が必要である．ブロック後の中長期の経過観察や遅発性合併症に対応した連絡先の告知などは言うまでもない．

　ペインクリニックで行われている治療に対して，適応の検討とインフォームドコンセントが必要である．また，術後の効果判定のモニターやサーモグラフィーなどの測定などは特別なものでなければ省略させていただいた．

2. 神経ブロック時の使用薬剤と注意

　神経ブロックで使用する局所麻酔薬は，代表薬として「メピバカイン」で記載し統一したが，同程度の効果が得られる局所麻酔薬であればそれでよい．局所麻酔薬の種類としては，リドカイン（0.5〜2％），メピバカイン（0.5〜2％），ブピバカイン（0.125〜0.5％），ロピバカイン（0.2〜0.75％），塩酸ジブカイン配合剤などが挙げられる．この本では，主に外来ブロックを基本とし，帰宅することが原則なので，効果時間が延長するエピネフリン®入り局所麻酔薬は使用しないこととした．局所麻酔薬の濃度や量は，その種類，神経ブロックの種類，期待する効果，更に年齢や全身状態を考慮して決定する．神経破壊薬として，エタノール（以下アルコールとする），フェノール水，フェノールグリセリンなどがあり，著者によって使用薬に微妙な差がある．ここではアルコールを基本として，場合によって，1％ジブカインなどの高濃度局所麻酔薬も準破壊薬とした．

　造影剤については，非イオン性水溶性造影剤で脊髄用（イオヘキソール，イソビスト®など）のものを使用とし，イオヘキソールを基本とした．

ステロイドに関しては，水溶性ステロイドを基本にして，安全を更に確保するために，懸濁性ステロイドは使用しないことにし，その中でもデキサメタゾンを基本に記載した．

　なお，神経ブロックを行う前に，抗凝固薬などの服用の有無を調査し出血傾向の検査を行い，神経ブロックを延期したり中止したりする．同様に，出血傾向があれば，神経ブロックを中止にしたり，神経ブロックの種類を検討したりすることが必須である．

3. 透視下神経ブロックについて

　この本で取り上げる，神経，神経節，神経叢などの透視下ブロックは，ブラインドテクニックの神経ブロックより安全性・確実性に優れる．X線透視下の神経ブロック刺入点などの位置確認はペアン鉗子で統一した．

　神経破壊を行う場合には，ブロック針の先端位置を誘導し，造影剤注入による薬液の広がり，局所麻酔薬注入による効果，更に合併症がないことを十分に確認後，少量の神経破壊薬を注入する．また神経破壊薬の代わりに，より安全な高周波熱凝固法で行う場合もある．高周波熱凝固発生装置の機種やセット（対極板，コードなど）は，いくつかあるが特に記載しないことにした．

　ここでは，X線透視，CT，MRI，超音波などの器械については，各論で表示しない．

4. 器具について

　注射針については，局所麻酔用にディスポーザブル針を使用し，ほぼ2.5 cmの25 Gか6 cmの23 Gカテラン針を使用しており，以下に＜ディスポーザブル＞を各論で記載せず，例えば25 G 2.5 cm針とし，針の長さはcm単位として記載した．

　注射器については，ディスポーザブルシリンジ，ガラスシリンジなどがあるが，ここではディスポーザブル注射器を基本とし，単に＜シリンジ＞と記した．

　ブロック針は，針先が鋭角なスパイナル針，鈍角なブロック針がある．ここでは，著者に任せて記載していただいた．また高周波熱凝固法で使用するテフロン加工のディスポーザブル針については，Sluijter針として統一し，針先端の金属露出部分を，非絶縁部4 mmなどと記載した．

　消毒液については，0.5％グルコン酸クロルヘキシジン液，0.5％グルコン酸クロルヘキシジン・アルコール（エタノール）（70～80％）液，ポピドンヨード液，エタノール液などがあり，術野への十分な消毒が重要である．ここでは0.5％グルコン酸クロルヘキシジン・アルコール液を基本にし，神経ブロックでは十分な消毒を行うことは当然のことなので，各論では記載しないことにした．消毒綿球，ペアン鉗子，金属メジャー，滅菌ガーゼ，滅菌覆布などは，神経ブロック時にセットとして必須なので，各論では特別でない限り記載を割愛した．

　点滴，輸液などの名称は省き，どうしても必要なら輸液セットなどとした．

　超音波ガイド下神経ブロックでは，プローブを納める滅菌カバー（ビニール袋など），それを留める滅菌輪ゴム，透明穴あきドレープ，滅菌ゼリーまたはそれを代用するイソジン液®やイソジンゼリー，延長管などを使用するが，特別なものがない限り割愛した．

　また，器具，針，ブロック針などは，使用手順に従って記載した．

例
- 25 G 2.5 cm針＋5 mlシリンジ（1％メピバカイン5 ml局所麻酔用）
- 22 G 6 cmブロック針，22 G 9.7 cm Sluijter針（非絶縁部4 mm）
- 5 mlシリンジ（イオヘキソール）
- 5 mlシリンジ（1％メピバカイン2 ml＋デキサメタゾン2～4 mg）
- 2 mlシリンジ（アルコール2 ml）
- 高周波熱凝固装置

　統一性を持たせるため，器械，器具，薬剤，針などについては，以上のようにした．

（大瀬戸清茂）

1章

X線透視下
神経ブロック手技

X線透視下神経ブロックの有用性

1. ペインクリニックにおけるX線透視装置について

ペインクリニックで使用するX線透視装置の機種として最適なのは，オーバーチューブ，Cアームである．

オーバーチューブ透視装置は，管球が上にあり蛍光板が透視テーブル台の下にある．患者の体の上方が広くあいているため，いろいろな操作がしやすい．Cアーム透視装置(図1-1)は，最近，手術室以外でも固定式の装置が使われている．管球を自由に360度動かせるので正面透視だけでなく側面からの透視も可能であり，汎用性があり，X線透視下の神経ブロックに施行する時に最適である．

2. X線透視下の神経ブロックについて

神経，神経節，神経叢などの神経ブロックは，X線透視下に行うことで安全性・確実性に優れ，ピンポイントでのブロックを行うことができる．

a. X線透視下で行う利点

(1) リアルタイムに針先と骨の位置が示され，短時間に針先を目的の部位や神経に，安全・正確に持っていくことが可能である．

例えば，神経根ブロックや椎間関節ブロックを確実に行うためにも透視下で行うべきである．これらのブロックは盲目的手技で行うと不正確であり，合併症も起こりやすい．

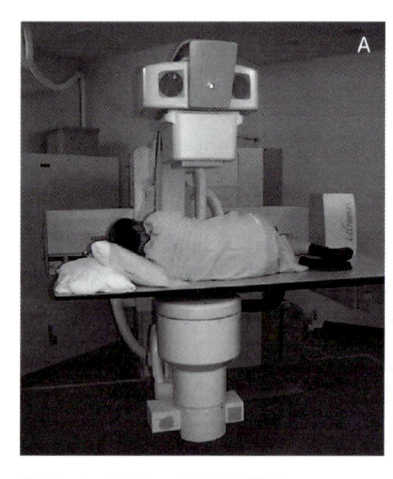

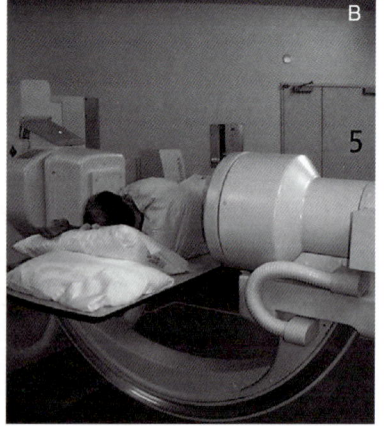

図1-1 Cアーム透視装置
A：側臥位での透視方向．B：正面での透視方向．

(2) 神経破壊薬を使用して神経ブロックを行う場合に，ブラインドテクニックに比べて安全性が高い．

神経破壊薬を使用する神経ブロックにおいて，X線透視は必要不可欠のものといえる．以前，ブラインドテクニックまたは単にX線撮影だけで神経ブロックを行ってきたことが神経ブロックの成功率を低下させ，合併症の可能性を高めていた．X線透視下のブロックは確実に効果を得られることと，もし効果が得られないのならどうしてなのかを瞬時にリアルタイムに確かめることができる．

また，注入した薬液がどのように広がれば効果が得られ，どのように広がれば合併症が生じるのかを注入薬液のダイナミックな動きをとらえて判断することができる．合併症が起こりにくい造影剤のパターンであれば，その後に神経破壊薬を注入すれば確実に効果が得られ，合併症を避けることができる．すなわち注入された薬液は針先が存在するのと同一のコンパートメント内で抵抗の少ない方へと広がっていく．そのためX線像上，針が良好な位置にあっても注入薬液がこの部位にとどまらないため効果が出ないことがある．

胸・腰部交感神経節ブロックや腹腔神経叢ブロックでは，それらが存在するコンパートメントは複雑であり，透視下に造影することなしには確実なブロックは不可能である．

b. 欠点

(1) X線被曝の問題：患者・術者双方に対して，被曝を低減する工夫が必要．

術者や患者への被曝を防止する注意を常に払う必要がある．コリメーターで照射野を必要最小限度に絞ること，できるだけ間欠的にX線透視を行い，針を操作する時なるべくX線を出さないようにする．更にX線防御用の手袋や眼鏡をつける．またアンダーチューブによるX線透視はオーバーチューブに比べて，術者の被曝は1/10になるともいわれている．

その他の工夫として，ペアンでブロック針をつかんで，透視下に針を刺入したり，間欠的にX線透視をしながら，ブロック針を少しずつ刺入していく方法がある．

(2) X線透視下のテレビ画面は2次元の平面的な骨を中心にしたX線解剖であるが，実際の解剖は3次元的な立体像である．そのため，ある程度補正して針先を進めなければならず，ある程度修練が必要である．

c. 造影剤について

造影剤は，非イオン性水溶性造影剤で脊髄用（イオヘキソール，イソビスト®など）のものを使用とし，この本ではイオヘキソールを基本として記載した．造影剤は，シリンジに単独，または局所麻酔薬などとの混合液として使用される．造影剤使用により，神経の走行の陰性像が主体で，時には腰部の神経根造影のように陽性像として診断に用いられることがある．血管内に造影剤が注入されて血管が描出された場合は，薬液も血管内に流れて神経ブロックとして成功しないので針先の位置を変更する．また，解剖学的なコンパートメント内にある神経や神経叢に薬液が一定時間貯留して交感神経ブロックが成功するような場合は，造影剤がコンパートメント内に画像上存在することが重要である．

また，特に造影剤のアレルギーの有無の聴取が必要であり，アナフィラキシーショックなどが生じた場合は，救急蘇生に準じた処置が必要である．

d. 必要な器具

器具に関しては，特になく1，2.5，5，10 mlのディスポーザブルシリンジを神経ブロックごとに使い分けることが必要である．場合により，X線被曝を減少する目的で，延長チューブを使用する場合がある．

以上のことに留意してX線透視下のブロックを行えば，透視下ブロックの中で最も役立つ方法と考える．

〔大瀬戸清茂〕

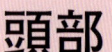

1 眼窩上神経ブロック，眼窩下神経ブロック，おとがい神経ブロック

頭部

1. 眼窩上神経ブロック，眼窩下神経ブロック，おとがい神経ブロックとは

　三叉神経の枝の末梢側でのブロック法である．中枢側でのブロックに比べると，比較的手技が容易で，合併症が少ない．したがって，枝のブロック（上顎神経ブロック，下顎神経ブロック）に先立って行ってみる価値がある．半面，完全な枝のブロックにはならないため，麻痺範囲が狭く結果として除痛が得られない場合がある．アルコールブロックの場合の有効期間は枝ブロックに比してやや短い[1]．

2. 適応疾患

　三叉神経痛，がん性疼痛は無水エタノールまたは高周波熱凝固法による神経破壊が適応となる．帯状疱疹後神経痛，複合局所疼痛症候群（complex regional pain syndrome; CRPS）では局所麻酔薬によるブロックを行う．

3. 解剖

a. 眼窩上神経

　Gasser 神経節から分岐した眼神経は上眼窩裂から眼窩内に入り前頭神経となり，鼻毛様体神経を分岐した後，眼窩上神経と滑車上神経に分岐する．眼窩上神経は更に内側枝と外側枝に分岐して上眼窩裂を出て，それぞれ前頭部の内側と外側に分布する．従来眼窩上神経ブロックと呼ばれる方法は，眼窩上神経の内側枝と外側枝および滑車上神経を眼窩上切痕の近くで無水エタノールを浸潤させてブロックする方法である．アルコールブロックの際に眼窩上切痕から眼窩内にブロック針を進めてブロックする方法では眼窩内出血や外眼筋麻痺，無水エタノールによる眼球結膜，眼瞼の浮腫などが危惧されるため，勧められない．あえて眼窩内に針を進めて前頭神経ブロックを行うとすれば，合併症の少ない高周波熱凝固法がよい．

b. 眼窩下神経

　眼窩下神経は三叉神経第2枝の末梢枝で，眼窩下管を通り眼窩下孔から頬部に出てくる．眼窩下管と前額面のなす角度は平均46度，矢状面となす角度は23度である[2]．

c. おとがい神経

　おとがい神経は三叉神経第3枝の末梢枝で下顎管を通っておとがい孔から出て下唇とおとがい部に分布する．おとがい孔はおとがい部の正中から外側に2.5 cm，下顎骨の上縁と下縁の中間に位置する．

4. 器具

・眼窩上神経ブロック：27 G 1.9 cm 針，1 ml シリンジ2本（2%メピバカイン 0.5 ml，無水エタノール 0.5 ml）
・眼窩下，おとがい神経ブロック：27 G 注射針，5 ml シリンジ（1%メピバカイン局所麻酔用），

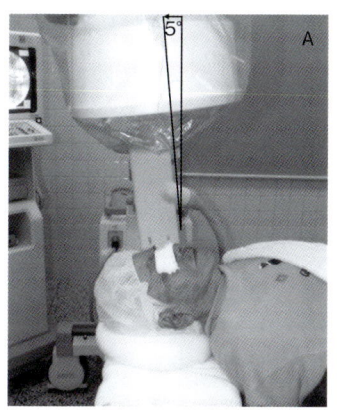

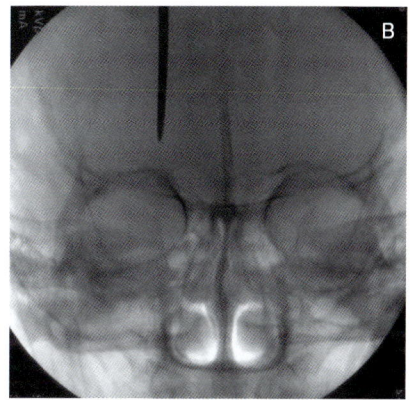

図1-2 眼窩上神経ブロックの透視法
A：眼窩上神経ブロック時の透視方向（X線投射角度を5度頭側に倒す）．B：眼窩上切痕は眼窩縁のわずかな陥凹として映し出される．

21G注射針（先丸ブロック針刺入前の皮切用），22G 5 cm先丸ブロック針またはブロック針，1 mlシリンジ3本（2%メピバカイン0.5 ml，イオヘキソール0.5 ml，無水エタノール0.5 ml）

5. 手技の実際

a. 眼窩上神経ブロック

手術台に患者を仰臥位に寝かせ，バスタオルを3回折り畳んだ枕をする．X線投射角度を頭側に4〜6度傾けると眼窩上切痕が見える（図1-2）．無水エタノールを使用するブロックの場合は27G針を眼窩上切痕よりもやや頭側の前頭骨に当てる．ブロックの性格上放散痛は不要である．薬液が上眼瞼に広がるのを避けるため，術者の左示指の腹側を眼窩上縁に当てて，左母指は注射部位を挟むようにしてつまんだ状態で2%メピバカインを0.5 ml注入する．このように注入することで薬液は眉毛に平行に細長く広がり，複数に枝分かれした眼窩上神経に浸潤する．10〜20分間観察し，前頭部の触感覚麻痺と外眼筋麻痺のないことを確認してから局所麻酔薬注入と同様に左手の示指と母指を使って上眼瞼への薬液流入を防ぎながら無水エタノールを0.5 ml注入する．その後も約5分間は左示指を離さず眼窩上縁の圧迫を続ける．これで術後の眼瞼浮腫はかなり防げる．高周波凝固を使用する場合は，Sluijter針に電極を挿入し，20 Hz，0.3 Vで刺激しながら放散痛を探す．2%メピバカイン0.5 mlを注入し，前頭部の麻痺と除痛を確認し，90℃，90秒で凝固する．

b. 眼窩下神経ブロック

手術台に患者を仰臥位に寝かせ，ドーナツ形枕をする．X線投射角度を尾側に約30〜40度傾けブロック側と反対側（左のブロックの場合は右）に10度程度傾けると眼窩下孔が見える（図1-3A）．刺入点は鼻翼の中点で外側に5 mmの点である．局所麻酔後，透視画像を見ながらブロック針を眼窩下孔に向けて進めると軽い抵抗と放散痛の後，針が刺入されるのを感じる．眼窩下孔入り口から数mm針を進めてこれ以上は刺入しない．次に左薬指の先端で眼窩下孔を強く圧迫しながら，2%メピバカイン0.5 mlを注入する．これで，薬液が眼窩下孔外に漏れ出すことを防ぎ，眼窩下管内に注入されるようにする．イオヘキソール0.5 mlを注入し，X線撮影（正面，側面）を行い造影剤の広がりを確認する．10分間観察後に，感覚麻痺と視力，複視の有無，瞳孔の左右差を確認して，局所麻酔薬注入時と同様の手技で無水エタノールを注入する．高周波熱凝固も全く同様の方法で行

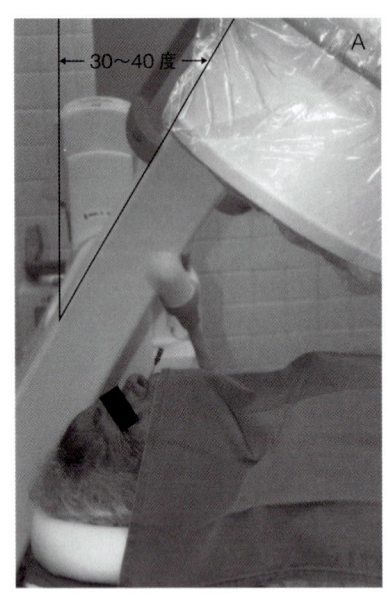

図1-3 眼窩下神経ブロックの透視法
A：眼窩下神経ブロック時の透視方向（X線投射角度を尾側に30〜40度傾ける）．
B，C：眼窩下孔と造影剤の広がり．

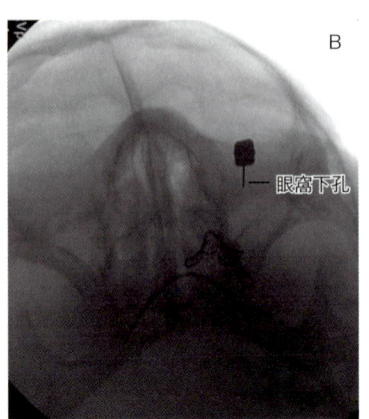

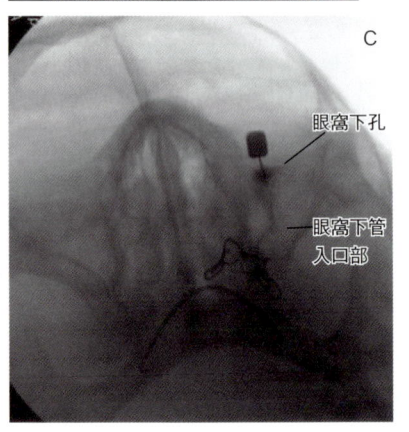

う．注入された造影剤は眼窩下管を中枢側に広がり眼窩下管入口部にまで達することがある．この場合は上顎神経ブロックと同等の効果が出ることがある（図1-3C）．したがって無水エタノール使用のブロックは高周波凝固よりも広い範囲のブロック効果が得られると考えられる．

c. おとがい神経ブロック

患者を患側を上の側臥位とし，頭部は健側方向に約5〜10度回旋させる．X線投射角度を頭側に22〜25度傾けるとおとがい孔が映し出される（図1-4）．おとがい孔の約1.5 cm外側，5 mm頭側を刺入点として，局所麻酔の後，透視画像を見ながらブロック針を刺入する（図1-5）．おとがい孔に入るとおとがい部や下唇に放散痛がある．薬液の漏れを防ぐため，おとがい孔の入り口を左薬指で圧迫しながら，2%メピバカイン0.5 mlを注入する．10分間観察し，感覚麻痺を確認し，局所麻酔薬注入の時と同様の手技で無水エタノールを0.5 ml注入する．

6. 合併症

a. 眼窩上神経ブロック

1) 眼瞼浮腫：上眼瞼にアルコールが浸潤すると開眼できないほどの腫脹を生じることがある．
2) 出血：眼窩内に刺入した場合に球後出血を生じることがある．
3) 外眼筋麻痺：眼窩内への無水エタノールの拡散により外眼筋麻痺が生じることがある．局所麻酔薬注入後は10分間観察し，複視がないか確認する．

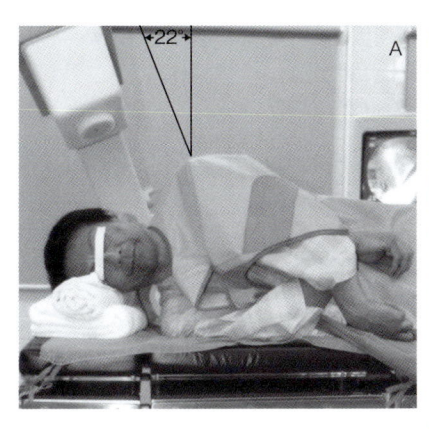

図1-4　おとがい神経ブロック時の透視方向とおとがい孔（矢印先端）

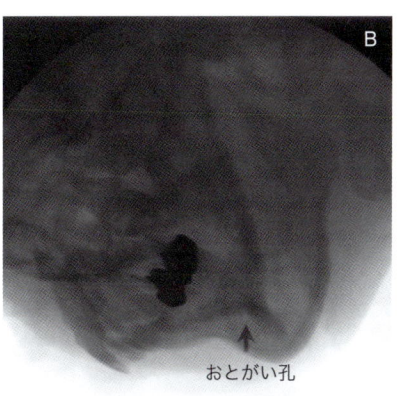

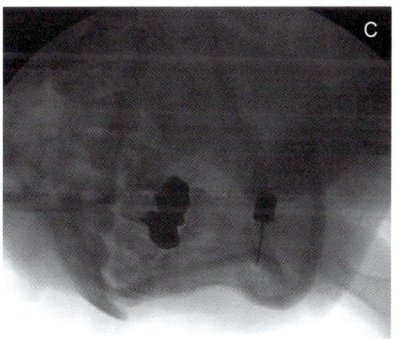

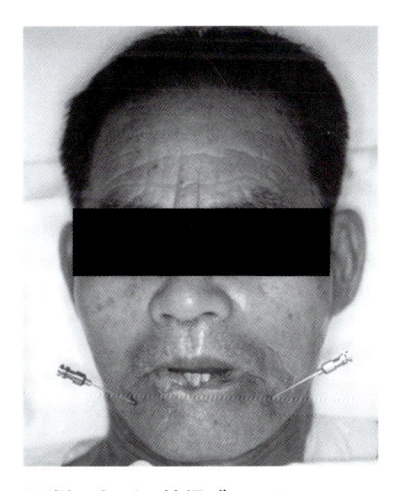

図1-5　両側おとがい神経ブロック
下口唇の皮膚がん（化学療法中）の痛みに対してアルコールブロックを行った症例．X線透視の方向はこのブロック針の軸と同じ方向となる．

b. 眼窩下神経ブロック

1) 浮腫：眼窩内あるいは下眼瞼への無水エタノールの拡散で下眼瞼，眼球結膜の浮腫を生じることがある．
2) 出血：眼窩下動脈の損傷で生じることがある．
3) 外眼筋麻痺：眼窩下管から眼窩内に無水エタノールが拡散することにより生じると考えられる．局所麻酔薬注入後の複視の確認が重要である．
4) 壊死：まれに鼻翼に壊死が起こるといわれる．
5) 上顎洞穿刺：上顎洞前面の骨は比較的薄く，ブロック針を強く押し付けると容易に穿破し，針が上顎洞に入ることがある．吸引すると空気が引けることで確認される．X線透視により避けることができる．

c. おとがい神経ブロック

比較的合併症が少ないが，下口唇の浮腫，おとがい動脈からの出血がある．

■ 文献

1) 増田豊：神経ブロック療法—神経破壊薬によるブロック．ペインクリニック 2001；22：1070-1074
2) 増田豊：眼窩下神経ブロック．高崎眞弓編：麻酔科診療プラクティス12 ペインクリニックに必要な局所解剖．pp37-39，文光堂，2003

（平良　豊，比嘉康敏）

2　上顎神経ブロック

頭部

1. 上顎神経ブロックとは[1]

三叉神経第2枝の神経痛の中でも眼窩下神経ブロックが無効なもの，すなわち奥歯やこめかみに痛みを訴えるものに対して行われるブロックである．

2. 適応疾患

上顎神経に対して高周波熱凝固法や神経破壊薬を使用してよいのは三叉神経痛とがん性疼痛である．症候性三叉神経痛であっても痛みが神経痛様であり，カルバマゼピンや局所麻酔による試験的ブロックが有効なものはこのブロックを行ってもよい．場合によって，局所麻酔薬でテストブロックして効果のあるものに対して行う．がん性疼痛は舌がん，歯肉がんなどが適応になる．

3. 解剖（図1-6）

上顎神経は正円孔より頭蓋外に出て翼口蓋窩に入る．次いで翼口蓋窩を横切るように上顎骨後面を頭外側に向かい，その主幹は下眼窩裂より眼窩内に入り，眼窩下神経と呼ばれる．上顎神経をとらえられるのは上顎骨後面で眼窩下神経が分枝する手前である．上顎神経は純感覚性であり，頬部や上口唇の皮膚，口蓋・歯肉・扁桃・鼻腔などの粘膜に分布する．

4. 器具

- 25 G 2.5 cm針＋5 mlシリンジ（1％メピバカイン）
- 22 G 7 cmブロック針または22 G 9.7 cm Sluijter針
- 1 mlシリンジ（イオヘキソール）
- 1 mlシリンジ（2％メピバカイン）
- 1 mlシリンジ（99.5％アルコール）または高周波熱凝固装置

高周波熱凝固法：電気凝固装置〔Sluijter-Mehta-Kit®を使うが，実際は97 mmディスポーザブル針（針先先端4 mm露出針）〕

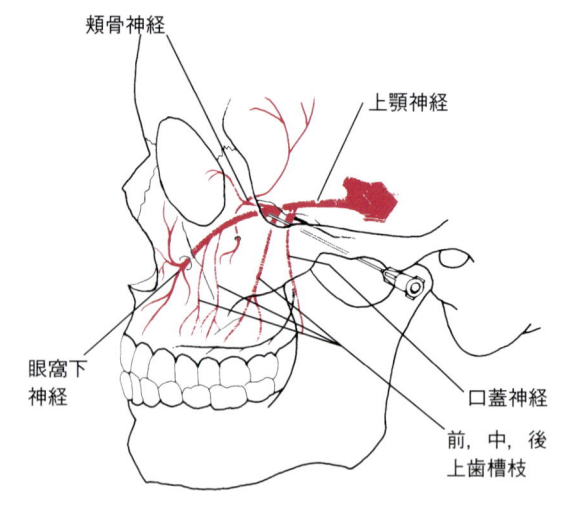

図1-6　上顎神経の走行とブロック部位
（長沼芳和，湯田康正：三叉神経ブロック．若杉文吉監修：ペインクリニック―神経ブロック法，第2版，p148，医学書院，2000より）

5. 手技の実際

患者を透視台の上に仰臥位とする．

刺入点は頬骨弓の下縁から 5 mm 尾側，耳珠基部より約 3 cm 鼻側である．マジックペンで刺入点と外眼角を結ぶ誘導線を引く．これはブロック針の刺入方向として利用する．

皮膚を消毒し，1％メピバカインで局所麻酔する．顔をやや健側に向け，ブロック針を刺入点から皮膚面に対して 50〜60 度の角度で誘導線の方向に進める（図 1-7）．

上顎骨後面は曲面となっており，針は骨との接触を確かめながら徐々に進める．

X 線透視・撮影は Waters 法で行う．正円孔と眼窩下管入口部を結ぶ線上に上顎神経が走行すると仮定して読影し，針先をこの線上に誘導する．またブロック針が下眼窩裂より眼窩内に入らないことを確認する．オーバーチューブ装置では正円孔を表出することはできないので孔の場所は神経走行イメージに頼らざるを得ない．しかしながら，X 線をいかに駆使しても上顎神経の位置を示す絶対的な指標はなく，神経穿刺は放散痛を頼りに行う．放散痛を得たら，イオヘキソール 0.2〜0.3 ml を使用して神経造影し，血管内注入や他部位に造影剤が流れないことを確認（図 1-8）し，2％メピバカイン 0.5 ml を注入する．針先が神経内にあると，注入に伴い刺激痛を認める．

そのまま 20 分間経過観察し，合併症のないことが確認できたらアルコール 0.3〜0.5 ml を注入する．抜針したら局所を圧迫止血し，30 分間安静の後帰宅させる．または，高周波熱凝固法で行う場合は，局所麻酔薬注入後，三叉神経第 2 枝領域の明確な感覚低下が認められ，複視などの合併症がなければ，ゆっくりと 70〜90℃ 程度に温度を上げて，120〜180 秒加熱する．

6. 合併症

1) 出血：上顎神経ブロックは他の三叉神経ブロックよりも出血を起こしやすい．顎動脈から出血すると頬部は著しい腫脹をきたす．眼窩内に出血した場合は失明の可能性もある．

2) 視力障害：下眼窩裂から眼窩内に針が進入すると眼球損傷を起こす可能性がある．またアルコールを眼窩内に注入すると視神経障害，外眼筋麻痺が起こる．本法は X 線透視を行っても得ら

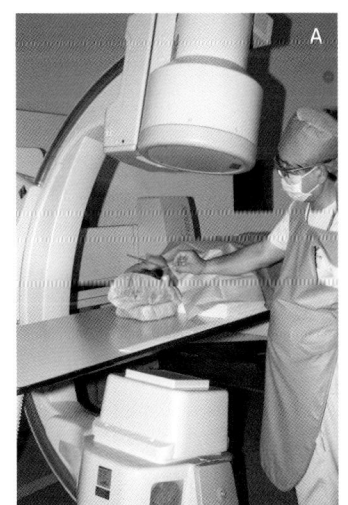

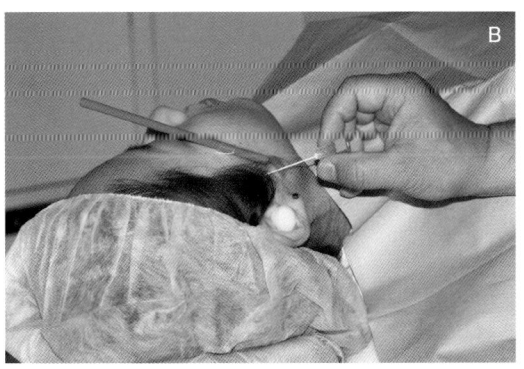

図 1-7 右上顎神経ブロックの体位と管球位置，針刺入方向
A：体位と管球の位置．B：針は外眼角の方向に針を刺入する．

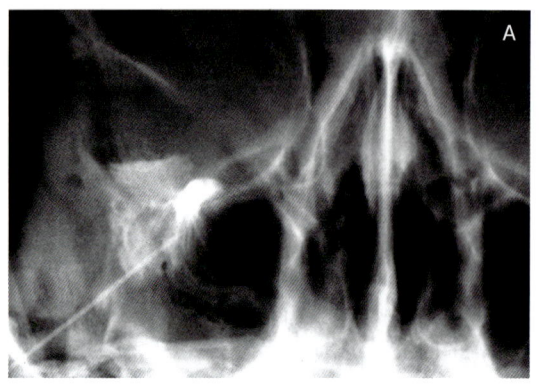

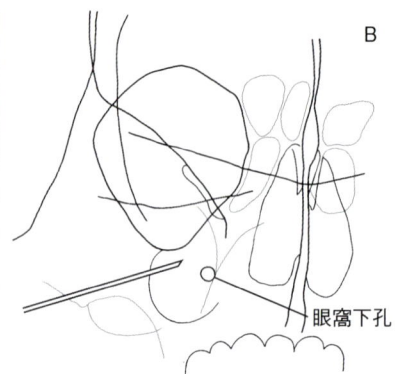

図1-8 右上顎神経造影写真と針刺入の模式図
A：右上顎神経造影・ブロック．B：模式図．

れる情報は少ないが，眼窩に針が進入しないように観察することは大切である．

3）アルコール神経炎：持続性の痛み，感覚過敏などが起こる．消炎鎮痛薬，星状神経節ブロックなどで対処する．症状が安定するまで局所を刺激すべきではない．

まとめ

三叉神経ブロックの中でも最も難しい神経ブロックに入るが，高周波熱凝固法を用いれば，比較的安全に施行できる．このブロックが成功しなくても，Gasser神経節高周波熱凝固法に移行できるので，無理をする必要はない．

■文献

1) 長沼芳和，湯田康正：三叉神経ブロック．若杉文吉監修：ペインクリニック―神経ブロック法，第2版，pp148-154，医学書院，2000

（大瀬戸清茂，安部洋一郎）

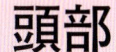

3 下顎神経ブロック，耳介側頭神経ブロック

頭部

1. 下顎神経ブロック[1,2]，耳介側頭神経ブロック[3]とは

三叉神経第3枝罹患患者に対して行う神経ブロックである．刺入方法には口腔内法と口腔外法があるが，一般的にペインクリニックでは下顎骨の筋突起と関節突起の間からブロック針を刺入して，下顎神経が卵円孔を出る付近でブロックする外側口腔外法が行われている．

耳介側頭神経ブロックとは，側頭部などに痛みを訴える片頭痛，群発頭痛，外傷後痛などに対して施行するブロックである．このブロックで即時的効果と疼痛期間の短縮が可能となる．

2. 適応疾患

下顎神経に対して高周波熱凝固法や神経破壊薬を使用してよいのは三叉神経痛とがん性疼痛のみである．

a. 三叉神経痛

症候性三叉神経痛であっても痛みが神経痛様であり，テグレトール®や局所麻酔薬による試験的ブロックが有効なものは神経破壊薬を使用してもよい．

b. がん性疼痛(舌がん，歯肉がんなど)

そのほか，三叉神経第3枝領域の帯状疱疹後痛やこの領域の痛みに対して局所麻酔薬やステロイドを使用して治療する場合がある．

3. 解剖(図1-9)

三叉神経第3枝は卵円孔より頭蓋腔を出る．卵円孔を通過した直後に運動枝と合し，混合神経となる．卵円孔を出ると大きく前枝と後枝に分かれる．前枝は主に咬筋，翼突筋を支配し，後枝は耳介側頭神経，下歯槽神経，舌神経に分かれる．耳介側頭神経は側頭部・耳介・外耳道に，下歯槽神経は下顎歯槽歯肉・下口唇に，舌神経は舌に分布する．

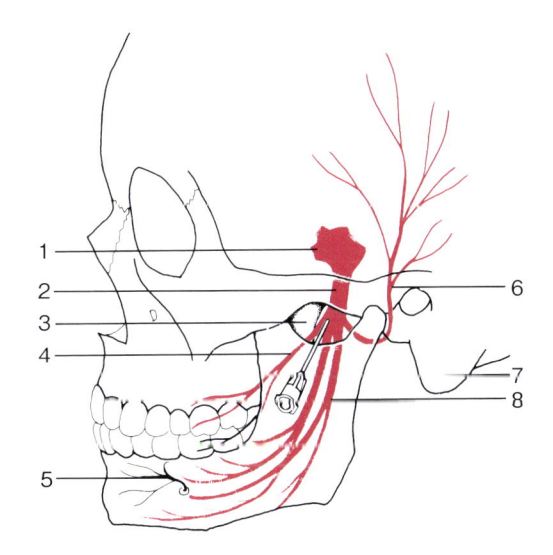

図1-9 下顎神経の走行とブロック部位
1. 三叉神経節，2. 下顎神経，3. 翼状突起外側板，4. 頰神経，5. おとがい神経，6. 耳介側頭神経，7. 舌神経，8. 下歯槽神経.
(長沼芳和,湯田康正：三叉神経ブロック．若杉文吉監修：ペインクリニック─神経ブロック法，第2版，p150，医学書院，2000より)

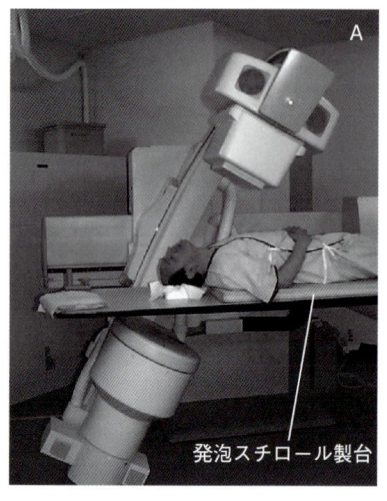

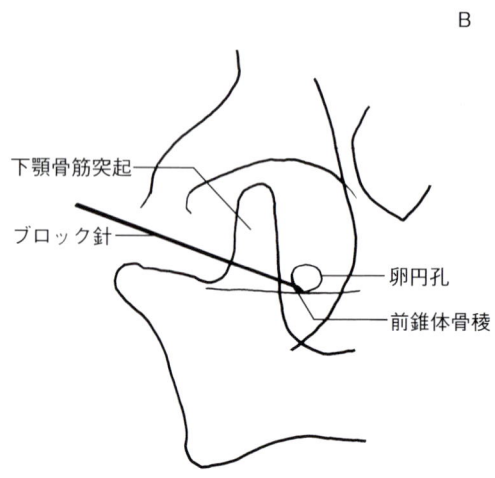

図1-10 下顎神経ブロック体位と管球位置，針刺入模式図
A：X線管球と患者の頭部との関係：側面ではX線管球を30度尾側に傾ける．頭側から見た図では患者の頭部矢状面を健側に約20度傾ける．B：下顎神経ブロックのanteroposterior oblique viewによるX線写真の模式図．Anteroposterior oblique view像上では，針先先端が卵円孔の中央下縁近くにあれば，適正な位置といえる．
(Bは長沼芳和，湯田康正：三叉神経ブロック．若杉文吉監修：ペインクリニック―神経ブロック法，第2版，p151，医学書院，2000より)

4. 器具

上顎神経ブロック（→12頁）と同様のものを使用する．

5. 手技の実際

a. 体位

患者は仰臥位とし，健側に顔を軽く向け，5cm程度の厚さの発泡スチロール製の台に患者の肩まで寝かせ，頭の形をした浅い発泡スチロール製の枕に頭を固定する．刺入点は耳珠基部より3〜4cmで頬骨弓の最も凹んだ下縁より0.5〜1cm尾側でブロック針を刺入する．

頭部は健側に20度，X線管球は尾側へ20〜30度傾け顎を軽く持ち上げた状態でX線透視（図1-10）を行うと，下顎骨内縁と上顎洞外壁に囲まれた所で前錐体骨稜上に卵円孔が見られる．X線透視下に針を卵円孔方向で頭蓋底に向けて刺入すると，卵円孔の手前で頭蓋底に針先が当たる．次に少し引き抜いて頭蓋底に当たらないように針を進めて，卵円孔の下縁真ん中に持ってくると下顎部に放散する痛みが生じる（図1-11）．その後X線透視下にanteroposterior oblique viewとsubmentovertical view（図1-12）を撮影し，針先端が卵円孔にあることを確認する．

局所麻酔薬を注入した後，複視，三叉神経の他の領域への波及などの合併症を確認する．神経破壊薬を注入する時は，0.2mlまではゆっくり注入し，その後は0.05mlずつ合併症を調べながら合計0.3〜0.5ml注入する．

高周波熱凝固法で行う時は，局所麻酔薬注入直後より痛みがなく合併症がなければ熱凝固を開始し，症例に応じて70〜90℃，120〜180秒施行する．

b. 耳介側頭神経ブロック

前述した下顎神経ブロックと同様な方法とGasser神経節ブロックで行う外側口腔外法とがある．ここでは外側口腔外法について述べる．

患者はX線透視台に仰臥位となり，顔を健

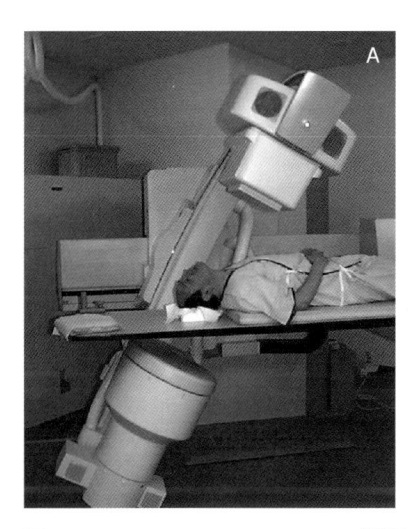

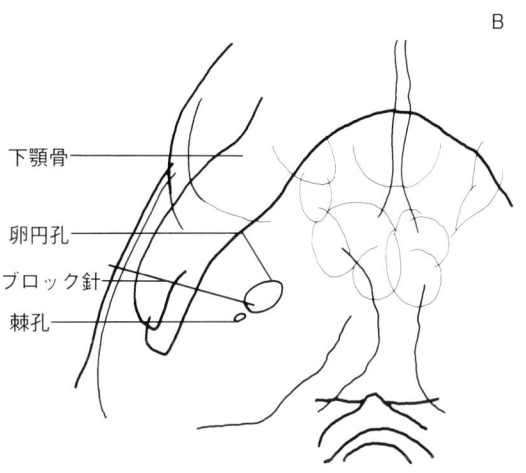

図1-11 Submentovertical view 撮影によるX線写真
Submentovertical view 像上，卵円孔が下顎骨の上縁から約1cm後方に離れるように撮影する(B).
このX線像では針先端が卵円孔の真ん中少し内側に位置していれば，ほぼ適正な位置といえる．
(Bは長沼芳和，湯田康正：三叉神経ブロック．若杉文吉監修：ペインクリニック—神経ブロック法，
第2版，p151，医学書院，2000より)

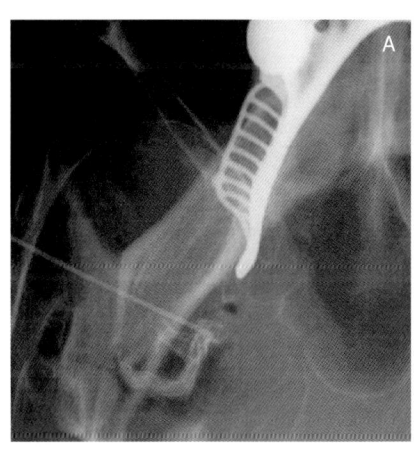

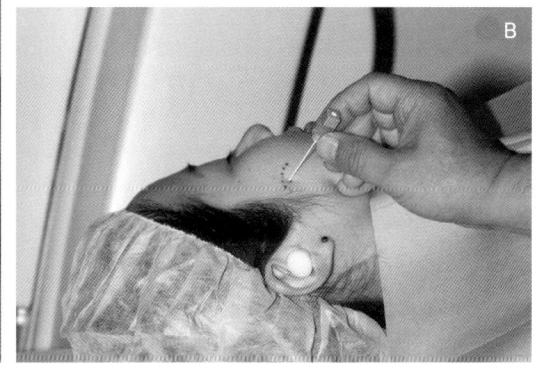

図1-12 右下顎神経造影
A．右下顎神経造影所見．B．実際のブロック針挿入．Submentovertical view 撮影による下顎神経造影で，この神経走行部に針先が当たれば下顎神経ブロックとして成功であるが，骨の接触のない所でブロックするのは難しい．

に15～20度傾け，管球を尾側に15～20度傾ける．X線透視下に卵円孔を下顎神経ブロックと同じように確認し，口角より外方3cm，頭側へ2cmを刺入点とする．9cmのブロック針をX線透視下に見える卵円孔の下壁やや耳側の所に進める．

針先が目標に到達して，こめかみと側頭部に強い放散痛が生じれば，耳介側頭神経に当たっている．X線透視下に造影剤を0.2～0.3 ml注入して，針先と造影所見を再確認後(図1-13)，X線撮影を行い，局所麻酔薬と水溶性ステロイド剤の混合液

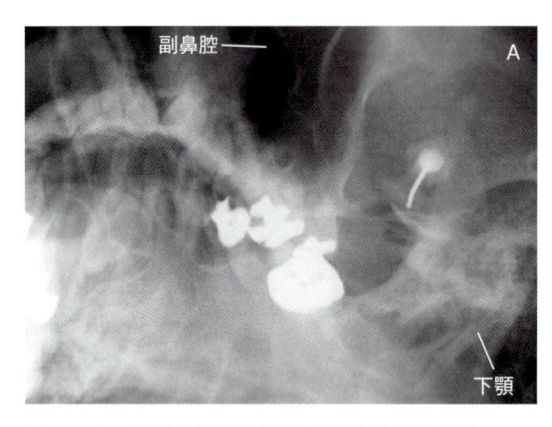

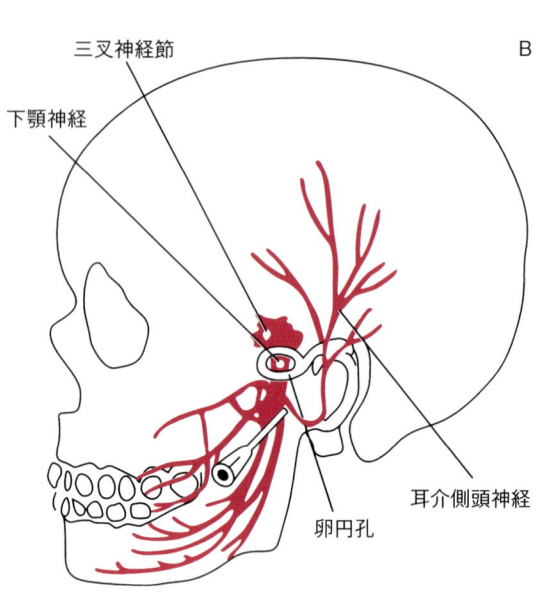

図1-13 左耳介側頭神経造影と針刺入模式図
A：耳介側頭神経ブロックのanteroposterior oblique viewのX線写真．これは大体の位置であり，最終的には耳介側頭部方向の放散痛とその程度が決め手となる．B：模式図．
(Bは長沼芳和，湯田康正：三叉神経ブロック．若杉文吉監修：ペインクリニック―神経ブロック法，第2版，p153，医学書院，2000より)

を0.5〜1 ml注入する．ブロック注入後，皮膚感覚と圧痛を調べる．1時間の安静後，異常がなければ歩行を許可する．

6. 合併症

1) 三叉神経全枝ブロック：卵円孔の中に針が進むとGasser神経節ブロックをきたす．局所麻酔薬注入後ゆっくりと感覚低下が三叉神経第2枝に広がるものはアルコールを注入しても差し支えない．局所麻酔薬注入後すぐに前頭部が無感覚となるものは後日手技をやり直す．高周波熱凝固法ではこのようなことはなく，低温で試行可能である．
2) アルコール神経炎：下顎神経ブロック後灼熱痛，感覚過敏，頭痛などを訴える．消炎鎮痛薬，星状神経節ブロックなどで対処する．高周波熱凝固法では，生じにくい．
3) 出血：上顎神経ブロックに比較すると出血の頻度は少ない．
4) 耳管穿刺：耳管は卵円孔後方にある．耳管を穿刺して局所麻酔薬を注入するとめまい，眼振，悪心を生じる．

■文献

1) 若杉文吉：三叉神経痛．織田敏次，他編：ペインクリニック，pp115-132，永井書店，1980
2) 塩谷正弘：ガッセル神経節ブロック．若杉文吉監修：ペインクリニック―神経ブロック法，pp111-118，医学書院，1988
3) 湯田康正：X線透視下耳介側頭神経ブロック法．ペインクリニック 1994；15：738-740

(大瀬戸清茂，安部洋一郎)

4 Gasser 神経節ブロック　頭部

1. Gasser 神経節ブロックとは

　三叉神経 Gasser 神経節に対する神経ブロックで高周波熱凝固法と 99.5% アルコールなどの神経破壊薬を用いる方法がある．現在は合併症の少ない高周波熱凝固法で行うことが多くなっている．しかし，舌がん，歯肉がんなどに基づく三叉神経領域のがん性疼痛の治療にはアルコールブロックの方が広範囲な効果が得られ，有効といえる．有効期間もアルコールブロックは長期にわたるが，不可逆性の高度感覚障害をもたらすことからその適応は厳重に決定しなくてはならない．

2. 適応疾患

　適応となる主な疾患は三叉神経痛，時に腫瘍による顔面痛に適応がある．三叉神経の分枝が合流している Gasser 神経節でブロックするため，複数枝の疼痛症例や三叉神経末梢枝ブロックで疼痛残存症例に適応がある．三叉神経領域の帯状疱疹後痛で，発作痛や，アロディニアを呈する症例に対して，ステロイド注入が効果をみることがある．

3. 解剖

　三叉神経は橋前面より出て中頭蓋窩へ達した後，側頭骨錐体尖前面で半月形の神経節を形成する．この神経節より眼神経，上顎神経，下顎神経の3枝が分枝し，それぞれ上眼窩裂，正円孔，卵円孔を通り頭蓋外へ出る．眼神経，上顎神経は感覚性神経であるが，下顎神経は混合性であり下顎皮膚・粘膜の感覚を伝達するとともに咀嚼筋を支配する．運動枝は頭蓋内では後感覚根の内側を走行し，Gasser 神経節の下面を接するようにして卵円孔を出た後下顎神経と合流する（図 1-14～16）．

4. 器具

・25 G 2.5 cm 針＋5 ml シリンジ（1% メピバカイン局所麻酔用）

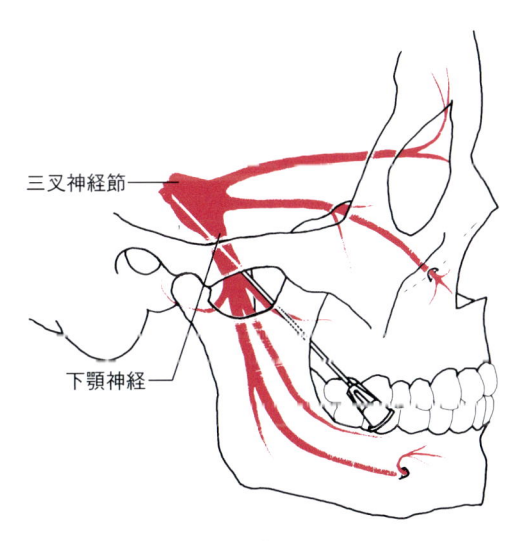

図 1-14　Gasser 神経節ブロックの模式図
ブロック針は，卵円孔において下顎神経を貫き，頭蓋内に入り三叉神経節を穿刺する．
（長沼芳和，塩谷正弘：ガッセル神経節アルコールブロック．若杉文吉監修：ペインクリニック—神経ブロック法，第2版，p155，医学書院，2000 より）

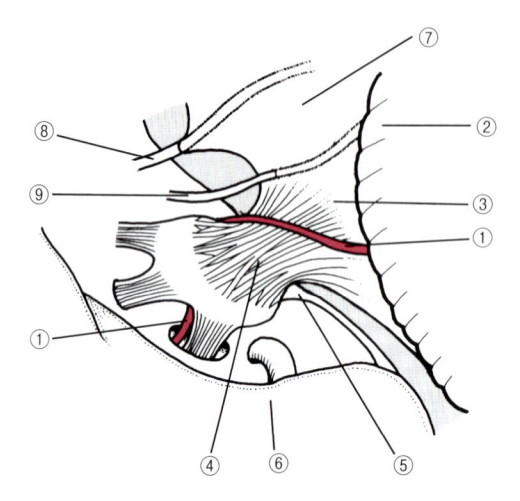

図1-15 頭蓋内三叉神経とその被膜
中頭蓋窩の硬膜は外側に翻転してある．dural pouch は trigeminal pore の近くにアウトラインのみがみられる．
①三叉神経運動枝，②大脳半球，③緻密部，④三角部，⑤孔部，⑥中頭蓋窩の硬膜，⑦クモ膜，⑧動眼神経，⑨滑車神経．
(長沼芳和，塩谷正弘：ガッセル神経節アルコールブロック．若杉文吉監修：ペインクリニック―神経ブロック法，第2版，p155，医学書院，2000より)

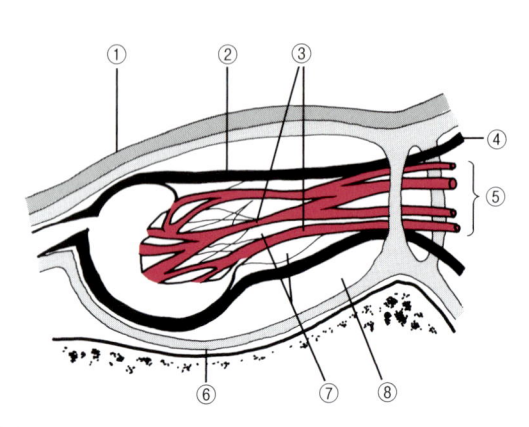

図1-16 三叉神経叢の模式図
①中頭蓋窩の硬膜，②クモ膜嚢，③神経根束，④クモ膜，⑤三叉神経根，⑥硬膜嚢，⑦三叉神経槽，⑧硬膜下腔
(長沼芳和，塩谷正弘：ガッセル神経節アルコールブロック．若杉文吉監修：ペインクリニック―神経ブロック法，第2版，p156，医学書院，2000より)

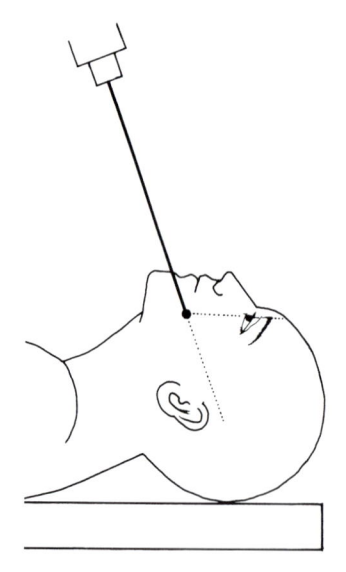

図1-17 X線の管球と患者の頭部との関係を側面より見る
X線の管球は30度傾ける．X線の中心が2方向の誘導線に沿って入るように顎を軽く持ち上げる．
(長沼芳和，塩谷正弘：ガッセル神経節アルコールブロック．若杉文吉監修：ペインクリニック―神経ブロック法，第2版，p156，医学書院，2000より)

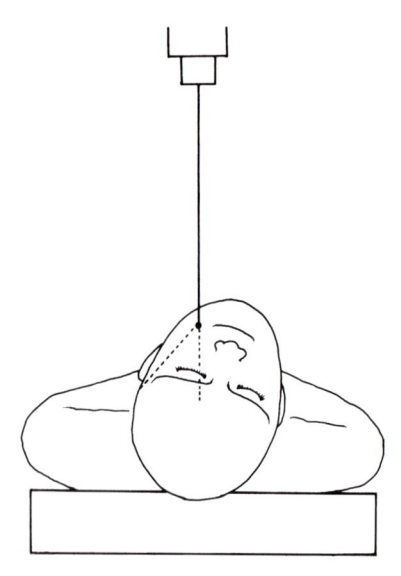

図1-18 X線の管球と患者の頭部の関係を頭側より見る
患者の頭部矢状面を健側に約20度傾けるとX線の中心は正面の誘導線を通るようになる．
(長沼芳和，塩谷正弘：ガッセル神経節アルコールブロック．若杉文吉監修：ペインクリニック―神経ブロック法，第2版，p156，医学書院，2000より)

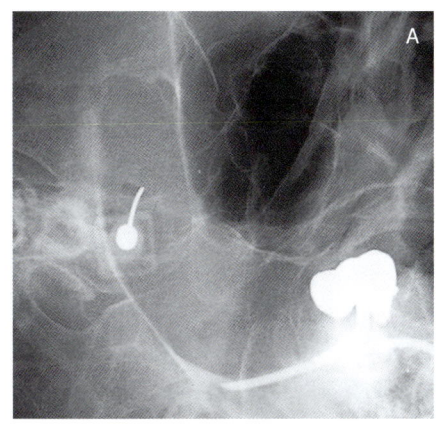

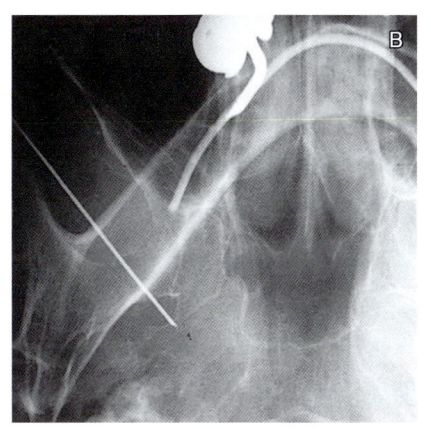

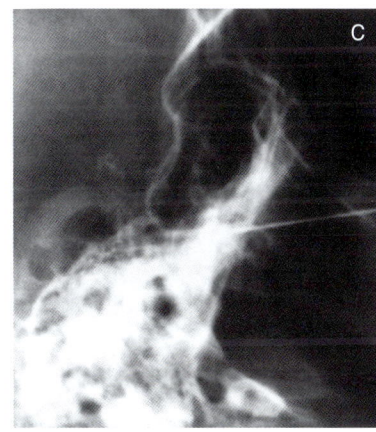

図1-19 三叉神経痛(下顎神経領域)の治療
針先は頭蓋底をわずかに越えて神経節内にある.
A：斜位．B：軸写．C：側面像．
(長沼芳和：三叉神経領域高周波熱凝固法．若杉文吉監修：ペインクリニック―神経ブロック法，第2版，p249，医学書院，2000より)

- 22 G 9.7 cm Sluijter針(4 mm非絶縁部)
- 1 mlシリンジ3本(2%メピバカイン，イオヘキソール，生理食塩水)
- 高周波発生装置，電極キット

5. 手技の実際

a. 体位およびX線透視法

Gasser神経節へのアプローチは卵円孔を通じてのみ可能である．まず不関電極を装着し，RFGと接続しておく．厚さ5 cmほどの肩枕またはマットを使用して患者の頭部を軽度懸垂位とする．X線を垂直より約15度尾側の角度から入射して頭部を健側に向けながら卵円孔を求める．APO view(anteroposterior oblique view)透視画面の上で卵円孔は左右を下顎骨筋突起と上顎骨，底辺を錐体で囲まれた薄暗い領域に明るい楕円形として現れる(図1-17, 18).

b. 刺入点および穿刺法

刺入点は口角外側約3 cmであるが，第2枝領域の痛みを治療する場合は更に0.5～1 cm外側より刺入するとよい．誘導線は透視画面に卵円孔がはっきりとらえられていれば引く必要はない．皮膚を消毒して滅菌した布で局所を覆う．刺入部を25 G注射針を用いて1%メピバカイン3 mlで局所麻酔した後，透視を見ながら97 mm Sluijter針を卵円孔の前方(画面では卵円孔の直上)の骨に当てる．この時点で針の深度をメジャーで測定しておくとよい．得られた数値に1.5 cmを加えたものが皮膚から神経節までのおおよその深さとなる．

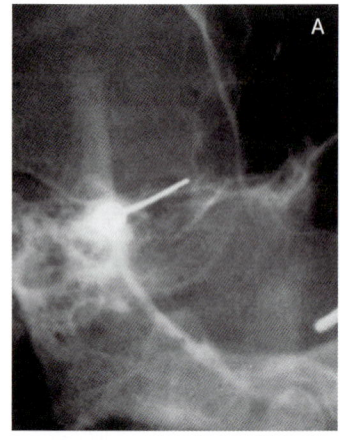

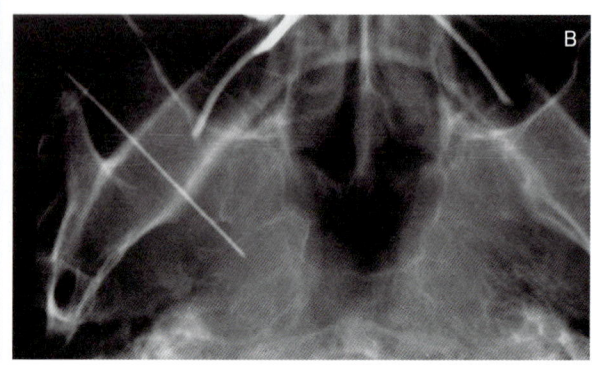

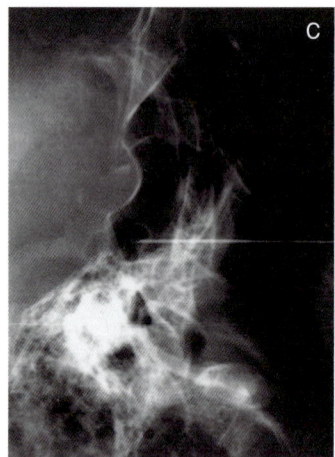

図1-20 三叉神経痛（上顎神経領域）の治療
上顎神経の神経痛に対してはカニューラをやや内側に向け，斜台の手前5mmまで進める．
A：斜位．B：軸写．C：側面像．
（長沼芳和：三叉神経領域高周波熱凝固法．若杉文吉監修：ペインクリニック―神経ブロック法，第2版，p250，医学書院，2000より）

Sluijter針を数cm引き戻し，今度は卵円孔に向けて進める．第3枝領域の痛みの場合は卵円孔中央を狙い，第2枝領域の痛みの場合はやや内側に向けて進める．針先が卵円孔に進入するとともに，下顎に放散する痛みが出現する．この時点でX線撮影して針の方向を確認する．斜位像（APO），側面像と軸写（basal view）にて行う．斜位では針が卵円孔に入っているか否かが分かり，側面像では斜台までの距離，軸写では針の深さと方向が分かる．下顎神経の痛みであれば卵円孔の短軸より外側，上顎神経の痛みであれば内側にあるのが望ましい．3枝であれば，卵円孔より1.5cmの距離まで，2枝であれば側面画像を見ながら斜台近傍（手前5mmから斜台まで）まで針を進めることが多い（図1-19，20）．

c. 高周波熱凝固法

0.1～0.3V，20～50Hzの周波数で刺激を行いながら，罹患枝領域に放散痛が出るように針先を微調整する．2～5Hzの周波数では，針先が下顎神経内にある時は咬筋の強い収縮をみるが，神経節内にあれば筋収縮は認められないか軽度である．

スタイレットを抜き，髄液が漏出してこないことを確認した後2%メピバカイン0.2mlを注入する．髄液の逆流がある場合は流出が止まる所まで針を抜く．針が至適位置にあれば，瞬時に局所は無感覚となる．感覚テストを行い，電気刺激に対する反応が消失したことを確認して90℃で120～180秒凝固して終了する．

治療後は1時間安静をとらせ，その後歩行を許可する．

d. アルコールブロック法

　針先が卵円孔に進入するとともに，下顎に放散する痛みが出現するまでは高周波熱凝固法と同じである．その後スタイレットを抜き，生理食塩水か造影剤を入れた1 mlガラス注射器を付け，抵抗消失法の要領でピストンに母指で圧を加えながら針をゆっくり進める．針先が下顎神経幹内にある時は強い抵抗を感じるが，神経節内に到達するとすっとピストンが進む．抵抗が減弱すると同時に注射器内の生理食塩水もしくは造影剤が入る．造影剤の場合は血管造影にならなければ造影剤のたまりが得られる．その後，メピバカインを約0.2 ml注入すると瞬時に患者は患側顔面に温感を生じ，三叉神経全枝が無感覚となる．斜位像，側面像，および軸写で針の位置を確認し，そのまま20分間経過をみる．顔面の感覚テストを行い，眼振，複視，顔面神経麻痺の有無などを観察し他の脳神経に影響を及ぼしていないことを確認する．

　スタイレットを抜き，髄液が漏出してこないことを確認した後99.5％アルコールを0.1〜0.2 ml注入する．安静は臥位安静2時間とする．

6. 合併症

1) 髄膜炎：もし口腔内に針を穿刺するようなことがあれば，化膿性髄膜炎を起こす危険がある．予防的な抗生物質投与，1〜2日の入院にてブロック後の経過を観察する．
2) 角膜炎，角膜潰瘍：針先が神経節内にとどまる限り，三叉神経第1枝に影響が出ることはほとんどなく，角膜炎を起こす可能性は極めて低い．
3) 血圧上昇：下顎神経穿刺，神経節内の操作は強い疼痛を伴う．高齢者では施術中に血圧が異常に高くなったり，不整脈が出現したりすることがある．適量の前投薬，Ca拮抗薬，経皮用ニトログリセリン製剤などで対応する．
4) 脳神経炎，ghost pain：これらの合併症はアルコールブロックでは症状が出現すると長期にわたるが高周波熱凝固法では極めて少ないか一過性であると報告されている．

■文献

1) Sweet WH, Wepsic JG: Controlled thermocoagulation of trigeminal ganglion and rootlets for differential destruction of pain fibers. 1. Trigeminal neuralgia. J Neurosurg 1974; 40: 143-156
2) Fraioli B, Esposito V, Guidetti B, et al: Treatment of trigeminal neuralgia by thermocoagulation, glycerolization, and percutaneous compression of the gasserian ganglion and/or retrogasserian rootlets: long-term results and therapeutic protocol. Neurosurgery 1989; 24: 239-245
3) Sanders M, Henny CP: Results of selective percutaneous controlled radiofrequency lesion for treatment of trigeminal neuralgia in 240 patients. Clin J Pain 1992; 8: 23-27
4) 長沼芳和：三叉神経痛の神経ブロック療法：ガッセル神経節高周波熱凝固法. LiSA 1997；4：436-440
5) 大瀬戸清茂，塩谷正弘：ペインクリニック―三叉神経痛ブロック. Medical Postgraduates 1996；34：257-266

〈安部洋一郎，大瀬戸清茂〉

5 星状神経節ブロック

頸部

1. 星状神経節ブロックとは

頸部の交感神経節である星状神経節およびその周囲に薬液を注入することにより、星状神経節および頸部交感神経幹、交感神経節の節前、節後線維を遮断する。その結果、支配領域である頭頸部、顔面、上肢、上胸部に効果をもたらす。透視下で行う星状神経節ブロック（SGB）は、造影剤の広がりからブロックの効果を推定できるうえ、血管穿刺や胸膜穿刺などの合併症のリスクも軽減できる。

2. 適応疾患

頭頸部、顔面、上肢、上胸部の疼痛性疾患、特に交感神経系の関与する疼痛、末梢循環障害（Buerger 病、Raynaud 病など）、顔面神経麻痺、手掌多汗症などが適応となる。

3. 解剖

頸部交感神経節には、上頸神経節、中頸神経節、椎骨動脈神経節、星状神経節が含まれる。星状神経節は、下頸神経節が第1胸神経節まれに第2胸神経節と癒合したものである。星状神経節は、第1胸椎の高さで肋骨頸に接するように位置するものが多く（図1-21）[1]、頸長筋が徐々に小さくなった所で、コンパートメント内に神経幹とともに認められる。星状神経節ブロックはコンパートメントブロックとして、通常第6頸椎（C_6）または第7頸椎（C_7）の高さで穿刺する。椎骨動脈は、通常 C_6 の横突孔に入るが、変異が多く、C_6 より高位で横突孔に入る例も多いため、この場合は椎骨動脈穿刺の可能性が高くなる。透視下で行う方法には、前方到達法（図1-22）と後方到達法とがある。後方到達法では第1、2胸椎（T_1、T_2）の高さで穿刺する。

4. 器具

1) 前方到達法：傍気管法 24〜25 G 2.5〜3.2 cm 針 + 5 ml シリンジ（メピバカイン 3〜5 ml）斜位法 25 G スパイナル針

文献3）では推奨されているため、図1-26で

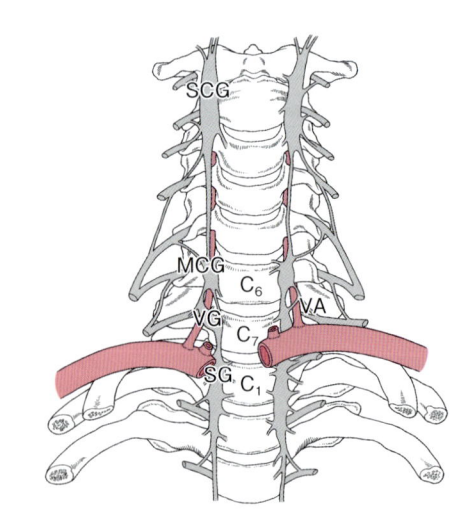

図1-21 頸部交感神経節の解剖
SCG：上頸神経節、MCG：中頸神経節、VG：椎骨動脈神経節、SG：星状神経節、VA：椎骨動脈．

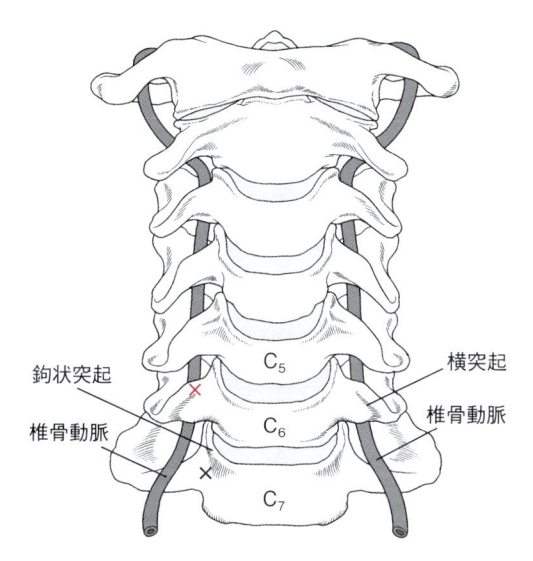

図1-22　前方到達法での穿刺部位
傍気管法では横突起基部（×），斜位法では鉤状突起と椎体接合部（×）を目標とする．
(Abdi S, Zhou Y, Patel N, et al: A new and easy technique to block the stellate ganglion. Pain Physician 2004; 7: 327-331 より改変)

はこの針を使用しているが，24 G 3.2 cm 針でも十分到達可能である．
2) 後方到達法：22 G 10 cm ブロック針＋5 ml シリンジ（イオヘキソール，1％メピバカイン 3〜5 ml）

5. 手技の実際

a. 前方到達法

1) 傍気管法：ブラインドテクニックと同様に，仰臥位で顔を真正面にし，顎をやや前方に突き出す．管球は尾頭側方向へ約15度傾り，C_6椎体横突起を基準とする（図1-23）．ブラインドテクニックと同様に胸鎖乳突筋および血管を圧排し，C_6横突起基部に針先を当てる．若杉は，効果的な C_6 SGB の針先到達点を，左右両横突起上・下端のほぼ中央を通る線と，C_6 横突起前面で，ブロック時に左示指，中指で頸部組織を分け入る際に頭尾方向に溝状に触れる陥凹部に体軸に対して平行に引いた線との交点としている[2]．造影剤を

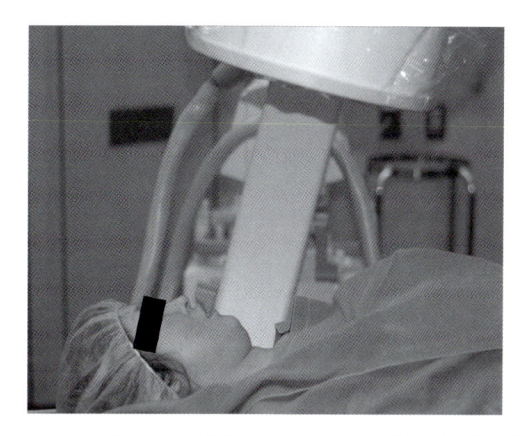

図1-23　傍気管法での患者の体位（仰臥位）と管球の向き（尾頭側方向へ15度）

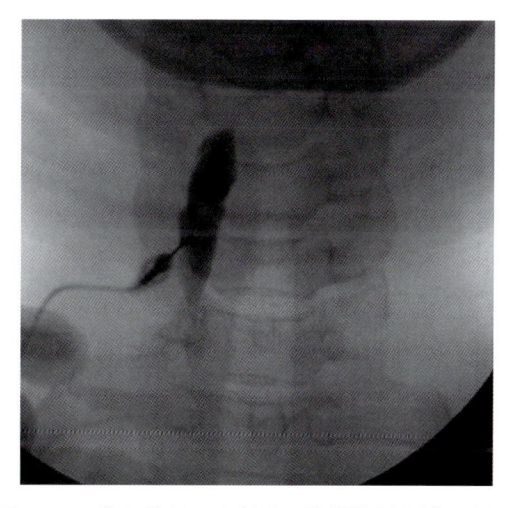

図1-24　傍気管法で穿刺時の造影像（頸長筋に沿って造影剤が広がっている）

注入し，頸長筋に沿って造影剤が広がり，血管内注入がないことを確認した後（図1-24），局所麻酔薬を注入する．

2) 斜位法[3,4]：仰臥位で低い枕を肩の下に入れ，頭部は軽度健側へ向かせる．管球は右前斜方向（RAO）30度とし，斜位とする（図1-25）．鉗子で C_7 鉤状突起と椎体移行部を刺入点とし，25 G スパイナル針で C_7 鉤状突起基部に向かって穿刺し（図1-26），骨に当たったら，内筒を抜き，造影剤を1〜2 ml 注入する．頸長筋に沿って造影剤の

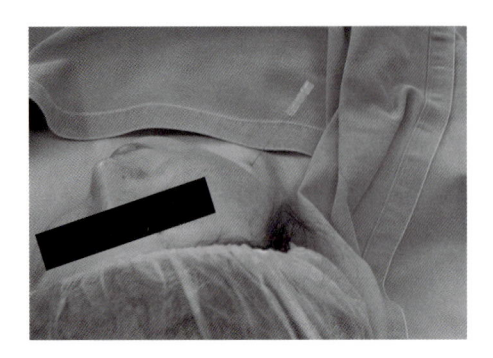

図 1-25　斜位法での体位(仰臥位で顔を健側へやや傾ける)と管球の向き(RAO 30 度)

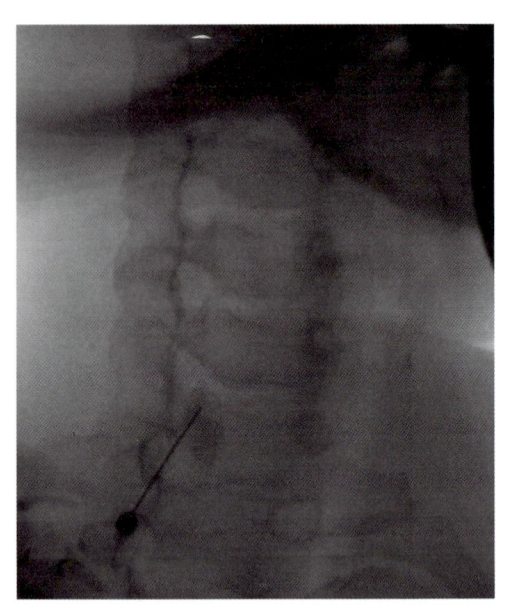

図 1-26　C_7 の鉤状突起と椎体接合部を目標として針を穿刺し，少量の造影剤を注入したところ

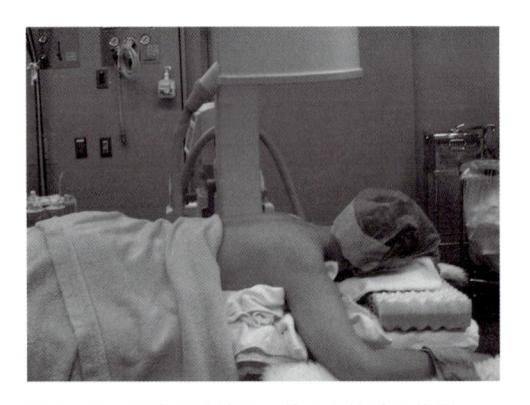

図 1-27　後方到達法での体位と管球の位置

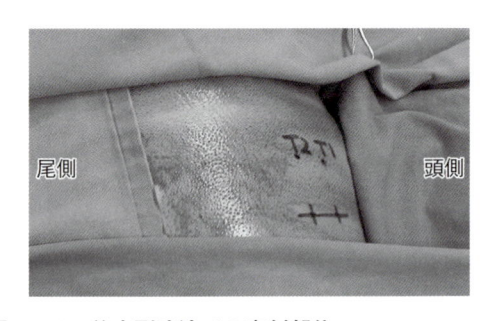

図 1-28　後方到達法での穿刺部位
T_1 または T_2 椎体棘突起外側 4 cm に平行な線を引き，この線と棘突起との交点を穿刺点とする．

広がりが認められたら，逆流のないことを確認し，0.5 ml の局所麻酔薬を注入し，血管内注入でないことを確認した後，3～5 ml の局所麻酔薬を注入する．この方法は，手技的にも困難でなく，C_7 レベルで安全にブロックを行うことができる．

b. 後方到達法[5]

後方到達法は，前方到達法より下位の T_1 または T_2 レベルで行うため，神経破壊薬を注入する時に前方法より適している．

腹臥位で両上肢を挙上し，胸腹部に枕を入れ，T_1，T_2 椎体を平行にし，管球の位置を垂直にする(図 1-27)．T_1 または T_2 の棘突起外側 4 cm を刺入点とする(図 1-28, 29)．局所麻酔を行い，針を目的椎体外側前方まで進める．骨に接する感じを得たら，針先をやや引き戻し，やや外側下方へ進める．横突起の下方へ滑らせ，針先が椎体の外側前方に位置するようにする．造影剤を注入し，薬液の広がりを観察した後，5～7 ml の薬液を注入する．また，神経破壊薬を使用する場合は，テストブロックの 20 分後に，2～3 ml の 6.5％フェノール液を注入する．

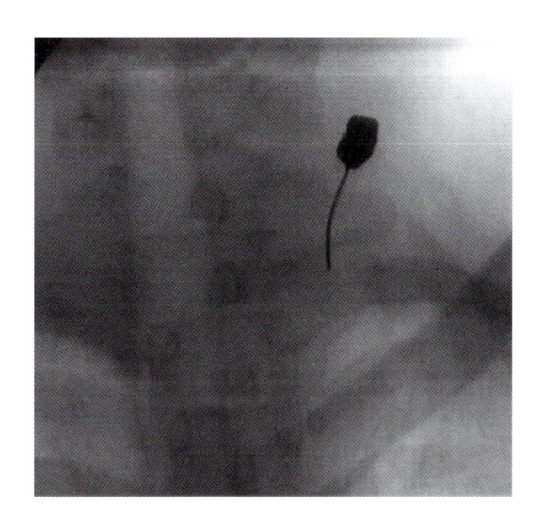

図1-29 後方到達法で穿刺点より針(22 G 10 cm)を刺入し，椎体前外側へ針先を進めた時の前後像

6. 合併症

反回神経麻痺による嗄声，腕神経叢麻痺による患側上肢の脱力，しびれ，血管内注入，食道穿刺，硬膜外腔注入，クモ膜下腔注入，気胸(特に後方到達法で発生することがある).

遅発性に起こるものとして，咽後間隙血腫，感染(椎体炎，椎間板炎，咽後膿瘍).

■文献

1) 平川奈緒美，十時忠秀：星状神経節ブロック．高崎眞弓編：麻酔科診療プラクティス12ペインクリニックに必要な局所解剖，pp188-192，文光堂，2003
2) 若杉文吉，持田奈緒美：星状神経節ブロックを効果的に行う手技　私の手技(1)．ペインクリニック 2007；28：478-486
3) Abdi S, Zhou Y, Patel N, et al: A new and easy technique to block the stellate ganglion. Pain Physician 2004; 7: 327-331
4) Vallejo R, Plancarte R, Benyamin RM, et al: Anterior cervical approach for stellate ganglion and T2 to T3 sympathetic blocks: a novel technique. Pain Pract 2005; 5: 244-248
5) Waldman SD: Stellate ganglion block: posterior approach. Waldman SD: Atlas of Interventional Pain Management, pp104-107, WB Saunders, Philadelphia, 1998

(平川奈緒美)

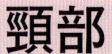

6 頸神経叢ブロック，斜角筋間ブロック

頸部

1. 頸神経叢ブロックとは

色々な原因による頸神経領域の疼痛の除痛手段として有効性が認められ，外来でも頻用されている．ブロック部位により，浅部頸神経叢ブロック，深部頸神経叢ブロック（斜角筋間ブロック），頸部神経根ブロックに分けられる．頸部神経根ブロックは別項（→ 50 頁）で述べる．

2. 適応疾患

1) 浅部頸神経叢ブロック：帯状疱疹痛，帯状疱疹後神経痛，頸肩の表在手術，外傷後の痛み．
2) 深部頸神経叢ブロック：頸性頭痛，頸椎症，頸椎椎間板ヘルニア，頸肩腕症候群，外傷性頸部症候群，帯状疱疹痛，帯状疱疹後神経痛，胸郭出口症候群，頸・肩凝り．

3. 解剖（図 1-30〜33）

頸神経は，8 対あって，上方の 4 枝は互いに吻合して，3 つの神経ワナをつくり頸神経叢を，下方の 4 枝は，第 1 胸神経の前枝とともに腕神経叢をつくる．頸神経叢は，前斜角筋（起始：$C_{3(4)}$〜C_6 横突起前結節，停止：第 1 肋骨）と中斜角筋（起始：$C_{2(1)}$〜C_7，停止：第 1 肋骨，時に第 2, 3 肋骨）の間に位置し，肩甲挙筋，中斜角筋の前方でかつ胸鎖乳突筋に覆われる位置関係にある．

4. 器具

・25 G 2.5 cm 針＋5 ml または 10 ml シリンジ

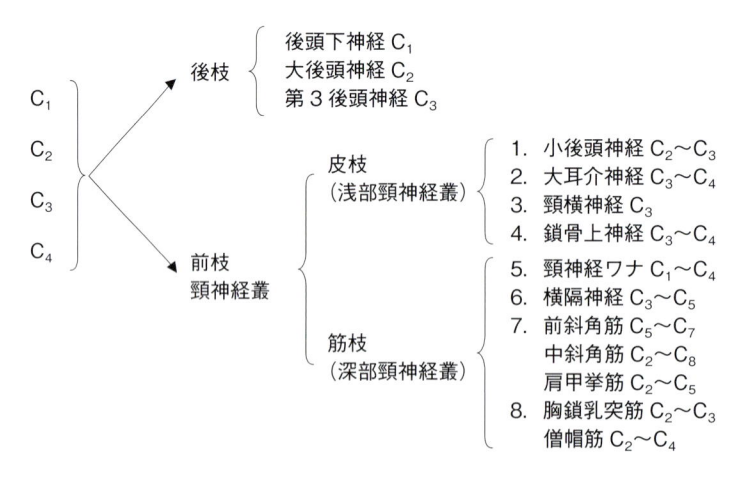

```
                              後頭下神経 C₁
          ┌── 後枝 ────────── 大後頭神経 C₂
          │                    第 3 後頭神経 C₃
  C₁ ─┐   │
  C₂  │   │              ┌ 1. 小後頭神経 C₂〜C₃
  C₃  ├───┤      皮枝    │ 2. 大耳介神経 C₃〜C₄
  C₄ ─┘   │   （浅部頸神経叢）│ 3. 頸横神経 C₃
          │              └ 4. 鎖骨上神経 C₃〜C₄
          └── 前枝
              頸神経叢          ┌ 5. 頸神経ワナ C₁〜C₄
                       筋枝    │ 6. 横隔神経 C₃〜C₅
                   （深部頸神経叢）│ 7. 前斜角筋 C₅〜C₇
                                │    中斜角筋 C₂〜C₈
                                │    肩甲挙筋 C₂〜C₅
                                │ 8. 胸鎖乳突筋 C₂〜C₃
                                └    僧帽筋 C₂〜C₄
```

図 1-30　頸神経叢の分枝神経

6. 頸神経叢ブロック，斜角筋間ブロック　29

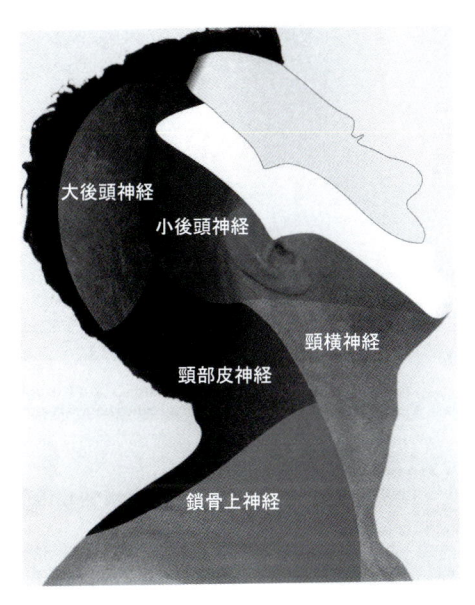

図 1-31　頸神経叢の皮膚支配領域

（メピバカイン＋デキサメタゾン）

5. 手技の実際

a. 浅部頸神経叢ブロック
(1) 患者は仰臥位とし，顔面をブロック対側にわずかに向ける．
(2) 胸鎖乳突筋の後縁上で，乳様突起と C_6 横突起を結ぶほぼ中央を刺入点とする（**図 1-34**）．
(3) 同部より，胸鎖乳突筋の後縁で正中・上方・下方に約 10 ml の局所麻酔薬を分割投与する（**図 1-35**）．

b. 深部頸神経叢ブロック（斜角筋間ブロック）
(1) 患者は仰臥位とし，肩に低い枕を入れ顔面をブロック対側に約 45 度傾ける．

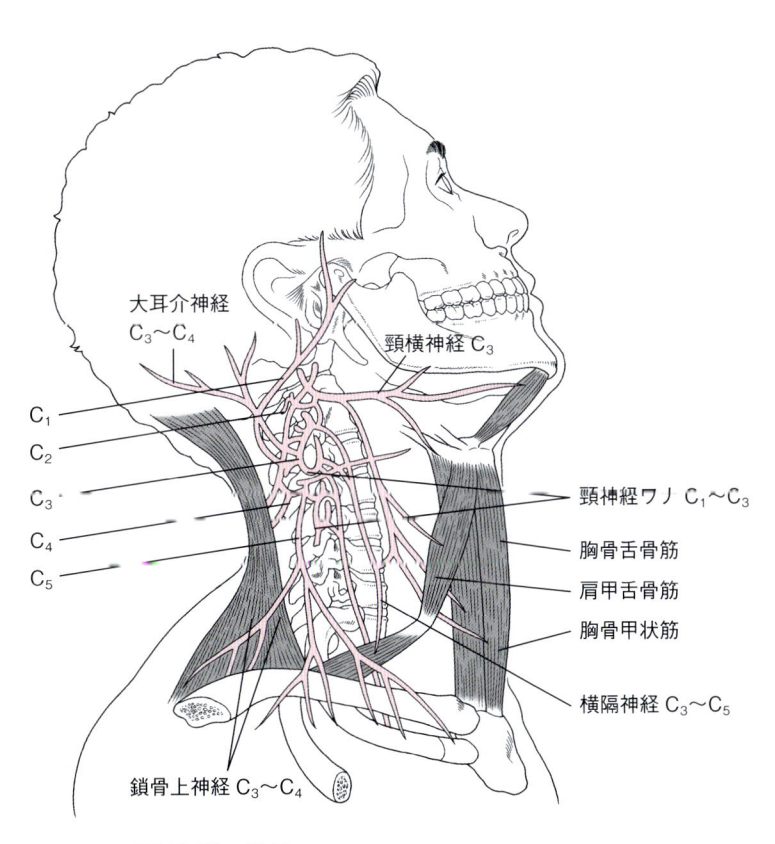

図 1-32　頸神経叢の解剖

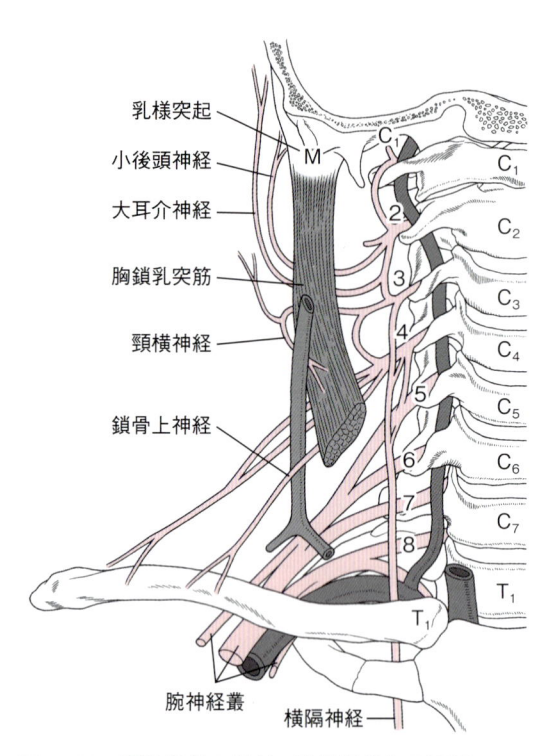

図 1-33 頸神経叢の解剖．腕神経叢との関係

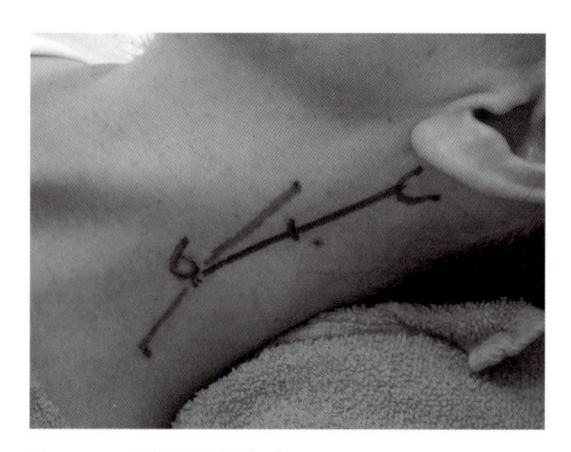

図 1-34 浅部頸神経叢ブロック
胸鎖乳突筋の後縁上で，乳様突起と C_6 横突起を結ぶほぼ中央を刺入点とする．

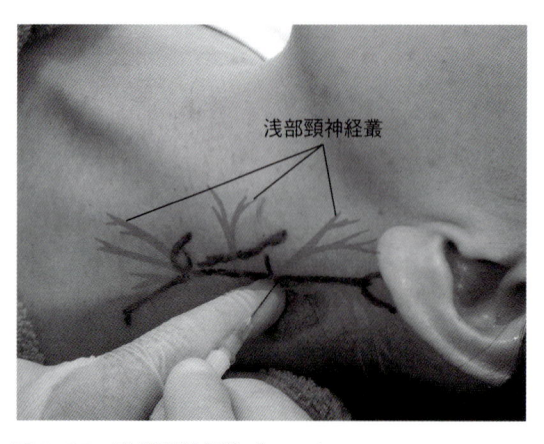

図 1-35 浅部頸神経叢ブロック
胸鎖乳突筋の後縁で正中・上方・下方に約 10 ml の局所麻酔薬を分割投与する．

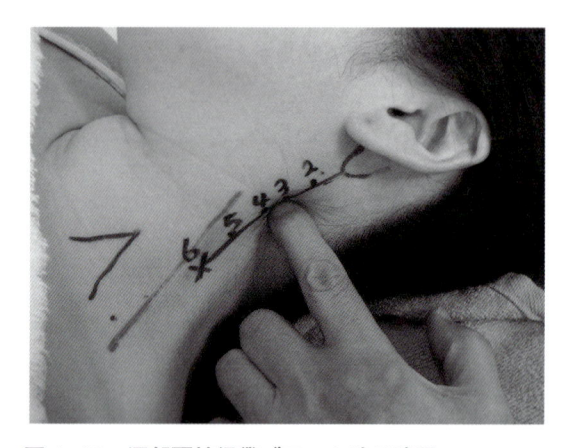

図 1-36 深部頸神経叢ブロック時の確認
乳様突起と C_6 横突起を結ぶ線を引き，この線を 5 等分し，尾側に 3 カ所ランドマークを決め，C_3，C_4 に相当する各点から約 0.5 cm 背側を刺入点とする．

(2) 次に，乳様突起と C_6 横突起を結ぶ線を引き，この線を 5 等分し，C_3，C_4 に相当する各点から約 0.5 cm 背側を刺入点とする（図 1-36，37）．
(3) C_3 または C_4 横突起レベルで刺入し，横突起側面に針が当たり，血液や脊髄液の逆流がないことを確認後，局所麻酔薬を 3〜5 ml 注入している．肥満で首が太くて短い場合には透視を用いた方が安心できる（図 1-38，39）．

6. 合併症

浅部でも深部でも，患者と針の位置関係から以下が考えられる．

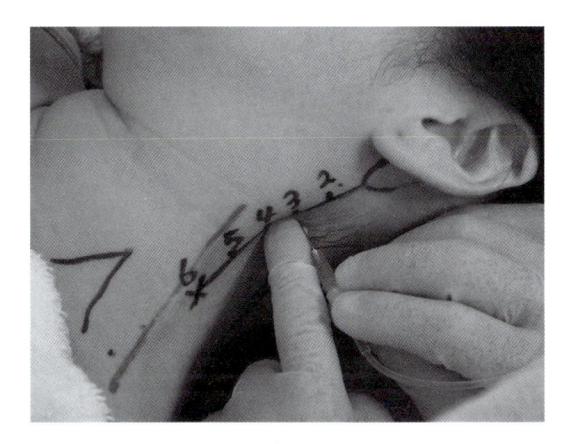

図 1-37 深部頸神経叢ブロック時の針刺入
C₃横突起レベルで刺入し，横突起側面に針が当たり，血液や脊髄液の逆流がないことを確認後，局所麻酔薬を注入する．

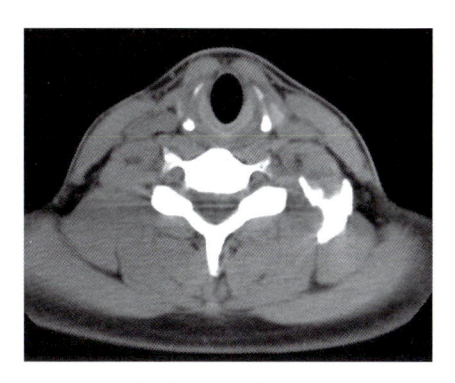

図 1-39 深部頸神経叢ブロック後のCT画像

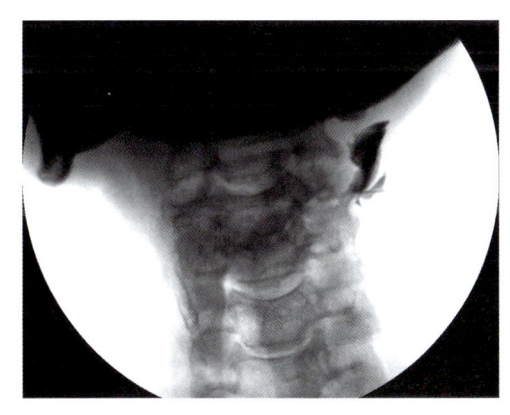

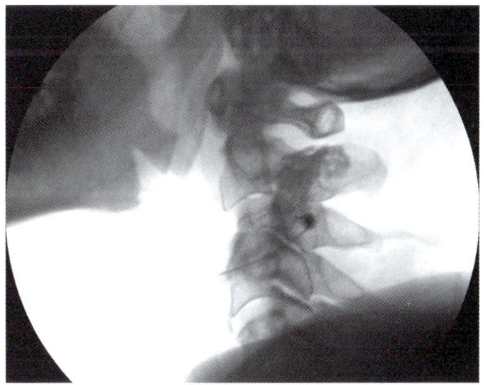

図 1-38 C₃横突起側面に針を当てて，造影剤注入時の透視画像（深部頸神経叢ブロック）

1) 局所麻酔薬中毒
2) 硬膜外ブロック，クモ膜下ブロック
3) 血腫：穿刺後すぐに圧迫し，疑わしい場合には冷却することで危険性は更に低くなる．
4) 横隔神経，舌咽神経，迷走神経ブロック：頸神経叢には脳神経や交感神経との吻合があるため，あらかじめ低換気，嚥下障害，嗄声のある患者には要注意である．
5) 神経損傷：頻回に穿刺すると起こる可能性がある．

■文献

1) Vloka JD, Tsai T, Hadzic A: Cervical plexus block. Admir Hadzic ed: Textbook of Regional Anesthesia and Acute Pain Management, pp387-395, McGraw-Hill Medical, New York, 2007
2) Murphy TM, Raj PP, Stanton-Hicks M: Techniques of nerve blocks - spinal nerves. Raj PP ed: Practical Management of Pain, pp597-636, Year Book Medical Publishers, Inc., Chicago, 1986
3) 山崎一：浅・深部頸神経叢ブロック．ペインクリニック 2006；27 別冊秋：S417-S421

（本間英司，表　圭一）

7 腕神経叢ブロック

頸部

1. 腕神経叢ブロックとは

腕神経叢ブロックとは，頸椎から出た脊髄神経が腕神経叢を形成する部位に薬液を注入する治療法である．本ブロックには施行側上肢の体性神経と自律神経の遮断効果があり，頸部から肩，上肢の痛みや血行障害を改善できる．ペインクリニック領域では，感覚の消失や筋弛緩まで得る必要はない．したがって，神経損傷の恐れのある神経叢自体を穿刺する方法ではなく，X線透視下に中斜角筋内に薬液を注入する方法による除痛で十分である．

2. 適応疾患

頸椎症，頸椎椎間板ヘルニア，帯状疱疹（後神経痛），胸郭出口症候群，上肢CRPS(complex regional pain syndrome)，上肢血行障害など，上肢の急性期および慢性期の痛みに用いられる．

3. 解剖（図1-40）

腕神経叢は主にC_5からT_1の前枝から構成され，上肢の運動および感覚をつかさどる．

本ブロックでは，X線透視下に第1肋骨上の中斜角筋基部に針先を進める．

4. 器具

・23 G 6 cm針＋10 mlシリンジ(1%メピバカイン8〜10 ml＋デキサメタゾン2〜4 ml＋イオヘキソール1〜2 ml)

5. 手技の実際

a. 体位と撮影方法（図1-41）
1) 体位：X線透視台上に，患側を術者側にして仰臥位をとらせる．肩の下に薄い大きめの枕を入れ，顔を軽く健側に向ける．軽度斜位で行う場合もある．
2) 透視ポイント：患側の第1肋骨と第2肋骨の交点を中心にする．この部位が鎖骨と重なる時は，患側上肢を尾側に引くか管球の照射角度を頭側に傾ける．

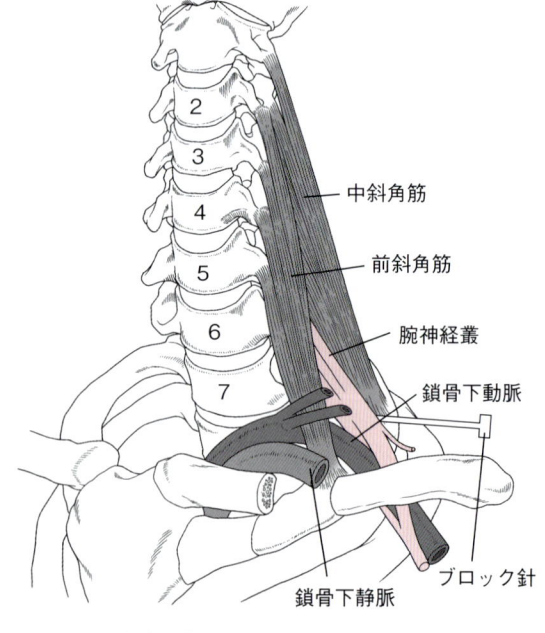

図1-40 腕神経叢の解剖

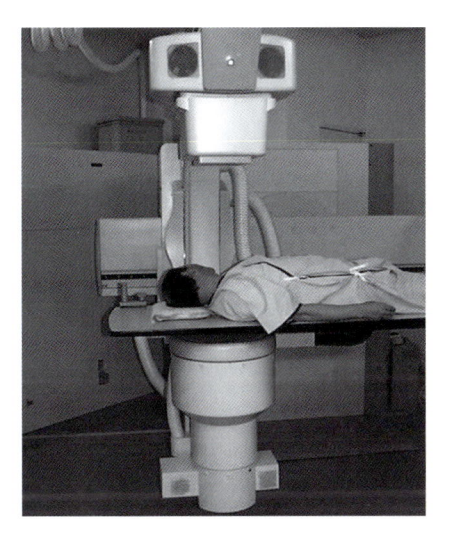

図1-41　体位とX線透視装置の位置

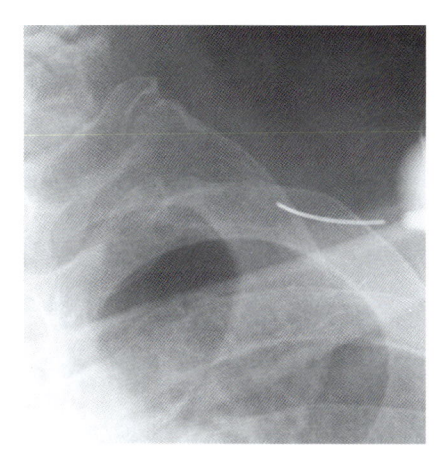

図1-42　刺入部位

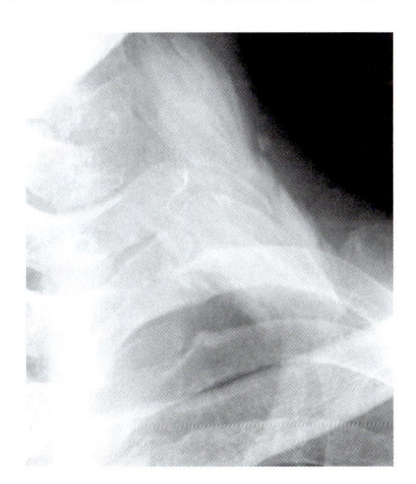

図1-43　中斜角筋造影像

3) 撮影ポイント：正面像で，造影剤の広がりを確認する．

b. 穿刺，薬液の注入

　X線透視下に，第1肋骨と第2肋骨が交差する外縁より交点中央部やや外側に向けてブロック針を刺入する（図1-42）．

　針先が筋膜鞘を貫いた感じのある所，または第1肋骨に当たった所で薬液を注入する．注入に際しては血液の逆流のないことを確かめ，患者の反応を見ながら行う．注入された造影剤は，頸椎に向かって扇形に広がり，中斜角筋の造影像として確認される（図1-43）．

6. 合併症

1) 血管穿刺：針先が下方，内方に向かうと鎖骨下動静脈穿刺の可能性がある．まれに血腫を形成する．血液の逆流がみられた場合には十分に圧迫する．
2) 横隔神経麻痺：比較的頻度が高いため，呼吸機能の低下している症例では注意を要する．
3) 気胸：第1肋骨縁より内側に針先が向かうと起こす危険性がある．肺尖部に病変がある場合には注意する．
4) 神経損傷：本法では起こりにくいが，穿刺時に放散痛が生じた場合には，その位置でステロイドの入った薬液を注入しブロックを完成させる．

■文献

1) 湯田康正：透視下腕神経叢ブロック，椎間関節ブロック．カレントテラピー 1992；10：2317-2323
2) 羽尻裕美：腕神経叢ブロック．宮崎東洋編著：神経ブロック―関連疾患の整理と手技，pp279-281，真興交易医書出版部，2000
3) 多久島匡登，唐澤秀武：透視下頸神経叢・腕神経叢ブロック．若杉文吉監修：ペインクリニック―神経ブロック法，第2版，pp222-224，医学書院，2000

（羽尻裕美）

8 頸部硬膜外ブロック
―1回法，持続法

頸部

1. 頸部硬膜外ブロックとは

　顔面，頸部，上肢の疼痛に対し行われる治療である．頸部硬膜外ブロックは頸部，上肢の感覚神経と交感神経を遮断することで，支配領域の鎮痛および血行障害の改善が得られる．

　頸部の硬膜外腔は脊髄の頸部膨大部のために狭く，黄色靱帯が薄く，椎弓間隙が横に広い．棘突起の触知が難しく，また皮膚から硬膜外腔まで深い．そのために，頸部では脊髄および神経根損傷を起こす可能性が他の部位に比して高い．筆者らは硬膜外腔の最も広い第7頸椎と第1胸椎間（C_7〜T_1）で穿刺し，X線透視下にまず針を椎弓に当てて，椎弓までの深さを知り，針が椎弓間隙に位置することをX線および手の感触で確かめて，針先が硬膜外穿刺時に正中または少し患側に位置するように針の方向を決めてゆっくりと針を進めている．

2. 適応疾患

　帯状疱疹痛，帯状疱疹後神経痛，頸椎症性神経根症，上肢 CRPS，Raynaud 症候群，外傷性頸部症候群，頸肩腕症候群，胸郭出口症候群，頸部・肩・上肢のがん性疼痛などがある．

3. 解剖

　後頸部から上背部にかけて最も突出している突起が第7頸椎（隆椎）の棘突起である．ただ，第6頸椎または第1胸椎の棘突起の場合もある．第7頸椎の棘突起は脊髄の長軸に対しほぼ垂直に位置する．頸椎の上関節突起，下関節突起は胸椎や腰椎のように椎弓から大きく張り出していないので，腰椎のような楕円形の椎弓間隙ではなく横に細長の狭い椎弓間隙を形成する．脊髄は第5，6頸椎レベルで最大となる頸部膨大部を形成する．第3頸椎から第6頸椎レベルの硬膜外腔（正中での黄色靱帯から硬膜までの距離）は2mmと狭いが，第7頸椎レベルでは頸部を前屈させると3〜4mmと拡大する．黄色靱帯の厚さは頸椎では1.5〜3.0mm，胸椎では3.0〜5.0mm，腰椎では5.0〜6.0mmであり，頸椎で薄い．約60％の人に頸椎黄色靱帯の正中部周囲に数mmの欠損や断裂を認める．

4. 器具

【1回法】
　持続法の局所麻酔薬と同じ．
・22 G　8 cm 曲 Tuohy 針

【持続法】
・27 G　1.9 cm 針＋5 ml シリンジ（1％メピバカイン局所麻酔用）
・23 G　6 cm 針＋5 ml シリンジ（1％メピバカイン局所麻酔用）
・17 G　8 cm 硬膜外 Tuohy 針
・5 ml ガラスシリンジ（生理食塩水）
・硬膜外カテーテル（径0.1 cm，95 cm）
・5 ml シリンジ（イオヘキソール）

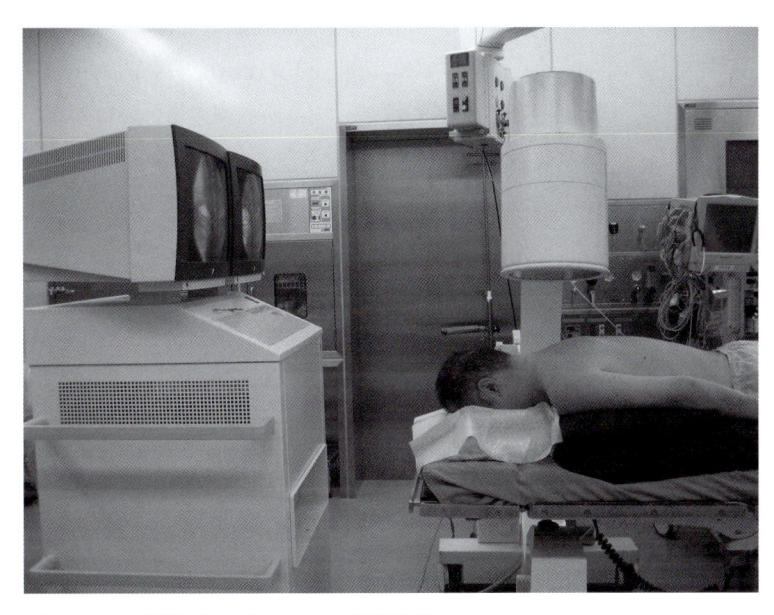

図 1-44 頸部硬膜外ブロックの施行体位

・5 ml シリンジ(1%メピバカイン)

5. 手技の実際

a. 刺入椎間

著者らは持続法，1 回法とも硬膜外腔が広く，脊髄，神経障害の少ない $C_7 \sim T_1$ より刺入している．

b. 体位

頸部硬膜外ブロックの体位は腹臥位，側臥位，坐位などで施行されるが，筆者らは，体位の固定がよく，上肢がX線透視を妨げないので腹臥位を選択している．腹臥位にして，X線透視で第 7 頸椎を確認する．第 7 頸椎はすぐ尾側に肋骨の付着した第 1 胸椎があるので分かる．第 7 頸椎の棘突起を触知しやすくするために，頸部を軽度前屈させる．そのため前胸部にクッションを挿入し体位の調節を行う．下顎が重なり第 7 頸椎のX線透視が分かりにくくなる場合があるので，過度に頸部を前屈させないことも大切である．顔面は直接鼻と目が圧迫を受けないようにドーナツ形の枕を使用し，前頭部，頬骨部，下顎で頭部の加重を受けるようにする．刺入椎間が最も高くなるように前胸部と顔面にクッションと枕を入れて高さを調節する．筆者らは種々の形状の市販されている低反発タイプのクッションを使用している．体位を調節している時，患者に呼吸困難感，頸や顔が窮屈でないか，痛みが増悪しないかを確認することも大切である．肩や肩甲骨の緊張を取り除くために上肢は，楽に体側につける（図 1-44）．

c. X線透視

頸部硬膜外ブロックは前後のX線透視下で行う．第 7 頸椎および第 1 胸椎の棘突起が椎体の正中に位置するように，第 7 頸椎の椎体下面または第 1 胸椎椎体上面の終板が一直線として透視されるようにX線透視を設置する．

d. 硬膜外腔への刺入

第 7 頸椎と第 1 胸椎における同側の椎弓根を結ぶ線と第 1 胸椎椎体の終板との交点から皮膚刺入する（図 1-45）．27 G 19 mm 針で局所麻酔を行い，次いで透視下に 23 G 6 cm 針で第 1 胸椎の椎弓まで浸潤麻酔を行い，皮膚から椎弓までの深

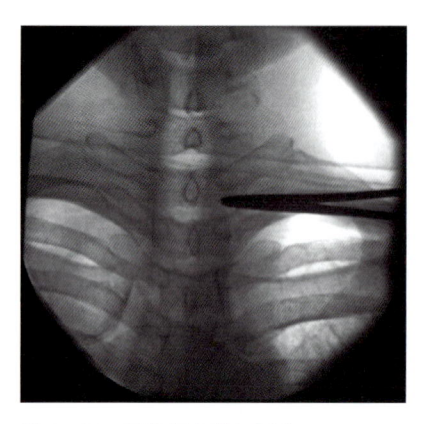

図1-45 刺入部を指し示す

さを確認する．硬膜外針を同様な手技で椎弓に当て，硬膜外穿刺（椎弓間隙到達）時に針先が正中または少し患側に位置するように針の方向を調節する．針先が椎弓間隙に位置していることを確実に把握するには，X線で針先が椎弓間隙にあり，その際に椎弓の骨性の抵抗がなくなり，黄色靱帯の抵抗を感じていることが大切である．このために筆者らは，針の位置を少しずつ頭・内側に向け，針の方向を変えるごとに椎弓に針先を当て針先が椎弓のどの位置にあるのかを確認している．C_7～T_1の椎弓間隙はX線透視で確認でき，棘突起のすぐ頭側に位置している．針先が椎弓間隙に位置したならば，針をゆっくり進め，生理食塩水を用いた抵抗消失法で硬膜外腔を確認する．頸椎では黄色靱帯が薄く，また時に欠損し，黄色靱帯の抵抗および抵抗消失がはっきり分からない場合があるので，抵抗が少ない部位では内筒を抜き，針に生理食塩水を1滴垂らし，水滴が拍動するか，吸気時に吸い込まれることがないことを確認し，少し（1 mm）ずつ針を進める．脊柱管の外側で硬膜外腔を穿刺すると神経根を損傷する場合があるので注意を要する．

e．カテーテル挿入

カテーテルを硬膜外腔に目標の髄節の高さに先端が到達するように3～10 cm挿入する．カテーテルから水溶性造影剤を注入し，カテーテルの先端位置と硬膜外腔での造影剤の広がりを確認する．痛みが両側の場合には両側が造影されること，痛みが片側の場合には主に疼痛側が造影されることを確認する．目的とする造影所見が得られない場合には，硬膜外腔の再穿刺を施行する．造影後は造影剤によるカテーテル閉塞予防のために生理食塩水でフラッシュする．20万倍エピネフリン®入り1.5％リドカイン® 3.0 mlを硬膜外腔に注入し，鎮痛効果や副作用の発現の有無を確認する．

6．1回法

下位頸神経に対する1回法では，C_7～T_1より22 Gの曲の硬膜外針を使用し持続法と同様の手技で行う．上位頸椎に対しては，①C_7～T_1で穿刺し投与量を増やす，②C_7～T_1より持続法と同様に施行し，カテーテル先端を目的の高さに挿入し，薬を注入しカテーテルを抜去する，③目的の神経の位置する椎間で穿刺する方法がある．筆者らは通常①，②の方法を選択し，頻回のブロックが必要な場合には持続法を選択している．目的の神経の位置する椎間で穿刺する場合には，上位頸椎では椎弓が前後のX線像で不明瞭であるので，C_7～T_1で施行する場合のような方法は取り難く，前後の透視で針を刺入し，必要時，側面像で深さを確かめている．外側へずれると神経根を刺入することがあるので注意が必要である．

■ 文献

1) Nagaro T, Yorozuya T, Kamei M, et al: Fluoroscopically guided epidural block in the thoracic and lumbar regions. Reg Anesth Pain Med 2006; 31: 409-416
2) Johnson BA, Schellhas KP, Pollei SR: Epidurography and therapeutic epidural injections: technical considerations and experience with 5334 cases. AJNR Am J Neuroradiol 1999; 20: 697-705

〔坪田信三，長櫓 巧〕

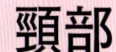

9 頸椎椎間関節ブロック
─前方斜位法

頸部

1. 頸椎椎間関節ブロック(前方斜位法)とは

X線透視下に,目的とする頸椎椎間関節腔内へ選択的に薬液を注入する方法である.斜位にするのは,左右の椎間関節像が重ならないようにするためである.更に管球の方向を調節すると関節裂隙が明瞭に観察でき,穿刺が容易となる.前方斜位法は,仰臥位の状態から患側を約30度上げた斜位とし,C_{2-3}以下の頸椎椎間関節を側方から穿刺する方法である[1,2].

2. 適応疾患

頸椎椎間関節症,頸椎症に伴う頸肩背部痛,外傷性頸部症候群,寝違え,緊張型頭痛,頸性頭痛などが適応となる.

3. 解剖(図1-46)

C_3以下の上関節面は後上方を,下関節面は前下方を向く.両者で形成される椎間関節面は水平面に対し腹側端が高くなった傾斜をとる.左右の傾きは小さい.

4. 器具

・5mlシリンジ3本(局所麻酔薬浸潤用,造影剤用,関節内注入薬液用各1本)
・23G 6.0cm針(穿刺する関節と同数)

5. 手技の実際

a. 体位,X線透視

透視台上で患側が手前となる仰臥位とする.頭部に10cm程度の枕を敷く.患側の肩および背部の下に柔らかい枕をあてがい30度程度の斜位とする(図1-47).頭部を健側に回旋させ,かつ顎を引くようにする.

透視画面を見ながらCアームの角度を調節する.通常の斜位像(図1-46A,48B)の位置からアームを頭側に傾けていくと椎間関節裂隙が見えてくる(図1-46B,48B).圧痛のある関節を透視画面上で確認し,穿刺する関節を決定する.目標関節が最も明瞭に描出されるように角度を微調

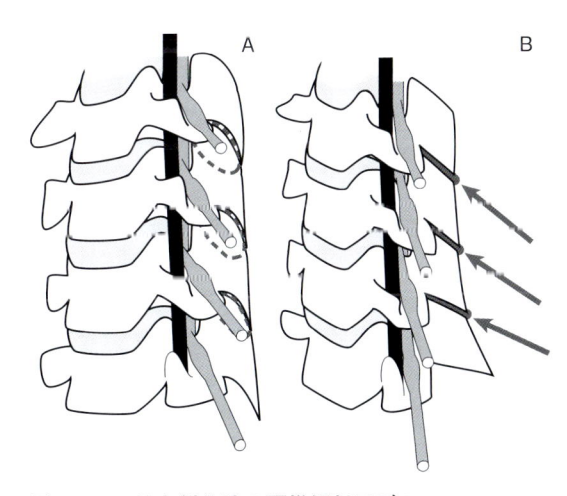

図1-46 前方斜位法の頸椎解剖モデル
A:通常の斜位.B:ブロック時の斜位.前上方から俯瞰する角度とする.矢印は針の方向を示す.

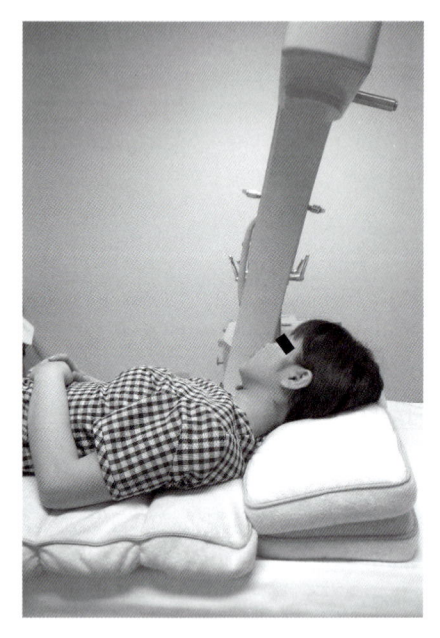

図 1-47　体位と透視方向
管球を頭側に傾ける.

整し管球を固定する.
　目標関節裂隙の延長線上にペアンを当て，その先端を刺入点とする（図 1-49A）．

b. 針刺入

　23 G 6.0 cm の針を刺入し，局所麻酔薬を浸潤しながら椎間関節柱の外側縁近くまで進める．注射器を外し，針のハブを持ってコントロールする．まず椎間関節柱の外側縁上，目標関節の外側端の直上あるいは直下（下または上関節突起）に針を当てる（図 1-49B）．針先が椎間関節の外側縁より内側に進んでも骨に当たらない時は針が腹側あるいは背側に向きすぎているので角度を修正し，透視画面における椎間関節柱の外側縁上で骨に当たるようにする（多くの場合腹側に外れており，背側向きに修正すると当たる）．針先を関節裂隙の外側端に向けて小刻みに移動させる．骨とは異なるやや滑らかな感触とともに針が進めば関節包内に刺入される（図 1-49C）．関節軟骨間に深く刺入する必要はなく，関節の端に軽くウェッジさせたところで針を止める．

c. 薬液注入

　造影剤（イオヘキソールなど）を少量（0.2〜0.5 ml 程度）注入する．関節包内にあれば関節腔が内側端（椎間孔側）まで線状あるいはリング状に造影される（図 1-49D）．
　局所麻酔薬と水溶性ステロイドの混合液を 1 関節当たり 0.5〜1 ml 程度注入する．通常は 1% メピバカインとデキサメタゾンの混合液を用い，デキサメタゾンが 1 関節当たり 0.5〜1 mg となるよう調製している．
　薬液注入時に生じる放散痛の部位が本来の痛みと一致するかどうか，またブロック後に本来の痛みがどう変化したかを患者に質問して記録する．
　C_{2-3} 椎間関節は C_{3-4} 以下の関節に比べ背側への傾斜がより大きく，しかも内側へも傾斜している．このため関節面を透視することが難しく，関節腔を確実に穿刺することも難しい．しかし，C_{2-3} 関節裂隙の側方にはこの関節を単独支配する第 3 後頭神経が走行しており，関節腔が造影されなくても側方に薬液が浸潤すれば効果は劣らない[3]．

6. 合併症

1) 感染：皮膚消毒を十分に行い，清潔操作を厳守する．刺入点が生え際に近いので，頭髪を束ねたりキャップをかぶせたりして刺入部位にかからないようにする．針の操作時に術者の手が患者の肩に接触することがあるのでドレープのかけ方を工夫する．刺針部に皮疹や感染巣のある場合は穿刺をしない．コントロール不良の糖尿病患者にはステロイドを用いないようにする．
2) 神経根穿刺：極端に前方（腹側）から穿刺したり，椎間孔近くまで針を進めたりすると神経根を穿刺する恐れがある．針先が椎間関節柱の外側縁に接していれば神経根に触れる危険性はない．針を動かす時は必ず透視画面をモニターする．
3) 椎骨動脈穿刺：針が椎間孔の内側寄りまで進めば椎骨動脈穿刺の危険性がある．前項と同じ注意を払えば回避できる．

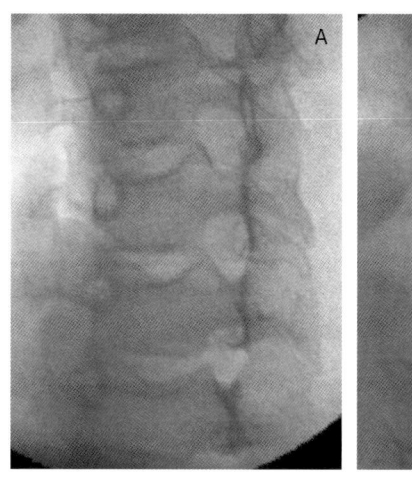

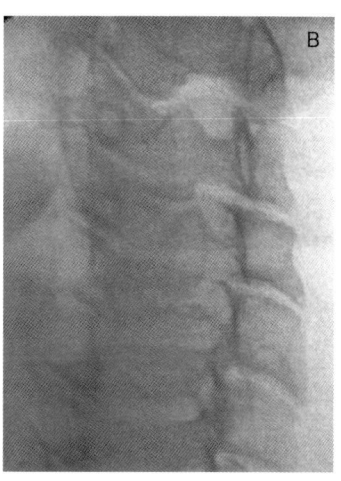

図1-48 X線透視下の頸椎斜位像
A：通常の斜位像．B：ブロック時の斜位像．Cアームを頭側に傾け，関節裂隙が明瞭に見えるように調節する．

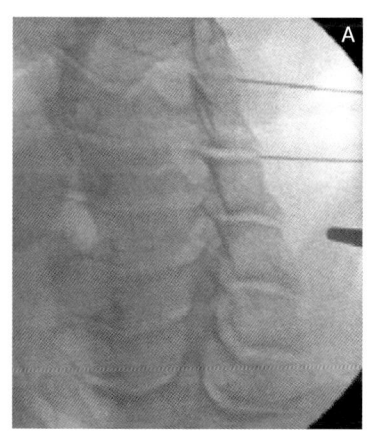

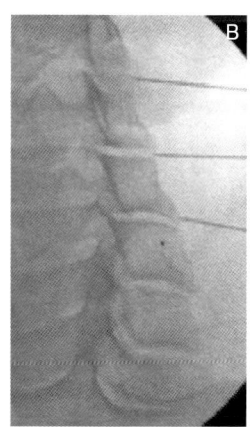

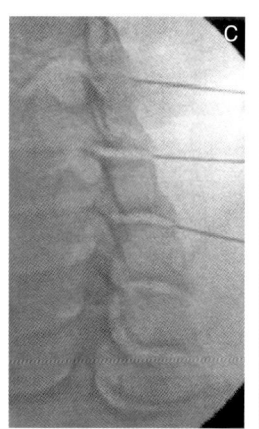

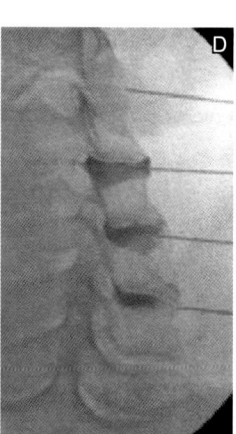

図1-49 ブロック時の透視像
A：目標関節に向けペアンを当て，その先端を刺入点とする．B：針先を下関節突起先端に当てる．C：やや尾側に向け直し関節の外側端に軽く刺入．D：造影，内側端まで造影剤がひろがる

■文献

1) 大野健次，長沼芳和，唐澤秀武，他：斜位で行う頸椎椎間関節ブロック．ペインクリニック 1993；14：881-885
2) 大野健次：頸椎椎間関節ブロック（C2-3以下）．宮崎東洋編：ペインクリニシャンのための痛み診療のコツと落とし穴，pp165-166，中山書店，2007
3) 大野健次：第3後頭神経ブロックの手技—頸性頭痛の診断と治療に．ペインクリニック 2002；23：1539-1542

（大野健次）

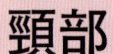

10 頸椎椎間関節ブロック
―側方・後方斜位法

頸部

1. 頸椎椎間関節ブロックとは

頸部の椎間関節症の治療に用いられ，造影所見や薬液注入時の放散痛による機能的診断などの目的で行われることも少なくない[1~3].

椎間関節の痛みは，背側の支持機構である椎間関節のひずみにより生じた痛みであり，関節に一致する圧痛だけでなく，一定の部位に痛みが放散する．

2. 適応疾患

椎間関節症，変形性脊椎症，椎間板ヘルニア，外傷性頸部症候群など頸椎の椎間関節症を伴うすべての疾患に有効．外傷後・術後の頸背腰部痛，帯状疱疹・疱疹後神経痛（項背腰部），椎間板変性症，圧迫骨折などによる頸背部痛，原因不明の頸背部痛，術後頸背部痛などに伴う椎間関節痛に適応がある．

3. 解剖

a. 頸椎域（図 1-50）

環椎後頭関節は，関節上面には上関節窩と呼ばれる長楕円形の凹みがあり，造影すると側面で楕円形下半分の形に造影される．この関節面の長軸は前内側から後外側に向いており，後頭骨後頭顆と環椎後頭関節を形成している．

外側環軸関節は，正中環軸関節と左右の外側環軸関節の3つの関節により連結されている．歯突起基部の椎体上面には，両側に円形で平坦な上関節面がある．この関節面が，環椎外側塊の下関節窩と外側環軸関節，すなわち第1/2頸椎椎間関節をつくる．軸椎の上関節面は上外側を向いて傾き，水平面に対して約20度の角度をなしている．

第2/3頸椎椎間関節以下で第3頸椎以下は，互いに鞍状に重なり，上下の関節突起により関節面

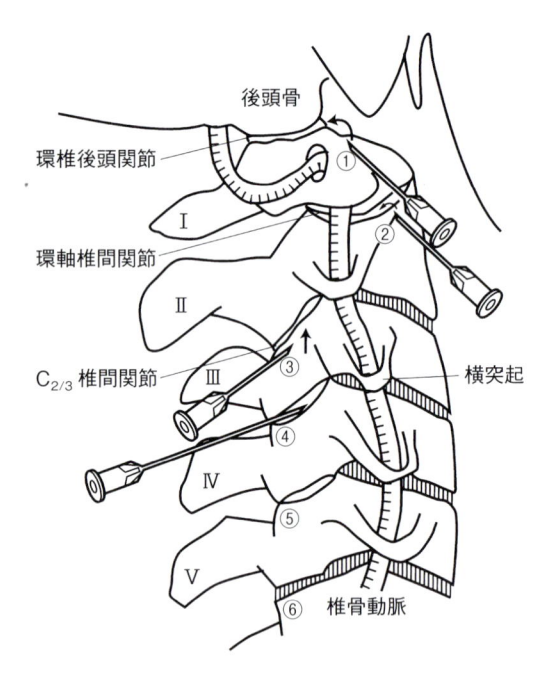

図 1-50　側面頸椎椎間関節の解剖
右 $C_{0/1}$，$C_{1/2}$，$C_{2/3}$，$C_{3/4}$ 椎間関節ブロックの刺入点（①～⑥が透視下での刺入点）と最初の針先の骨への接触位置．
（羽尻裕美，湯田康正，大野健次，他：椎間関節ブロック．若杉文吉監修：ペインクリニック―神経ブロック法，第2版，p199，医学書院，2000 より）

を形成している．頸椎関節面は前方から見ると外側下方に傾き，側方から見るとやや後下方に傾斜している．この傾斜は，下位頸椎にいくほど緩やかになりほぼ水平になる．この傾斜に合わせて管球と体位を工夫して関節面を出す方法として，側方斜位法，後方斜位法，前方斜位法（→37頁）がある．

また第3頸椎以下では，椎間関節の前方に横突孔があり，その中を椎骨動脈が走っている．

4. 器具

- 23 G 6 cm 針（または，穿刺する関節数の針を用意）
- 23 G 9 cm スパイナル針
- 5 ml シリンジ（1％メピバカイン局所麻酔用）
- 5 ml シリンジ（イオヘキソール）
- 5 ml シリンジ（1％カルボカイン® 2～3 ml ＋ デキサメタゾン 2～4 mg）

5. 手技の実際

体位によって，側方斜位法，前方斜位法（→37頁），後方斜位法がある．各手技は一長一短があり，症例の状態や椎間関節部位によって利用すればよいと思われる．

a. 側方斜位法（環軸関節ブロック）（図1-51）

環軸関節は前後像で見ると約20度外下方に傾いている．そのため，管球を尾側に約20度傾けることにより，関節裂隙が垂直に投射されるようになる．図1-50の①のように刺入し，軸椎の椎体上縁に向けてブロック針を進める．椎体に当たった所で針先をやや頭側に向けてずらし，関節内に刺入する．

この状態で造影剤を注入すると，外下方に傾いた関節面を側方から透視するようになる．そのため長方形に近い造影像が得られる．

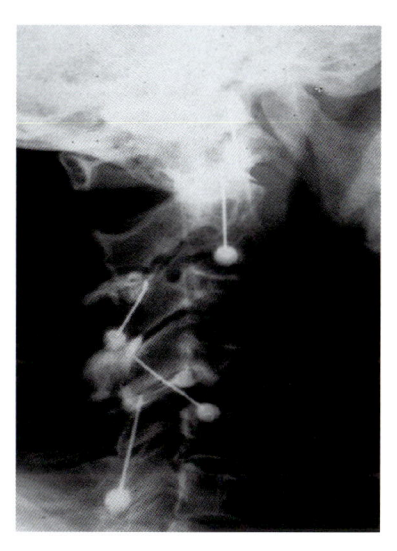

図1-51 環軸関節ブロックと側臥位椎間関節ブロック造影
側臥位による頸椎椎間関節ブロックの体位とブロック針の方向．

b. 後方斜位法

1）X線透視：患側は手前．腹臥位の斜位で胸の下に枕を縦に置き，患部と反対を向く．透視ポイントは尾頭方向に管球を倒し目的頸椎椎間関節が明瞭に見えるように管球と体位を微調整する（図1-52A）．

後方斜位法は，胸腹部に枕を置いた腹臥位の状態から患側を軽度斜位でX線透視し，椎間関節の後側方から穿刺する方法である（図1-52B）．

患者の体位は，腹臥位とし鎖骨まで枕を置き，顎を前屈させる（図1-53）．術者が右利きの場合は，患者の位置は頭側を術者の左側とする．患側を軽度斜位とし，顔を健側に向ける．その結果頸部は少しねじれて，前屈傾斜した形となる．

透視下に椎間関節がはっきりと見えるように，管球と体位を調節する．圧痛点にフェルトペンで印を付け，罹患関節を予測する．棘突起より2～3 cm 外側の所に平行な線をペンで引く．

2）針刺入，薬液注入：その線上で透視下に，目的とする椎間関節より1関節上よりブロック針を刺入する．透視下に針先を目的とする関節方向に

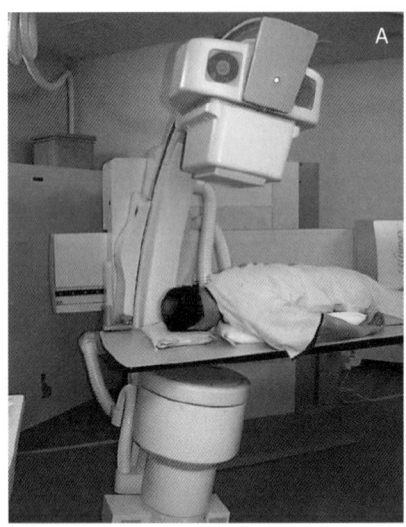

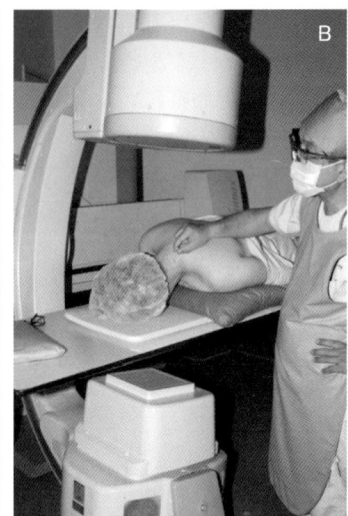

42　1章　X線透視下神経ブロック手技

図1-52　撮影ポイント：頸椎椎間関節が抜けるように正面あるいは斜位を撮影
A：体位と管球の位置．B：実際の針の刺入方向．

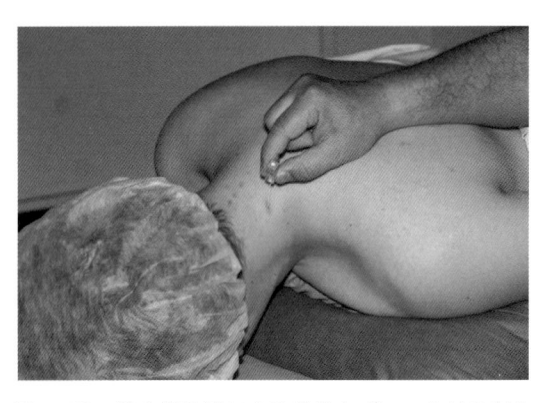

図1-53　後方斜位法による体位とブロック針の刺入方向
斜位法による椎間関節ブロック．胸部に枕を置き患側を軽度斜位とする．

刺入し，上の関節下縁に当て罹患関節に滑り込ませると，関節に入った感触が得られる．右側の椎間関節を施行して左側を行う時は，体位を同じにしてもよいし，また右側施行時の体位でもよいが，透視下に目的関節が明確に見えることが必要である．透視下で施行関節直下に行うと，刺入する針の長さが深くなり針が関節に到達しないことがあ

る．以下同様に薬液を注入し，X線写真を撮る（図1-54）．

6. 合併症

1）脊髄損傷，クモ膜下ブロック，硬膜外ブロック：頸椎の側臥位法の場合，ブロック針が関節背側方向から深く刺入すると生じる可能性がある．針先が関節内に入ったら，針先を1〜2 mm以上進めないことが大切である．特に環椎後頭関節，環軸関節においては，造影像の確認が重要である．

胸腰部の場合でも，ブロック針が棘間孔に入って深く刺入されると，クモ膜を穿刺し脊髄液が吸引される．脊髄穿刺では，放散痛が下肢に走る．外側に刺入されると神経根を穿刺する．薬液注入量が少ないので，大事には至らないことの方が多い．

脊髄損傷の程度がひどいと，その領域に2〜3週間痛みを訴える．ブロック中に放散痛を認めたら，針先をずらす．痛みが強い時は，局所麻酔薬とステロイドの混合液を浸潤させる．

2）椎骨動脈穿刺，神経根損傷：図1-50に示すように，環椎および軸椎の横突孔は下位の頸椎に

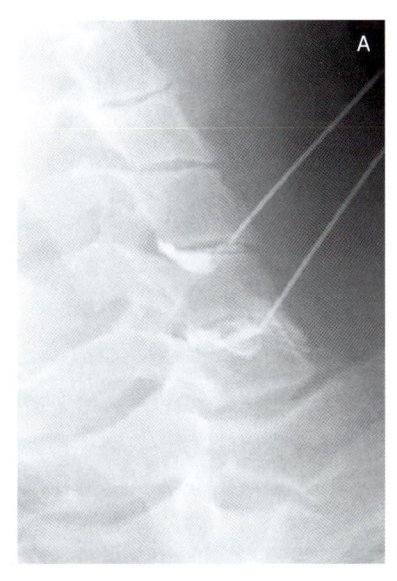

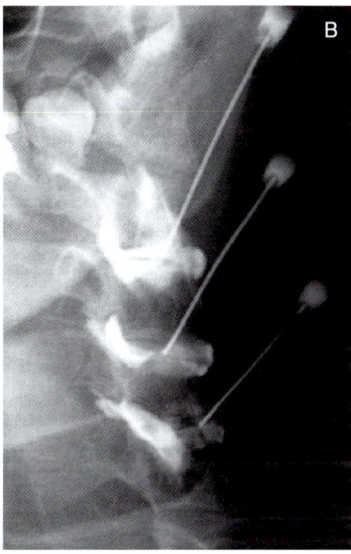

図1-54 C$_{5/6, 6/7}$ 左後方斜位法
A：造影X線写真：頸椎椎間関節面が頭側C$_{2/3}$〜C$_{6/7}$までよく見えて，更に上胸椎椎間関節面も観察できる．B：椎間関節造影X線写真：右C$_{2/3}$〜C$_{4/5}$椎間関節造影・ブロック．

比べ後方にある．また，第3頸椎以下では上関節突起の前方に横突孔および神経溝が走る．そのため，環椎後頭関節や環軸関節ブロックでは，針先が後方寄りに進むと椎骨動脈や神経根を穿刺する危険性がある．逆に，第2/3頸椎椎間関節以下においては，針先が前方寄りに進むと起こりやすい．
3）血管穿刺：血管穿刺の場合，大抵は圧迫することにより対処できる．出血傾向のある症例では注意を要する．

■ 文献
1) Mooney V, Robertson J: The facet syndrome. Clin Orthop Relat Res 1976 Mar-Apr; 115: 149-156
2) 岡田菊三：頸椎椎間関節造影法関節所見の検討．日本整形外科学会雑誌 1981; 55: 563-580
3) Yuda Y: Technique of nerve blocks: a new approach to pain in the head, neck and back. Jikeikai Med J. 1990; 37: 499-513
4) Ohseto K: Cervical facet imaging and blocking procedure in the posterior oblique position. Abstracts: 8th World Congress on Pain 1996; 55

〔大瀬戸清茂〕

11 頸椎脊髄神経後枝内側枝高周波熱凝固法

頸部

1. 頸椎脊髄神経後枝内側枝高周波熱凝固法[1]とは

頸椎椎間関節由来の頸肩部痛に対して後枝内側枝を熱凝固することで，長期間の治療効果を求める治療法である．この治療法を行う前に椎間関節造影，およびブロックで罹患関節を診断して，最小限度の後枝内側枝高周波熱凝固を行うことが大切である．

2. 適応疾患

椎間関節によって生ずる頸肩部痛，背部痛に対して行う．

頸椎症，頸椎椎間板ヘルニア，頸髄症，原因不明の頸肩背部痛，骨粗鬆症，圧迫骨折，帯状疱疹後神経痛，がん性疼痛，原因不明の項部痛に対して行うことがある．

3. 解剖（図1-55）

C_3〜C_8後枝は椎間孔を通る神経根背部より分枝する．横突起を横切る時，内側枝と外側枝に分かれる．この内側枝はカーブして関節柱の凹みを回って背側に走行し，半棘筋由来の腱によって覆われる．多くの内側枝は浅内側枝と深内側枝に分かれる．この深内側枝の関節枝は関節柱の背面から出ており，頭側と尾側の関節枝の2つが1つの関節に枝を出している．近接した関節枝は椎間関節上で吻合し，関節枝のループを形成している．

解剖学的に説明すると，針を関節柱の骨に接触させながら頭側に進めると，関節柱の凹みで目的とする深関節枝に当たり放散痛が得られる．

4. 器具

・25 G 2.5 cm 針＋5 ml シリンジ（1% メピバカイン）
・テフロンコーティング針 9.7 cm（4 mm 露出針）

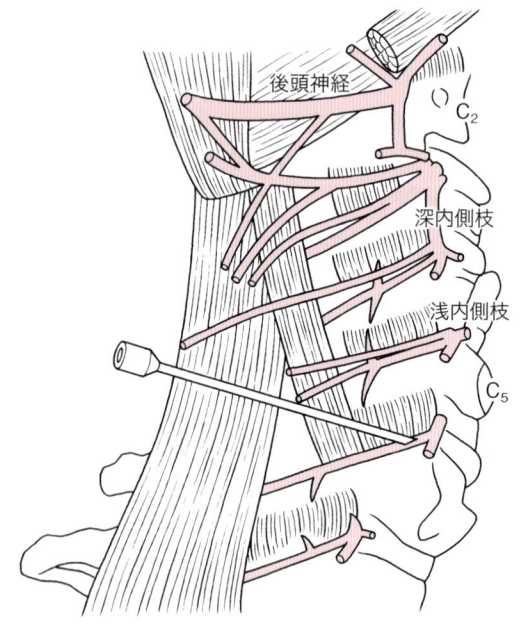

図1-55 頸部後枝内側枝の解剖
Bogdukの解剖を一部改変したものである．

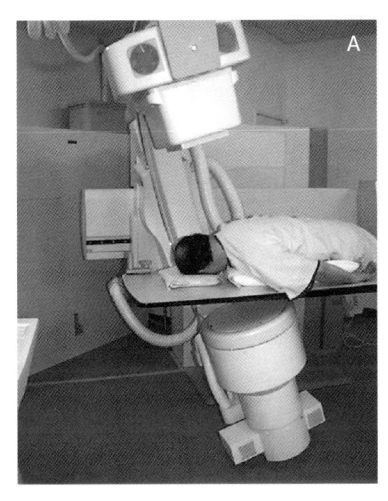

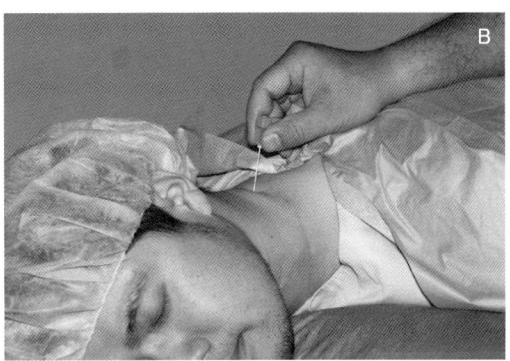

図 1-56　頸椎脊髄神経後枝内側枝高周波熱凝固法体位と針刺入方向
A：斜位による体位と管球の位置．B：実際の針の刺入．

・高周波発生装置
・電極キット
・5 ml シリンジ（イオヘキソール）
・5 ml シリンジ（2％メピバカイン）

5. 手技の実際

　患者の体位は腹臥位とし，上胸部に枕を置く．患側を上にした軽度の斜位とし，顔を患側に向ける．透視下に目的とする椎体の終板が 1 本の線になるように管球を動かし，患側の椎弓根と後結節が見えるように斜位の程度を調節する（図 1-56A）．
　皮膚に目印を付けて刺入点の目安とする．刺入点より少し尾側を麻酔し，針を刺入する．X 線透視下に，Sluijter 針を目的とする椎弓根に向けて刺入する（図 1-56B）．椎弓根に当たった後，目的とする放散痛が得られるまで探す．目的とする放散痛が得られれば，5 Hz で傍脊柱筋の攣縮，または 50 Hz で同部位の放散痛が得られることを確認する．電気刺激は 0.5 V 以内の低電圧で，放散痛を得られる部位が良い位置である．次に造影剤を注入し，関節内，神経根，血管などに針が刺入していないことを X 線写真を撮り確認する（図 1-57）．
　まれに造影剤が浅い溝に沿って造影されることがある．2％メピバカイン 0.5 ml を注入し，合併症のないことも確認する．凝固は 70〜90℃で 90 秒を 1〜2 回施行する．針を抜いて終了とする．

6. 合併症

1) 神経根熱凝固：椎弓根を透視下に視認しながら行えば，起こり得ない．しかし頸部で，側臥位で行った時に神経根の熱凝固を行ってしまった症例が 1 例あった．
2) 頸背筋の筋力低下：一度に 3 カ所以上の後枝内側枝の熱凝固を行うと背筋の筋力低下が起こり得るので，2 カ所以内にとどめる．
3) 感覚低下：後枝内側枝熱凝固の場合は，感覚低下があっても狭い範囲のもので，問題になることはない．
4) 痛みの増強：まれに，熱凝固した部位で一時的に痛みが強くなることがある．対策として熱凝固時にステロイドを注入する．

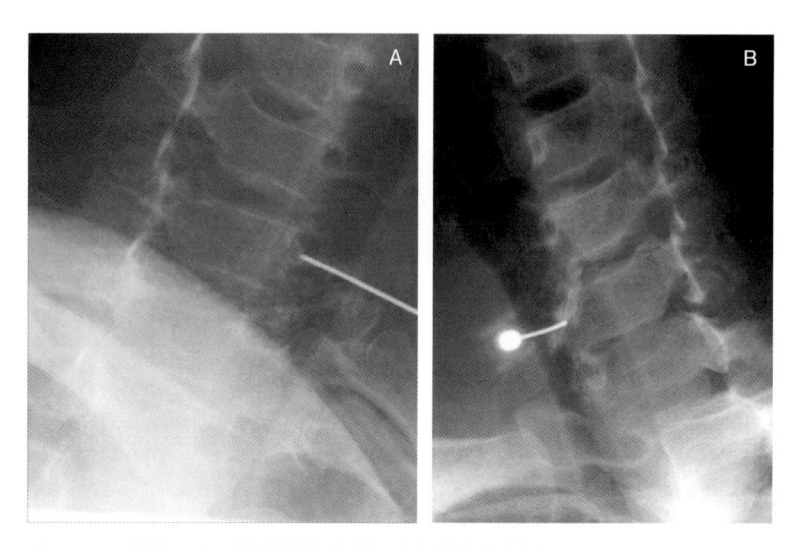

図1-57 斜位による頸部後枝内側枝高周波熱凝固法
A：X線写真上の刺入部位．B：施行中の頸部X線写真と造影像．

文献

1) Sluijter ME: Treatment of chronic pain in the back pain and neck by percutaneous thermal lesion. Lipton S eds: Persistent Pain, pp153-159, Academic Press, London, 1981
2) 大瀬戸清茂：頸部後枝内側枝高周波熱凝固の手技. Pain Research 1992；7：21-26
3) 大瀬戸清茂：高周波熱凝固法. Orthopaedics 1995；8：123-130

（大瀬戸清茂）

12 頸椎椎間板造影・ブロック（CT-discography） 頸部

1. 頸椎椎間板造影・ブロックとは

頸部の椎間板内の情報を得るために行う有用な造影検査法である．また造影剤の椎間板注入時の抵抗や放散痛は診断のための重要な情報となる[1]．造影後に行う CT-discography は椎間板変性の局在診断を明らかにする．本法施行により椎間板変性の促進，椎間板炎を起こす危険性もあるので十分に適応を吟味して施行されなければならない．造影後，局所麻酔薬と水溶性造影剤を注入することで椎間板性の痛みが軽減する．

2. 適応疾患

1) 椎間板ヘルニア：造影所見のみならず，造影剤の注入抵抗，誘発痛が診断と治療には重要な情報となる．特に経皮的椎間板切除術の適用決定では重要な判定要素となる．
2) 椎間板性の痛み[1]：椎間板内部にも神経要素の存在することが報告されているが[2]，この痛みが椎間板内への局所麻酔薬やステロイドの注入で症状が変化すれば椎間板が痛みの原因と推測できる．

3. 解剖（図 1-58）

頸部前方より針を進めて頸椎椎間板中心に先端を刺入するには頸部の周囲組織を知る必要がある．血管や周囲組織の不要な穿刺を避けるにはこれらをいかに術者の手指で避けるかが重要となる．
問題となる組織は甲状軟骨，総頸動脈，内頸静脈，甲状腺，椎骨動脈，食道，気管である．

4. 器具

- 25 G 2.5 cm 針＋5 ml シリンジ（1％メピバカイン）
- 22 G 6〜7 cm ブロック針
- 1 ml シリンジ（イオヘキソール）
- 1 ml シリンジ（デキサメタゾン 2 mg）

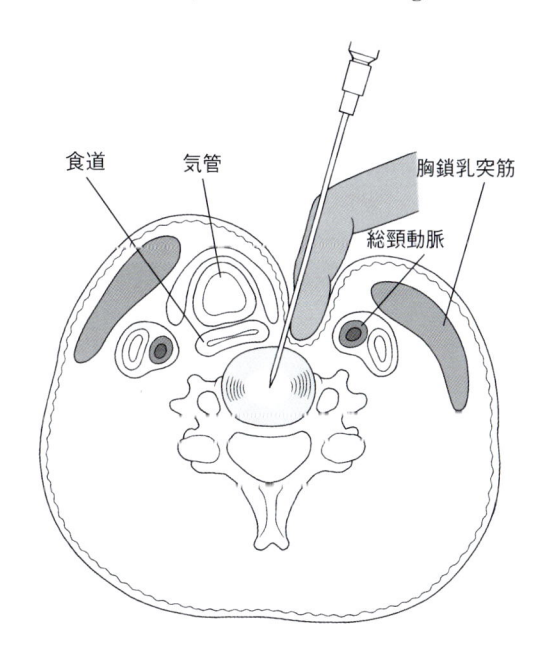

図 1-58 椎間板刺入時の解剖
椎間板造影のポイントはブロック針が神経根を触れることなく椎間板に達するかまた針先を椎間板の中心にいかに正確に進めるかである．この 2 点にかかわる解剖のみを示す．穿刺する椎間板を水平方向に輪切りにした．

5. 手技の実際

透視室へ入る前に抗生物質を予防投与しておく．

a. 体位

体位は透視台上で仰臥位とし，薄い枕を後頭部に敷いて頸部を軽度伸展位とする．透視台上でX線が椎間板に対して平行に入射するように管球の角度を調整し，椎体終板の腹側縁と背側縁が1本の線として重なるようにする（図1-59）．

十分な消毒の後，穴あき覆布を掛け清潔野を確保する．

胸鎖乳突筋と気管の間の組織を術者の示指と中指で十分に外側に圧排すると，それぞれの指腹に総頸動脈の拍動を感じる．次に横突起前結節を触れる．指先を横突起に平行に内側へ徐々に滑らしていくと椎体が触知する．この椎体を2本の指で触れ，椎間板を2本の指の間に見えることをX線で確認する（図1-60A）．

b. 針刺入，薬液注入

針の刺入点はX線透視下で気管，食道の陰影（図1-60B）を十分反対側に押しやると，X線透過性は高まり椎間板穿刺に容易な空間が見えてくる．その空間は直下に椎間板があり，正中よりの辺縁から刺入すると椎間板中心へ簡単に針先を進めることができ針の固定は良くなる．

まず皮下に局所麻酔薬を浸潤させた後，ブロック針を指の間から見える椎間板の正中より辺縁から刺入させ目的椎間板の尾側の椎体上縁に一度当てて椎間板外周までの皮膚からの深さを確認す

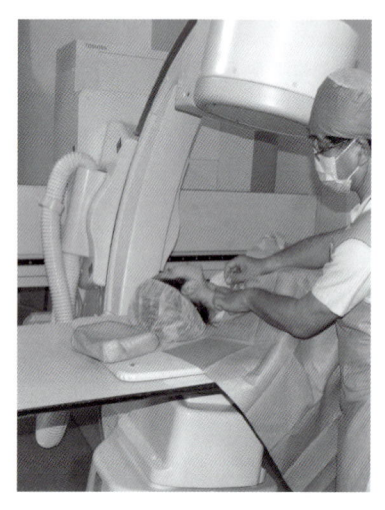

図1-59 X線管球の位置と体位と針の刺入

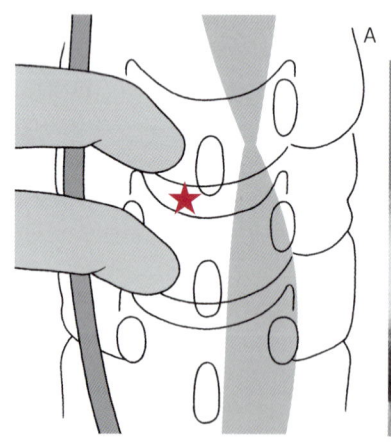

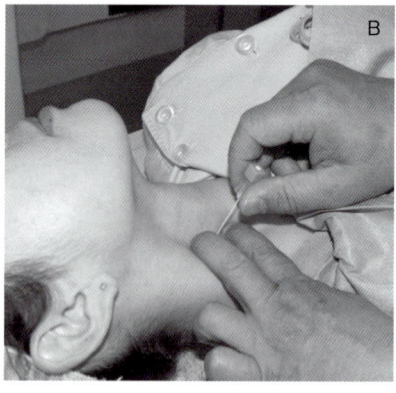

図1-60 頸椎椎間板造影の模式図と針刺入の実際
A：X線透視下の刺入模式図（★印が刺入点）．椎体が2本の指の間に見えることをX線で確認する．周囲組織と指の関係：食道陰影．B：実際の手技．針の刺入点はX線透視下で気管，食道の陰影（図1-59）を十分反対側に押しやると，X線透過性は高まり椎間板穿刺に容易な空間が見えてくる．

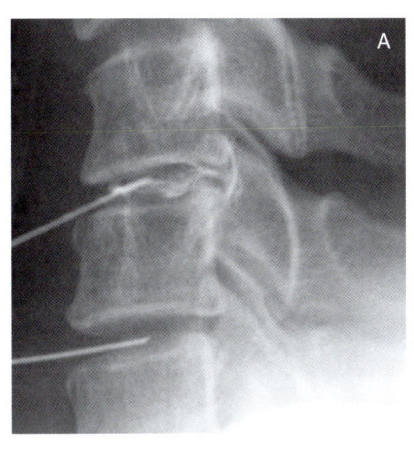

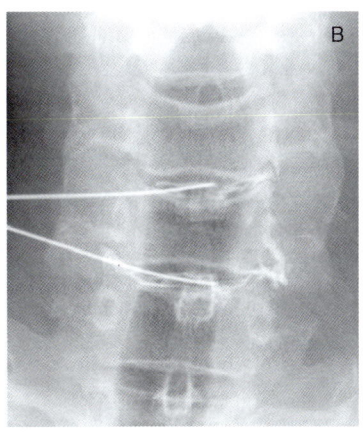

図1-61 C₅/₆, ₆/₇椎間板造影
A：側面．B：正面．2方向X線写真：ブロック針を指の間から椎間板の中心方向へ1cm弱刺入させる．針先の位置をX線で確認し，中心位置まで来るように透視下で調整する．

る．その後，針を少し引き針先を椎間板の中心へ向け1cm弱刺入する．針先の位置をX線2方向で確認した後，針先が椎間板中心まで来るように透視下で調整する（図1-61）．

造影剤の注入は少量（0.1 ml）ずつ行い注入抵抗や放散痛を確認する．その後，薬液を少量ずつ注入する．

X線撮影は2方向で行い，すぐにCT撮影を行う（図1-62）．

6. 合併症

1）感染症：閉鎖腔の感染になるため治療は難渋する．その予防には術前からの抗生剤投与や術野の十分な消毒，術中の清潔操作の徹底が必要である．また，食道を十分に外側に避けて穿刺しないようにする．
2）症状増悪：椎間板注入後の一時的な神経根症状の悪化がある．
3）椎間板穿刺時の神経根損傷：深く刺入しないことと，外側で刺入しないことである．

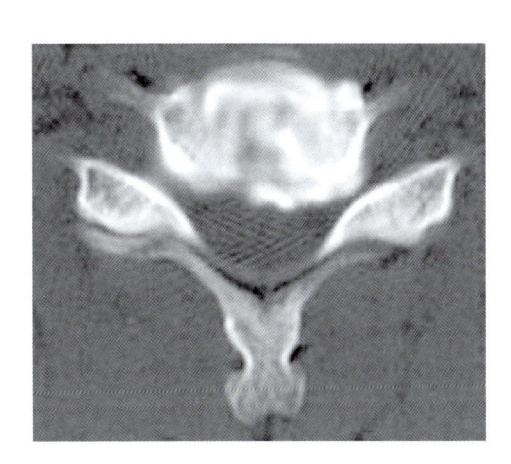

図1-62 CT-discography

■ 文献

1) 大野健次，若杉文吉，湯田康正，他：頸部椎間板性疼痛の検討—椎間板内注入による頸部痛の診断．ペインクリニック 1989; 10: 761-766
2) Bogduk N, Windsor M, Inglis A: The innervation of the cervical intervertebral discs. Spine 1988; 13: 2-8

（大瀬戸清茂）

13 頸部神経根ブロック

頸部

1. 頸部神経根ブロックとは

頸神経(C_1を含む，$C_2 \sim C_8$)を椎間孔外の神経溝内で穿刺し，局所麻酔薬とステロイドを注入する方法である．末梢枝ブロックで除痛できない場合や髄節性に限局した疼痛がある場合に施行する．

2. 適応疾患

頸椎椎間板ヘルニア，頸椎症，神経根症，頸椎椎間関節症，外傷性頸部症候群，Barré-Liéou症候群，頸肩腕症候群，胸郭出口症候群，頸肩上肢部の帯状疱疹・帯状疱疹後神経痛，上肢CRPS，幻肢痛，がん性疼痛，緊張型頭痛などが適応となる．

3. 解剖

運動性，感覚性，交感神経性線維を含む．
C_1，C_2は他の頸椎と構造が異なり，後方からのアプローチをする．
C_3，C_4は特に前・後結節が小さく，神経溝が狭くて浅い．下顎が邪魔になることがあり，前方法で施行できない場合，斜位法を取る．
C_5，C_6は比較的，前結節もはっきりしており，前方アプローチで施行する．
C_7，C_8は横突起に特徴があり，前方から垂直に横突起中央を目指して針を進める．

4. 器具

・5 ml シリンジ(1%メピバカイン2 ml 局所麻酔用)，3 ml シリンジ(イオヘキソール2 ml)，5 ml シリンジ(1%メピバカイン2 ml＋デキサメタゾン2 mg)
・21 G 9 cm 神経ブロック針(C_1，C_2)，22 G 6 cm 神経ブロック針($C_3 \sim C_8$)

5. 手技の実際

標的神経根周囲の構造や，それによる手技上の

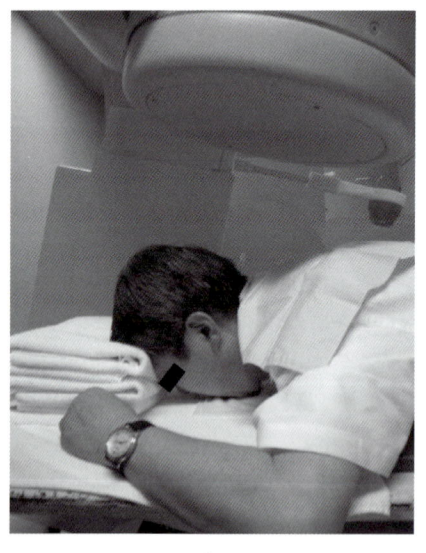

図1-63 C_1，C_2神経根ブロック体位とX線撮影方向
枕はバスタオルなどを使用すると，体格に合わせた調節がしやすい．

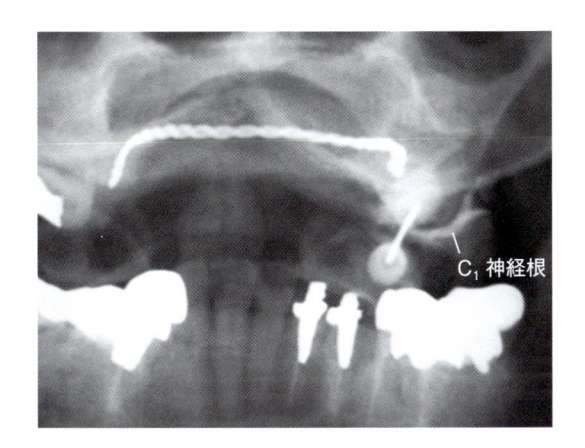

図 1-64 C_1 神経根ブロック
C_1 の前根と後根は椎骨動脈の下面で合わさり,5 mm 遠位で前・後枝に分岐し,後枝は椎骨動脈に接し,背側にカーブしながら椎骨動脈と環椎後弓の間から起こる[1].

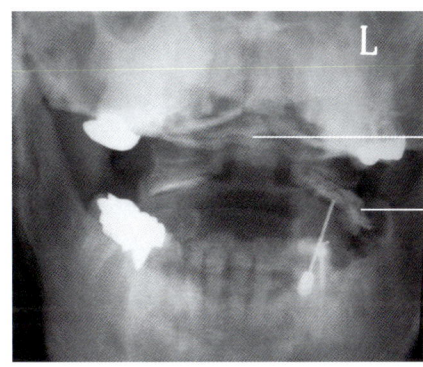

図 1-65 C_2 神経根ブロック
造影剤にて C_2 脊髄神経節と前枝,後枝が造影されている.

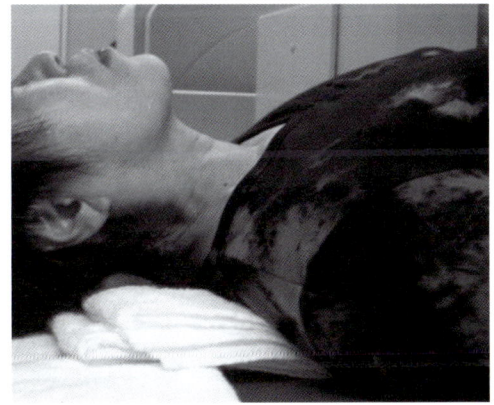

図 1-66 C_3, C_4 神経根ブロック:前方法体位
穿刺が下顎すれすれになる.

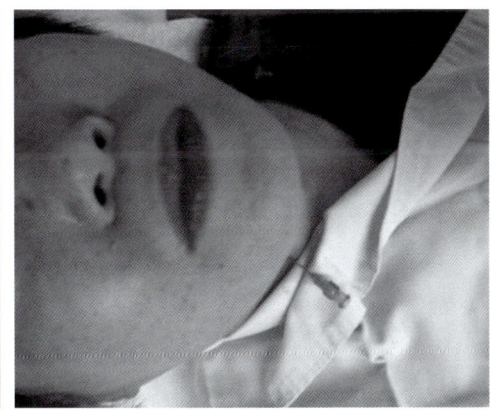

特徴から,① C_1, C_2 ② C_3, C_4 ③ C_5, C_6 ④ C_7, C_8 の4つに分類し,実際の手技を示す.

a. C_1, C_2

C_1 にも感覚枝があって,大後頭神経の分布領域に重複するという報告もある[1]. C_2 神経根ブロック後に残る上後頭,頭頂部の痛みに対し,C_1 脊髄神経節ブロックを施行すると痛みが改善されることがある.

1) 体位と撮影の仕方:腹臥位で,胸部と前額部に枕を入れ,やや下顎を前方に突き出し,開口位とする.枕の高さと下顎の突き出し方で管球の位置は変わるので,X 線透視下で確認しながら,環軸関節後面中央部に環椎後弓下縁が重なるような位置とする(図 1-63).

2) 穿刺,薬液注入:21 G 9 cm ブロック針を使用する.C_1 では患側の環軸関節後面の中央部で刺入し,そのまま中央部で環椎後弓を目標に針を進め,環椎後弓に当たったら,やや頭側に針を刺し直し,椎骨動脈溝直前で穿刺する(図 1-64).

椎骨動脈穿刺の危険性が高く，適応は極めて限られる[2]．

C_2では患側の環軸関節後面の中央部で，やや下方にあたる皮膚面上で刺入し，わずかに内側上方に針を進める（図1-65）．環軸関節の内側1/2内に針を進めないようにする．電撃様放散痛が走った所で造影剤を注入し，神経根が造影され，血管内およびクモ膜腔内穿刺でないことを確認して薬液を注入する（図1-65）．

b. C_3，C_4

1) 体位と撮影の仕方

前方法（図1-66）：仰臥位で，頭頸部下から肩にかけて薄い枕を挿入し，下顎をやや突き出させ，ブロック針の進入経路に下顎が入らないようにする．X線透視軸は目的神経根の椎体終板と垂直になるようにやや尾側に振る．

斜位法：前方法で刺入時に下顎が邪魔になる場合，特に短頸，肥満あるいは頸部後屈困難者では斜位法を行う．X線透視軸を頭側に10度ほど傾け，$C_{2/3}$から$C_{4/5}$椎間孔が最大となるように顔面を健側に向ける．

2) 穿刺，薬液注入：C_3，C_4以下は22 G 6 cmブロック針を使用する．

前方法：C_3（図1-67），C_4ともに目的神経根と同名の椎体の椎間孔外で棘突起列より，患側へ2〜2.5 cmの皮膚面上から刺入し，前・後結節間ま

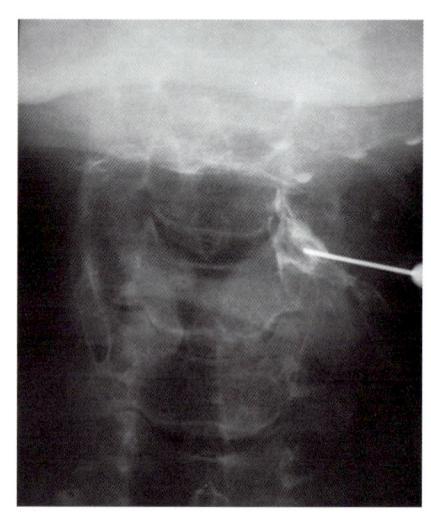

図1-67 C_3神経根ブロック：前方法
造影にてC_3脊髄神経節に針が刺入されているのが確認できる．

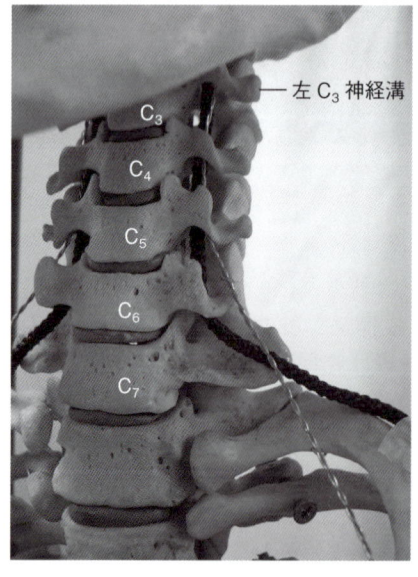

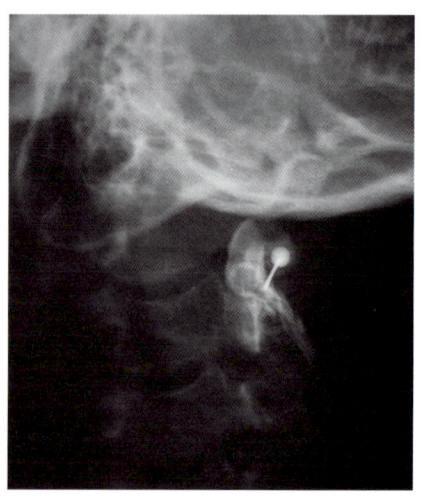

図1-68 C_3神経根ブロック：斜位法
椎間孔の後背側に穿刺針が進み，C_3神経根と同時に椎骨動脈周囲も造影されている．

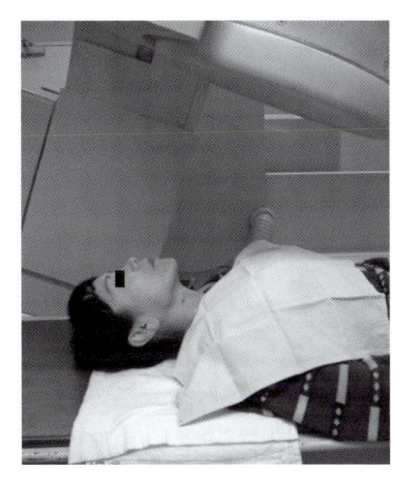

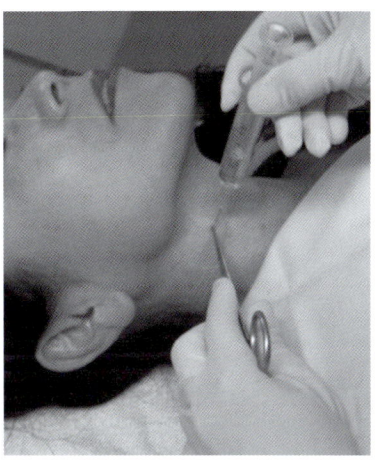

図1-69 C₅, C₆神経根ブロック体位とX線撮影方向と穿刺部位
慣れるまでは透視下で皮膚面上の穿刺部を決めて，同部にペアンを当て，穿刺部の局所麻酔をするのが間違いが少ない．

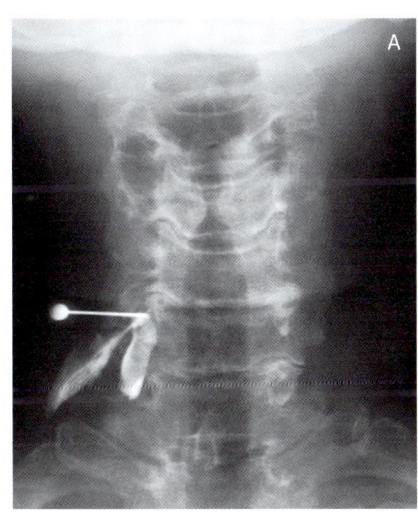

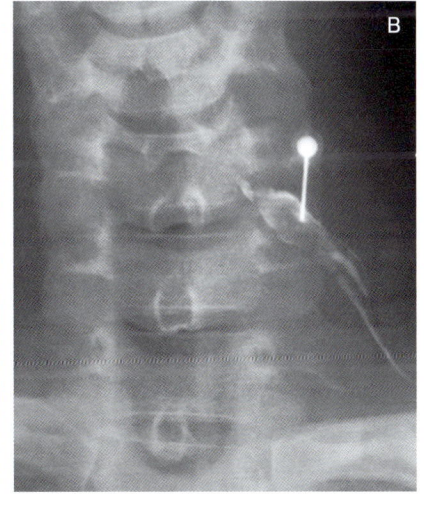

図1-70 C₆神経根ブロック：前方法
A；針が内側に向かい椎骨動脈周囲が造影されている．B．針先は適切な位置で，神経節が造影されている．

たは椎間関節と前結節間の椎間孔外へ針を進める．
　斜位法：C₃（図1-68），C₄ともに目的神経根の1つ上の椎体横突起外側下端にあたる皮膚面上から穿刺し，後結節に向け，神経溝中央やや後方で神経を穿刺する．椎間孔内前方には針を進めないこと．

c. C₅, C₆

　C₅/₆/₇/₈神経根は腕神経叢を形成している．
1）体位と撮影の仕方（図1-69）：仰臥位で，2枚に折ったぐらいの高さのバスタオルを頭頸部の下に挿入する．X線透視軸は尾側に20度振る．
2）穿刺，薬液注入（図1-70）：目的神経根の1つ上の椎体横突起外側下端にあたる皮膚面上から

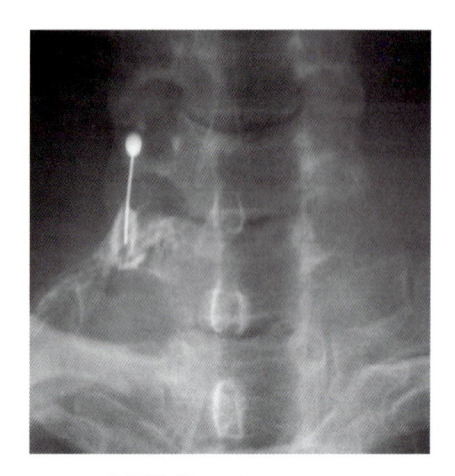

図1-71 C₇神経根ブロック
C₇では横突起上を椎骨動脈が横切るが，前結節と後結節外側端の中央，横突起幅中央にゆっくりと針を進めれば血管穿刺は少ない．

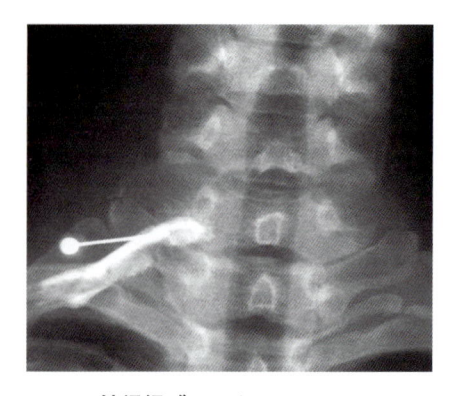

図1-72 C₈神経根ブロック
C₈神経根はT₁横突起を目指して穿刺するが，横突起は第1肋骨頸上方に見える．

穿刺し，後結節に向け，神経溝中央やや後方で神経を穿刺する．針先が内側前方に向かうと椎骨動脈を穿刺する危険性がある．

d. C₇, C₈

1) 体位と撮影の仕方：仰臥位で，2枚に折ったぐらいの高さのバスタオルを頭頸部の下に挿入する．顔の位置は自然に真っすぐで，顎は引きすぎないように注意する．X線透視軸はそれぞれの椎間板終板に垂直になるようにする．

2) 穿刺，薬液注入：C₇では前結節と後結節外側端の中央に針を進める（図1-71）．C₈では第1胸椎椎弓根影と第1胸椎横突起外側端の中央にあたる皮膚面で神経ブロック針を刺入し，可能な限り垂直に針を進める（図1-72）．

6. 合併症

1) めまい，耳鳴り，意識消失，痙攣：局所麻酔薬の血管内あるいはクモ膜腔内注入により起こる．血液，脊髄液が逆流してきたら，再穿刺を行う．

2) 上下肢への放散痛，不全麻痺，しびれ，感覚低下：脊髄穿刺後および頻回の神経根穿刺による神経損傷により起こる．椎間孔内への穿刺や頻回の神経穿刺を避ける．

3) 頸の回旋制限，刺入部痛，嘔吐：特にC₃，C₄神経根ブロック後に起こりやすい．C₃，C₄神経根ブロックは手技がやや難しいので，穿刺に苦労する場合は無理をせず，施行日を変更する勇気が必要である．

4) 椎骨動脈内への空気塞栓による一過性視覚喪失

■ 文献

1) 苛原実，菊地臣一，西山慶治，他：第1頸神経後枝の解剖学的検討とその臨床的意義．整形・災害外科 1989；32：983-989
2) 湯田康正，塩谷正弘：ペインクリニック—C2，C1脊髄神経節ブロック．Medical Postgraduates 1997；35：9-20

（岡本健一郎，増田　豊）

14 経皮的コルドトミー

頸部

1. 経皮的コルドトミーとは

経皮的コルドトミー(percutaneous cervical cordotomy; PCC)とは，脊髄の痛覚伝導路が位置している前側索を経皮的に遮断し除痛を得る方法である．

2. 適応疾患

PCCはC_5より尾側のがん性疼痛に対して有用であり，片側または主に片側に痛みのある症例に良い適応がある．全身状態の非常に悪い症例および強い呼吸障害のある症例は適応とならない．

3. 解剖

脊髄前側索の侵害受容性線維には体部位局在性が認められる(図1-73)．破壊(凝固)巣の大きさおよび位置により，痛覚の低下の程度および範囲が決まる．筆者らの方法では，多くは第3〜4頸神経より尾側の，あるレベルより尾側全体の，まれに分節的な痛覚低下または消失が生じる．温・冷覚伝導線維も痛覚とほぼ同様な経路を通るので，これらの感覚も消失ないし低下する場合が多い．

4. 器具

・ガイド針，電極針(図1-74)：ガイド針は細い電極針を誘導する針であり，21G 9cm神経ブロック針(八光)を使用している．電極針は脊髄に穿刺し高周波通電により凝固巣を作成する針であり，thermocouple型のLevin針(Radionics

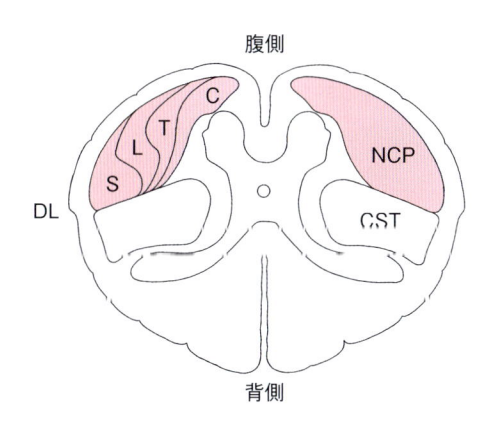

図1-73 脊髄前側索(C_1〜C_2レベル)の痛覚伝導路の体部位局在性

痛覚伝導路(NCP)は歯状靱帯(DL)付着部の腹側に位置し，背側から仙骨(S)，腰(L)，胸(T)，頸(C)神経領域の神経が位置している．歯状靱帯の背側には皮質脊髄路(CST)がある．

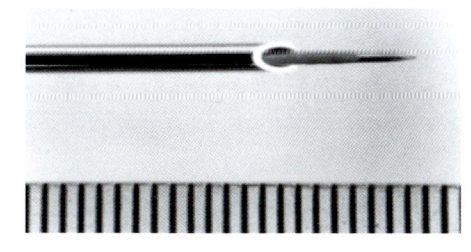

図1-74 ガイド針と電極針

ガイド針に電極針を入れている．ガイド針は21G 9cm神経ブロック針，電極針はLevin針である．電極針のストッパーをブロック針より4〜5mm出るように調整して使用している．下の1目盛りは1mm．

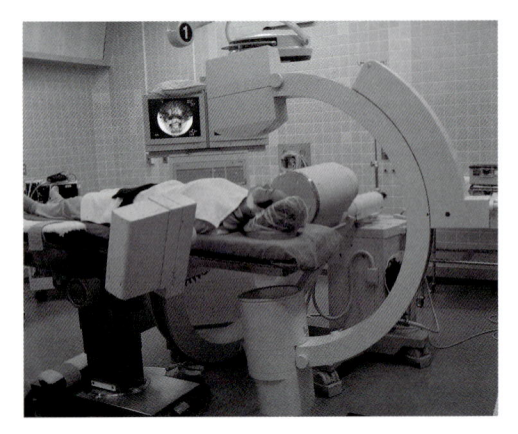

図1-75 患者体位およびX線透視装置の設置
仰臥位にして手術用枕を用い患者の頭を軽く固定する．頸椎が水平になるように適宜上背部にバスタオルなどを入れる．Cアーム透視装置で第1，第2頸椎を中心に左右の椎弓が重なり，椎体後面が1つの線になるように正確に側面を透視，前後面は第2頸椎の歯状突起が中心になるように設置する．少し尾側に角度をつけて，軽く開口すると歯状突起がよく見える．

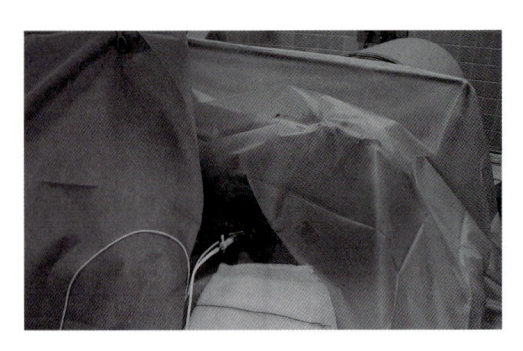

図1-76 実際の施行風景
離皮架を使用し，半透明シーツで覆い，患者の呼吸，会話が妨げられないように，術者は患者の表情が分かるようにしている．

5. 手技の実際

a. 体位

仰臥位で，手術用の枕を用い患者の頭を軽く固定する．頸椎がほぼ水平になるように適宜上背部にバスタオルなどを入れる（図1-75）．施行中は，顔がシーツで直接覆われないように離皮架（リヒカ）または酸素マスクを使用し，患者が息苦しくないようにする（図1-76）．

b. ガイド針の刺入

Cアーム透視装置を第1，第2頸椎を中心に前後，側面の透視ができるように設置する（図1-75）．使用できるCアームが1機の場合には，まず側面透視下にガイド針を刺入する．正確に側面を透視し，刺入部を局所麻酔する．刺入部位は，通常C_1〜C_2椎間の脊柱管の前後径の中央から0.5 cm背側の間とする（図1-77）．この位置は，乳様突起の約1 cm尾側，1 cm背側に相当する．ガイド針を水平または少し腹側（10度前後）に向け，クモ膜下腔穿刺時に脊柱管の前後径の中央に針先が位置するように進める．3〜5 cm刺入したところで，前後の透視で針先の位置を確認する．歯状突起の外側縁で強い硬膜の抵抗があり，更に少し進めるとクモ膜下腔に達する（図1-78A）．

次にガイド針より水溶性の脊髄用造影剤（筆者はイソビスト240®またはオムニパーク240®を

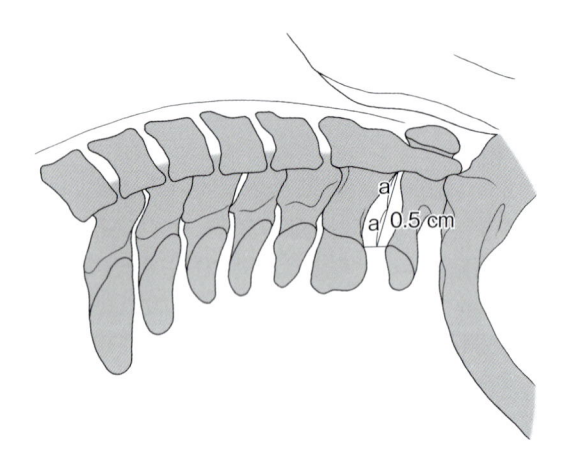

図1-77 ガイド針の皮膚刺入部位
X線透視でC_1〜C_2の脊柱管中央またはやや背側（0〜0.5 cm）に相当する皮膚から針を刺入し，クモ膜下腔刺入時に脊柱管のほぼ中央になるように針を水平または少し腹側に向けて進める．

社製，先端非絶縁部の長さ2 mm，針の太さ0.27 mm）を使用している．
・高周波電気凝固巣作成装置（Radionics社）

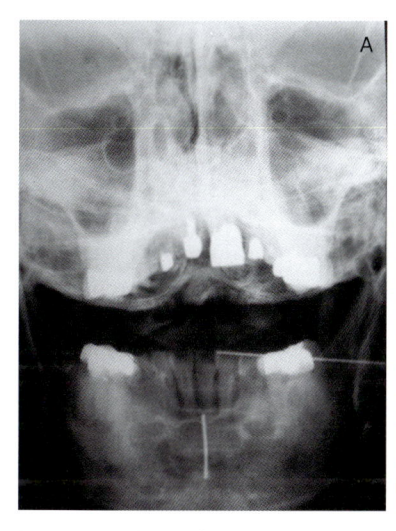

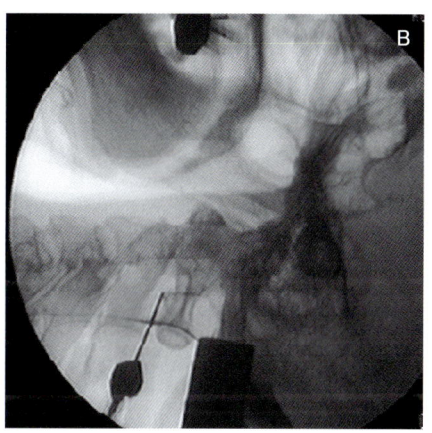

図1-78 ガイド針のクモ膜下腔穿刺時の位置と造影による先端の位置確認
A：前後像．X線前後像の歯状突起外側縁でクモ膜下腔を穿刺する．B：側面像．クモ膜下造影で歯状靱帯を描出する．針先が歯状靱帯の直上から腹側1 mm以内に位置するように調節する．

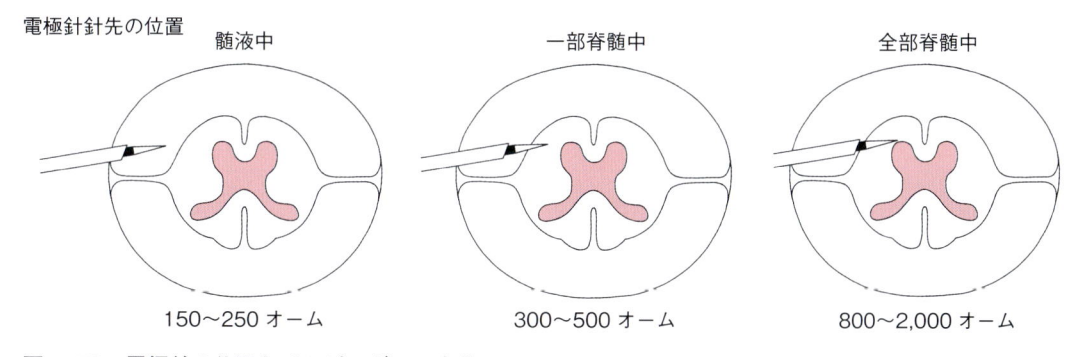

図1-79 電極針の位置とインピーダンス変化

電極針針先の位置
髄液中　150〜250オーム
一部脊髄中　300〜500オーム
全部脊髄中　800〜2,000オーム

使用)を注入し，歯状靱帯を造影し，針先が歯状靱帯の直上から1 mm腹側の間になるようにガイド針を調節する(図1-78B)．

c. 電極針の刺入

ガイド針先端より4〜5 mm出るようにストッパーを調節した電極針(図1-74)をガイド針の中に通し脊髄に刺入する．脊髄に入ったかどうかは電気的インピーダンスの変化で分かる．電極針先端が脳脊髄液中にあれば，インピーダンスは低く(150〜250オーム)，脊髄内に入ると急速に上昇

する(800〜2,000オーム)（図1-79）．

d. 電気刺激による電極針先端の位置確認

電極針先端が前側索の痛覚伝導路にあると100 Hzの電気刺激で0.3 Vまでに反対側に，温・冷または痛い感覚が出現する．これらの感覚ができるだけ除痛目的部位の近くに出現するように電極針の位置を調節する．続いて2 Hzで3 Vまでに上・下肢に同期性収縮が起こらないことを確認する(図1-80)．電気刺激による感覚出現部位と凝固による痛覚低下部位とが一致しない場合があ

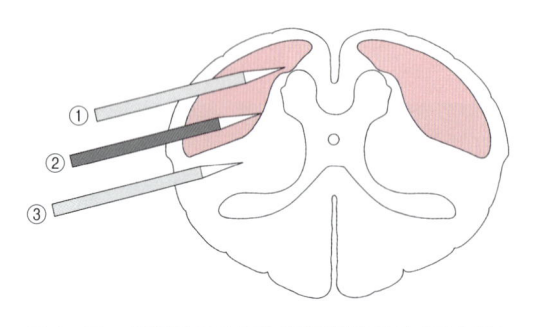

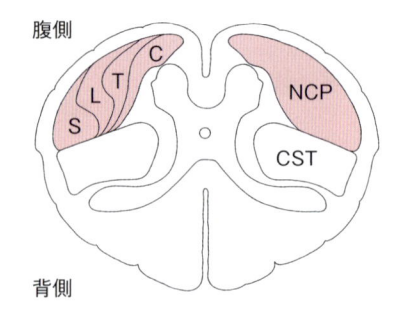

図1-80 電極針の位置と電気刺激に対する反応
針が痛覚伝導路の良い位置にあれば感覚神経刺激(50〜100 Hz)で0.3 Vまでに反対側に温・冷または痛感覚が出現し，運動神経刺激(2 Hz)で3 Vまでに同側僧帽筋，頸筋の同期性収縮が起こる(②)．腹側すぎると(①)感覚刺激で呼吸促迫，呼吸困難が出現し，尾側すぎると(③)感覚神経刺激で同側の異常感覚が，運動神経刺激で3 Vまでに同側上肢，下肢同期性収縮が起こる．略語は図1-73参照．

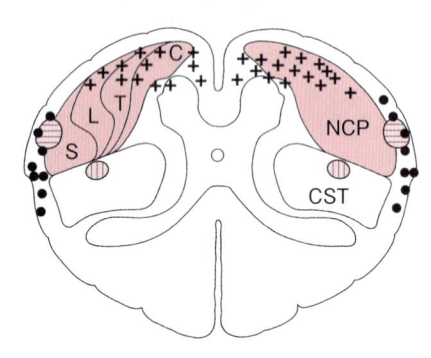

図1-81 PCCの合併症に関係する諸伝導路
痛覚伝導路(NCP)の頸神経領域(C)に呼吸の伝導路(＋)があり，仙骨領域(S)周辺に排尿に関する伝導路(遠心路：縦縞，求心路：横縞)，側索表層に交感神経遠心路(●)の線維がある．CST：皮質脊髄路．

るので，電極針がX線透視上良い位置にあるが，除痛部位近傍に感覚が出現しない場合は，弱い電流で凝固を行い痛覚低下領域の広がりを調べ，電極針位置の適否を決める．

e. 凝固巣の作成

ガイド針を不関電極にして，電極針に高周波を通電し凝固巣を作成する．筆者は通電時間を30秒に固定し，60℃で開始し，その後は5〜10℃ずつ除痛目的領域より少なくとも3〜4髄節広い領域の痛覚が低下または消失する(強いピンプリックで痛みを感じない，またはつねっても痛みを感じない)まで，上限を85℃として通電量を上げる．

各凝固間に筋力低下の有無を見る．筆者は上肢では握力計で，下肢では膝立てで見ている．

6. 合併症

痛覚伝導路に近接または混在して他の伝導路があり(図1-81)，それらに凝固巣が及べばその伝導路の障害が出る．伝導路障害による合併症として呼吸障害，筋力低下(施行側)，排尿障害があるが適切な患者の選択を行い，小さな選択的な凝固巣を作成すれば重篤な合併症は防げる．除痛側の反対側の痛みの新生または以前よりあった痛みの増強が大半の例で，不快異常感覚(dysesthesia)が一部の例で起こるが，これらはいずれも元の痛みより苦痛は少ない．また，術後一過性の全身倦怠が起こる例がある．

■**文献**

1) Gybels JM, Tasker RR: Central neurosurgery. Wall PD, Melzack R: Text of Pain, pp1307-1339, Churchill Livingstone, Edinburgh, 1999
2) 長櫓巧，藤井知美：経皮的コルドトミー．高崎眞弓編：麻酔科診療プラクティス12 ペインクリニックに必要な局所解剖，pp90-97，文光堂，2003
3) 長櫓巧，亀井倫子：経皮的コルドトミー．ペインクリニック 2006；27 別冊春：S212-S220

（長櫓　巧，坪田信三）

15 胸椎椎間関節ブロック

胸部

1. 胸椎椎間関節ブロックとは

主に肩甲背部から腰背部にかけての疼痛に対する治療として用いられる．胸椎の椎間関節に局所麻酔薬とステロイドを注入し疼痛の改善を図る．効果が一時的である場合は，後枝内側枝高周波熱凝固法を行うことがある．

2. 適応疾患

胸椎椎間関節症が適応である．胸椎椎間関節症は関節構造物の絞扼，関節包の慢性炎症や関節への過重負荷，および関節の退行変性が疼痛の原因となる[1]．傍脊柱部の圧痛が唯一の診断に有用な所見であり，その他の特異的な神経学的所見や画像所見はない．そのため，原因不明の肩甲背部から背部の疼痛に対して，診断的な意義も兼ねて行われることが多い．

3. 解剖

胸椎椎間関節は胸椎の後方に各椎体レベルで左右1対あり，直径が約1 cmの円形である[2]（図1-82）．矢状面での傾斜は頸椎より急峻で，特に中位胸椎で強くなる．関節面は前額面に一致し，屋根瓦状に垂直に重なるように位置している[3]（図1-83）．関節の構造上，運動は屈曲・伸展が主体で回旋は制限されている．第12胸椎は，第

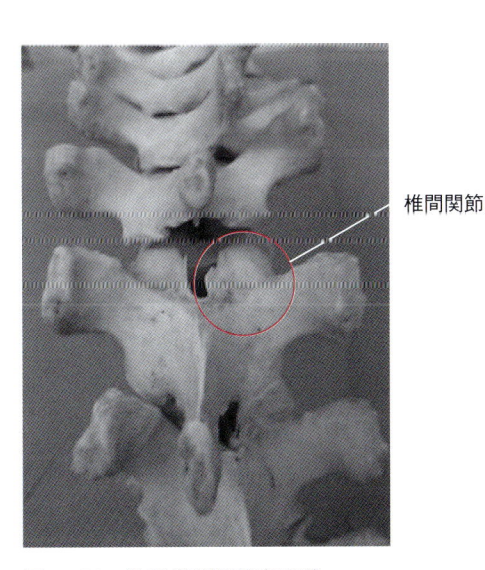

図1-82 胸椎椎間関節（正面）

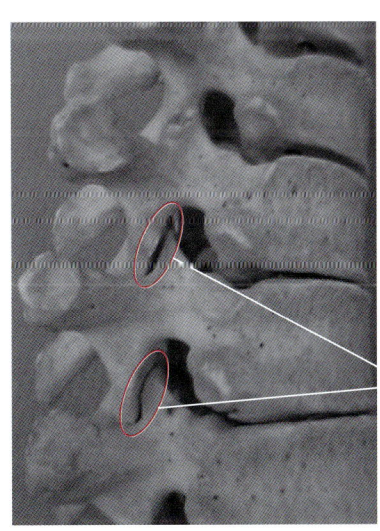

図1-83 胸椎椎間関節（側面）

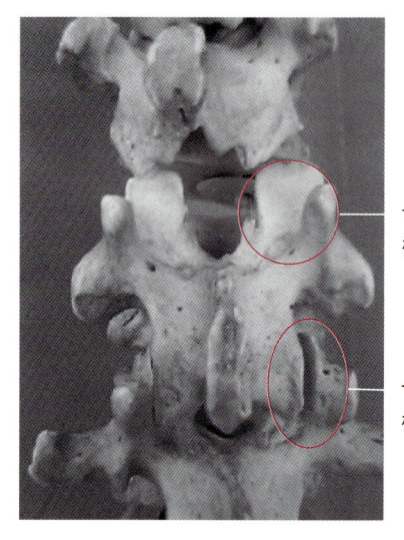

図 1-84　第 12 胸椎の椎間関節（正面）

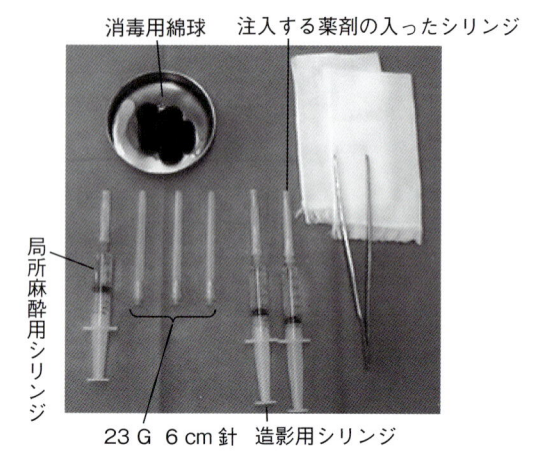

図 1-85　胸椎椎間関節ブロックに必要な器具

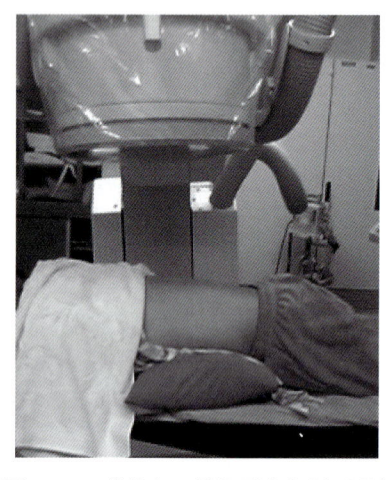

図 1-86　体位と X 線撮影方向（腹臥位）

11 胸椎との関節は胸椎椎間関節の構造であるが，第 1 腰椎との関節は，腰椎椎間関節の構造になっている（図 1-84）．

4. 器具（図 1-85）

・25 G 2.5 cm 針＋5 ml シリンジ〔1％ メピバカイン（局所麻酔用）〕
・23 G 6 cm 針 2～3 本または 22 G 9.7 cm 神経ブロック針
・5 ml シリンジ（イオヘキソール）
・5 ml シリンジ（1％ メピバカイン 3～4 ml＋デキサメタゾンまたはベタメタゾン 2～4 mg）

5. 手技の実際[3]

a. 体位と撮影の仕方（図 1-86）

患者を腹臥位にし，圧痛点を参考に施行椎間関節レベルを決定する．胸の下には枕を入れ，胸椎を軽度屈曲した状態とし関節包が広がるようにする．

透視ポイント：管球を目標とするレベルの椎体終板が明瞭に見えるように調節する．

撮影ポイント：正面像を撮影する．目標とする椎間関節の造影像を中心に，椎間関節の頭・尾側の胸椎を含むようにする．

b. 穿刺・薬液注入

目標とする胸椎椎間関節のすぐ尾側の椎弓根の尾側端に針先をいったん当て，針先を徐々に頭側に移動させていくと，滑るような感触が得られる（図 1-87）．多くの場合，椎弓根の頭側端付近に針先が達する．そこで造影すると写真のような円形の造影像が得られる（図 1-88）．良好な造影像が得られれば，X 線写真撮影の後，局所麻酔薬とステロイドを注入し終了する．注入時の放散痛の

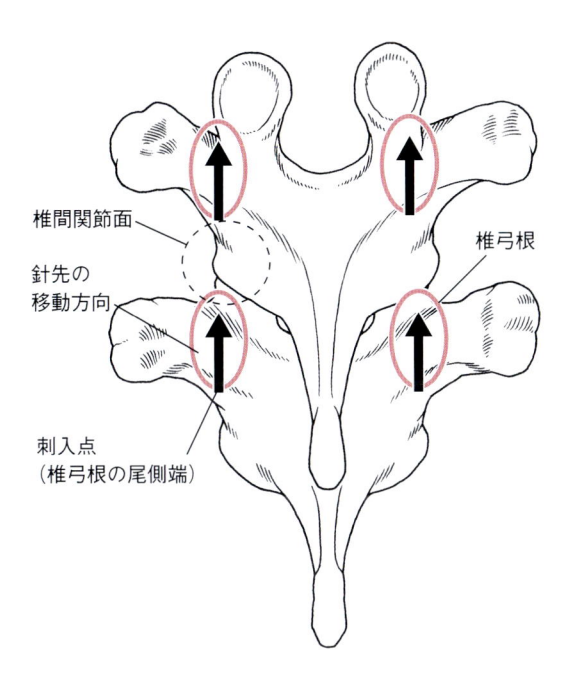

図1-87 X線透視正面像と穿刺目標と針先の移動

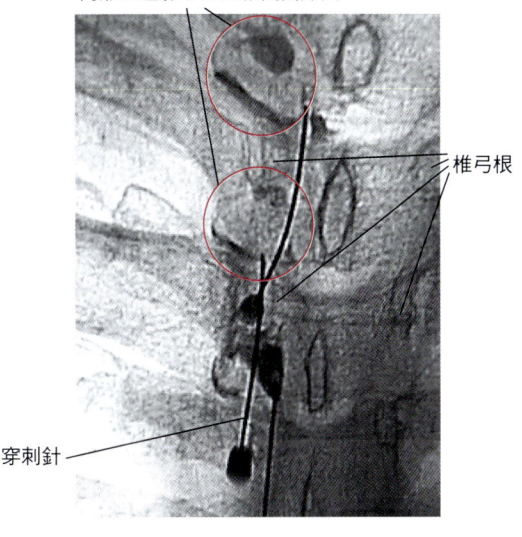

図1-88 胸椎椎間関節の円形の造影像

強さと放散する部位を記録する．放散痛が強い部位が疼痛の原因であることが多い．また，放散する部位と疼痛の部位が異なっていれば，施行レベルが適切でない可能性がある．施行後は約1時間安静臥床とする．

6. 合併症

1) 気胸：針先を胸椎椎弓根の範囲内で移動させればまず生じることはないが，深すぎる穿刺，外側すぎる穿刺で生じる場合がある．
2) 脊髄・クモ膜下腔・硬膜外腔穿刺：針先が内側に向くと生じる場合がある．造影像の異常や穿刺時の電撃痛，吸引テストでの髄液の吸引，ブロック後の胸背部の感覚低下などがないかどうかをチェックする．
3) 神経根穿刺：針先が椎弓根より外側，かつ下方に向けて穿刺すると生じる場合がある．片側に強い放散痛が生じないかどうかチェックする．
4) 血腫：この部位では血管穿刺により血腫を生じる頻度は高くないが，注意すべきである．
5) 血管内注入：局所麻酔薬の血管内への注入は局所麻酔薬中毒の危険性があり，舌のしびれ，意識低下，痙攣などが生じることがある．

■ 文献
1) 福井弥巳郎：胸椎椎間関節症．大瀬戸清茂総編集：ペインクリニック診断・治療ガイド，第3版，pp257-260，日本医事新報社，2005
2) 中井定明，吉澤英造：胸椎・胸郭の構造と働き．林浩一郎編：新図説臨床整形外科講座 頸椎・胸椎・胸郭，pp12-25，メジカルビュー社，1995
3) 羽尻裕美，湯田康正，大野健次，他：椎間関節ブロック．若杉文吉監修：ペインクリニック―神経ブロック法，第2版，p205，医学書院，2000

〔川井康嗣〕

16 胸椎後枝内側枝高周波熱凝固法

胸部

1. 胸椎後枝内側枝高周波熱凝固法とは

椎間関節由来の背部痛がある症例に対し，椎間関節ブロックを行うと効果があっても一時的な場合がある．

胸椎後枝内側枝高周波熱凝固法はそういった痛みに対し長期間の治療効果が期待できる治療法である．したがってこの治療を行う場合は，まず椎間関節造影，ブロックを行い罹患関節がどこかを診断したうえで，最小限度の熱凝固を行うことが大切となる．

ただし，頸椎，腰椎に比較して高い効果が得られない場合がある．解剖を頭に描きながら刺激による再現痛を探すことが大切である．

本法の効果は6カ月程度であるが，有効な症例では1年以上効果が認められる場合もある．

2. 適応

骨粗鬆症，圧迫骨折，帯状疱疹後神経痛，がん性疼痛，原因不明の背部痛（椎間関節ブロックが有効な場合）．

3. 解剖（図1-89）

胸神経後枝は，下関節突起辺縁，肋骨突起基部尾側と上肋骨靱帯で構成される部位より背側に出た後，内側枝と外側枝に分かれる．背側に出た後枝内側枝は肋骨突起基部と下関節突起の移行部を越えた後，頭側と尾側の椎間関節に至る．つまり各椎間関節は上下の後内側枝から二重支配を受けていると考えられる．一般に胸椎椎間関節由来の疼痛は，椎間関節上の傍脊柱部を中心とする背部に発現する．

4. 器具

頸椎，腰椎と同様（→44，123頁参照）．

5. 手技の実際

a. 体位と撮影の仕方（図1-90）

体位は腹臥位とし胸部に枕を入れる．透視をす

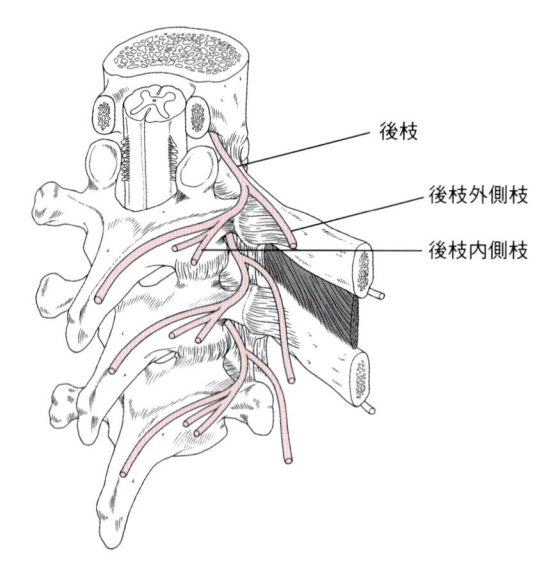

図1-89 解剖図

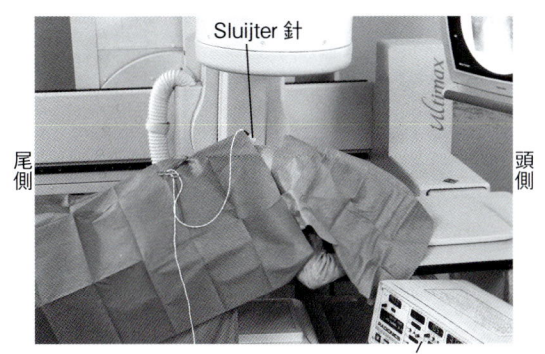

図1-90 胸椎熱凝固の体位
治療部位が管球と平行になるような腹臥位にする．

る前に棘突起から圧痛を確認し，該当関節部位が頂点となるように枕の位置を調節する．透視下で目的椎体を確認し，X線が椎体の終板に平行になるように管球を調節する．

b. **穿刺，薬液注入，高周波熱凝固**（図1-91）

目的椎体横突起基部または椎体外側縁を刺入点とするが，やや尾側の皮膚，皮下に局所麻酔を行い，目的部位に到達後電極針を刺入し刺激をする．

50 Hz，0.3 Vで再現痛が認められれば神経に直接接していると考えられるが，0.5 Vでの刺激で再現痛があれば神経近傍に針先があり，熱凝固による効果が期待できる．再現痛がない場合は，肋骨突起基部から下関節突起移行部を探り再現痛が得られる部位を探していく．

再現痛がある所で，造影を確認した後に2%カルボカイン0.5 ml注入後，高周波熱凝固を行う．

6．合併症

1）神経根熱凝固：椎弓根を確認しながら行えば起こり得ない．ただし，骨粗鬆症や圧迫骨折などで椎弓根が確認しにくい場合は注意を要する．
2）背筋筋力低下：一度に3カ所以上に行うと背筋筋力の低下が起こり得る．一度に行うのは2カ所以内にとどめる．
3）感覚低下：感覚低下を強く訴える症例はほと

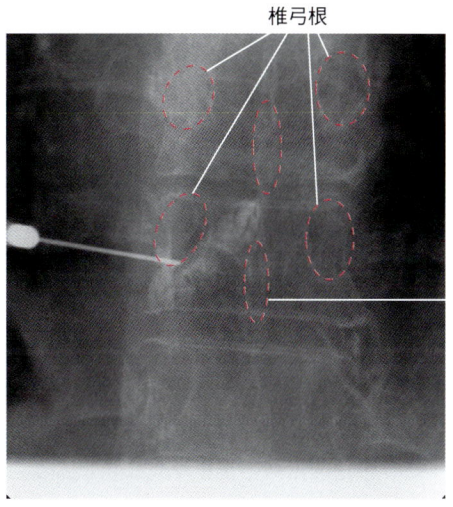

図1-91 胸椎後枝内側枝への熱凝固中のX線正面写真
熱凝固前に造影剤の貯留を確認する．

んどない．また，1〜2カ月で消失する場合が多い．
4）一時的な疼痛の増強：まれに熱凝固した部位が一時的な疼痛増強をきたすことがある．熱凝固後，抜針する前にステロイドを注入すると予防できる．

■文献

1) 大瀬戸清茂：脊髄神経後枝内側枝高周波熱凝固法．若杉文吉監修：ペインクリニック 神経ブロック法，第2版，pp252-256，医学書院，2000
2) 山上裕章：椎間関節ブロック．脊髄神経後枝内側枝高周波熱凝固法．高崎眞弓編：麻酔科診療プラクティス 12 ペインクリニックに必要な局所解剖，pp98-105，文光堂，2003
3) 湯田康正：胸椎椎間関節症．若杉文吉監修：ペインクリニック診断・治療ガイド，第2版，pp189-192，日本医事新報社，1998
4) Bogduk N, Macintosh J, Marsland A: Technical limitations to the efficacy of radiofrequency neurotomy for spinal pain. Neurosurgery 1987; 20: 529-535
5) Chua WH, Bogduk N: The surgical anatomy of thoracic facet denervation. Acta Neurochir (Wien) 1995; 136: 140-144

〈上島賢哉，大瀬戸清茂〉

17 胸部クモ膜下ブロック，クモ膜下フェノールブロック

胸部

1. クモ膜下フェノールブロックとは

脊髄神経の感覚枝である後根をフェノールグリセリンで遮断し鎮痛効果を得る神経ブロックである．胸部の悪性腫瘍による痛みに対して行われる．運動枝である前根まで薬剤が浸潤すると運動麻痺（肋間筋麻痺など）が起こるが広範囲でなければ問題となることはない．ただし，フェノールブロックの時は，施行前にCT, MRIを撮ることでブロック部位の情報を得ることが望ましい．

2. 適応疾患

痛みが限局した悪性腫瘍に伴う痛み：例えば肋骨転移，腫瘍の胸壁浸潤など．また，患者の同意が得られない場合，血液凝固能が低下したり，穿刺部位に感染が認められたり，穿刺経路に腫瘍が認められる患者は適応にならない．

3. 解剖（図1-92）

クモ膜下腔までの穿刺経路は，皮膚・皮下組織・棘上靱帯・棘間靱帯・黄色靱帯・硬膜・クモ膜である．皮膚のデルマトームを参考にしながら穿刺する椎間を決定する．

4. 器具（図1-93）

【局所麻酔用】
・25 G 2.5 cm 針＋5 ml または 10 ml シリンジ（1％メピバカイン）
・22 G 8 cm ブロック針

【注入用】
・18 G 3.2 cm 針＋1 ml シリンジ（10％フェノー

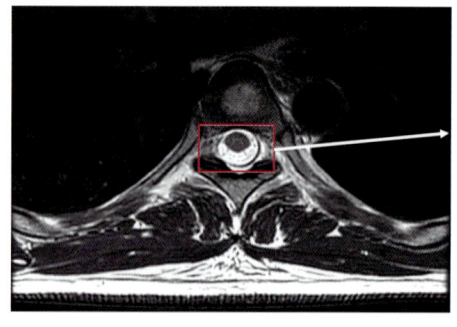

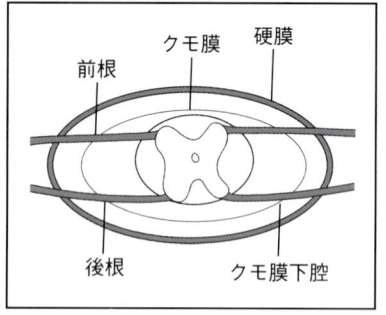

図1-92 胸部MRI
実際の胸部のMRIでは，一般的な教科書のシェーマとは異なり，硬膜は楕円形である．クモ膜下腔にフェノールグリセリンを注入する．

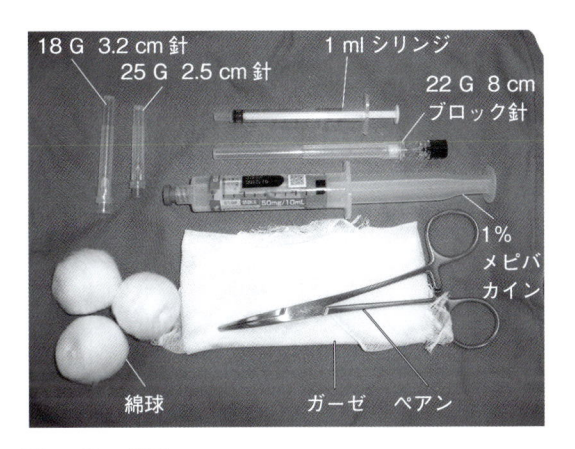

図 1-93　器具
10%フェノールグリセリンは除いている．使用直前まで冷凍庫に入れておくことで粘度を上げることができる．

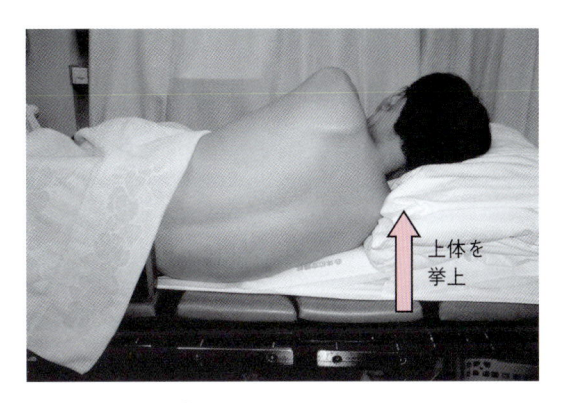

図 1-94　体位①
枕などを使い水平位で上体を挙上する．

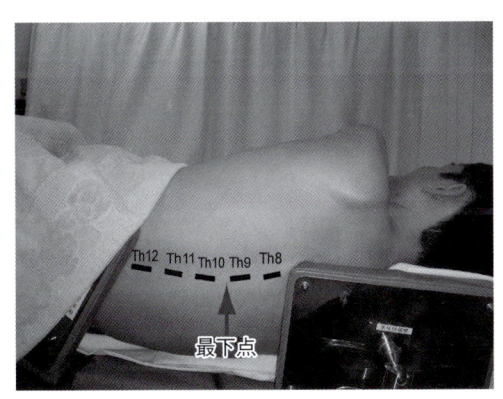

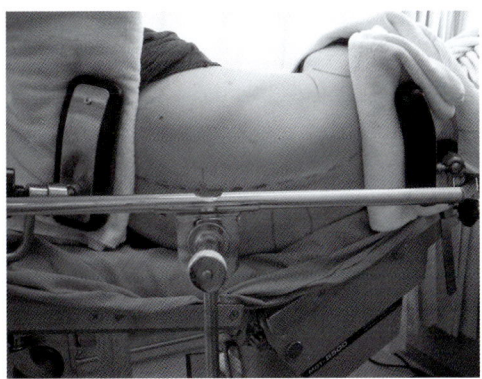

図 1-95　体位②
目的の刺入する椎間が最下点となるように下肢を挙上し体位を工夫する．水準器があるなら使用した方が最下点がよく確認できる．

ルグリセリン）
※ 10%フェノールグリセリンは必ず使用直前まで冷凍保存しておく．

5. 手技の実際

a. 体位と撮影の仕方

(1) 体位は側臥位で枕などを置き上体が挙がるようにする（図 1-94）．
(2) この状態で下肢を挙上し目的椎間が最下点になるようにベッドを調節する．もし水準器があるなら使用した方が最下点の確認がしやすい（図 1-95）．
(3) ベッドの斜位は0〜45度の範囲でブロックが行いやすい角度で行う（図 1-96）．
注意：先にクモ膜下に穿刺してからの体位の移動は，脊髄損傷の可能性があるため行わない．

b. 穿刺，薬液注入（図 1-96）

穿刺法は正中法または斜位法で行うが，必ず硬膜を穿破する位置は正中を越えて針先が反対側に行かないようにする．硬膜を穿破したら髄液の漏

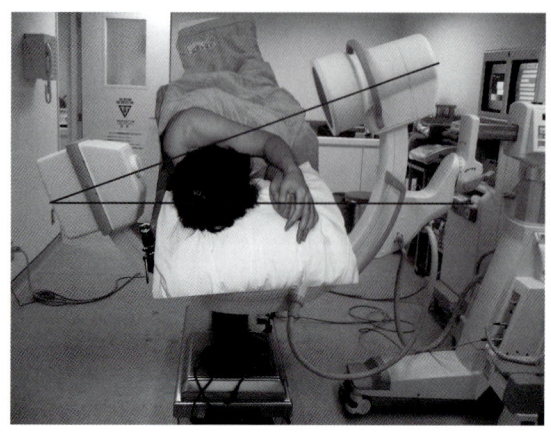

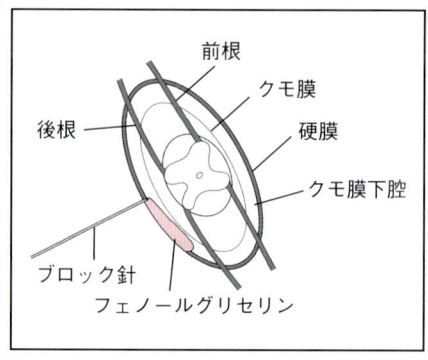

図1-96　透視下でのクモ膜下ブロック
教科書的にはベッドを45度斜位にすることが望ましいとされているがイメージ下での穿刺は難しい．ベッドの角度はブロックを行いやすい0〜45度の範囲で行う．

出を確認し，10%フェノールグリセリン0.2 mlをゆっくり注入する．もし効果が少ない場合は0.1 mlずつ追加投与可能であるが，総投与量は0.5 mlまでとする．少なくとも1時間は同じ体位を保持し，その後2時間は患側部位を下にした側臥位とする．

6. 合併症

1) 頭痛・嘔気・血圧低下など：頻度は高くないが起こる可能性がある．

2) 脊髄損傷：癒着性クモ膜炎では髄液が少ないことがあり注意が必要である．

3) 脊髄動脈障害：T_1〜T_4，L_1の脊髄領域は解剖上虚血になりやすいので注意が必要である．

■ 文献

1) 田邉豊，宮崎東洋：くも膜下フェノールブロック．宮崎東洋編著：神経ブロック―関連疾患の整理と手技，pp351-356，真興交易医書出版部，2000

（木村信康，宮崎東洋）

18 肋間神経ブロック

胸部

1. 肋間神経ブロックとは

　肋間神経障害による胸壁の痛みに対して行われる神経ブロックである．肋間神経ブロックは適応が広く，比較的簡便である．しかし，肋間神経ブロックの合併症はまれではなく，気胸や局所麻酔薬中毒の報告があり注意を要する．

2. 適応疾患

　帯状疱疹，帯状疱疹後神経痛，外傷（肋骨骨折など），開胸術後疼痛，脊椎疾患，悪性腫瘍の肋骨転移や特発性肋間神経痛などが適応となる．

3. 解剖

　胸神経の前枝は，第1～11番を肋間神経といい，第12番は肋下神経という．肋間神経は，運動と感覚をつかさどる．肋間神経を含む神経血管鞘は前面が内肋間膜，後面は最内肋間筋，上下は肋骨に囲まれる約 $0.75\ mm^2$ のスペースである．

4. 器具（図1-97）

- 25 G　2.5 cm 針＋2 ml シリンジ（1％メピバカイン）
- 22 G　6 cm ブロック針または 25 G　2.5 cm 針＋5 ml シリンジ（イオヘキソール＋2％メピバカイン）デキサメタゾン2～4 mg を追加する．
- 神経破壊の場合，1.2 ml シリンジ（10％フェノールもしくは 99.5％アルコール）または 22 G　5.4 cm Sluijter 針，先端非絶縁部 4 mm

5. 手技の実際

a. 体位と撮影の仕方

　腹臥位で枕を胸の下に入れると肩甲骨が外側に移動し，背部から肋骨が触れやすくなる．痛みが強く腹臥位がとれない場合は，側臥位でもよい．オーバーチューブは背部より垂直に入れる（図1-98）．ブロック針は，肋骨と垂直に穿刺する．

b. 穿刺，薬液注入

　ブロックする肋間神経と同レベルの肋骨を透視で確認し，図1-99①のように肋骨の直上から穿刺し皮下に麻酔を行った後針を進めていく．針が肋骨に軽く触れたら，肋骨の下縁を滑らせるようにして，図1-99②のごとく針を神経血管鞘まで

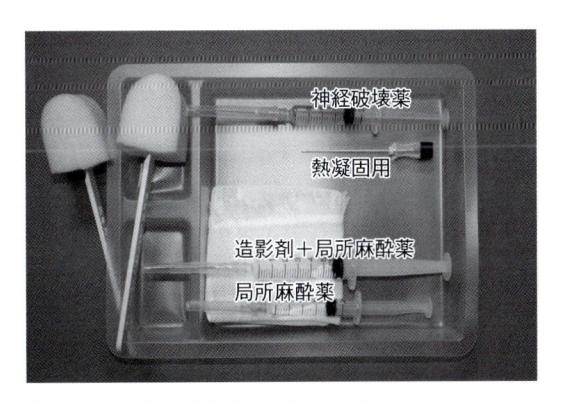

図1-97　肋間神経ブロックに必要な器具

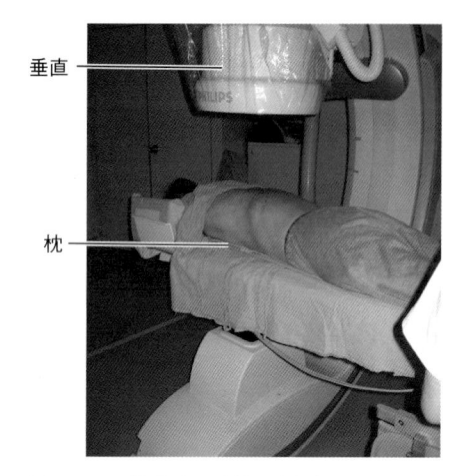

図1-98 体位とX線撮影方向
腹臥位.

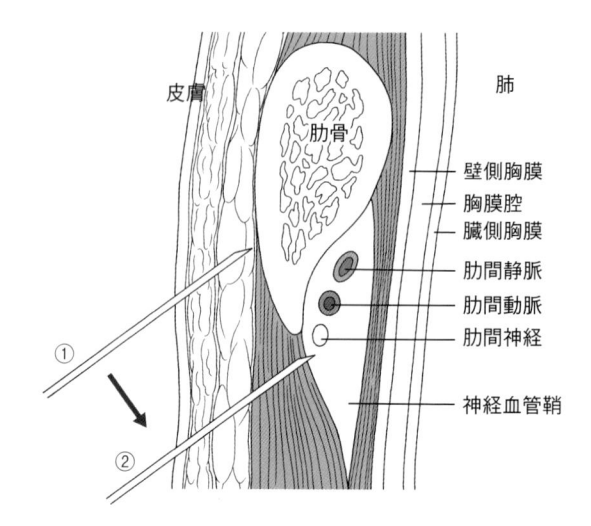

図1-99 胸壁の断面図と針の刺入経路

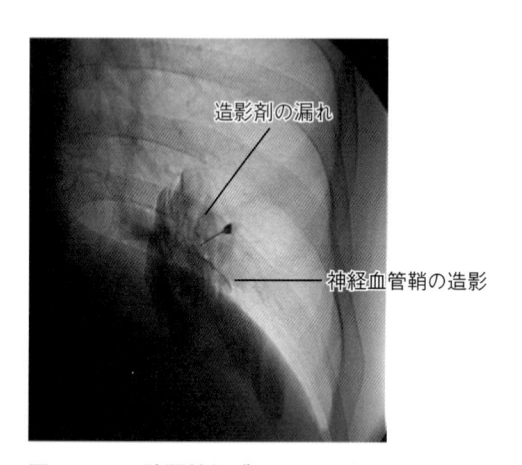

図1-100 肋間神経ブロックの造影所見

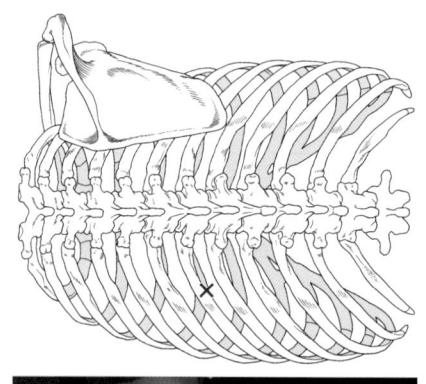

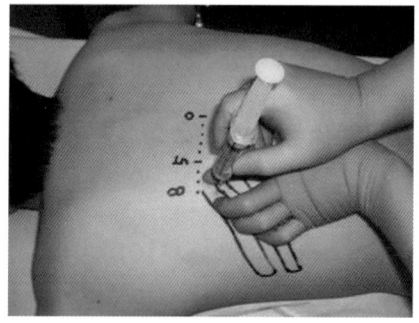

図1-101 肋骨角での針の刺入

進めていく．この時に針を強く肋骨に当てないようにする．針の先端が曲がり，神経や血管を傷つけやすくなる．

　1本の神経に対し造影剤＋局所麻酔薬は2～3 ml 程度注入する．図1-101は造影剤の広がりを確認した所見である．細く神経血管鞘が写っているが，造影剤の漏れが見られる．造影剤が漏れない所まで針を誘導し，神経破壊薬である10％フェノールまたは99.5％アルコールを0.5～1 ml使用する．高周波熱凝固では，22 G 5.4 cm，先端非絶縁部4 mm の針を用い90℃，90秒で熱を加える．

　肋間神経ブロックは，基本的には安全のために透視下で行うが，盲目的に肋間神経ブロックを行う場合は，肋骨角を指標とする．図1-101は腹臥位における肋間神経ブロックのアプローチであ

る．肋骨角では肋骨が表面から触れやすく，厚みもあるので気胸を起こしにくい．肋骨角は正中から約8cm外側である．第5肋骨より上位では，肩甲骨があるので肋骨角が触れにくく，盲目的には肋間神経ブロックは困難である．

6. 合併症

1) 気胸：発生率は1.4％といわれている[1]．気胸の発症を防止するためには，針を進める時，肋骨までの距離を確認し，針が深く入りすぎないようにする．肋骨下縁より平均8mmで，胸膜に達するといわれている[2]．薬液を注入する時にブロック針を動かさないことも重要である．

2) 局所麻酔薬中毒：局所麻酔薬を1神経に3ml以上使用すると，薬液が硬膜外腔に達することがある．また，局所麻酔薬の血中濃度が他の神経ブロックに比較し上昇しやすい[3]．

3) 脊髄梗塞：神経破壊薬が肋間動脈を経て根動脈に流入すると，脊髄の栄養血管である前・後脊髄動脈に迷入する可能性があり，脊髄梗塞が生ずる．造影所見を注意深く観察することが重要である．

■文献

1) Shanti CM, Carlin AM, Tyburski JG: Incidence of pneumothorax from intercostal nerve block for analgesia in rib fractures. J Trauma 2001; 51: 536-539
2) Nunn JF, Slavin G: Posterior intercostal nerve block for pain relief after cholecystectomy. Anatomical basis and efficacy. Br J Anaesth 1980; 52: 253-260
3) Behnke H, Worthmann F, Cornelissen J, et al: Plasma concentration of ropivacaine after intercostal blocks for video-assisted thoracic surgery. Br J Anaesth 2002; 89: 251-253

〈廣田一紀，比嘉和夫〉

19 胸部交感神経節ブロック

胸部

1. 胸部交感神経節ブロックとは[1~3]

胸部の交感神経(幹)と交感神経節を薬液にてブロックする方法である．その作用は，体神経への影響なしに血流の増大，皮膚温上昇，発汗停止，鎮痛効果などであり，高周波熱凝固法か神経破壊薬の使用により，その作用の延長を図ることができる．後方傍脊椎法について述べる．

2. 適応疾患

胸腔鏡下交感神経遮断法(以下胸腔鏡法と略す)が行われるようになり，本ブロックは以前よりその重要性が低下しつつある．しかし交感神経遮断の効果が予測不能な帯状疱疹や，中下胸部の神経障害性疼痛などは適応がある．

胸腔鏡法適応のものは，比較的適応とし，それ以外を適応とした．
1) 比較的適応：多汗症，末梢血行障害，CRPSなど一部の症例
2) 適応：帯状疱疹，帯状疱疹後神経痛，中下部胸椎神経障害性疼痛，胸郭出口症候群，外傷性頸部症候群，胸背部痛の一部，末梢神経障害など

3. 解剖

交感神経(幹または節)は壁側胸膜を通して肋骨頭と椎体で構成される肋椎関節の上にある．交感神経は放線状肋骨頭靱帯前縁から肋骨頭の間に存在し(図1-102)，この関節を中心にした肋骨頭の内側から外側の間に走行している(図1-103).

4. 器具

- 23 G 6 cm 針＋5 ml シリンジ(1%メピバカイン)：2本
- 21 G 10, 12 cm ブロック針，22 G 9.7 cm Sluijter 針(非絶縁部10 mm)
- 5 ml シリンジ(2%メピバカイン2 ml＋イオヘキソール2 ml)
- 5 ml シリンジ(99.5%アルコールまたは5~10%フェノール水)

5. 手技の実際

後方傍脊椎法[1~3]は，1件の胸部交感神経節ブロックにつき，原則として2カ所の患側胸椎部位に針の刺入を行い，第1から第12胸椎部までのブロックが可能である．

a. 体位

透視台と胸部前方の間に肩幅より狭い枕を置いて腹臥位で行う．腹臥位に設定する場合は，X線透視下に椎体終板が1本の線に見えるように管球を頭側に回旋させ，左右方向には棘突起が椎体の中央に位置するように体位を調節する(図1-104).

b. 皮膚から針先までの深さの予測と刺入点

胸椎側面X線写真上の皮膚から椎体を3等分した椎体後方の1/3までの距離は，ほぼ施行時の

19. 胸部交感神経ブロック　71

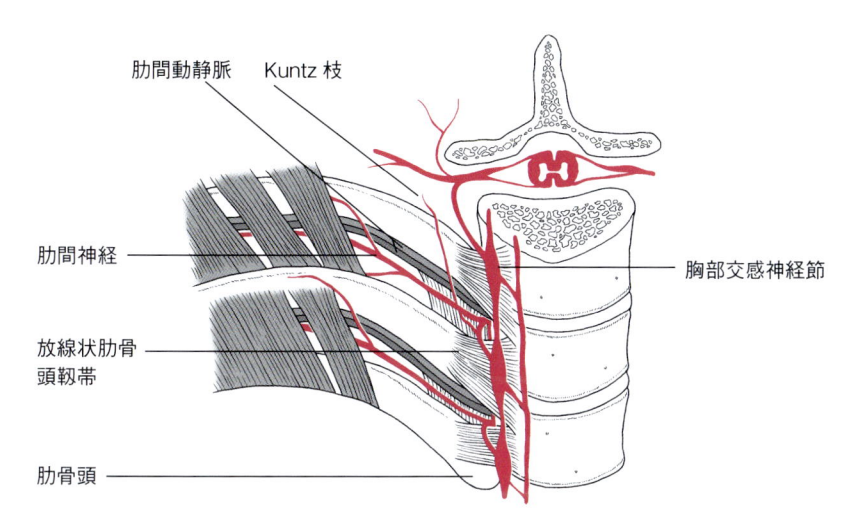

図1-102　交感神経と肋骨頭，放線状肋骨頭靱帯との関係
交感神経は放線状肋骨頭靱帯の上を走行している．

肋間動静脈　Kuntz枝
肋間神経
放線状肋骨頭靱帯
肋骨頭
胸部交感神経節

針刺入

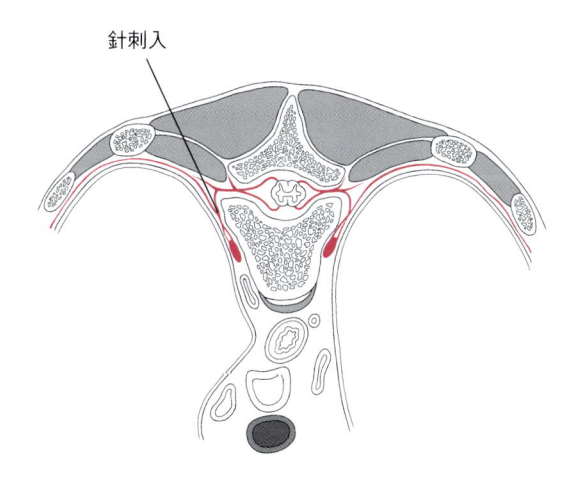

図1-103　上胸部椎体と後縦隔の横断面
交感神経が肋骨小頭上縁に存在している．肋骨小頭より椎体側にあれば後に述べるように効果を得やすく，外側にあれば得にくい．後縦隔では食道と気管があり，その近辺に反回神経と横隔神経があるので，造影剤がこの周辺まで流れたと考えられる時は注意を要する．

針の深さと等しくなる．
　刺入点は，棘突起から外側4〜5 cm前後でX線透視下に確認した肋間にとる．針の操作がうまく進まない時は，適宜刺入点を変更することが大切である．

c. 局所剤麻酔

　透視下に6 cm Cathelin針で，刺入点から椎弓根までを局所麻酔する．深部まで局麻すると，肋間神経や神経根がブロックされ，その後の合併症が予測しにくくなるので注意する．

d. ブロック針の刺入

　ブロック針の針先をまず椎弓根に当てて，徐々に尾外側へ移動させ下関節突起外縁に持っていく．針先を下関節突起外縁に滑り込ませて，ゆっくり進めると椎体に当たる．肋骨突起（横突起）はX線透視下ではっきり見えないことがあり，しかも肋骨の尾側に張り出していることが多い．この場合は下関節突起外縁を過ぎても肋骨突起に当たるため針先が外縁にとどまり，先に進まない．この時は正面X線写真を撮り透視下では判別できない肋骨突起の位置を確認する．下関節突起外縁を過ぎて針先が椎体側面に接触した時，胸椎側面写真を撮りその深さを確認する．その後椎体側面の靱帯と椎体の間に，針先のベベルをうまく利用しながら潜り込ませて目的とする位置まで針先を進める．この時の針の皮膚に対する角度は約80度前後である．

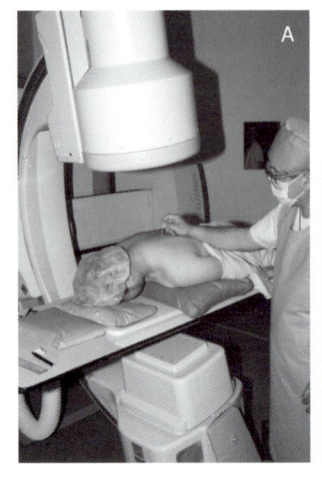

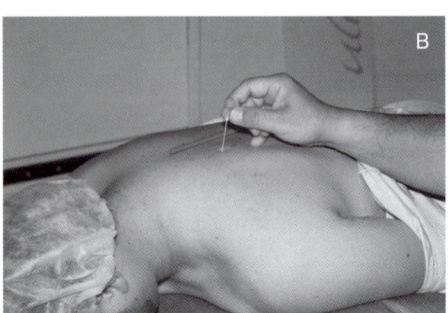

図1-104 体位と放射線管球の位置
A：体位と放射線管球の位置．B：体位と腕の位置．

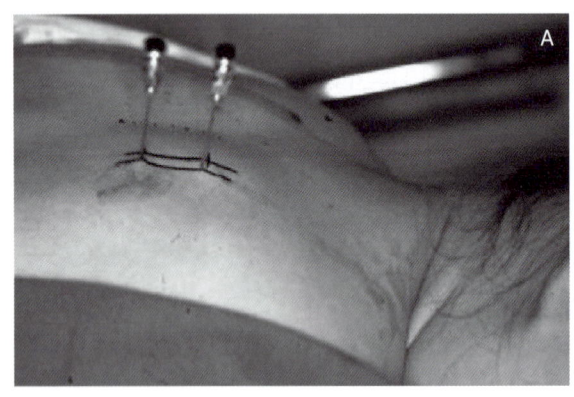

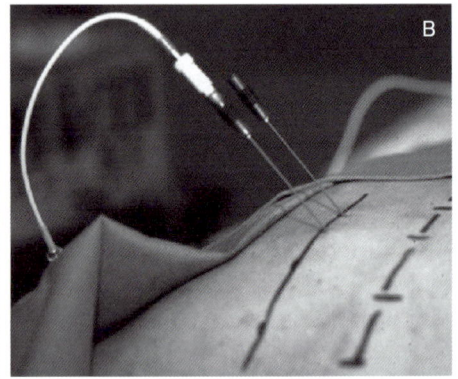

図1-105 胸部交感神経節ブロックの実際
A：右 T_2, T_3 胸部交感神経節ブロック．B：右 T_9, T_{10} 胸部交感神経高周波熱凝固．

e. 針先の位置の確認と造影剤注入

目的とする部位に針先が到達した後，非イオン性水溶性造影剤を注入し，血管などに流れないことを確認する．その後，局所麻酔薬(2%メピバカイン)を1～2 ml注入する．

f. 造影剤の広がり方とブロック効果

透視下にテレビモニターを注意深く観察しながら混合液を注入すると，造影剤の流れやパターンが分かる．

針が椎体の靱帯内に潜り込むと，針先端は固定し，混合液の注入抵抗も強いことが多い．造影剤注入後，X線写真を正面，側面を撮る(図1-107)．これで造影剤の硬膜外流入，肋間神経への拡大などが鮮明に判別できる．骨粗鬆症の場合は椎体内に針が入る場合があり，この時は造影剤を注入すると血管造影や椎体内の造影になる．筆者が調査[3]した本ブロックを検討してみると，造影剤がX線写真上の前後像で，椎体側縁から肋骨突起までの間の中点以上に広がり，側面写真で椎体後縁まで広がっている場合に効果を示す確率が高い．

ブロック効果は混合液注入後5分以上経過して

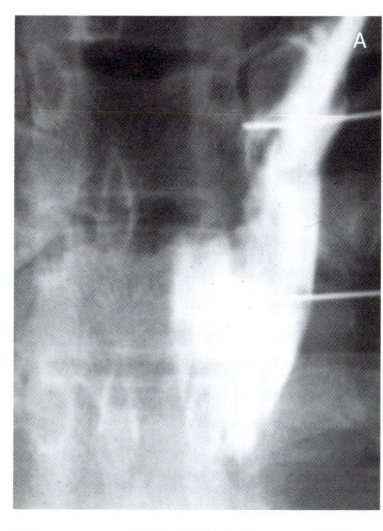

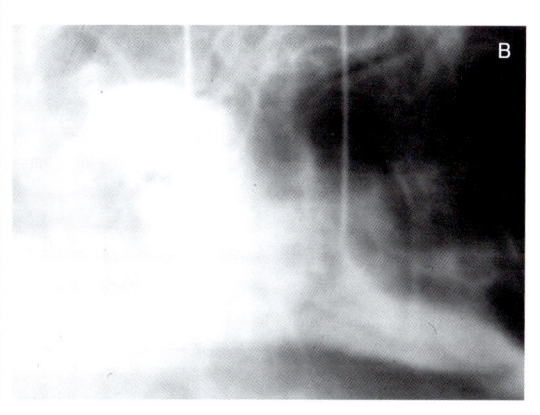

図 1-106 造影剤注入後の X 線像
A：正面像．椎体外縁から外側に造影剤が広がり，一部第 2 肋骨頭を囲むよう写っている．B：側面像．第 2 胸椎部では椎体の後縁から更に背側に造影剤が広がっている．

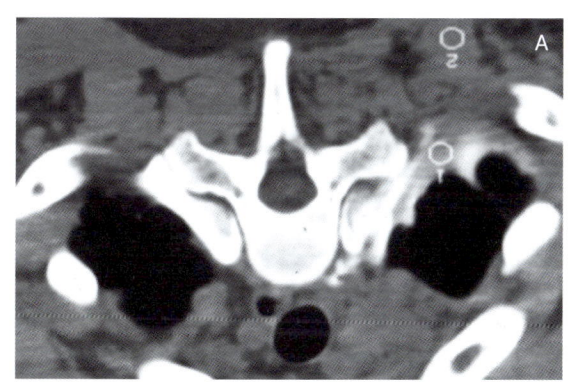

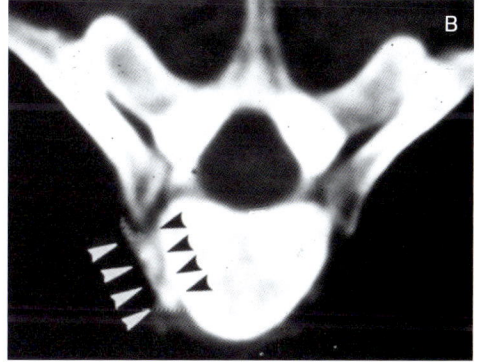

図 1-107 造影剤注入後の CT
A：第 2 胸椎部．造影剤が肋骨表面と壁側胸膜に沿って流れて，肋骨頭の近くにある交感神経に及んでいる．B：第 3 胸椎部．造影剤は肋骨小頭を越えて肋骨の方へ少し流れている．側面椎体を 3 等分すると椎体前方から 2/3 以上にわたって後方に造影剤が存在し，正面では交感神経が椎体の外側にある．しかし肋骨頭の外側に交感神経が存在すれば，造影剤がより背側，外側に流れなければ効果を示さないことが分かる．肋骨小頭の位置は第 6 胸椎より椎体側面で相対的に後方にある．

から，上胸部では上肢の皮膚温上昇や発汗停止，中下胸部では疼痛の軽減などで判定する．

g. 合併症の予測

混合液が硬膜外腔や椎間孔内，肋間神経へ流れると，ブロックを行った神経領域の皮膚感覚の低下が生じる．この皮膚感覚低下を毛筆による触覚か，アルコール綿による冷覚で繰り返し調べ，異常があれば神経破壊薬の注入を中止する．また薬液が頸長筋に沿って上行し，頸部交感神経まで流れて Horner 徴候（縮瞳や充血など）が生じる場合や，反回神経まで及んで嗄声が生ずる場合がある．薬液注入後は，ブロック側の Horner 徴候と嗄声に注意するため，両眼の観察と発声をさせてみる

ことが大切である．

h．神経破壊薬の注入

効果が確実で合併症がなく造影パターンも問題がなければ，混合液注入の 20 分後に神経破壊薬を 0.5 ml ごとにゆっくりと，患者の反応を見ながら計 0.5〜2 ml 注入する．注入途中で痛みを強く訴える時は，局所麻酔薬の及んでいない部位に神経破壊薬が流れたことが予想されるため，注入を中止する．または高周波熱凝固を行う．

6．合併症

1）気胸：腹臥位での発生率は 0.25％であった．気胸は時間の経過とともに胸痛や呼吸困難を訴え，次第にその症状を増強する．胸部 X 線写真によりその程度を知り，肺の含気量が少ない場合は，1〜数回の間欠脱気を行う．これで改善しない場合は持続脱気を行う．

2）Horner 徴候：造影剤が第 2 胸椎前面から頸長筋に沿って流れれば，Horner 徴候が生じやすい．Horner 徴候が生ずれば，神経破壊薬の注入は中止する．しかし神経破壊薬を注入した後でこの徴候が出ても，数日から 2 週間以内に改善する．発生率は後方法で 2％であった．

3）神経損傷および神経炎：神経損傷は椎間孔から出る神経根から肋間神経までの間で，針の刺入過程で起こり得る．下関節突起外縁から椎体までの間に針を通過させる時はゆっくりと行い，放散痛が少しでもあれば方向を変える．

硬膜外腔，神経根，肋間神経に神経破壊薬が作用すれば，感覚低下や神経炎が生じ，場合によっては筋力低下も生ずる．予防法は，造影剤の広がりを詳細に検討して，少量ずつ神経破壊薬を注入し，放散痛があれば注入を中止する．神経炎は後方法で 4.5％であった．神経炎は，まず感覚低下が現れ，数日後に痛みと異常感覚が出現して患者を悩ます．治療は持続硬膜外ブロックを行うが，痛みが強いと完全には除痛されない．痛みは 2〜3 週間で大部分軽快するが，長いと 1〜2 カ月程度持続することがある．

4）その他の合併症：多汗症で本ブロック後にめまいや体がだるいなどの自律神経失調症になった症例が 1 例あり，本ブロックの効果が薄れるに従って症状が消失した．根動脈への障害を与えれば，脊髄に重大な障害を与える可能性がある．また動脈内に神経破壊薬を注入しても，同様の結果が起こり得る．

■ 文献

1) Ohseto K: Contrast radiography and effects of thoracic sympathetic ganglion block: anatomical analysis. J Anesth 1991; 5: 132-141
2) Ohseto K: Efficacy of thoracic sympathetic ganglion block and prediction of complications: clinical evaluation of the anterior paratracheal and posterior paravertebral approaches in 234 patients. J Anesth 1992; 6: 316-331
3) 大野健次：胸部交感神経節ブロック．Orthopaedics 1995; 8: 81-90

（大瀬戸清茂）

20 胸部硬膜外ブロック
―1回法，持続法

胸部

1. 胸部硬膜外ブロックとは

脊椎の変形や極端な肥満があり硬膜外ブロックが困難であると予想される症例や，帯状疱疹など硬膜外ブロックや硬膜外チューブを挿入する位置を的確に行わなければならない症例では透視下での硬膜外ブロックが適応となる．特に上胸部の胸椎は棘突起が屋根瓦状を呈しているため，盲目的に行うより透視下で穿刺が難しい椎間と簡単な椎間を選別し，針先の位置を確認しながらブロックを行う方が安全で確実である．

2. 適応疾患

帯状疱疹，帯状疱疹後神経痛，肋間神経痛，変形性胸椎症，胸椎椎間板ヘルニア，CRPS，脊髄損傷後疼痛，幻肢痛，腕神経叢引き抜き損傷，筋・筋膜性疼痛症候群，開胸術後疼痛症候群，術後痛，術後瘢痕疼痛症候群，がん性疼痛，上肢血行障害.

3. 解剖

胸椎は第7頸椎より下位から始まり，第1腰椎より上位で終わる12個の椎骨群を示す．胸椎は棘突起が尾側に垂れ下がるような形態をとり，特に第4から第10胸椎にかけては互いに重なった屋根瓦状を呈している(図1-108)．黄色靱帯と硬膜の距離は頸部1.5～2 mm，胸部3～5 mm，腰部5～6 mmであり，胸部硬膜外腔は一部で狭い場所があるため硬膜穿刺しないよう，注意を要する．

4. 器具

a. 1回法

- 24 G 4 cm＋5 ml シリンジ(0.5%メピバカイン 4～5 ml)
- 20～22 G 6～8 cm の神経ブロック針または20～22 G の翼付き Tuohy 針
- 5 ml ガラスシリンジ(生理食塩水)
- 生理食塩水容器(抵抗消失法を行うための生理食塩水を入れる容器，生理食塩水 20 ml)
- 10 ml シリンジ(0.5%メピバカイン 10 ml，必要に応じてデキサメタゾン 4 mg)

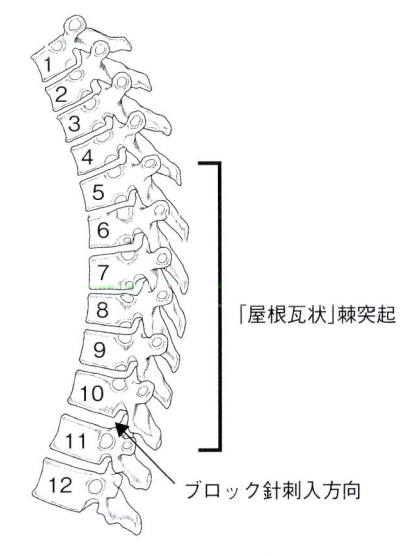

図1-108 胸部硬膜外ブロックの解剖

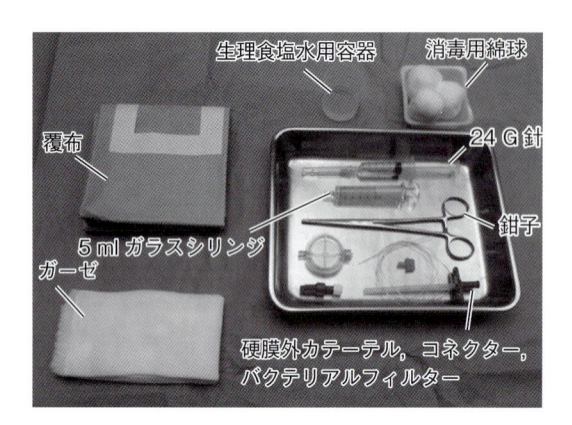

図1-109　胸部硬膜外ブロックに必要な器具(持続法)
硬膜外カテーテル，コネクター，バクテリアルフィルターは持続法の時のみ必要．

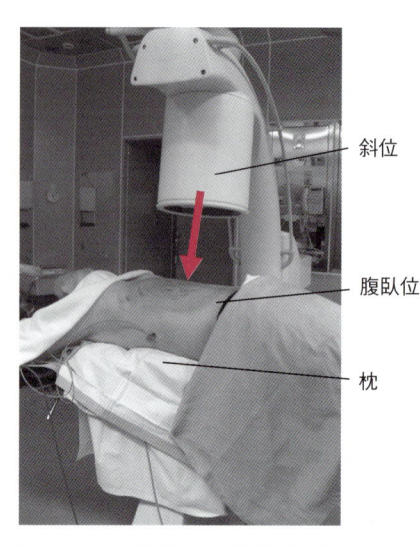

図1-110　体位とX線撮影方向

b．持続法（図1-109）

- 24 G 4 cm 針＋5 ml シリンジ（0.5％メピバカイン 4～5 ml）
- 17～18 G の硬膜外カテーテル挿入用 Tuohy 針
- 硬膜外カテーテル，コネクター，バクテリアルフィルター
- 5 ml ガラスシリンジ（生理食塩水）
- 生理食塩水用容器（抵抗消失法を行うための生理食塩水を入れる容器，生理食塩水 20 ml）
- 10 ml シリンジ（イオヘキソール 2～10 ml）
- 持続注入ポンプ（0.5～1％メピバカイン 100 ml または 0.125～0.2％ロピバカイン 100 ml，2～6 ml/時）

5．手技の実際

a．体位と撮影の仕方（図1-110）

　患者を腹臥位にし，目的の椎間が開くよう胸部に枕を入れる．上位胸椎では肩甲骨が外側に開くようにし，患者が脱力して安定する体位をとる．
　透視ポイント：入射角可変のCアーム透視装置を使用する．0～30度程度．
　撮影ポイント：造影剤を使用する場合，造影剤の広がりが画面に全部入るように撮影し，正面像を必要に応じて側面像も撮る．

b．穿刺，薬液注入

　目的の椎骨の棘突起が左右の椎弓根の中央にくるように透視画像を見ながら合わせる（図1-111）．次にCアーム透視装置を患者の尾側に振って間隙が広く見えるようにする（図1-112）．棘間の正中・下縁をブロック針の穿刺点とする．穿刺点にペアンの先端を置いて，マーキングする．0.5％または1％を用いて穿刺部位に局所麻酔を行う．皮膚を指でしっかり固定し，ブロック針が透視下で点に見えるように，椎弓間隙の中央に向けてゆっくり進めていく（図1-113）．この時針先は皮膚に対してわずかに頭側に向く（図1-114）．棘上靱帯，棘間靱帯とブロック針をゆっくり進めていくと，針が靱帯に固定される．ブロック針の内筒を抜き，生理食塩水入りのガラスシリンジを用い，抵抗消失法にて硬膜外腔を確認する．針先が硬膜外腔なのか緩い靱帯内なのか分からない場合は，側面からの透視で針の深さを確認する（図1-115）．血液や脳脊髄液を吸引しないことを確認し，1回法ではゆっくり薬液を，持続法ではカテーテルを挿入する．X線透視で確認できるカテーテルもしくは造影剤でカテーテルの先端や薬液の広がりを確認する．硬膜外造影に使用する造影剤は脳槽・脊髄造影に使用できるものに限ら

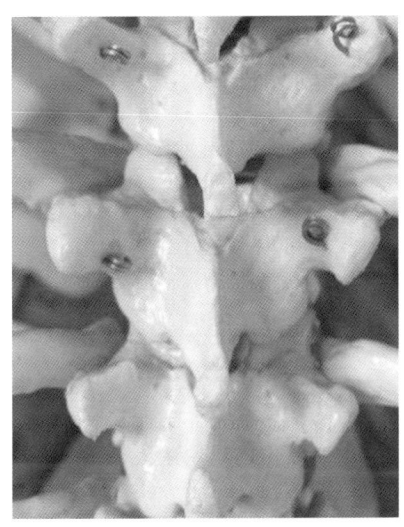

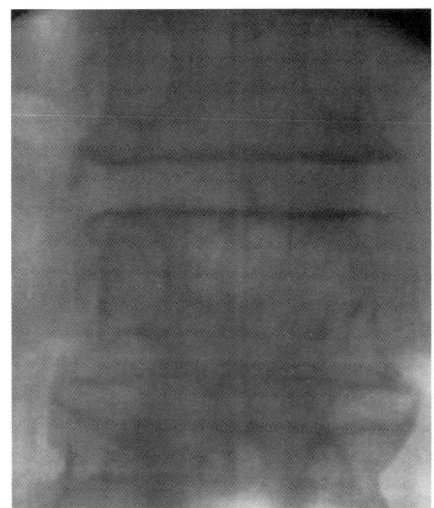

図 1-111　透視を垂直に照射した画像

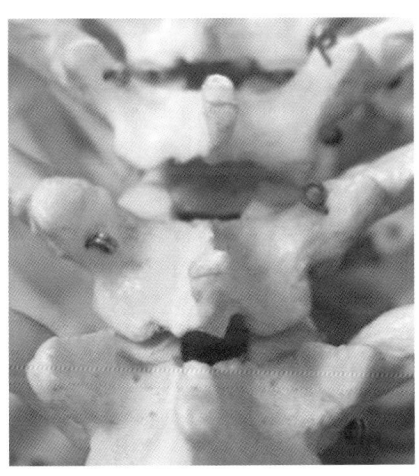

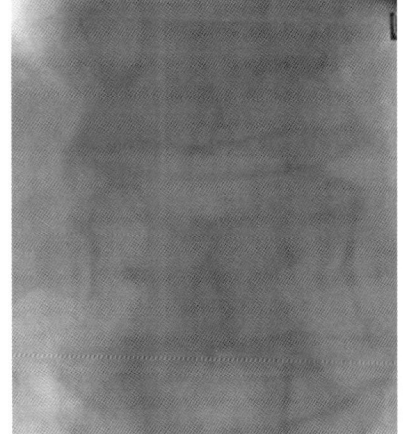

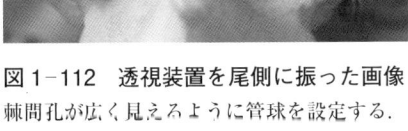

図 1-112　透視装置を尾側に振った画像
棘間孔が広く見えるように管球を設定する．

れ，イオパミロンを 2〜10 ml 注入し，すぐに撮影する．撮影終了後，造影剤を洗い流す意味で，生理食塩水を注入する．持続法の場合は局所麻酔薬を満たした持続注入ポンプを接続する．

6. 合併症

1) 低血圧：交感神経遮断により低血圧がみられる．下肢の挙上を行い，静脈ラインを確保し，輸液と昇圧物質投与を行う．

2) 呼吸抑制：上位胸椎の硬膜外ブロックでは呼吸困難が生じる場合があるのでブロック後，酸素飽和度のモニターを行うことが望ましい．呼吸困難が生じた場合，酸素投与を行い，必要に応じて呼吸管理を行う．

3) 脊髄損傷，神経損傷：脊髄損傷，神経根などの神経損傷を起こした場合，穿刺部位の皮膚分節に強い電撃痛が起こる．直ちにブロック針またはカ

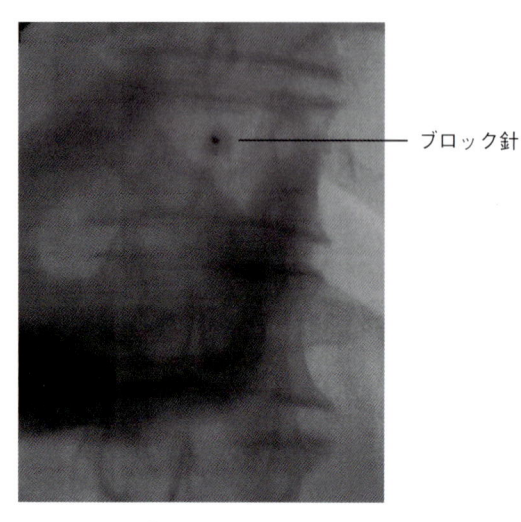

図1-113 ブロック針の位置と方向

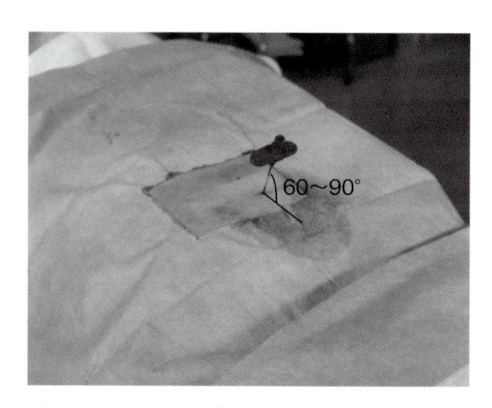

図1-114 刺入部位

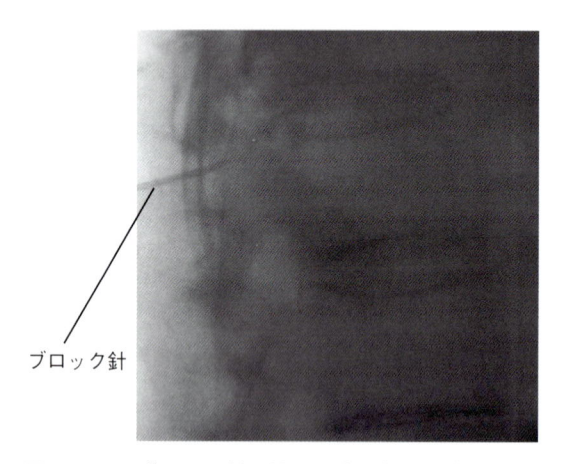

図1-115 ブロック針の位置の確認(側面像)

テルを挿入している場合は，直ちにカテーテルを抜去し，培養検査を行う．症状と画像所見から抗生物質療法か手術療法かを決定する．
6) 硬膜クモ膜穿刺後頭痛：偶発的に硬膜穿刺した症例では早期離床を避け，点滴療法を行う．症状が長期に及ぶ場合は自己血パッチの適応も考慮に入れる．
7) クモ膜下局所麻酔薬注入：上位胸椎でのブロック時は全脊髄クモ膜下麻酔となり得るので注意を要する．下部胸椎でのブロックでは呼吸抑制は少なく血圧低下が主症状のことが多い．早期発見と適切な呼吸，循環管理を要する．
8) 局所麻酔薬中毒：硬膜外腔の静脈に局所麻酔薬を誤注入した場合に起こる．痙攣が生じたら抗てんかん薬を投与し，酸素投与と呼吸管理を行う．

テーテルを抜去し，症状軽減まで対症療法を行う．
4) 硬膜外血腫：感覚・運動障害など説明のつかない神経症状が出現した場合，直ちに造影MRIにて精査を行う．神経症状と画像所見から保存的治療か手術療法かを決定する．
5) 硬膜外膿瘍：感覚異常を伴う疼痛，刺入部の痛みや発熱が認められた場合，硬膜外膿瘍を疑い，直ちに造影MRIにて精査を行う．硬膜外カテー

■文献
1) 橋爪圭司：透視下硬膜外ブロック．宮崎東洋編：ペインクリニシャンのための痛み診療のコツと落とし穴，pp122-124，中山書店，2007
2) 濱口眞輔，北島敏光：胸部硬膜外ブロック．ペインクリニック 2006；27別冊秋：S351-S359
3) 佐々木順司，菊地博達：胸部硬膜外ブロック．宮崎東洋編：神経ブロック―関連疾患の整理と手技，pp215-218，真興交易医書出版部，2000

(間宮敬子，岩崎　寛)

21 脊髄刺激療法

胸部

1. 脊髄刺激療法とは

脊髄刺激療法(spinal cord stimulation; SCS)とは,背側硬膜外腔に電極リードを挿入し,脊髄後索を刺激することで長期的な鎮痛を図る治療法であり,本邦において1992年に難治性疼痛に対して保険収載が認められた.以後,SCSは主にペインクリニシャンと脳神経外科医が行う手技として普及しつつあり,様々な鎮痛機序[1,2]に関する研究が行われている.

2. 適応疾患

a. 主な適応

脊髄より末梢に機序を有する神経因性疼痛と虚血性疼痛に対して有効とされているが,適切な患者選択や施行時期に関して統一した見解は得られていない.ペインクリニック診療において failed back surgery syndrome(以下 FBSS),multiple operated back(以下 MOB)や複合性局所疼痛症候群(complex regional pain syndrome, CRPS),末梢血管疾患(peripheral vascular disease; PVD)などが主な適応疾患といえる.しかし,長期に及ぶ罹病期間が不可逆性の中枢性感作を引き起こしている可能性(特に FBSS, MOB)や,疾病利得や疼痛利得などのバックグラウンド(特に CRPS),性格的な要素を含んだ心因性因子,潰瘍形成による侵害受容性疼痛の混在(特に PVD)などの影響も受けるため,適応の決定には留意する必要がある.

b. 患者選択:難治性疼痛とは？

SCS が適応となる難治性疼痛は"神経ブロックに抵抗する疼痛"と表現されてきた.しかし,硬膜外ブロックなどの強力な末梢神経遮断で一時的な鎮痛すら得られない疼痛に対する SCS は,ほとんどといってよいほど無効である[3].ゆえに,SCS は"神経ブロックが奏効するが,繰り返し施行しても収束しない疼痛"に対し試みる治療と認識すべきである.

当施設においては,重度のうつや疾病利得のあるケースを除き,維持神経ブロック療法を望む患者には SCS の情報提示を行い,患者自身にも治療法の選択を委ねるように心掛けている.

3. 器具 — 2種類のトライアル (図1-116)

従来は,皮膚に小切開を加えリードを清潔に温存し,1~2週間で植え込み術への移行を決定する,サージカルトライアルのみが行われていたが,近年,ニードル穿刺のみにより,低侵襲で効果判定を行う簡便なパンクチャートライアルが主流となっている.

a. パンクチャートライアルの器具
・23 G 6 cm 針+10 ml シリンジ(1%メピバカイン)
・クォード,プラス,リードセット
・ペアン,持針器,クーパー,固定糸

b. サージカルトライアルの器具
前述に加え

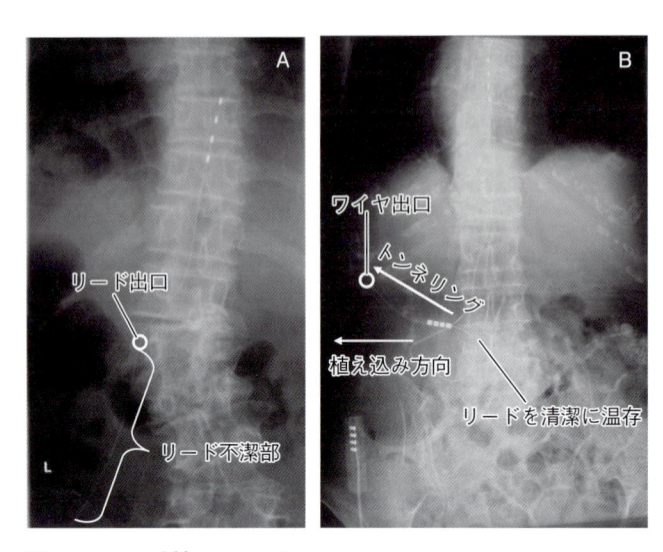

図1-116 2種類のトライアル
A：パンクチャー．リード線が対外に露出．B：サージカル．リード線を体内に固定（図1-120）．

- 小切開セット（筋鉤，モスキート，円刃刀など）
- EZアンカー®
- 外科用アロンアルファ®

c. ジェネレーター植え込み術の器具

　a，bで述べた器具に加え
- エクステンションセット（トンネリングの長さに応じて25 cm，51 cm，66 cm，96 cmのいずれかを選択）
- ジェネレーター（アイトレル3®かシナジー®のいずれかを選択）

4. 手技の実際

a. トライアル

1) 体位とX線透視の仕方：腹臥位で行う．後方アプローチで行う脊椎手術ほどではないが，胸腹部にクッションを入れ後屈位を避ける．穿刺棘間の棘突起は正中に位置するように体位を調節する．術者は患者の左側に立つ．

2) 刺入点と局所麻酔のコツ（図1-117A）：目標穿刺棘間の外側1横指，尾側4 cm前後を刺入点とした左傍正中アプローチで穿刺していく．体形や穿刺レベルにより硬膜外腔までの深さに差はあるが，4～6 cmを目安にCathelin針を正中より穿刺側2 mm程度まで刺入し，椎弓に接触しないことを確認しつつ局所麻酔を施す．

3) 硬膜外腔の確認：局所麻酔時のCathelin針の角度と深さを指標にニードルを刺入し，尾側の椎弓に当てながら頭側に滑らせていく．抵抗消失法は生理食塩水を用いて行うが，傍正中法で行うことと，ニードルの内筒と外筒のギャップが通常のTuohy針より長いことから，黄色靱帯の抵抗が不明瞭なまま硬膜外腔に達することも多い．そのため分かりにくい場合は，穿刺棘間を2指で圧迫し，空気を用いた抵抗消失法（図1-117B）に切り替えた方がよい．

4) リード挿入時の注意点

（1）傍正中法で行うため，リードは惰性で穿刺側と反対側に流れやすい．直型と曲型のスタイレットを用いて，正中性を保ちながらリードを進めていく．

（2）外側に流れたリードを進めながら正中に誘導した場合は，腹側硬膜外腔への迷入（図1-118）に留意する．腹側硬膜外腔からの低レートで刺激は，2 V以下でTwitchが確認できる．

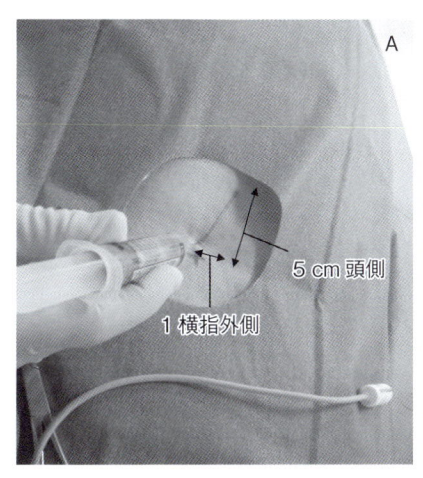

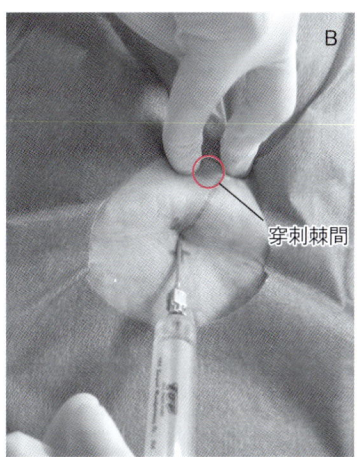

図 1-117 刺入点と刺入方向
A：ニードルの刺入方向．B：硬膜外腔の確認．

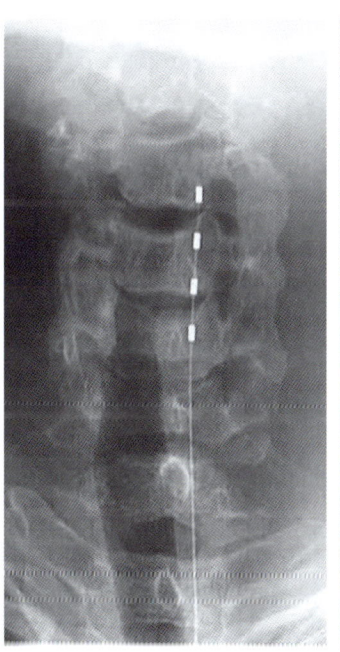

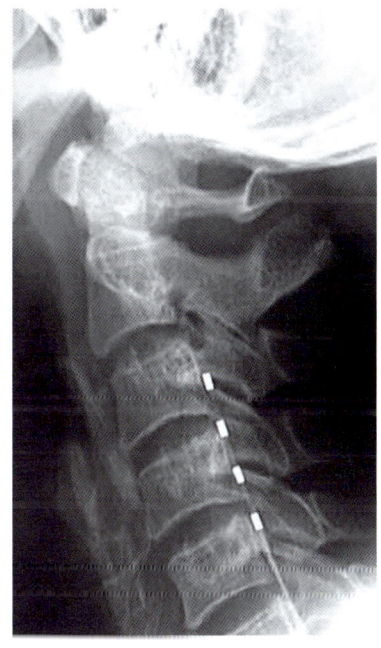

図 1-118 リード線の誤挿入

(3) リードが外側に位置すると，神経根刺激になるため，疑わしい場合はすぐに低レートで刺激を行い神経根領域の皮膚分節周辺に Twitch が起こらないかを確認する．

(4) リードの至適位置決定：至適位置の目安(表1-1)より，1〜2分節頭側まで挿入する．

トローリングによる確認(図1-119A)：2極(−)3極(＋)で適度な stimulation paresthesia(以下 SP)を確認しつつリードを少しずつ引き抜いていくと，患者は強い SP を訴えるので適宜アンプリチュードを弱めていく．最も低いアンプリチュードで疼痛部位をカバーする部位が至適位置

となる．リードの位置ずれに対応するために，2極(−)3極(＋)が最低アンプリチュードになる所で，縫合固定(図1-119B)する．パルス幅は210～450μ秒，レートは50 Hzを基本とする．
注意：SCSが無効の激しい痛みでは，しばしば刺激が脱落(疼痛部位にだけ重ならない)する．パルス幅やレートの調節を行ってもSPが重ならない場合は，疼痛部位の頭尾側の皮膚分節にSPを確認できれば，速やかに終了する．この場合SCSの鎮痛効果は極めて弱い可能性が考えられる．

b. 全植え込み術

パンクチャートライアルと同様にリードの位置決定を行う．

(1) ニードル刺入部を中心とし頭尾側に局所麻酔を施し，シングルリードで計3～4 cm，デュアルリードで6～8 cm程度の皮膚切開を加える．

(2) アンカーリング(図1-120)：皮下および脂肪組織を切除処理し，傍脊柱筋膜を露出させる．筋膜に横切開を加え，アンカーを通すが，この際リードに外科用アロンアルファ®を塗布すると固定性が増し，術後の位置ずれの発生を減ずることができる．絹糸で2～3カ所固定し，筋膜下にアンカーを埋没縫合し，いったん閉創する．

(3) 仰臥位で全身麻酔施行後，側板，手台，腋窩枕などで固定し側臥位とする．あらかじめ，ジェネレーターを植え込む位置のマーキングを施しておく．前屈位で肋骨に当たらず，ベルト位置を避けることが理想であるが，臍部の延長線上を目安(図1-121A)とする．皮下トンネルの距離が長い場合は中継点もマーキングしておいた方がよい．

(4) 穿刺側の下腹部に5 cm前後の皮膚切開を加え，脂肪処理を行い，腹斜筋膜を露出し，ジェネレーターを植え込むポケットを確保(図1-121B)する．腹部と腰背部の創洗浄を各500 ml程度行う．

(5) エクステンションとジェネレーターをドライバーで固定し，ポケットに挿入し，パッサーを用いて皮下トンネリング(図1-121C)を行いリードとエクステンションを接続(図1-121D)する．

表1-1 至適位置の目安

	穿刺棘間	リード先端
肩上肢痛	T_1～T_2, T_2～T_3	C_2, C_3
躯幹部痛	皮膚分節の2, 3椎体尾側	皮膚分節の2, 3椎体頭側
腰痛	T_{12}～L_1, L_1～L_2	T_8, T_9
坐骨神経痛	L_1～L_2, L_2～L_3	T_{10}, T_{11}

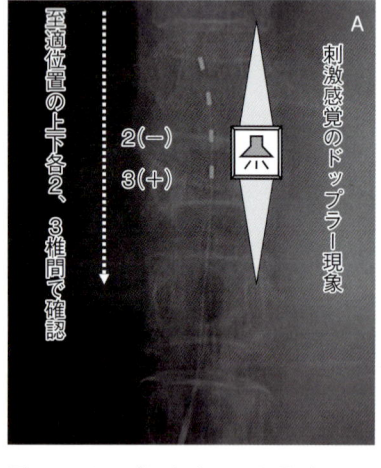

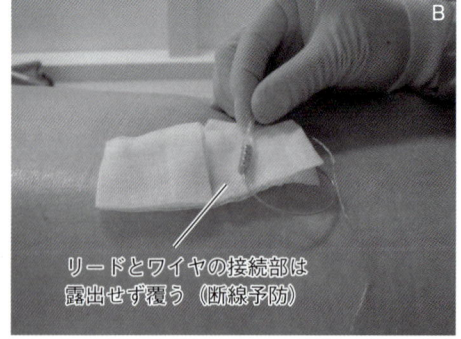

図1-119 パンクチャートライアル
A：Trolling Stimulation. B：固定時の注意点.

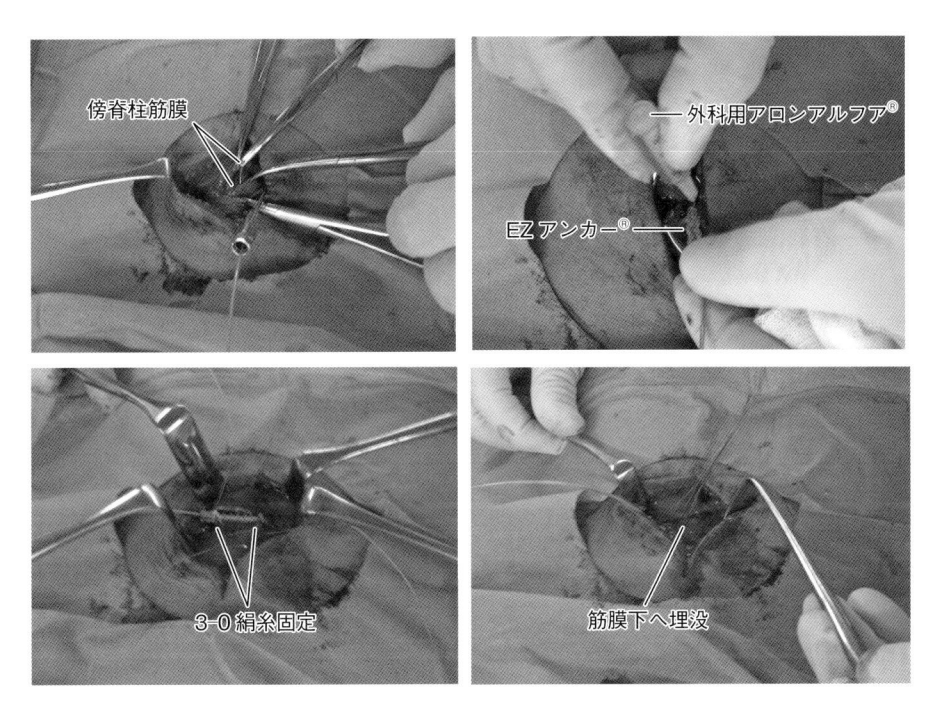

図 1-120　アンカーリング

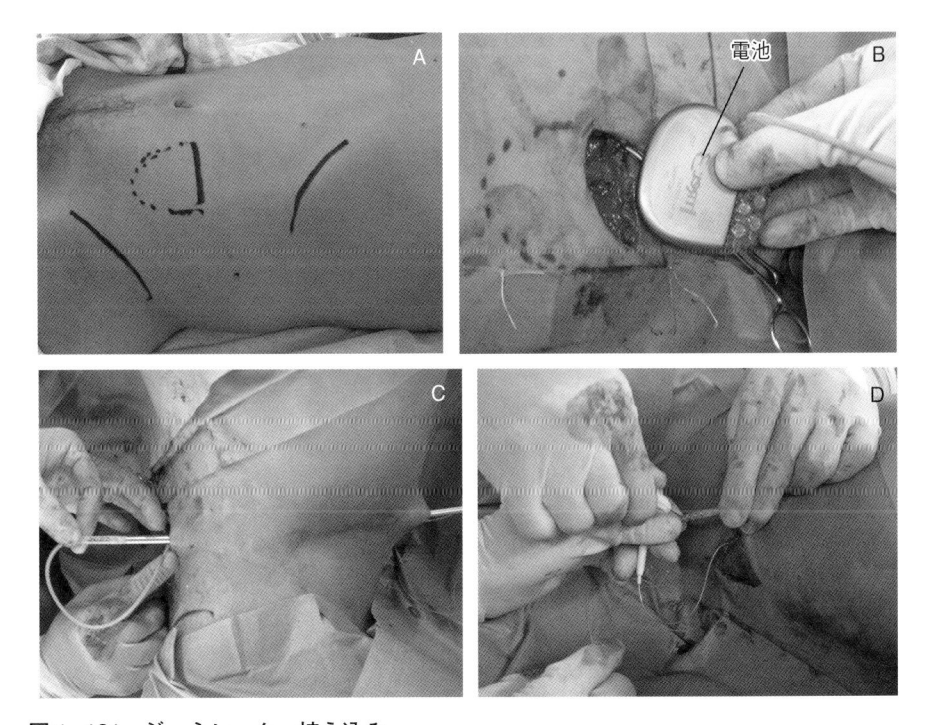

図 1-121　ジェネレーター植え込み
A：ジェネレーター位置決め．B：ポケット作製．C：皮下トンネリング．D：エクステンション接続．

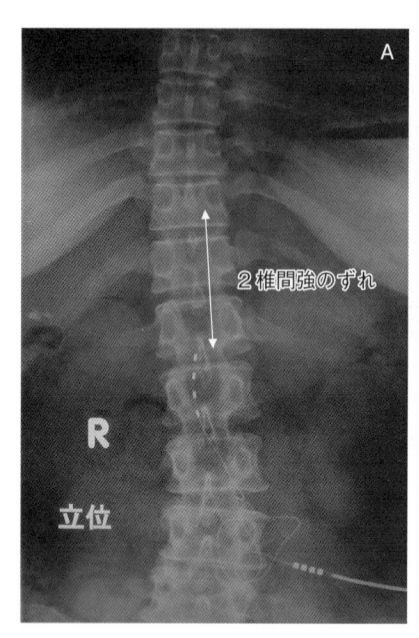

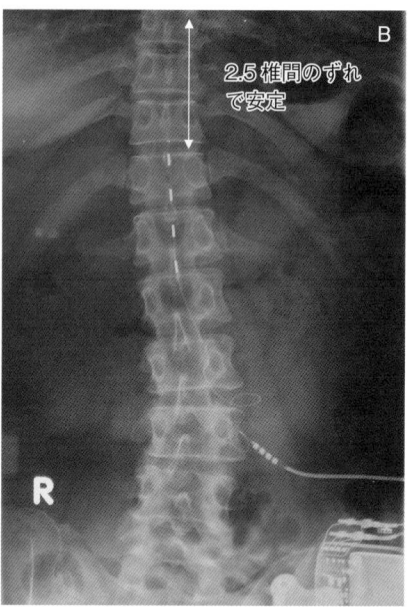

図1-122 位置ずれへの対応例
A：手術3日後に急激な位置ずれ．B：プラスリードを深く挿入．

接続部を絹糸で補強固定し，各創部を閉創する．

5. 合併症

パンクチャートライアル時の合併症は，持続硬膜外ブロックとほぼ同等である．
1) リードの位置ずれ：術後1カ月のコルセットやネックカラー装着を行っても，発生頻度は高い．軽度であれば電極の変更で対応できるが，ずれが著しい場合(図1-122A)はリードの再挿入(図1-122B)を要する．位置ずれを繰り返す場合は外科的挿入固定も考慮する．
2) リードの断線：位置ずれがなく，SPが減弱または消失した場合は断線の可能性が高く，抵抗値の上昇で判断できる．電極の変更で対応できる場合もあるが，3極以上の断線では，再挿入が必要となる．
3) リードの断裂(図1-123)：リード抜去時に起こり得る．抵抗が強い時は，リード挿入時と同様の体位をとると大抵抜去できるが，不能例では外科的抜去を要することもある．

6. シングルリードとデュアルリード

2006年4月に本邦において2本のリード線が接続できるジェネレーター(シナジー)の保険収載が認められた．SPが得られにくい腰痛治療への適応拡大が期待されているが，シングルとデュアルの選択が混乱を招いている部分も否めない．SCSの基本はSPを疼痛部位に重ねることであり，シングルリードでカバーできるケースにもデュアルリードを挿入する必要はないと考えている．シングルリードでカバーできるケースにデュアルリードを挿入する場合はそれぞれの長所と短所を留意したうえで決定する必要があり今後の課題である．

7. プログラミングと慢性刺激の管理

プログラミングはSPに変化が起こった時にの

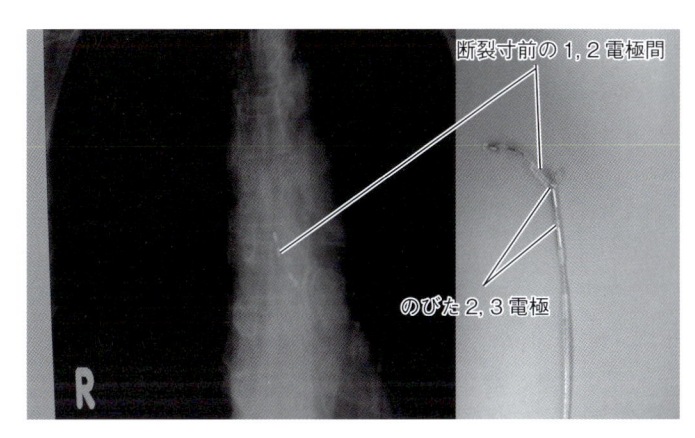

図 1-123　リード抜去困難例
トライアルリード抜去時に強い抵抗．

み施行する．極性の変更，パルス幅・レートの変更，上下限設定や，抵抗値チェック設定などの簡単な調節は医師が行うべきである．慣れると 2〜3 分程度で行え，刺激に対する患者の要求度の変化や不定愁訴を直接的に確認できる利点もある．SP に鎮痛延長効果がないケース（刺激を止めるとすぐ痛む）では特に制限をせず，満足度に応じて患者主導で刺激時間を調節する．SP に鎮痛延長効果があるケースでは，電源 off の状態で，痛みが発現するまでの時間を定期的にチェックし必要最小限の刺激時間での維持を指導する．SCS フォローのみで SP と鎮痛効果が安定するケースでは 3 カ月ごとに受診し，刺激時間のチェックを経時的に把握しておく（バッテリー消耗時期の予測と説明）．リードの位置ずれなどの不具合を認めず，漫然と頻回にプログラミングを要求するケースは心因性疼痛の可能性が高く，SCS の限界を十分に説明し抜去していくことが望ましい．念のため，抜去に先立ち，1〜2 カ月程度電源を落としても痛みが増強しないことを確認しておく．

■ 文献

1) 宇野武司：硬膜外脊髄刺激療法に与えられた今後の課題．ペインクリニック 2000；21：499-507
2) Yakhnitsa V, Linderoth B, Meyerson BA: Spinal cord stimulation attenuates dorsal horn neuronal hyperexcitability in a rat model of mononeuropathy. Pain 1999; 79: 223-233
3) 村川和重，森山萬秀，植木隆介，他：脊髄刺激療法による痛みの治療．機能的脳神経外科 2004；43：246-250

（森山萬秀，柳本富士雄，村川和重）

22 胸部神経根ブロック

胸部

1. 胸部神経根ブロックとは

　胸部神経根ブロックは，左右12対の胸髄神経支配領域中でも，1もしくは2分節程度に痛みが限局されている症例に対して，局所麻酔薬を用いた選択的神経遮断による痛みの脱感作と，ステロイドを用いた神経浮腫や神経炎症の軽減による鎮痛効果を目的として行う治療法である．症例によりパルス高周波法が行われる．

　不可逆的な神経遮断を目的に，神経根の高周波熱凝固法，パルス高周波法やアルコールによる神経破壊術が施行されることがあるが，新たな神経障害性疼痛や求心路遮断性疼痛が危惧されるため，筆者らの施設ではがん性疼痛に限定している．

a. 胸部硬膜外ブロックと比較して

　胸椎では，椎間孔面積に占める神経根断面積が1/12であり，頸椎(1/8)や腰椎(1/6)と比して椎間孔における神経根の狭窄は生じにくい．したがって神経根ブロックよりも中枢側での鎮痛機序が期待できる透視下硬膜外ブロックは，胸部神経根ブロックと比してリスクが少なく有効な鎮痛手段であると認識されている．

2. 適応疾患

　帯状疱疹関連痛(帯状疱疹，帯状疱疹後神経痛)，胸椎圧迫骨折，開胸術後疼痛，肋間神経痛，胸椎椎間板ヘルニア，がん性疼痛(胸壁浸潤，胸椎転移，肋骨転移)などが適応となる．

b. 診断的役割，架橋的役割

　胸部神経根ブロックは，鎮痛手段としてだけではなく疼痛機序や責任脊髄神経根の部位診断法としての位置づけも大きい．また，局所麻酔薬とステロイドによる神経根ブロックは，神経根熱凝固やアルコールによる神経破壊の適応を判断する架橋的鎮痛法としての役割も担う．

　日常の診療では，帯状疱疹関連痛に対する適応が最も多い．また胸椎では，頸椎や腰椎に比して脊椎変性疾患による神経根症状を呈することが少ないため，適応となる症例数は多くない．

3. 解剖

a. 神経（図1-124）

　胸神経は左右12対からなり，椎間孔から椎体外へ進展して前枝と後枝に分岐する．後枝は，固有背筋やその周囲の皮膚に分布する．前枝は，肋間神経となり，一部は交感神経幹とも連絡を保ちながら，肋骨下縁に沿ってその周囲の筋や皮膚に分布する．

b. 脊椎（図1-125）

1) 上位胸椎：頸椎に類似しているため椎体が小さい．横突起は前後に幅が広くブロック針を進める間隙が狭く，脊椎の生理的前弯も加わり穿刺が最も難しい．

2) 中位胸椎：横突起はV字形に上方へ張り出し肋骨と重なっているが，ブロック針を進める間隙は比較的広く穿刺は容易である．

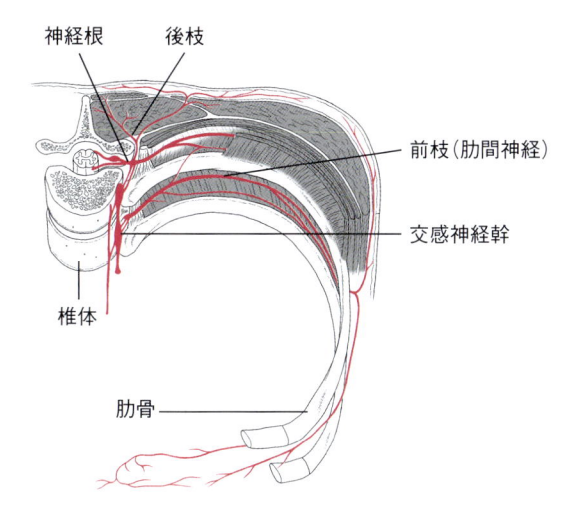

図 1-124　胸部神経根の神経分布

3）下位胸椎：腰椎に類似した形状をしており，横突起も小さく穿刺は容易である．しかしながら，神経根が細く自由度が高いため，放散痛を認めにくいことがある．

4. 器具（図 1-126）

- 23 G 6 cm または 25 G 2.5 cm 針＋10 ml シリンジ（1％メピバカイン）
- 22 G 6 cm または 7 cm ブロック針
- 2.5 ml シリンジ（1〜2％メピバカイン 1〜2 ml）＋デキサメタゾン 2〜4 mg

5. 手技の実際

a. 体位とX線透視装置（図 1-127）

体位は腹臥位で行い，施行部位の胸椎が前弯するよう体幹の下に枕を挿入する．X線透視装置の入射角は，脊椎の弯曲に合わせて，椎体終板の前後縁が直線に重なるポイントに調節する．

b. 穿刺と薬液注入

(1) 腹臥位でX線透視下に行う．
(2) 正中より外側 4〜5 cm，椎体終板の延長線を結んだ点を刺入点とする（図 1-128）．
(3) 浸潤麻酔を行い，刺入点から椎体の上関節突起を目標に刺入し，椎体に接触するまで進める．
(4) ブロック針を椎体外縁と横突起下縁が交差する点を目標に，上関節突起→横突起基部→椎間孔周囲へと進めていく（図 1-129）．
(5) 放散痛を認めるところで，造影剤を 0.5 ml 注入する．
(6) 神経根もしくは硬膜外腔が造影されれば，造影剤を 1〜3 ml 追加して，正面像と側面像のX線写真撮影を行う（図 1-130）．
(7) 1〜2％メピバカイン 1 ml とデキサメタゾン 4 mg を注入する．終了後は 1 時間安静臥位を保持する．

c. 放散痛を認めにくい時

1）側面および斜位像（図 1-131）：椎弓根を越えて約 2 cm ブロック針が進んでも，放散痛を認めない時は，側面で椎間孔とブロック針の方向と深さを確認する．下部胸部では，斜位像で椎間孔を確認しながら，ブロック針を進めることが可能である．放散痛を認めなくてもブロック針の位置が適切であれば，造影剤を 0.5 ml ずつ注入し，神経根が確認される位置で薬液を注入する．

2）硬膜外ブロックの併用（図 1-132）：正中法もしくは傍正中法で患側の硬膜外造影を施行し，神経根を同定してから神経根ブロックを施行する方法は，穿刺に難渋する時，放散痛を認めない時，画像所見が確実でない時，神経破壊を行うためより確実なブロックが必要とされる時の手段として有効である．

6. 合併症

1）血管内注入：ブロックに必要とする局所麻酔薬量は，少量であるため血管内注入しても重篤な合併症とならない．神経破壊薬（アルコールなど）を用いる時は，血管内注入すると脊髄梗塞を発症する可能性があるので造影所見の正確な診断が必要とされる．

2）気胸：気胸を回避するには，刺入点を内側に

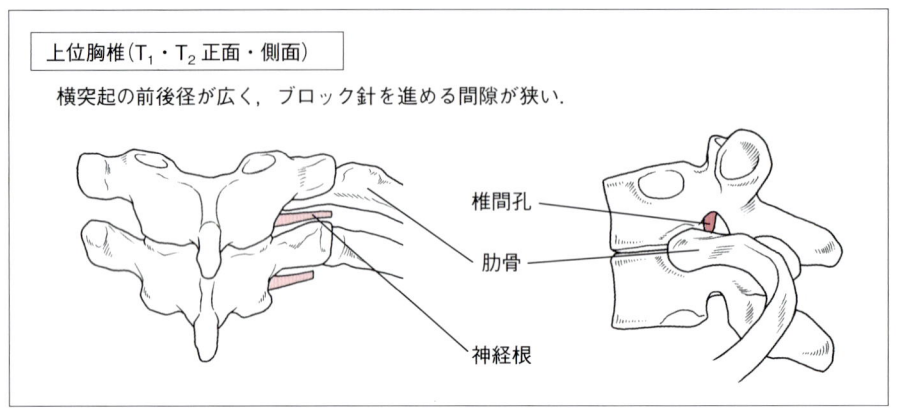

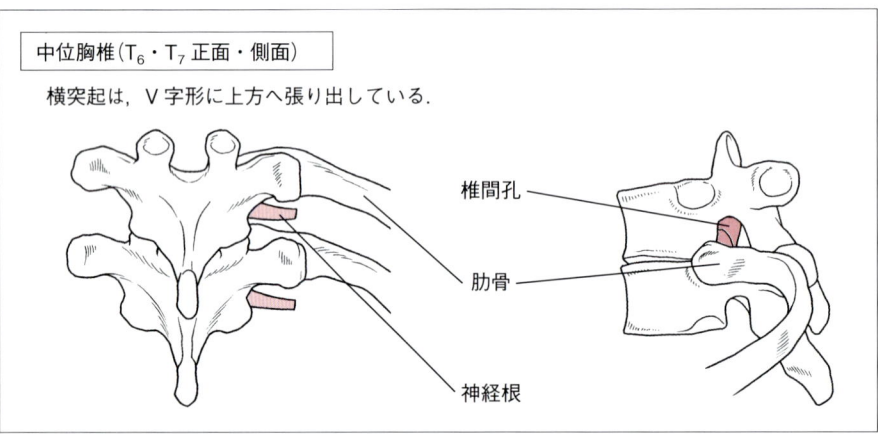

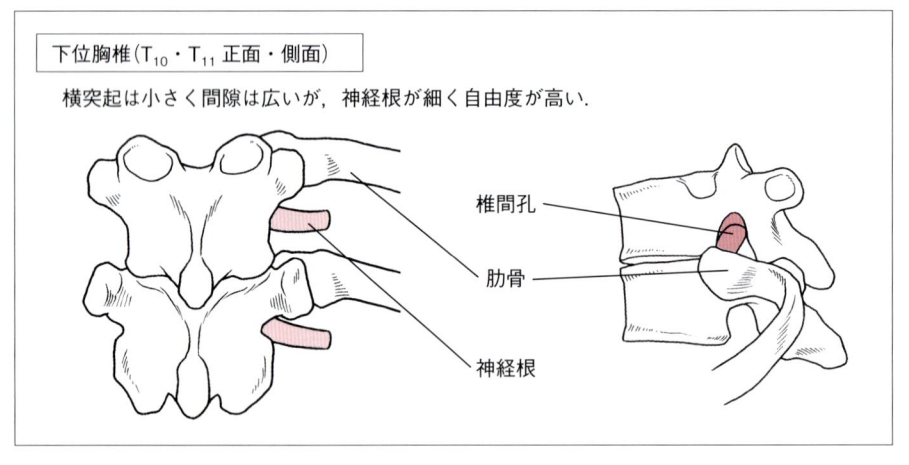

上位胸椎(T_1・T_2 正面・側面)
横突起の前後径が広く,ブロック針を進める間隙が狭い.

椎間孔
肋骨
神経根

中位胸椎(T_6・T_7 正面・側面)
横突起は,Ⅴ字形に上方へ張り出している.

椎間孔
肋骨
神経根

下位胸椎(T_{10}・T_{11} 正面・側面)
横突起は小さく間隙は広いが,神経根が細く自由度が高い.

椎間孔
肋骨
神経根

図 1-125　胸椎の解剖学的特徴

22. 胸部神経根ブロック　89

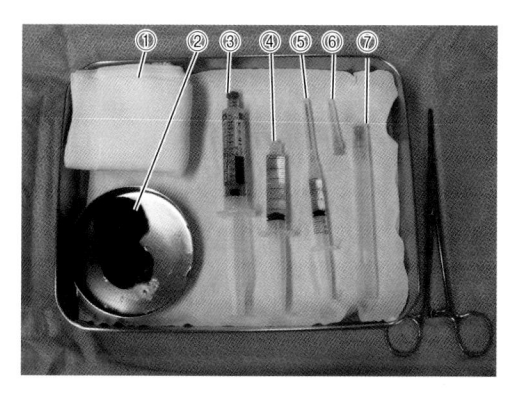

図 1-126　胸部神経根ブロックに必要な器具と薬液
①滅菌ガーゼ(2 枚)，②消毒綿球(イソジン®付き 2 個)，③局所麻酔薬(1%メピバカイン 10 ml)，④造影剤(オムニパーク 240® 5 ml)，⑤ステロイド添加局所麻酔薬(デキサメタゾン 4 mg + 2%メピバカイン 1 ml)，⑥局所麻酔用注射針(25 G)，⑦神経ブロック針(22 G 6 cm).

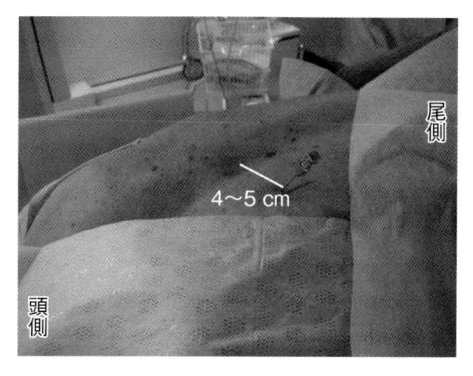

図 1-128　胸部神経根ブロックの刺入点
正中より 4〜5 cm 外側と椎体下縁を結ぶ交点を刺入点とする．図のブロック針は，上関節突起に到達している．

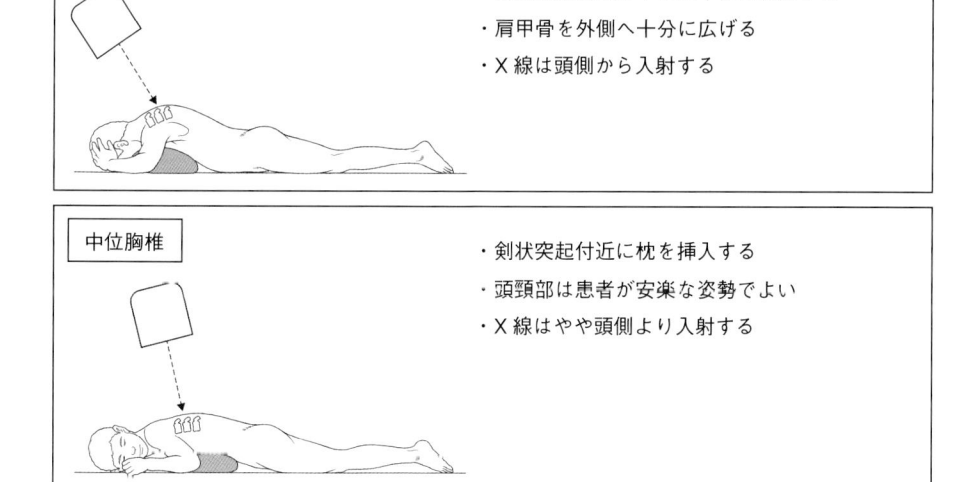

上位胸椎
・胸骨付近に枕を挿入する
・頭頸部は捻転せずに正中位で屈曲する
・肩甲骨を外側へ十分に広げる
・X 線は頭側から入射する

中位胸椎
・剣状突起付近に枕を挿入する
・頭頸部は患者が安楽な姿勢でよい
・X 線はやや頭側より入射する

下位胸椎
・臍付近に枕を挿入する
・X 線は正中位もしくは，患側斜位より入射する

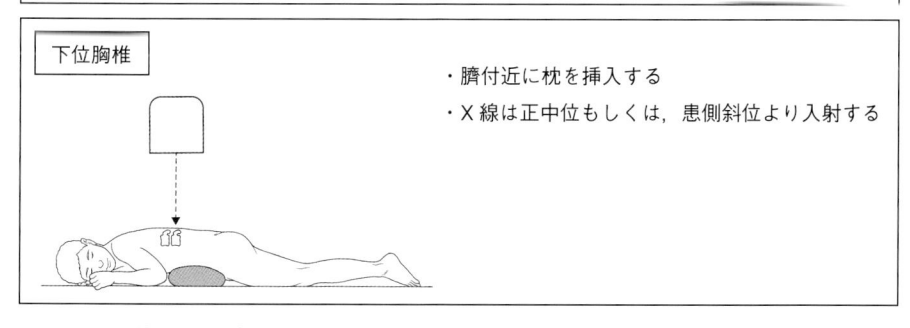

図 1-127　体位と X 線透視装置

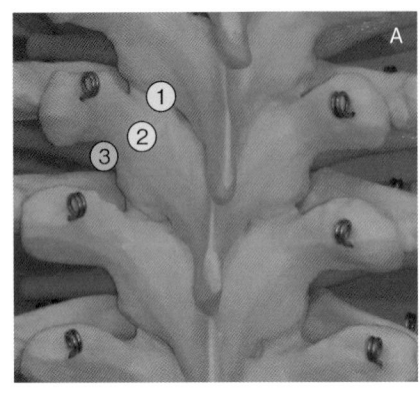

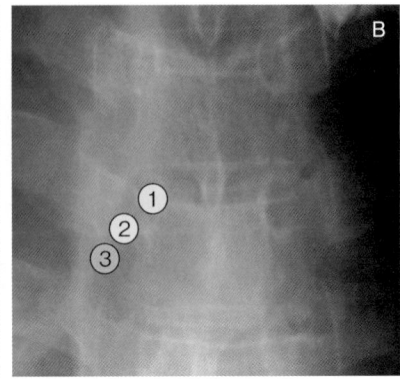

図1-129 ブロック針を進める方向
はじめの目標点を神経根より内側に設定し,刺入点から椎弓や横突起への深さと位置関係を参考にし,神経根の探索を行うと,気胸や脊髄損傷の合併を軽減できる.①上関節突起→②横突起基部→③椎弓外縁と横突起下縁が交差する点.

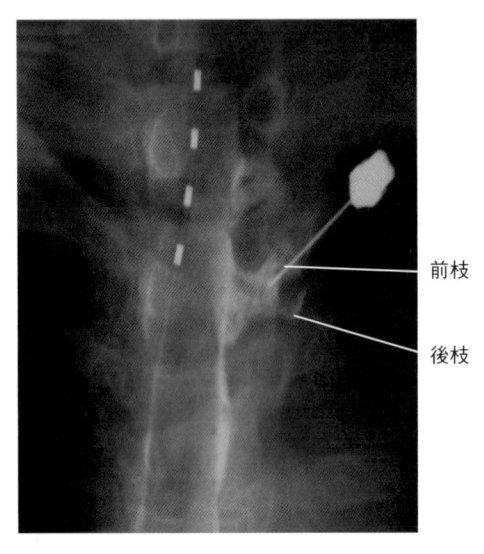

図1-130 胸部神経根ブロックのX線写真正面像

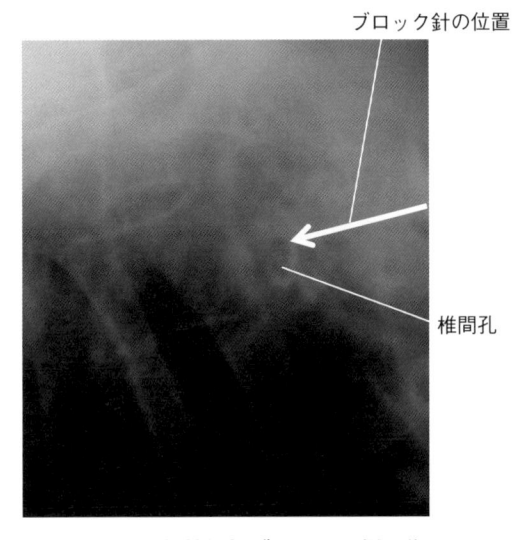

図1-131 胸部神経根ブロックの側面像

しすぎて刺入角が大きくならないようにし,穿刺開始の目標を内側(上関節突起近傍)寄りに設定して,神経根の到達距離を予測することが重要である.気胸を合併した場合は,1回の胸腔穿刺による脱気で改善することが多いが,施行後24時間は経過観察が必要である.
3) 脊髄損傷:椎間孔より脊髄内へブロック針が迷入し,脊髄損傷(特に下肢の神経障害性疼痛)を引き起こすことがある.ゆっくりブロック針を進めること,側面像で椎間孔とブロック針の位置関係を把握すること,椎体の外縁より内側にブロック針を進めないことで回避可能である.
4) 神経損傷:放散痛を得ることにこだわりすぎて,神経根を粗暴に穿刺したり,神経根ブロックを安易に反復施行することにより,難治性の神経障害性疼痛を合併することがある.

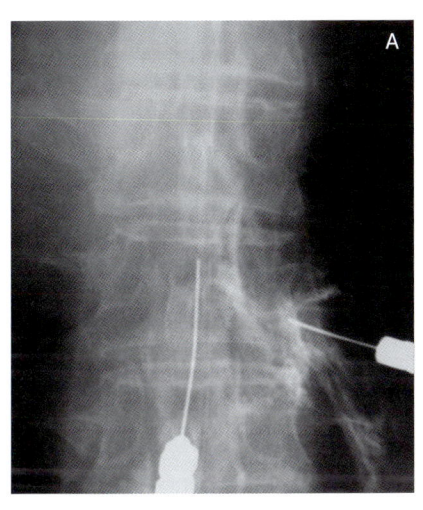

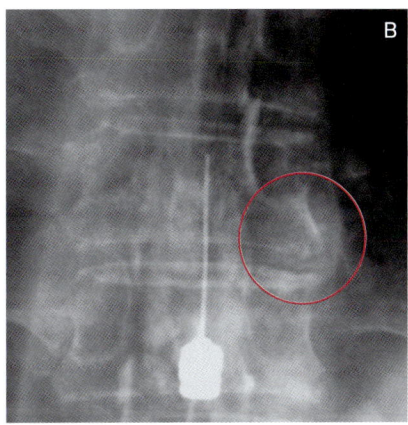

図1-132 硬膜外造影を併用した胸部神経根ブロック
A：神経根基部の造影所見を参考に神経根ブロックを施行．B：硬膜外ブロックにて患側硬膜外腔と神経根基部を造影(円内)．

5) 対麻痺：脊髄を栄養するAdamkiewicz動脈は，T_9〜T_{12}の高さで椎体の左側を走行しており(高位や左右の走行は個人差が大きい)，これらの部位での胸部神経根ブロック施行時に損傷すると対麻痺を合併することがある．発症はまれであるが，重篤な合併症であるので十分な留意が必要である．
6) 食道穿刺：左側上胸部での神経根ブロックでは，食道穿刺を合併する可能性がある．

■ 文献
1) Cramer GD, Darby SA: The Thoracic Region, Basic and Clinical Anatomy of the Spine, Spinal Cord, and ANS, second edition, pp211-241, Elsevier, 2005
2) 大瀬戸清茂：脊髄神経ブロック―胸神経根ブロック．ペインクリニック 2006；27別冊秋：S386-S394
3) 唐澤秀武：胸部神経根ブロック．高崎眞弓編：麻酔科診療プラクティス12 ペインクリニックに必要な局所解剖．pp146-151，文光堂，2003

(柳木富士雄，村川和重)

23 胸椎椎間板ブロック

胸部

1. 胸椎椎間板ブロックとは

椎間板内に局所麻酔薬やステロイドを注入する方法で，通常は椎間板造影時に同時に行われるブロックである．椎間板造影は，椎間板内圧や硬膜外腔への造影剤漏出など，椎間板内の情報を得るのに有用な検査である．胸椎椎間板ブロックは，腰部や頸部に比べて施行機会は極めてまれなものであるが，胸椎椎間板ヘルニアの診断・治療にはなくてはならない方法の1つである．臨床症状やMRIなどで責任椎間と予想される椎間板に対して施行する．このブロックは，薬剤注入時の再現痛を確認する診断的価値があると同時に，神経根症状のない症例などに対してステロイドなどを注入することで，治療効果が期待できる．

2. 適応疾患

胸椎椎間板ヘルニア，椎間板性背部痛，胸部椎間板症．

3. 解剖（図1-133）

胸椎椎間板ブロックのポイントは，目的の椎間板まで神経根や肺（胸膜）を触れることなく針を刺入することである．胸部神経根は，同じレベルの椎体ともう1つ尾側の椎体から構成される椎間孔から脊柱管外へ出てくる．その後は，上位胸椎ではやや頭側方向に，中位胸椎ではほぼ横方向に，下位胸椎ではやや尾側に向かって走行する．上関節突起に接しながら針を進めれば神経根には当たらない．$T_{10/11}$より尾側の場合は刺入路は腰部椎間板造影と同様で構わないが，それより頭側の場合は肺が隣接するため刺入点が外側すぎないように注意する．

4. 器具（図1-134）

- 23 G Cathelin針＋10 mlシリンジ（1％メピバカイン局所麻酔用）
- 21 G 12～14 cmブロック針
- 2.5 mlまたは5 mlシリンジ（造影剤：イオヘキソール），2.5 mlシリンジ：椎間板内圧が低めの時に使用，5 mlシリンジ：椎間板内圧が高めの時に使用
- 5 mlシリンジ（2％メピバカイン＋デキサメタ

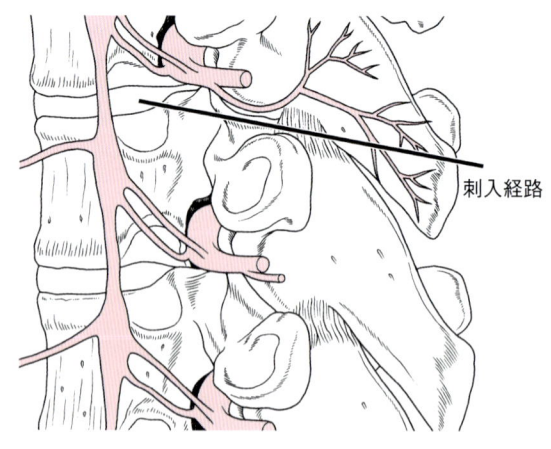

図1-133 胸部の椎間板，神経根，交感神経幹の位置関係

23. 胸椎椎間板ブロック　93

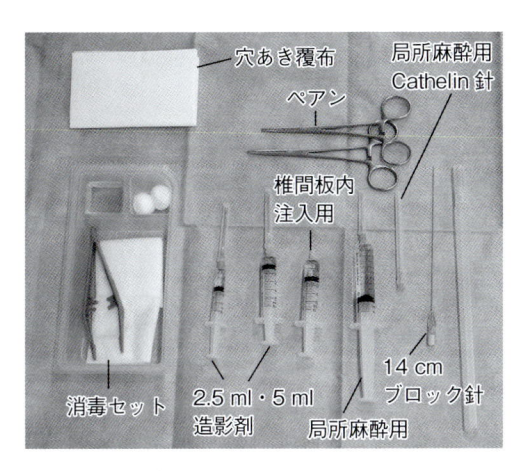

図 1-134　ブロックに必要な器具

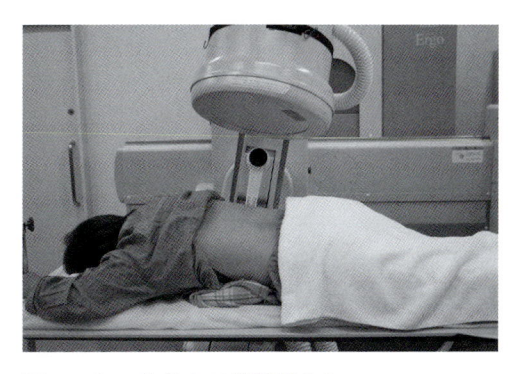

図 1-135　体位と X 線撮影方向

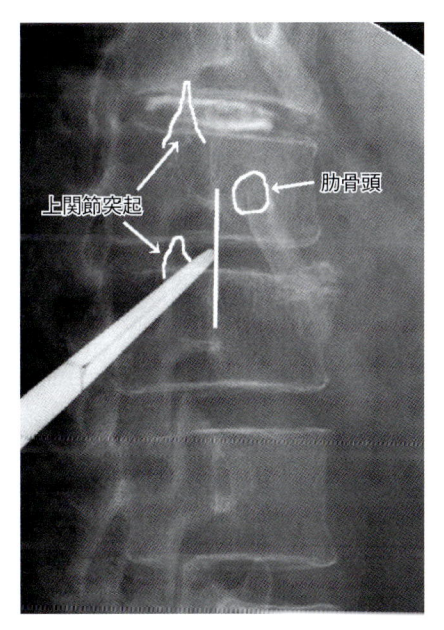

図 1-136　鉗子による刺入位置と斜位の程度

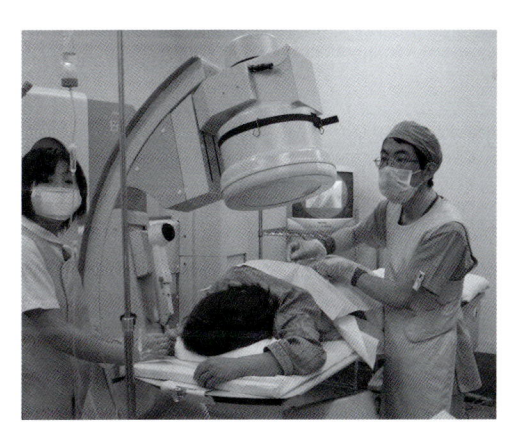

図 1-137　正面からの透視

ゾン：椎間板内注入用）

5. 手技の実際[1,2]

a. 体位と撮影の仕方（図 1-135）

腹臥位斜位を原則とする．胸部には枕を入れて目的の椎間終板が 1 本の線になるように体位を調整する．

透視ポイント（図 1-136）：肋骨頭と上関節突起の中央点が椎体のほぼ中央の位置にくるように体位や C アームを合わせる．

撮影のポイント（図 1-137，138）：正面像と側面像を交互に見ながら針先の位置を確認し，造影剤を注入したところで正面・側面の 2 方向撮影を行う．側面撮影の場合は，左右の肋骨が重なるように完全な側面像を得るようにする．

b. 穿刺手技，薬液注入（図 1-139）

ブロックに先立ちあらかじめ抗生物質の点滴を施行する．1％メピバカインを用いて，刺入部付近の皮膚と刺入路に沿った深い部分を十分に局所麻酔する．次に，目的椎間板の尾側の上関節突起

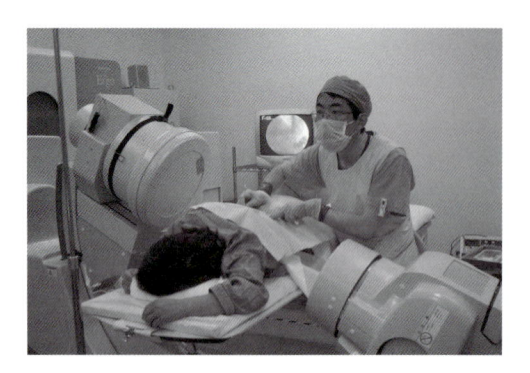

図1-138　側面からの透視

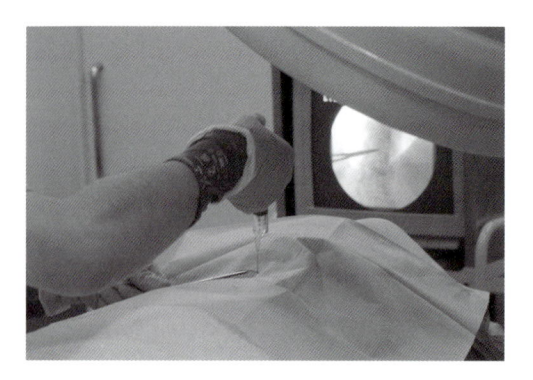

図1-139　薬剤注入

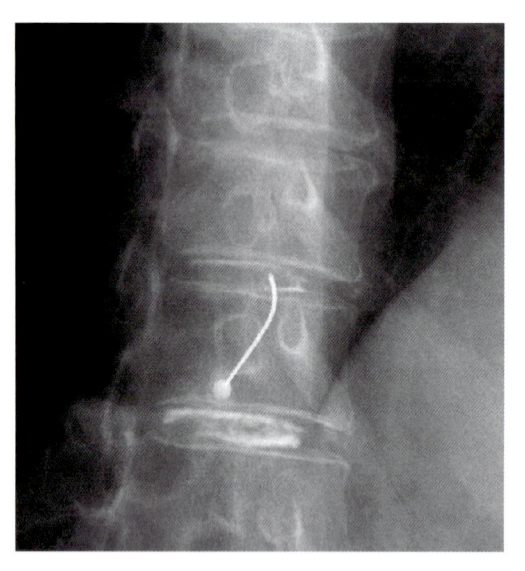

図1-140　ブロック針の刺入方向

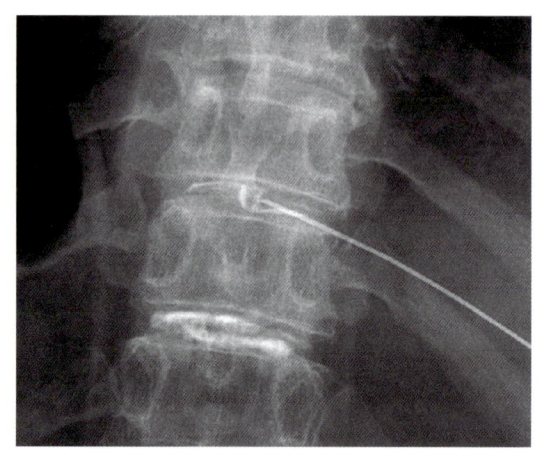

図1-141　正面像

にブロック針を当て，その外縁を滑らせるように針を進めると椎間板に当たる(図1-140)．その際，胸椎椎間板も腰椎椎間板同様，消しゴムに針を刺しているような印象を得られるので，椎間板を同定しやすい．椎間板に達したら少し針を進めて側面および正面像で針先の位置を確認する．針先が椎間板の辺縁に来ていないことを確認して造影剤を少しずつ注入する．

c. 注入時

硬膜外腔への漏れを確認する意味で，透視下側面像で行う．椎間板内圧が高い場合は，2.5 ml シリンジを用いると容易に注入できる．患者が放散痛を訴えた時点で注入を中止する．放散痛の部位がいつもの疼痛部位と一致した場合は，その椎間板が責任病変である可能性が高い．硬膜外腔に造影剤が漏出した場合は，その時点で注入を中止する．放散痛がないのに椎間板内圧が極端に高く，造影剤注入が困難な場合は，無理して注入せず中止した方がよい．このような場合はこの椎間板が責任病変である可能性は低い．椎間板内圧があまり高くなく，放散痛が得られない場合でも造影剤注入は2〜3 ml 程度にとどめた方が無難である．

造影剤を注入した時点で正面側面の2方向撮影(図1-141，142)を行う．その後，局所麻酔薬と

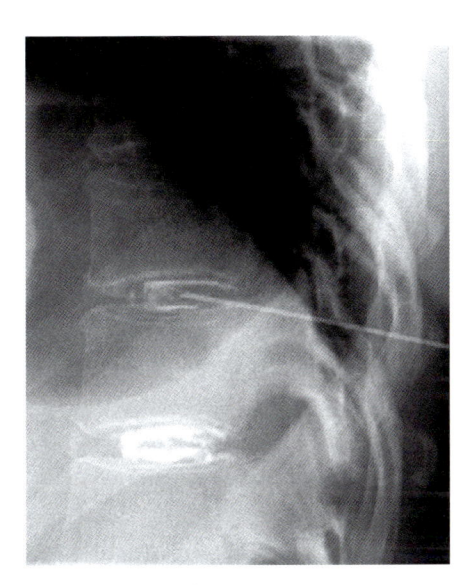

図 1-142　側面像

ステロイドの注入を行う．椎間板内圧があまり高くない場合には 2% メピバカイン 1 ml とデキサメタゾン 2 mg を注入する．椎間板内圧が高い場合は，2% メピバカイン 0.5 ml とデキサメタゾン 2 mg を注入する．薬液注入後，CT 撮影を行えば，椎間板造影の形態がより明らかになる．

ブロック後は 90 分のベッド上安静とし，安静解除時には脱力やふらつきの有無に注意する．

6. 合併症

1) 椎間板炎：手技に伴う感染であるため，清潔操作の徹底が要求される．局所麻酔薬や造影剤などの薬剤も未開封のバイアルやアンプルを使うように心がける．一度感染を起こすと閉鎖腔のために治療は難渋するので，ブロック直前に予防的に抗生物質の点滴を行う．

2) 神経根損傷：刺入時に神経根を穿刺するために起こる．通常は問題になることは少ないが，何度も穿刺すると神経損傷を起こす可能性が大きくなる．良い体位をとること，および穿刺時に上関節突起を滑るように進めていくと起きにくい．

3) 気胸：$T_{9/10}$ より頭側の椎間板を穿刺する場合は，棘突起より 4～5 cm 外側までを刺入点とする．透視画像で刺入点を決めると，体位によっては，もっと外側から穿刺することになり，気胸の可能性が高くなる．あらかじめ棘突起からの距離で刺入点を決めてから，C アームや枕などを用いて，針が点になるように斜位角度を決めるのが望ましい．

4) 一時的な症状悪化：椎間板内圧が高い場合，薬剤注入により椎間板内圧がより高くなり一時的に症状の悪化がみられることがある．しかし通常は翌日には症状が軽快するので，患者にその旨を説明する必要がある．

■ 文献
1) 立山俊朗：椎間板造影．若杉文吉監修：ペインクリニック―神経ブロック法，第 2 版，pp310-315，医学書院，2000
2) 佐野智美，大瀬戸清茂，塩谷正弘：図説ペインクリニック―椎間板注入と造影．Medical Postgraduates 1996；34：209-219

（伊達　久）

24 大腰筋筋溝ブロック

腰部

1. 大腰筋筋溝ブロックとは

　大腰筋筋溝ブロックは，椎体，腰方形筋，大腰筋に囲まれた解剖学的空間に薬液を浸透させるいわゆる"コンパートメントブロック"であり，腰神経叢の大部分を一度にブロックできる方法である．腰神経叢は，仙骨神経叢とともに T_{12}〜S_3 の前枝からなる腰仙骨神経叢を構成し，下肢全体の感覚・運動を支配している．

2. 適応疾患

　腰神経叢の神経支配領域を図1-143に示す．この神経支配から，腰下肢痛，股関節痛，下肢領域の急性帯状疱疹痛，帯状疱疹後神経痛，術後痛，血行障害，がん性疼痛，股関節から膝関節の骨折痛などが適応疾患となる．片側のブロックであり，硬膜外ブロックよりも心血管系に対する作用が少ないことが利点となる．ただし，抗凝固療法中の患者，穿刺部位の感染がある患者では禁忌となる．

3. 解剖（図1-144）

　大腰筋は腰椎椎体，横突起から起始しているので，椎間孔を出た脊髄神経はすぐに大腰筋内を走行することになる．腰部脊髄神経は主に，外側大腿皮神経（L_2, L_3），大腿神経（L_2〜L_4），閉鎖神経（L_2〜L_4）となり腰神経叢を形成する．L_4, L_5 レベルでは，内側から，閉鎖神経，大腿神経，外側大腿皮神経の順に位置している．

4. 器具（図1-145）

・消毒，ペアン（透視下確認用），ガーゼ
・薬液用ディスポーザブルシリンジ，25 G 2.5 cm 針，23 G 7 cm Cathelin 針
・抵抗消失確認用シリンジ，22 G 7〜10 cm ブロック針

【薬剤】
(1) 0.5，1%メピバカイン（診断に用いる場合には1%，外来治療では0.5%），0.75%ロピバカイン（外来治療に用いる時は0.2%以下）

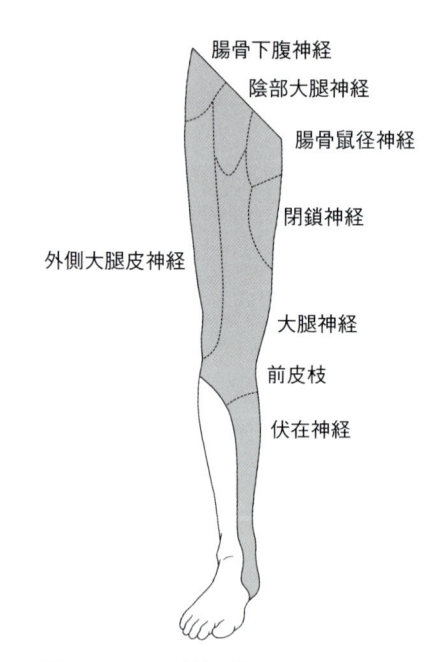

図1-143　腰神経叢の神経支配

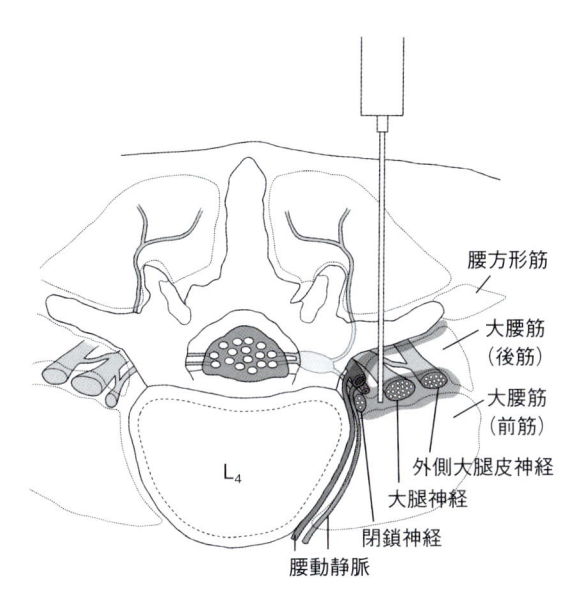

図1-144 腰神経叢の解剖と針の刺入イメージ

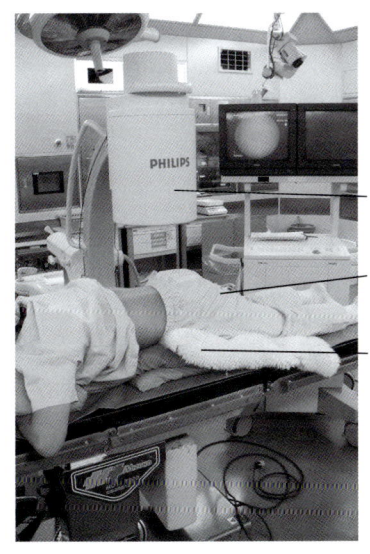

図1-146 体位とX線撮影方向

(2) 生理食塩水
(3) イオヘキソール；必要時に追加準備する
(4) デキサメタゾン2～4 mg；病態に炎症性成分が関与する場合

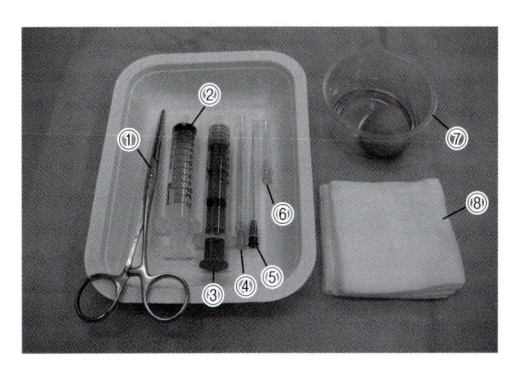

図1-145 大腰筋筋溝ブロックに必要な器具
①ペアン，②薬液用シリンジ，③抵抗消失確認用シリンジ，④Cathelin針，⑤ブロック針，⑥局所麻酔用針，⑦消毒薬，⑧八折ガーゼ．

5. 手技の実際

a. 体位と撮影の仕方（図1-146）

基本は腹臥位とする．腰・仙椎の後弯を伸ばし，かつ患者が安定するように腹部に枕を入れる．

透視ポイント：0度．体軸の調節をして，棘突起が左右椎弓根の中央にくるようにする．

b. L_4 ないし L_5 横突起の同定（図1-147）

ランドマーク法ではまれに腰椎横突起の同定が極めて困難なことがあるが，透視法では腰椎と横突起の位置の同定が容易となり，処置時間の短縮とブロック成功の確率が高くなる．また，針先の位置を確認しながら進めることができ，安全性も向上する．ただし，必要以上の透視は，被曝による問題を考え，差し控えることは言うまでもない．

c. 穿刺，薬液注入（図1-144）

透視下において，皮膚上にペアンを置き，第4または5腰椎横突起の中点となる部位を同定する．同定した部位の皮膚表面にマーキングし，刺入点とする．刺入点の皮膚と皮下に局所麻酔を行い，ブロック針を皮膚に対して垂直に，横突起に向かって刺入する．横突起に針先が接したら（皮下約4～5 cm），いったん針を抜き，針先を横突起の頭側に向けて再度刺入する．この時，骨に強

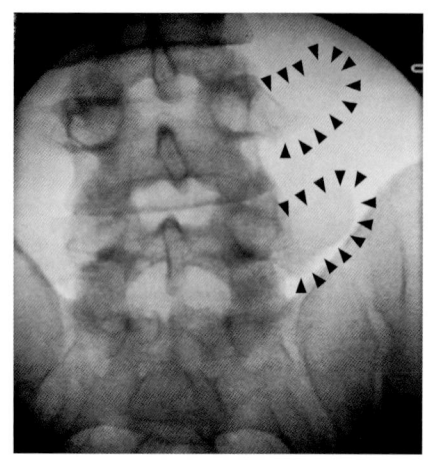

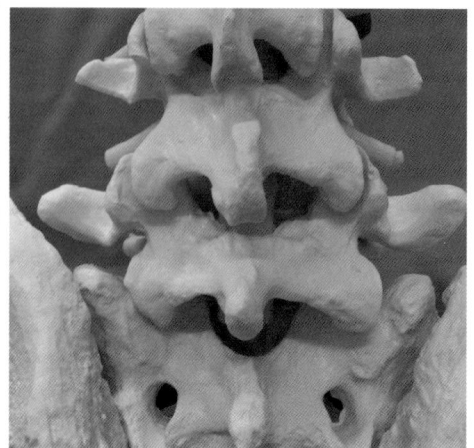

図1-147　L_4 ないし L_5 横突起の同定

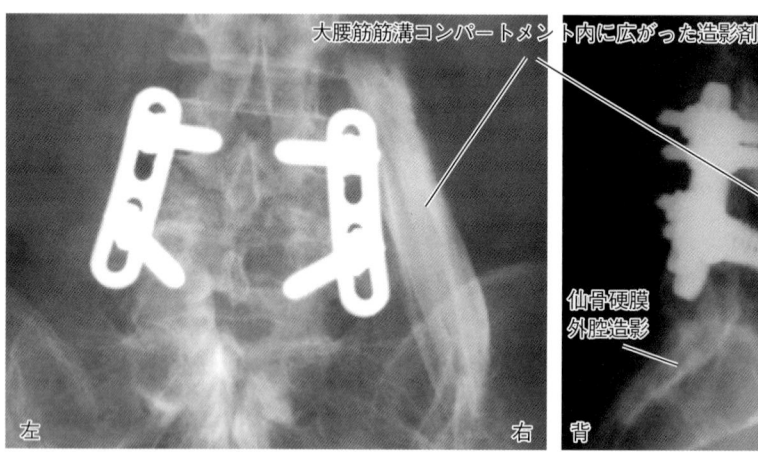

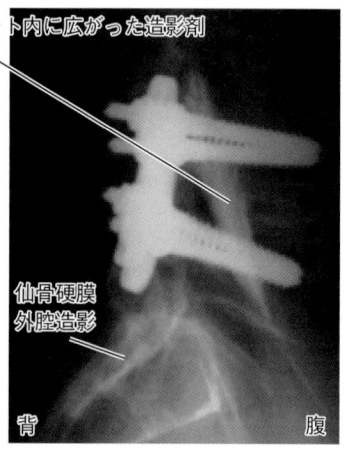

図1-148　大腰筋筋溝コンパートメントの造影

く当てないように気をつけ，針先の組織を指先に感じられるようにブロック針は軽く持つように心掛ける．横突起上縁を針先が滑り抜けるまで骨の表面に当てていく（walking）．骨との接触がなり横突起を抜けた後，大腰筋内を進んで行き，硬膜外腔の確認のように生理食塩水を用いた抵抗消失法で大腰筋筋溝のコンパートメントを確認する．ほとんどの場合，横突起を抜けてから1〜2 cmの深さで抵抗が消失する．十分な吸引を行い，血液や髄液の逆流がないことを確認し，薬液（10 ml）を注入する．造影剤を添加した薬液注入時の透視では，脊椎外側から斜め下方に走行する大腰筋が造影される（図1-148）．この時，神経根，硬膜外腔やクモ膜下腔の造影や，血管のレリーフと造影剤の消失に十分注意する．

6. 合併症

1）クモ膜下ブロック，硬膜外ブロック：針先が正中方向に向かうと容易に硬膜外腔やクモ膜下腔

に薬液が投与される.
2) 出血・血腫：腰動静脈を穿刺・損傷する可能性がある. 数時間後に遅発性に出現することもある.
3) 血管内注入：造影剤注入時の血管レリーフと引き続いて観察される造影剤の消失に注意する.
4) 神経損傷：針先が内側深く入った場合に神経根を, また外側でも腰神経叢に触れることがある.
5) 運動神経ブロック：高濃度の局所麻酔薬を使用すると運動神経麻痺が起こる. 特に高齢者では, 離床時の転倒に気をつける.
6) 感染：ほかの神経ブロックと同等のリスクである.

その他に, 後腹膜腔への薬液注入と, 臓器損傷（腎被膜下血腫）の報告がある.

■文献

1) Winnie AP, Ramamurthy S, Durrani Z, et al: Plexus blocks for lower extremity surgery: new answers to old problems. Anesthesiol Rev 1974; 1: 11-16
2) Chayen D, Nathan H, Chayen M: The psoas compartment block. Anesthesiology 1976; 45: 95-99
3) Rai P, Lou L, Erdine S, et al: Interventional Pain Management: Image-Guided Procedures, 2nd ed, pp291-302, WB Saunders, Philadelphia, 2008

（杉浦健之, 津田喬子）

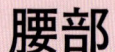

25 腰部硬膜外ブロック
―1回法, 持続法

腰部

1. 腰部硬膜外ブロックとは

　腰部硬膜外腔に薬液を注入し, 腰神経支配領域である腰下肢の痛みを治療する方法である. 薬液を1回だけ注入する1回法と硬膜外カテーテルを留置して薬液を持続注入する持続法がある. 変形性腰椎症などで硬膜外ブロックが困難と予想される患者に安全で確実な硬膜外ブロックを行うには, 腹臥位で透視下に穿刺針を刺入し, 造影剤の広がりをみて薬液を注入するとよい. 効果を持続させたい時は, 硬膜外カテーテルを留置する. 帯状疱疹などの疾患では, 透視下に罹患神経の近くに硬膜外カテーテルを留置することによって, 疼痛部位に限局したブロックを持続させることができる.

2. 適応疾患

　筋骨格疾患：椎間板ヘルニア, 脊柱管狭窄, 変形性脊椎症, 椎間関節症, 筋筋膜性腰痛などに伴う腰下肢痛が適応となる.
　神経疾患：帯状疱疹, 帯状疱疹後神経痛, 複合性局所疼痛症候群, 糖尿病性神経障害など神経障害に伴う痛みが適応となる.
　末梢血管疾患：閉塞性動脈硬化症, Buerger病, Raynaud症候群, 凍傷など血行障害に伴う痛みが適応となる.

3. 解剖

　椎弓間隙は黄色靱帯で覆われている. 黄色靱帯は, 正中で厚く, 側方にいくと薄くなる. 腰部正中で黄色靱帯から硬膜までの距離は成人男性で5～6 mmである. 硬膜外腔は, 正中で広く, 側方にいくと狭くなる. この解剖学的特徴から, 腰部では椎弓間隙の正中に穿刺した方が, 抵抗消失感が分かりやすく, 硬膜穿刺や神経根損傷を起こしにくい. 透視下に行えば, 傍正中法であっても椎弓間隙の正中に穿刺針を持っていくことができる（図1-149）.

4. 器具

a. 1回法

・23 G 7.0 cm 針 + 10 ml シリンジ（1％メピバカイン）
・20 G 6 cm 硬膜外針（硬膜外穿刺）

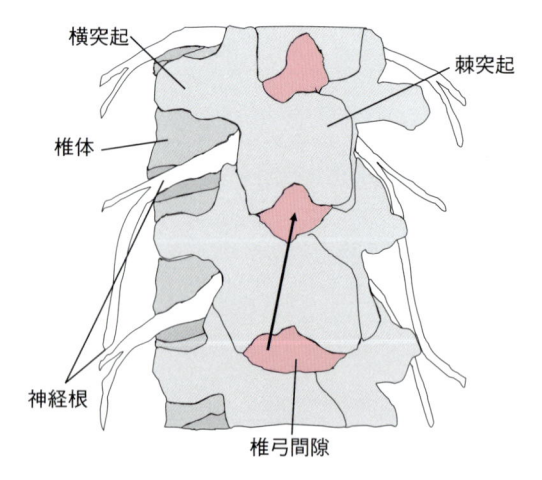

図1-149 腰部椎弓間隙と刺入方向

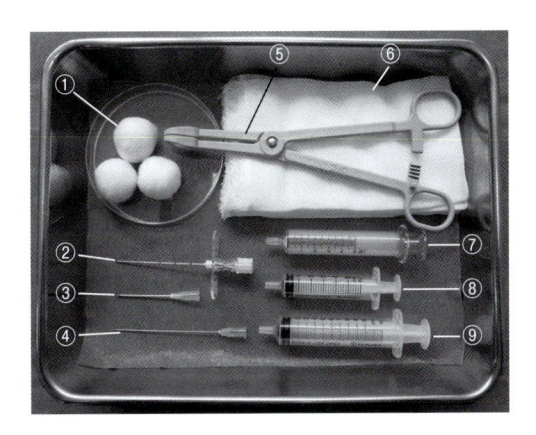

図 1-150　1 回法に必要な器具
①綿球,②硬膜外ブロック針,③注射針 (18 G　3.8 cm),④注射針 (23 G　7.0 cm),⑤消毒鉗子,⑥ガーゼ,⑦ガラス注射器,⑧注射器 5 ml,⑨注射器 10 ml.

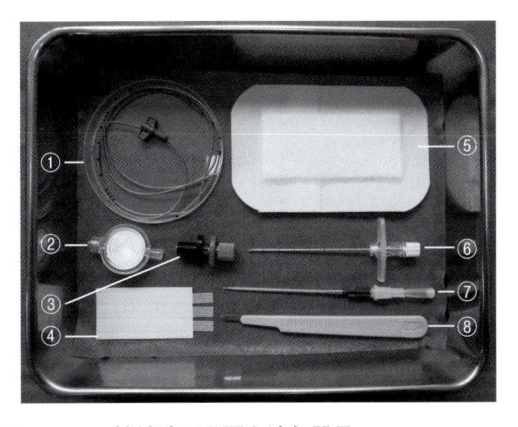

図 1-151　持続法に必要な追加器具
①X 線不透過硬膜外カテーテル,②フィルター,③接続コネクター,④サージカルテープ,⑤サージカルドレッシング,⑥Tuohy 針,⑦静脈留置針,⑧メス.

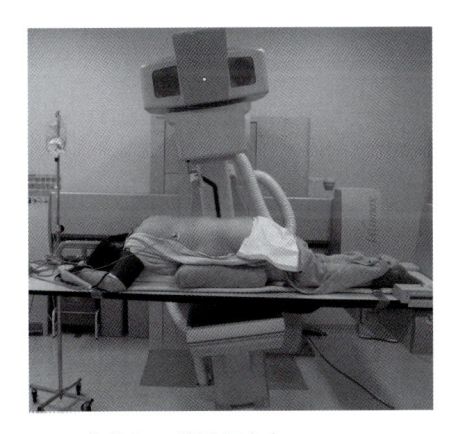

図 1-152　体位と X 線透視方向
腹臥位とし,腹の下に枕を入れて椎弓間隙を広くする.棘突起が腰椎の真ん中に,また,目的とする椎弓間隙の頭側にある腰椎終板が一直線になるように管球を調整する.

- 5 ml ガラスシリンジ (生理食塩水)
- 5 ml シリンジ (イオヘキソール)
- 10 ml シリンジ (1% メピバカイン 4～8 ml ± デキサメタゾン 2～4 mg)

b. 持続法

硬膜外ブロック針を除き,1 回法に以下のものを追加する.
- 硬膜外穿刺:17 G　8 cm　Tuohy 針
- 硬膜外カテーテル留置:X 線不透過硬膜外カテーテル (19 G　91.4 cm),小切開用メス,静脈留置針 (16 G　7.5 cm),接続コネクター,フィルター,サージカルテープ,サージカルドレッシング
- 薬液持続注入:1% メピバカインまたは 0.2% ロピバカイン 100 ml

5. 手技の実際

腹臥位で正面透視下に実施する.硬膜外穿刺には傍正中法を用いる.これは,腰下肢痛の患者では正中法による硬膜外穿刺が難しいことが多い,また,傍正中法の方が硬膜外カテーテルを挿入しやすいからである.

a　体位と撮影の仕方 (図 1-152)

透視台の上で患者を腹臥位とする.腹の下に枕を入れて腰椎の前弯を和らげ,椎弓間隙を広くする.管球を回転させて棘突起が腰椎の真ん中にくるように調整する.次に,管球を頭側または尾側に 0～20 度傾けて目的とする椎弓間隙の頭側にある腰椎終板が一直線になるようにする.そうしても椎弓間隙がよく見えない時は,管球を尾側に傾けるとよい.

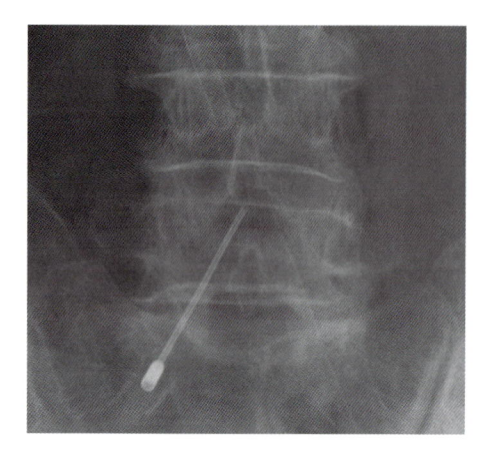

図1-153 椎弓間隙への刺入
目的とする椎弓間隙の尾側にある腰椎の棘突起から1.0～1.5 cm外側を刺入点とし，椎弓間隙の正中に向けて刺入する．

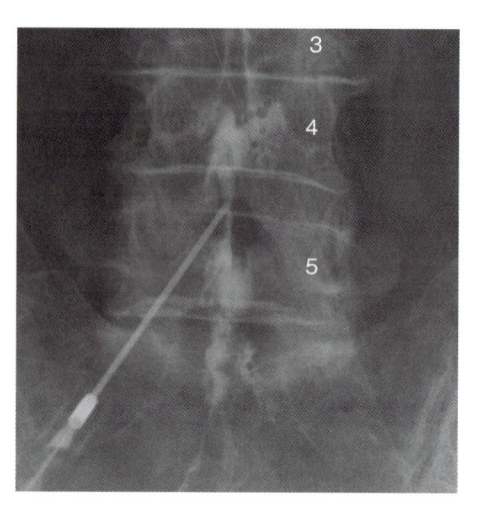

図1-154 硬膜外造影（正面像）
イオヘキソール1～2 mlを注入し，上下左右の広がりを確認する．

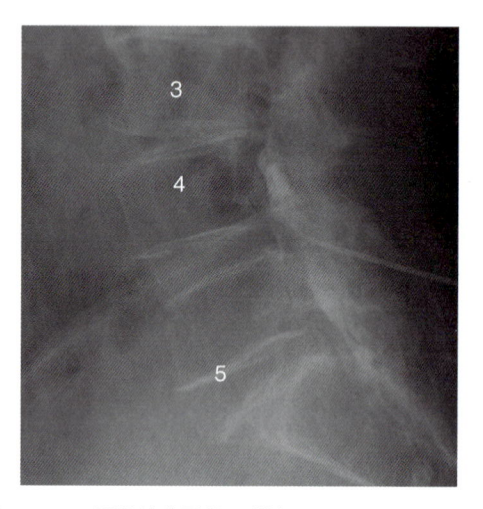

図1-155 硬膜外造影（側面像）
イオヘキソール1～2 mlを注入し，前後の広がりを確認する．

b. 穿刺，薬液注入

硬膜外ブロック針，または，Tuohy針の刺入点は，目的とする椎弓間隙の尾側にある腰椎の棘突起から1.0～1.5 cm外側とする．刺入点から黄色靱帯の手前まで1％メピバカインを用いて局所浸潤麻酔を行う．穿刺針を目的とする椎弓間隙の正中に向けて刺入する（図1-153）．穿刺針が，黄色靱帯に入った所で生理食塩水を入れたガラス注射器をつける．ゆっくりと針を進め，抵抗消失法を用いて硬膜外腔に穿刺する．穿刺後，吸引して血液や脳脊髄液の逆流がないことを確認する．

1回法では，薬液注入前に硬膜外ブロック針，または，硬膜外カテーテルからイオヘキソール1～2 mlを注入する．硬膜外腔での広がりが適切であることを確認し，正面像と側面像を撮る（図1-154，155）．腹臥位のまま，または，仰臥位として1％メピバカイン4～8 mlを注入する．必要なら，デキサメタゾン2～4 mgを併用する．

持続法では，Tuohy針の中にX線不透過の硬膜外カテーテルを通し，目的部位まで挿入する（図1-156）．目的部位に持っていくことができたら，透視下にイオヘキソール1～2 mlを注入する．造影剤が硬膜外腔の中を広がり，目的とした脊髄神経まで達することを確認する（図1-157）．皮下トンネルをつくる場合，小切開用メスで切開したTuohy針の刺入部から静脈留置針を刺入して皮下を通し，側方5 cmほどで皮膚を貫いて外に出す．静脈留置針の内針を入れたまま，ハブをメスで切り離してから内針を引き抜く．硬膜外カテーテルの位置が変わらないようにTuohy針を引き抜き，硬膜外カテーテルを静脈留置針の中に通し

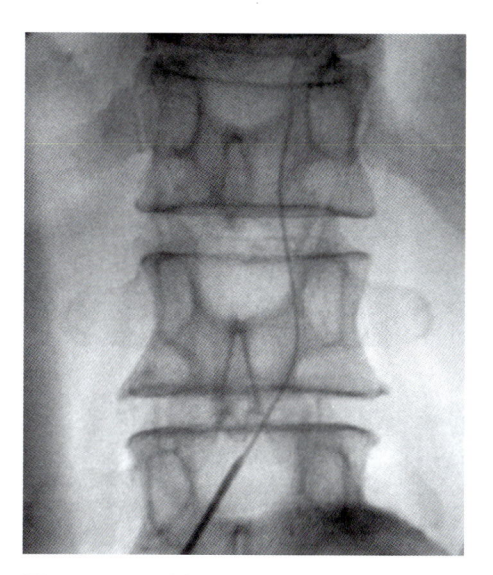

図1-156　目的部位へのカテーテル挿入

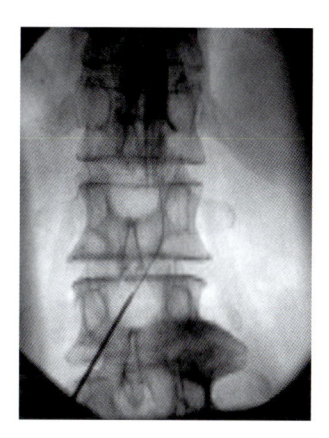

図1-157　目的部位での造影剤の広がり

て皮膚から外に出す．サージカルテープを用いて小切開部と硬膜外カテーテルを固定し，サージカルドレッシングで処置部を覆う．次に，腹臥位から仰臥位に戻して1%メピバカイン2～3 mlを注入する．鎮痛効果を確認してから，注入器を用いて0.2%ロピバカインを1～3 ml/時の速度で注入する．必要なら，フェンタニル® 0.2～0.3 mg/日を併用する．持続注入で鎮痛効果がなければ，間欠注入するとよい．

6. 副作用と合併症

1) 血圧低下：静脈路確保と血圧測定が必須である．血圧が低下したら，下肢挙上，輸液速度上昇，昇圧薬で対処する．
2) 転倒・骨折：下肢麻痺が軽度でも立位歩行は転倒・骨折の危険性がある．持続注入で下肢麻痺が見られたら，注入量を減らすか，間欠注入に切り替える．
3) 硬膜穿刺：硬膜下ブロック，クモ膜下ブロック，頭痛が起こり得る．頭痛は，安静臥床，水分摂取，鎮痛薬，ブラッドパッチで対処する．
4) 神経根損傷：針を椎弓間隙の側方に穿刺すると神経根損傷が起きやすい．
5) 硬膜外血腫：出血傾向のある患者，抗血小板薬や抗凝固薬を服用している患者では硬膜外血腫の危険性が高い．詳しく問診する．必要なら，血液凝固能を検査する．
6) 硬膜外膿瘍：硬膜外膿瘍が発生しないように，穿刺時の皮膚消毒は厳重にする．硬膜外膿瘍が疑われたら，MRI検査を行う．硬膜外膿瘍が起きたら，抗生物質投与，椎弓切除術で対処する．
7) カテーテル体内遺残：カテーテルを抜く時は，無理に引っ張らずに患者の姿勢を変えながら抵抗がないようにして引き抜くとよい．深部に残ったカテーテルを取り除くためには，椎弓切除術が必要となる．

■ 文献

1) 村川和重，森山萬秀，柳木宮士雄，他：腰部硬膜外ブロック．ペインクリニック 2006；27別冊秋：S360-S371
2) 比嘉正祐，巌康秀，増田純一：腰部硬膜外ブロック．神経ブロック―関連疾患の整理と手技，pp219-224，真興交易医書出版部，2000
3) Rathmell JP: Interlaminar Epidural Injection. Atlas of Image-guided Intervention, pp31-52, Lippincott Williams & Wilkins, Philadelphia, 2006

〔宇野武司〕

26 腹腔神経叢ブロック（内臓神経ブロック）

腰部

1. 腹腔神経叢ブロックとは

腹腔神経叢や内臓神経に薬液を注入することで内臓感覚を支配する神経を遮断し，上腹部の内臓に由来する疼痛を緩和させるブロックである．

2. 適応疾患

悪性腫瘍による上腹部痛・背部痛，慢性膵炎，胆道疾患などが適応である．

3. 解剖（図1-158）

腹腔神経叢は，$T_{12} \sim L_1$ の椎体レベルで大動脈の前方に位置し，腹腔動脈，腎動脈，上腸管動脈の起始部に広がっている．内臓神経は，$T_5 \sim T_9$ の胸神経節が集まってできた大内臓神経と，$T_{10} \sim T_{11}$ の胸神経節によりできた小内臓神経を合わせたもので，横隔膜を貫いて腹腔神経叢に至る．

腹腔神経叢ブロックは血管損傷や腎損傷など合併症の危険性が高いため，現在は内臓神経に薬液を注入することが多いが，腹腔神経叢ブロックとほぼ同様の効果をもたらすと考えられている．

4. 器具（図1-159）

- 21 G 12〜14 cm ブロック針
- 23 G 6 cm Cathelin 針＋5 ml シリンジ（1％メピバカイン）
- 10 ml シリンジ（2％メピバカイン 5 ml＋イオヘキソール 5 ml）
- 5 ml ガラスシリンジ（生理食塩水 3 ml）
- 10 ml シリンジ 1，2 本（99.5％アルコール 10〜20 ml）

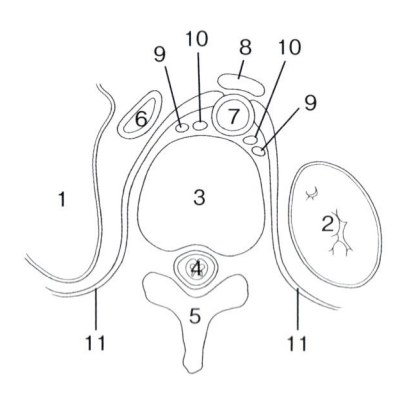

図1-158 $T_{12}L_1$ レベル
1. 肝臓，2. 左腎臓，3. 椎間板，4. 脊髄，5. 棘突起，6. 下大静脈，7. 腹大動脈，8. 腹腔神経節，9. 小内臓神経，10. 大内臓神経，11. 横隔膜脚．

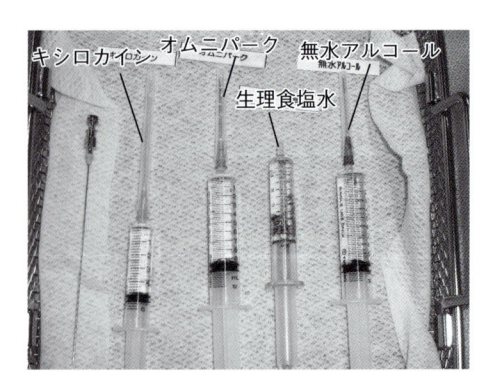

図1-159 腹腔神経叢ブロックに必要な器具

5. 手技の実際

a. ブロック前の準備

椎体前面の腫瘍やリンパ節の存在，高度の椎体変形によりブロックを行うことが困難な症例がある．また腫瘍により臓器の位置が変化していることもある．胸腰椎のX線写真と，2, 3週間以内のT_{11}〜L_2レベルの椎体およびその周囲を撮ったCTあるいはMRIで，これらを確認しておく必要がある．

ブロック後に血管拡張が起こると血圧低下をきたす可能性がある．特に経口摂取困難例や腹水貯留がある場合では血管内脱水を伴っていると考え，ブロック前に必ず静脈確保を行う．

ブロック法には，椎間板を貫通させる経椎間板法と，針先を椎体側に接しながら進める傍脊椎法が挙げられる．ここでは手技的に容易で安全に行える経椎間板法について述べる．

椎間板を穿刺するためブロック前に抗生物質を予防投与する．

b. 体位

健側の腹部に大きめの枕を入れ軽度斜位（20〜30度）にする．

X線透視下にてT_{11-12}，$T_{12}L_1$またはL_{1-2}の椎体終板が1本になるようにX線管球の傾きを調節する（図1-160）．

c. 穿刺・薬液注入

穿刺部位は棘突起から外側3〜5 cmとする．X

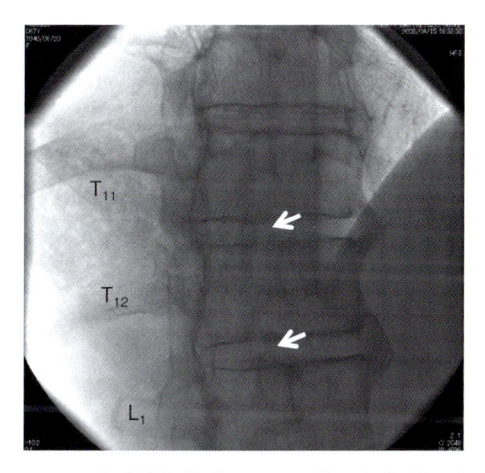

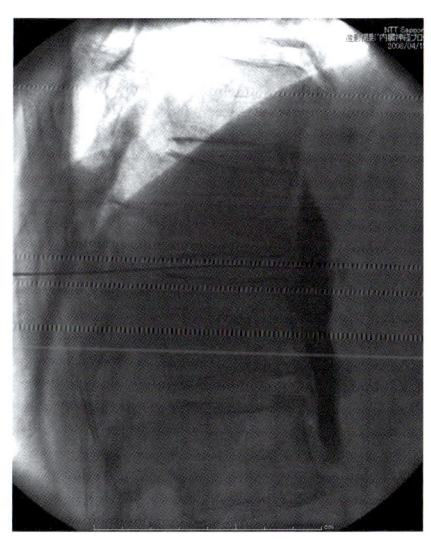

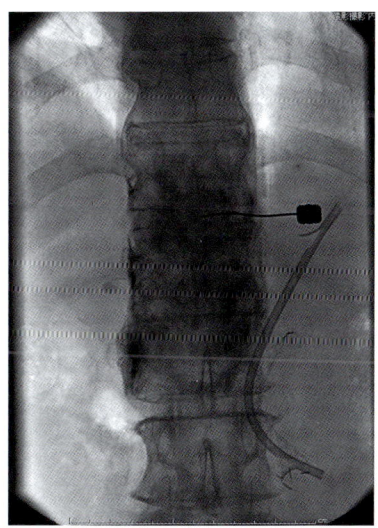

図1-160　腹腔神経叢ブロックX線写真（経椎間板法）

図1-161　腹腔神経叢ブロックX線写真（経椎間板法）
造影剤が左右均等に広がる方がブロックの効果が高い．

側面像　　正面像

T₁₂ レベル　　　　　　　　　T₁₂L₁ レベル

L₁ レベル　　　　　　　　　L₁₋₂ レベル

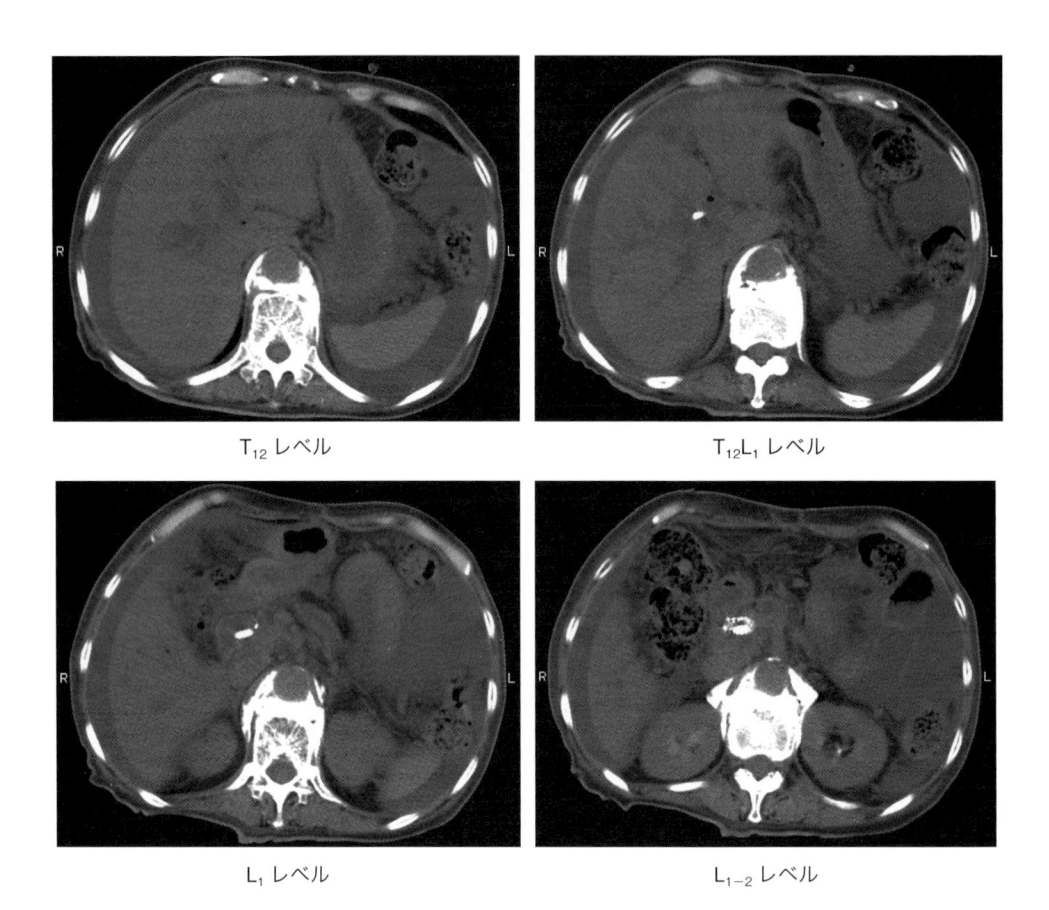

図 1-162　腹腔神経叢ブロック CT
造影剤は両側の横隔膜脚に沿って流れ，左右の内臓神経がブロックされている．

線透視下で T_{12}, L_1 または L_2 の上関節突起を確認し（図 1-160 矢印），Cathelin 針を刺入して上関節突起に針先を当て局所麻酔した後にブロック針を刺入する．針先を上関節突起の外側縁を滑らしていくと椎間板を穿刺できる．ここで正面と側面の X 線透視像を見て，ブロック針が椎間板から貫通する位置を予測し，適切でなければ刺入点を変えて再穿刺をする．

椎間板穿刺後は X 線透視を側面透視像に変更して，深さを確認しながらブロック針を椎間板内に進める．針先が椎間板を貫通する前にスタイレットを抜いて生理食塩水の入ったガラスシリンジを接続し，X 線透視像を確認しながら抵抗消失法で椎間板を貫通させる．抵抗が消失した所が目的とするコンパートメント内である．

イオヘキソール 5 ml + 2% メピバカイン 5 ml の混合液で造影を行い，正面と側面の X 線透視像を見て薬液の広がりと疼痛の軽減の有無を確認する（図 1-161）．

20 分後，疼痛の軽減を認め，バイタルサインの変化や筋力・感覚低下がないことを確認し，99.5％アルコール 10～20 ml を緩徐に注入する．ブロック後に撮影した CT を図 1-162 に示す．

ブロック後は血圧低下を認めることがあるため，点滴は続行する．ブロック後の体位は仰臥位もしくは腹臥位で 2 時間，更に自由な体位でベッド上 2 時間の安静としている．

6. 合併症

1) 起立性低血圧：血管が拡張するため，ブロック直後に低血圧になりやすい．
2) 下痢：副交感神経が優位になるため，消化管運動が亢進して起きる．しかしがん性疼痛の場合にはブロックを行う前にオピオイドを使用していることが多く，実際に起きる頻度は少ない．
3) 酩酊状態(急性アルコール中毒)：比較的多量のアルコールを使用するため，アルコール不耐症の患者は酩酊状態になりやすい．頻脈・冷汗・嘔吐が出現することもある．
4) アルコール神経炎：傍脊椎法ではアルコールが壁側胸膜と椎体の間を通って流れ，肋間神経炎を合併することがある．
5) 血管損傷：椎体前面に大動脈が存在するため，ブロック針で大動脈を穿刺することがある．そのまま動脈を貫いて腹腔神経叢ブロックを行う手技もあるが，通常は動脈穿刺をした場合には速やかに針を引き抜く．動脈穿刺をしても止血は良好であるため問題となることは少ない．
6) その他の合併症：椎間板炎，クモ膜下注入，腎損傷・尿管損傷，肺損傷，乳び胸など．

文献

1) 塩谷正弘，大瀬戸清茂：腹腔神経叢ブロック．ペインクリニック―神経ブロック法，第2版，pp170-184，医学書院，2000
2) 佐藤朗，大方真人：腹腔神経叢・内臓神経ブロック．麻酔科診療プラクティス 12 ペインクリニックに必要な局所解剖，pp210-215，文光堂，2003
3) 長沼芳和，塩谷正弘：腹腔神経叢ブロック．塩谷正弘編：図説ペインクリニック，pp137-142，真興交易医書出版部，2000

（林　摩耶）

27 下腸間膜動脈神経叢ブロック　腰部

1. 下腸間膜動脈神経叢ブロックとは

下腸間膜動脈神経叢ブロックとは，下腸間膜動脈の起始部近傍に分布する下腸間膜動脈神経叢を遮断し，主として骨盤内の内臓からの求心性線維に由来する痛みを除去するものである．

2. 適応疾患

がん性疼痛が主たる適応疾患である．下腸間膜動脈神経叢の支配領域（横行結腸左半分からS状結腸に至る部位）の内臓痛（左下腹部痛），傍大動脈リンパ節腫大による下腹部痛および腰部痛などが適応疾患であるが，時として腹腔神経叢ブロックや上下腹神経叢ブロックの補助として用いられる場合も多い．骨盤内の腫瘍の腹壁浸潤に伴う下腹部痛や骨浸潤に伴う腰部・殿部痛は適応とならない．

3. 解剖

下腸間膜動脈神経叢は第3腰椎の高さの腹大動脈の前に位置する神経叢で，腹大動脈神経叢から派生し，左右の第1，2，3腰内臓神経の合流を受けながら，上下腹神経叢と交通する．下腸間膜動脈神経叢は下腸間膜動脈に絡み付くように左結腸動脈，上直腸動脈に分枝を伸ばし，横行結腸左半分からS状結腸までを神経支配する．

4. 器具

腹腔神経叢ブロックの項（104頁）に準ずる．
- 各種注射筒：① 5 ml ガラス注射器1本（抵抗消失法用），② 5 ml 注射器1本（局所麻酔用），③ 10 ml 注射器2本（造影剤および神経破壊薬注入用）
- 各種針：① Cathelin 針（23 G），②ブロック針（21 G　12〜13 mm）
- 薬品：① 2%メピバカイン，②神経破壊薬（アルコールまたは10%フェノール水溶液），③生理食塩水（抵抗消失法用），④造影剤（イオヘキソール）

5. 手技の実際

ここでは経椎間板法について述べる．準備は，腹腔神経叢ブロックの項（→104頁）に準ずる．

a. 体位の決定

患者の体位は腹臥位，側臥位のどちらでも可能であるが，経椎間板法では体交用枕を下腹部に入れた腹臥位（左半身約20度程度の挙上）で行うことを勧める．X線透視下に，第3，4腰椎椎間板（第2，3腰椎椎間でもよい）を確認した後に，各椎間関節間隙が椎体の左縁から椎体幅の約1/3に位置するよう，体交用枕を調節して左半身挙上の程度を微調整する（図1-163）．

27. 下腸間膜動脈神経叢ブロック　109

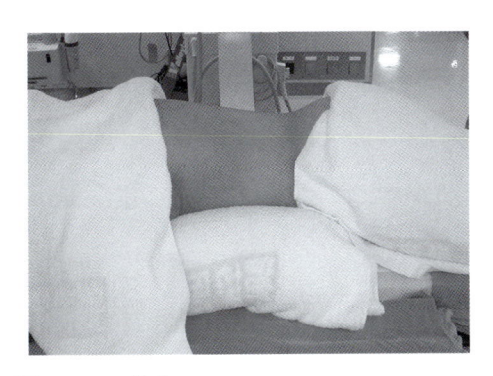

図 1-163　体位
患者の体位は左半身 20 度程度挙上の腹臥位とする.

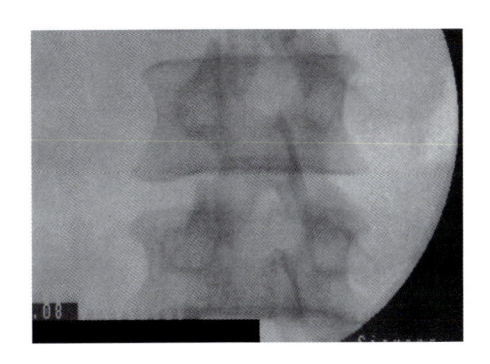

図 1-164　透視
椎体前面と後面が一致して 1 本の線として見えるように管球を調節する.

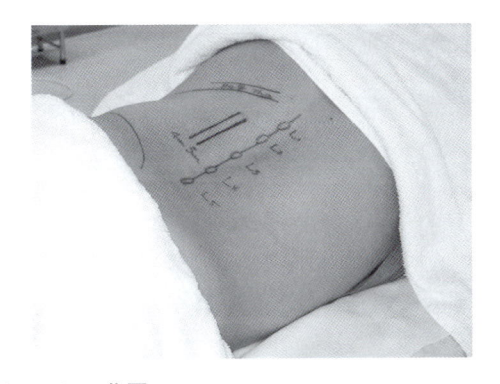

図 1-165　作図
刺入点を決定するために, 棘突起から 3〜4 cm 程度外側に線を引く.

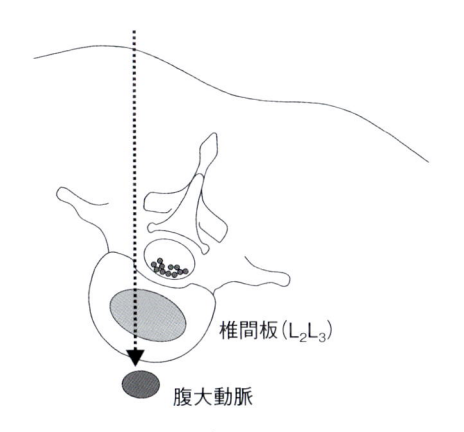

図 1-166　刺入イメージ
棘突起から 3〜4 cm 程度外側から刺入した針は, 椎間板を貫いて椎体前方の正中に到達する.

b. 透視の調節

透視画面（正面）上で第 3 腰椎の椎体下縁または第 4 腰椎の椎体上縁の椎体前面と後面が一致して 1 本の線として見えるように管球を調節する（図 1-164）.

c. 刺入点の決定

透視画面（正面）上の上関節突起の外側縁で椎間板上下縁の中央が皮膚上の刺入点となるが, 通常, その目安は棘突起から 3〜4 cm 程度外側である（図 1-165）.

d. 針の穿入

刺入点が決定したら, ヘキザックアルコールを用いて十分に消毒し, 滅菌布で刺入点の周りを覆う. 局所麻酔は, 刺入点に局所麻酔薬の膨疹をつくった後に椎間板に向かって十分に浸潤させる. 刺入点から針を椎間板に向かって進めるが, 針を椎間板前方の正中に到達させるため（図 1-166）に, 透視画面上で針が常に点として描写されるように針を進めることがコツである.

e. 椎間板の穿刺と抵抗消失法

針先が椎間板線維輪を介して椎間板内に達したら, 針管内のスタイレットを抜き, 生理食塩水 2〜3 ml を充填したガラス 5 ml 注射筒を針に接続する. その後, 透視画面（側面）にて針先を確認しながら, 抵抗消失法を利用して針を進める. 針先が椎間板を貫くと著明な抵抗の消失を感じることが

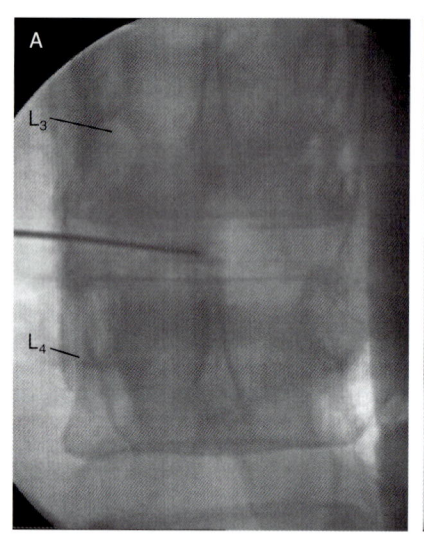

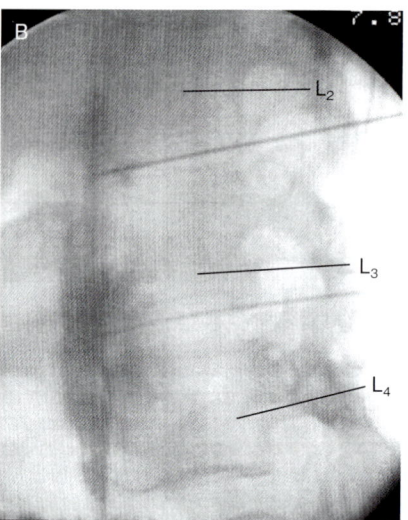

図 1-167 造影像
A：正面像．脊柱の頭尾側に広がる造影剤が観察される．B：側面像．椎体前面に楔状に広がる造影剤が観察される．

でき，そこで針先を固定する．

f．造影所見の確認

イオヘキソール 5 ml と 2％メピバカイン 5 ml の混合液を注入し，造影所見，効果および副作用の確認を行う．正面像で脊柱と重なって頭尾側に広がる造影所見（図 1-167A），側面像で尾側が鋭の楔状に広がる造影所見（図 1-167B）が得られることが望ましい．

g．神経破壊薬の注入

疼痛の軽減が得られ，腹部から下肢にかけての感覚，筋力の低下がないことを確認した後に，造影剤注入 20～30 分後に針管内からの血液の逆流がないことを最終確認し，神経破壊薬を 10～15 ml 注入する．針先や針管内の神経破壊薬の散布を避けるために，ごく少量（0.3 ml 程度）の生理食塩水でフラッシュした後に針を抜く．

6．合併症

1）針の刺入に伴う合併症：血管，神経損傷など．

2）交感神経遮断に伴う合併症：血管拡張に伴う血圧低下や消化管運動亢進に伴う下痢が出現することがある．

3）アルコールに伴う合併症：他のブロック（腹腔神経叢ブロック，上下腹神経叢ブロックなど）との併用によりアルコールの投与量が増えてしまった場合には酩酊をきたすことがある．また，アルコールの腸腰筋表面への流れ込みによりアルコール性神経炎をきたすことがある．

■文献

1) 宮崎東洋：下腸間膜動脈神経叢ブロック，1）透視下アプローチ．神経ブロック―関連疾患の整理と手技，pp328-336，真興交易医書出版部，2000
2) 伊奈廣明，鬼頭剛，大房幸浩：神経ブロックの手技，下腸間膜動脈神経叢ブロック．ペインクリニック 1999；20：S264-S268
3) 柳原尚，津田喬子：下腸間膜神経叢ブロック．高崎眞弓編：麻酔科診療プラクティス 12 ペインクリニックに必要な局所解剖，pp216-221，文光堂，2003

（山口重樹，篠崎未緒，北島敏光）

28 上下腹神経叢ブロック

腰部

1. 上下腹神経叢ブロックとは

第5腰椎から第1仙骨前面で形成する上下腹神経叢に局所麻酔薬や神経破壊薬を注入し効果を得る交感神経ブロックである．

2. 適応

骨盤内臓器(膀胱，子宮，卵巣，睾丸，前立腺，結腸の一部や直腸など)由来の疼痛が適応となる．がんによる疼痛，良性の難治性疼痛に用いられる．

3. 解剖(図1-168)

上下腹神経叢は，下腸間膜動脈の起始部から大動脈が左右の腸骨動脈に分岐する間で第2〜4腰内臓神経が大動脈神経叢に合わさり形成され，第5腰椎と第1仙骨前面に位置している．その後，左右の下腹神経となり下下腹神経叢を形成し骨盤内臓器および外陰部に分布している．

4. 器具

腹腔神経叢ブロック(→104頁)，下腸間膜動脈神経叢ブロック(→108頁)と同様のものを使用する．

5. 手技の実際

ブロック針の刺入経路により傍脊椎法と経椎間

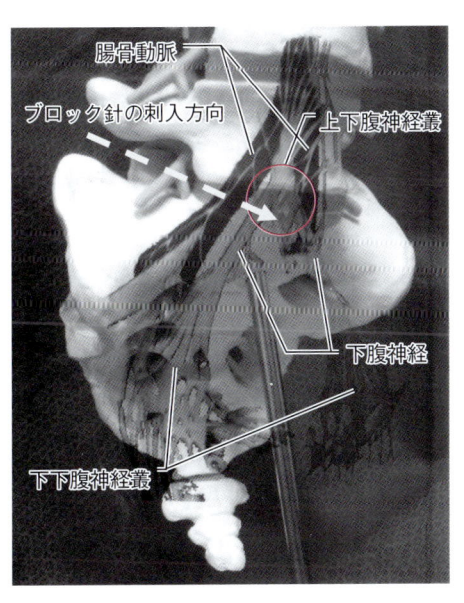

図1-168 解剖とブロック針の刺入イメージ

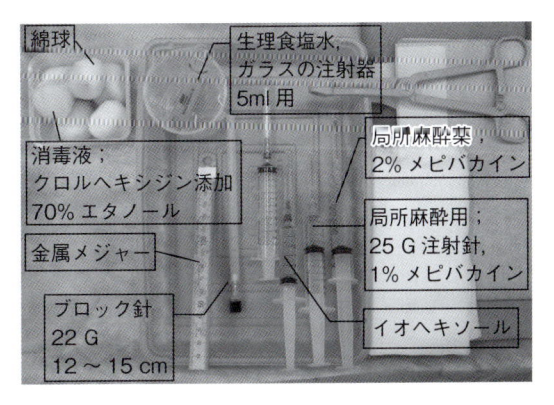

図1-169 必要な器具・薬剤

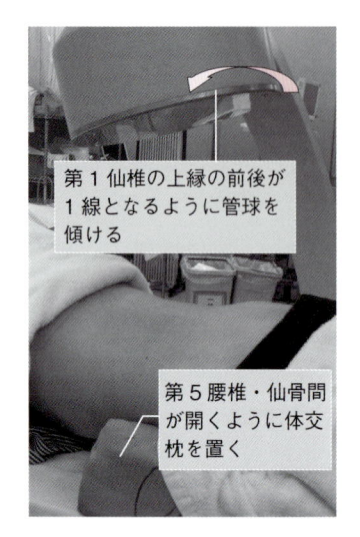

図1-170 体位とX線透視撮影方向

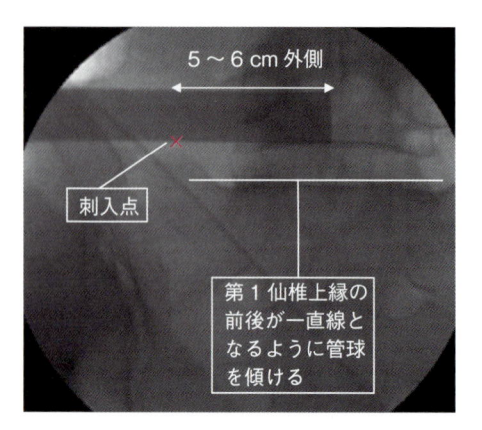

図1-171 X線透視撮影方向と刺入点

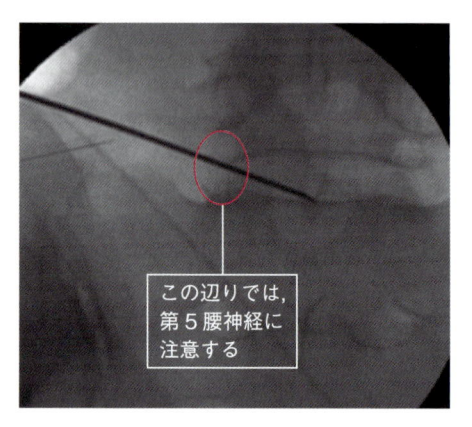

図1-172 ブロック針の刺入方向

板法があるが，本項では経椎間板法について述べる．経椎間板法は，解剖学的に刺入が困難となることがある．したがって施行前に第5腰椎と仙骨の椎間板の広さや第5腰椎横突起の形状や腸骨稜との開き具合などを単純X線写真で確認しておく必要がある．

a. 体位と撮影の仕方（図1-170）
(1) 腹臥位で第5腰椎と仙骨間がなるべく開くように下腹部に体交枕を置く．
(2) 術者は患者の左側に立ち，X線透視装置は患者の右側から患者の体軸と直角となるように配置する．
(3) 第5腰椎と仙骨の正面像を確認し，第1仙椎の上縁の前後が1線となるようにX線透視装置の管球を傾ける．側面像も確認する．

b. 穿刺・薬液注入
(1) 第5腰椎棘突起から5～6cm外側で第5腰椎横突起と腸骨稜との間で横突起下縁寄りを刺入点とする（図1-171）．
(2) 金属メジャーやブロック針を用いて刺入方向をイメージする（図1-172）．刺入角度は，45～55度程度となる．
(3) 局所麻酔後，ブロック針をゆっくり進める．

椎間板に入る手前で第5腰神経根に触れる場合があるので丁寧に進める．触れた場合には，ブロック針を皮下まで一度，引き戻し刺入角度をわずかに変えて再び進める．
(4) ブロック針が椎間板に入ると刺入抵抗がやや硬くなる．正面像で椎間板の左右径の手前1/4程度までブロック針が進んだら側面像で針先の位置を確認する．この時点で針先は，椎間板後方から1/2～3/4の間に位置しているのが理想である．
(5) ブロック針を若干進め，内筒を抜き生理食塩水で満たしたガラス注射器を装着し加圧しながらゆっくりと進める．
(6) ブロック針の先が椎間板を抜け前方に進むと加圧していた抵抗が消失する．

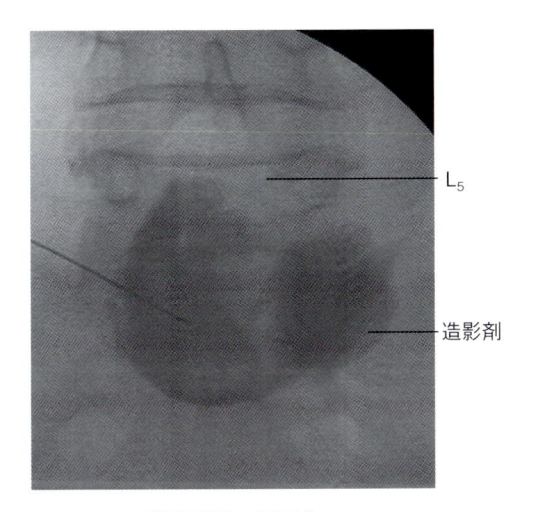

図1-173 造影所見:正面像

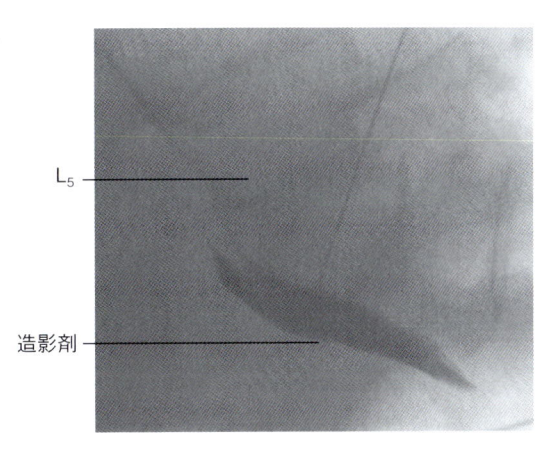

図1-174 造影所見:側面像

(7) 針先が正面像でほぼ正中にあり側面像で椎間板の前方にあること，血液の逆流がないことを確認し，透視しながら造影剤5 mlを注入する．造影所見が，正面像で両側に広がり（**図1-173**），側面像で第5腰椎と仙骨の前縁に沿って山のように広がっていることを確認する（**図1-174**）．

(8) 局所麻酔薬（2％メピバカイン）を6～10 mlゆっくりと注入する．

(9) 局所麻酔薬の注入から20分後に下肢の感覚障害や運動麻痺のないことを確認後，必要であれば局所麻酔薬と同量の神経破壊薬（99.5％アルコール）をゆっくりと注入する．

(10) 神経破壊薬を用いた場合には，生理食塩水を0.5 ml注入しブロック針内を空にし，注射器を軽く吸引しながらブロック針を抜去する．

(11) ブロック後2時間程度は，腹臥位または仰臥位安静とする．

6. 合併症

1) 感染・出血・造影剤アレルギー：椎間板炎には，十分に注意する．十分な消毒と清潔操作，抗生物質の投与を検討する．
2) 第5腰神経損傷：刺入はゆっくりと丁寧に行う．
3) 排尿機能障害・射精障害

■ 文献

1) 井関雅子：交感神経ブロック 上下腹神経叢ブロック．ペインクリニック 2006；27別冊秋：S571-S577
2) Loeser JD, Butler SH, Chapman CR ed: Bonica's Management of Pain, 3rd ed, Lippincott Williams & Wilkins, Philadelphia, 2001
3) 井関雅子，宮崎東洋：上下腹神経叢ブロック．高崎眞弓編：麻酔科診療プラクティクス12ペインクリニックに必要な局所解剖，pp222-225，文光堂，2003

（田邉 豊，井関雅子，宮崎東洋）

29 腰部交感神経節ブロック

腰部

1. 腰部交感神経節ブロックとは

腰下肢の痛み,血行障害の改善目的で行われる.末梢の血管拡張作用が強いので,下肢の血流改善には特に有用である.神経破壊薬であるアルコールを使用する方法と,高周波による熱凝固で行う方法がある.

2. 適応疾患

閉塞性動脈硬化症,Buerger病,糖尿病性血管障害などの血行障害や,交感神経過緊張に由来する疾患,交感神経が関与する疼痛などが適応となる.

3. 解剖

図1-175は第2腰椎レベルの横断面の交感神経幹付近の解剖である.腰部交感神経は大腰筋筋膜,腎臓筋膜および前縦靱帯に囲まれるコンパートメントに存在する.腰部交感神経は椎体前縁から0〜5mm後方,中心から18〜30mm外側に位置する.図1-176[1])に示すように腰部交感神経節は,5個の腰椎に対して4〜6個の神経節が存在し,必ずしも椎体の中央に位置するわけではない.

4. 器具(図1-177)

- 23, 25G 6cm針+10mlシリンジ(1%メピバカイン局所麻酔用)
- 21G 15cmブロック針, 21G 14.4cm Sluijter針(先端非絶縁部10mm)

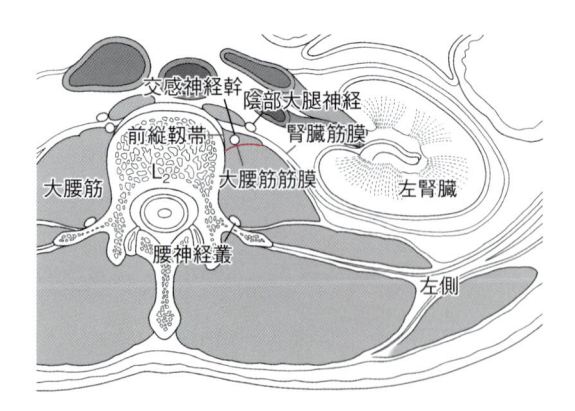

図1-175 交感神経幹付近の解剖

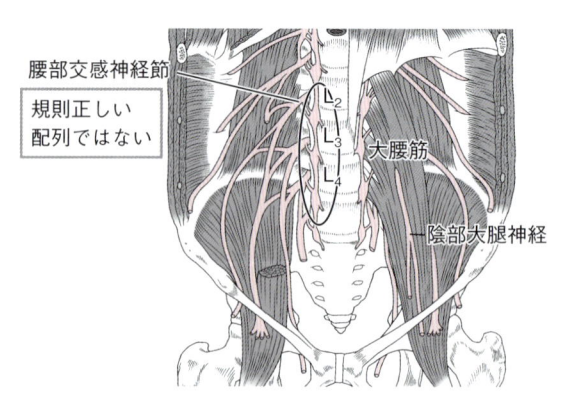

図1-176 腰部交感神経領域の解剖

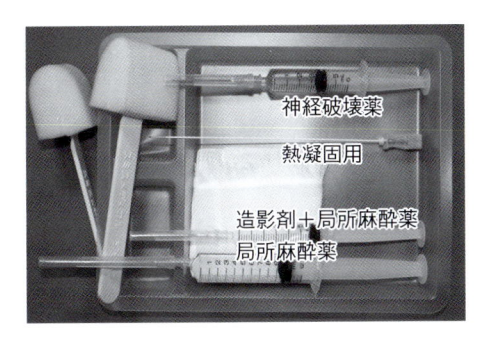

図1-177 腰部交感神経節ブロックに必要な器具

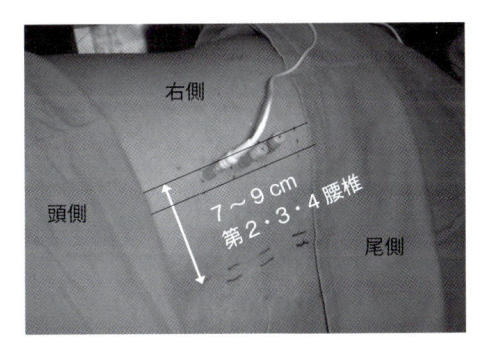

図1-179 腰部交感神経節ブロックの針の刺入点

- 5 ml シリンジ（2%メピバカイン 2.5 ml＋イオヘキソール 2.5 ml）
- 5 ml シリンジ（99.5%アルコール）
- 高周波熱凝固発生装置，電極キット

5. 手技の実際

a. 体位と撮影の仕方

図1-178のように体位はブロック側が上になる側臥位で，軽く膝を屈曲すると安定した姿勢が保てる．腰椎棘突起が透視台と平行になるように腰部に枕を入れる．薬液注入後，感覚障害を調べるために鼠径部を露出できるようにしておく．穿刺目的の第2，3，4腰椎レベルの棘突起と棘突起より7〜9 cm外側に目印をつける（図1-179）．オーバーチューブは腰椎直上から使用し，目的の椎体をモニター中央に誘導して，椎体終板が1線に見えるように管球の傾きを調節する．第5腰椎レベルでのブロックは，腸骨稜が干渉し，穿刺困

図1-178 腰部交感神経節ブロックの体位

難なこともあるが，症例によって行うことがある．

b. 穿刺

X線透視下に穿刺部位を決定する．棘突起より外側7〜9 cmで椎体中央と横突起を結ぶ線を穿刺部位とする．

まず第2腰椎に対し23Gもしくは25GのCathelin針で局所麻酔を行うが，針は横突起を越えて進めないことが望ましい．局所麻酔薬が椎間孔や大腰筋内に広がると下肢の感覚低下をきたし，後に神経破壊を行う時の判断が困難となる．局所麻酔薬は1椎体2〜3 ml使用する．

次にブロック針を硬膜外腔，クモ膜下腔や神経根を穿刺しないように，椎間孔の上縁に沿って椎体側面の椎体中央より腹側に向かって進めていく．穿刺時，横突起に当たるようであれば，横突起の尾側に針を進めていく．針先が椎体背部に当たる場合や椎体前縁に達しても椎体に接触しない場合は，数cmブロック針を引き抜き，方向を変え再度進めていく．図1-180Aのように針先が椎体側面に触れる時には，ブロック針の先端切り口は外側を向けておき，椎体表面の抵抗を感じながら椎体前縁まで針先端を進めていく．針先が椎体に食い込んで進まなくなったら，図1-180Bのように針先の切り口を180度回転させ椎体面に向け，椎体の表面を滑らせながら針を進めていく．椎体前縁直前で図1-180Cのように針先端の切り口を再び外側に向け，前縦靱帯内に針先端を食い込ませ固定する（図1-181）．ここで，図1-182のように組織中に針を進めていく時，針先端の切

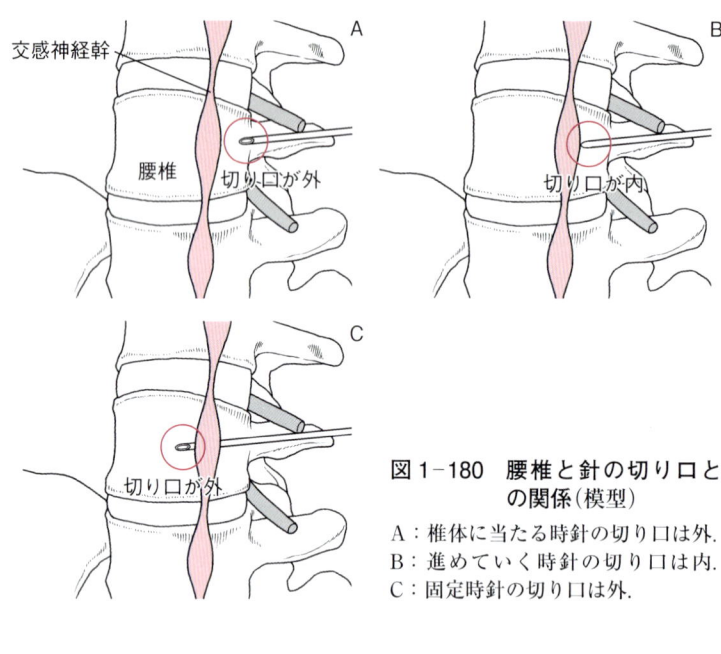

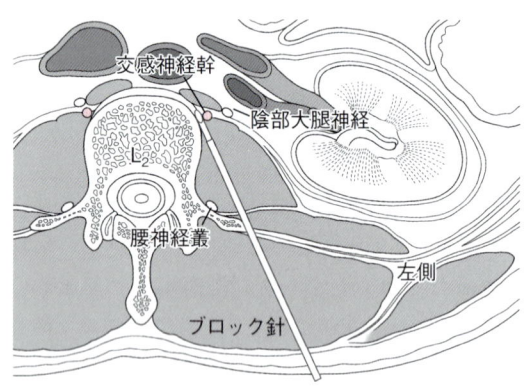

図1-180 腰椎と針の切り口との関係(模型)
A：椎体に当たる時針の切り口は外．
B：進めていく時針の切り口は内．
C：固定時針の切り口は外．

図1-181 交感神経とブロック針との関係
針先が椎体に接していると合併症が少なく効果も出る．

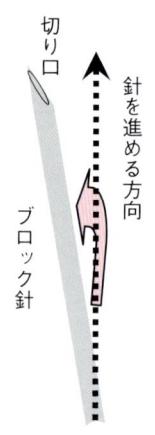

図1-182 組織中は針を真っすぐ進めても切り口と反対方向に進んでいく

り口とは反対方向に針が進んでいくことが重要なポイントとなる．第3，4腰椎に対しても同様に，ブロック針の椎体前縁での固定を行う．

　針の誘導時の体位は，側臥位法[2)]と斜位法[3)]とがある．側臥位法は広く行われており，操作中手指のX線被曝が少ないがやや難しい．30～40度前方に傾ける斜位法は，ブロック針の椎体到達までの距離が短く見えるので，比較的簡単なアプローチである．しかし，最終的には側臥位にして針先端を椎体前縁に固定する微調節が必要である．斜位法ではX線被曝は多少増える．正確な側臥位の確認は，透視下で左右の第12肋骨を一致させることである(図1-183)．

c. 薬液注入
　造影は，イオヘキソールと2%メピバカイン同

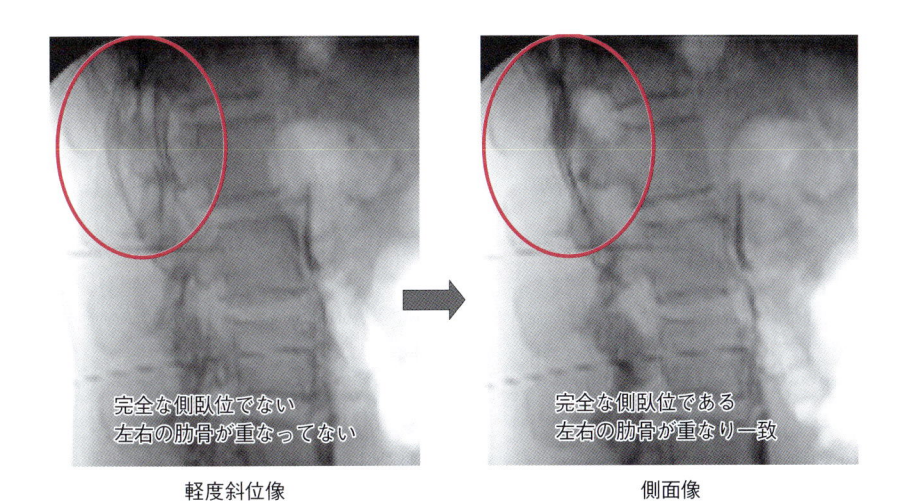

図1-183 第12肋骨を一致させ正しい側臥位にする

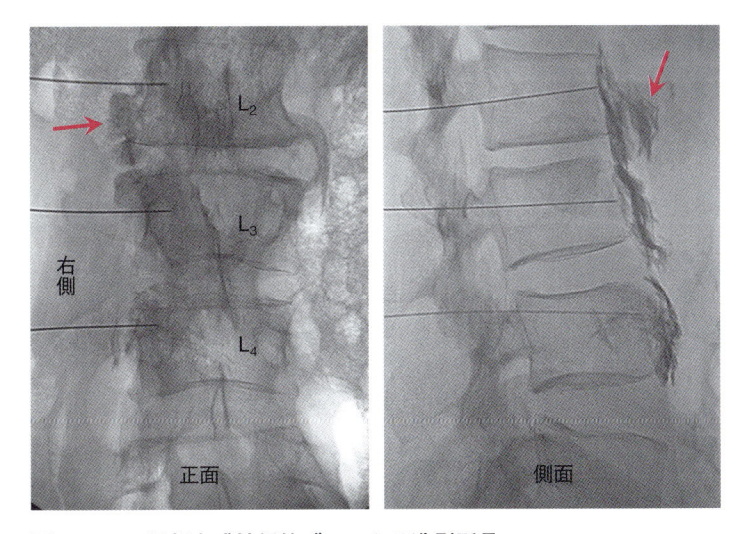

完全な側臥位でない
左右の肋骨が重なってない

軽度斜位像

完全な側臥位である
左右の肋骨が重なり一致

側面像

図1-184 腰部交感神経節ブロックの造影所見
大動脈のレリーフ像がみられる.

量を10 mlシリンジに混入,1椎体当たり2〜3 ml使用し,前述したコンパートメントに造影剤が広がっていくのを見る.造影剤の注入は必ず透視下で行う.血管内への造影剤の漏出は,リアルタイムで見ていないと確認できない.

良好な造影所見は,正面像では造影剤が椎体よりも内側にあることである.造影剤が椎体より外側に大きく広がった場合は大腰筋への漏出であり,ブロック針の先端が椎体に接していないことが考えられ,再穿刺を行う.しかし,図1-184の矢印のように椎体外側に少し出た腹部大動脈のレリーフが見られることがあるが,問題になったことはない.

造影剤と局所麻酔の混合液を注入し20分経過を見る.下肢の感覚障害がないことを確認し,神経破壊薬である99.5％アルコールを1椎体ずつ3

カ所，注入時痛や下肢感覚障害などの患者の反応をみながら緩徐に少量ずつ注入する．アルコールの注入量は造影剤と局所麻酔の混合液を注入した同量以下で，0.5〜3 ml を使用する．

高周波熱凝固を行う時は，通常のブロック針の変わりに 21 G 14.4 cm 先端非絶縁部 10 mm 針を使用し，15 cm Sluijter 針を用いる．熱凝固は 1 カ所につき 70〜90℃，120〜180 秒程度行う．

ブロック後 2 時間までは臥位での安静，4 時間までは床上安静を行う．片側に行う場合は 1 泊 2 日で，両側に行う場合は 2 泊 3 日で行う．

6. 合併症

1）神経炎：最も多く見られる合併症である．特に造影剤が椎体より外側の大腰筋に広がった時に神経破壊薬を注入したり，針の先端が椎体より離れている時に熱凝固を行うと，陰部大腿神経領域である鼠径部の感覚低下に続き，ぴりぴりした痛みが出現する．通常は 1〜2 週間で神経障害は回復するが，重症例では数カ月痛みが続く場合もある．図 1-185 のように第 1, 2 腰髄神経からなる陰部大腿神経は，下部腰椎レベルで大腰筋内部を貫通し鼠径部に分布する．
2）神経根損傷：ブロック針が椎体に当たる前に針が神経根に触れることがある．下肢に放散痛が生じた時は，それ以上針を進めずに再穿刺する．
3）血管穿刺：針を前縦靱帯に固定する時に，腰動静脈を穿刺し外筒内部から血液が逆流してくるのは珍しいことではない．血液の逆流がない所で再固定する．抗凝固療法をしていなければ出血で問題になることは少ない．脊髄を栄養している根動脈にアルコールが注入されると，激痛とともに脊髄損傷が起こる．透視下で造影剤の注入時によく観察を行えば，神経破壊薬を血管内に注入することは防止できる．腹部大動脈は椎体前面に位置するので，針が椎体を越えて極端に前方に侵入しなければ問題とならないが，腹部動脈瘤の有無を事前に確認しておく．
4）射精障害：第 1 腰髄神経を両側ブロックすると射精障害を生じることがある．男性は第 1 腰椎レベルでの交感神経ブロックは，避けるべきである．第 2 腰椎レベルのブロックでも，図 1-186 のように造影剤が第 1 腰椎付近まで広がる時は，神経破壊薬の使用を控え，高周波熱凝固のみにする．
5）尿管穿刺：ブロック針が椎体に対し大きく外側に進入した時に起こることがある．透視下に行えば起こる可能性は低い．

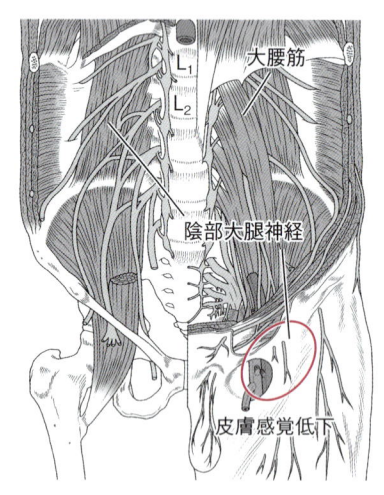

図 1-185 陰部大腿神経の走行

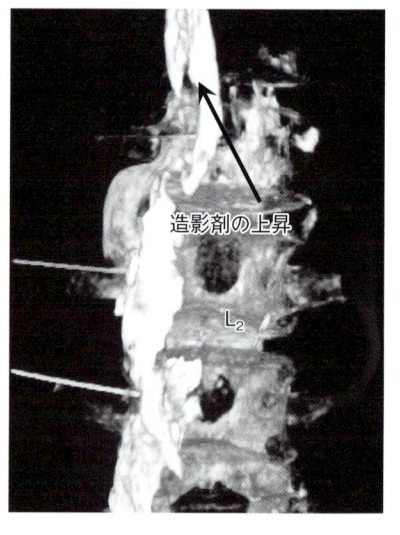

図 1-186 右第 2 腰椎の造影所見
造影剤が第 1 腰椎付近まで上昇している．

6) 発汗障害：ブロック効果がみられ足の発汗が停止すると，足底部のひび割れから感染を起こすことがある．湿潤クリームや保湿剤をあらかじめ使用する．

■ 文献
1) Netter FH: Atlas of Human Anatomy, 3rd ed. 相磯貞和訳, p480, 南江堂, 2004
2) 塩谷正弘：腰部交感神経アルコールブロック. Medical Postgraduates 1998 ; 36 : 181-188
3) 塩谷正弘, 大瀬戸清茂, 大野健次：腰部交感神経節ブロック. 若杉文吉監修：ペインクリニック―神経ブロック法, 第2版, pp192-194, 医学書院, 2000

（廣田一紀, 比嘉和夫）

30 腰椎椎間関節ブロック

腰部

1. 腰椎椎間関節ブロックとは

　腰痛の原因は種々あるが，腰椎椎間関節が原因による疼痛は比較的多い．本ブロックは，X線透視下に椎間関節にブロック針を刺入後，局所麻酔薬やステロイドを注入することで除痛効果が得られ，診断的ブロックとしても有用である．

2. 適応疾患

　椎間関節性腰痛は，明らかな神経根症状あるいは馬尾症状がなく，椎間関節部の圧痛が見られ，腰椎の伸展，特に後方に反らす動きで腰痛が誘発される場合が多い．変形性腰痛症，腰椎分離症，腰椎すべり症，腰椎椎間板症，腰椎圧迫骨折などが適応疾患となる．椎間関節由来の腰痛に第一選択となるが，腰部脊柱管狭窄や椎間板症など脊椎構築が原因の腰痛や非特異的腰痛の中に二次的椎間関節痛が合併，複合している場合も多いため，適応を極めて厳密にとる治療手段ではなく[1]，診断的ブロックとしての適応が広い治療法である．

3. 解剖(図1-187)

　椎間関節は1つの椎体の下関節突起と下位椎体の上関節突起からなる関節であり，滑膜を有し関節包で覆われる．関節包は関節の上極では横突起基部に向かって，また下極では椎弓後方を覆うように囊状に膨隆している．腰椎椎間関節面の矢状面に対する角度は上位腰椎では小さく，下位腰椎では大きい．椎間関節は腰神経後枝内側枝により支配されている．腰神経後枝内側枝は一椎体尾側の乳頭副突起靱帯直下を通過し，頭尾側の椎間関節に関節枝を分岐する．

4. 器具(図1-188)

・23 G　6 cm　Cathelin針(穿刺する関節数の針を用意)
・5 ml シリンジ(イオヘキソール)
・2.5 ml のシリンジ(1椎間関節当たり局所麻酔薬1%メピバカイン0.5～1.0 ml と，デキサメタゾン1～2 mg程度を混合)

5. 手技の実際

a. 体位と撮影の仕方

　腹部に枕を入れた腹臥位とし，30～40度くら

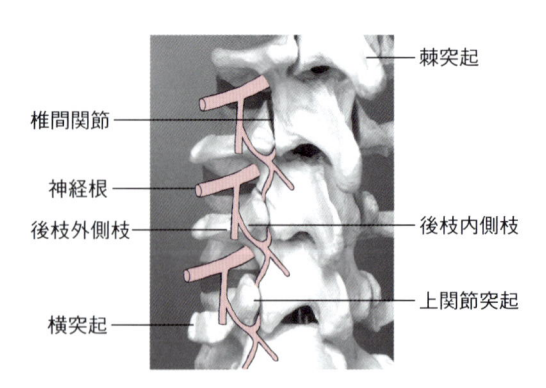

図1-187　椎間関節解剖図

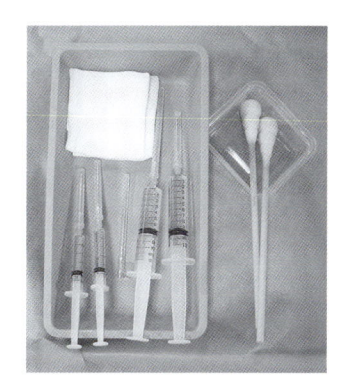

図1-188 椎間関節ブロックに必要な器具
23 G 6 cm Cathelin針，局所麻酔薬とデキサメタゾンを混合した2.5 mlシリンジ，造影剤入りシリンジ（5 mlまたは10 ml），清毒セット．

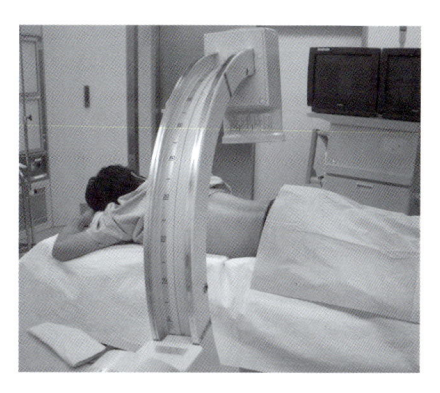

図1-189 椎間関節ブロックの体位と撮影の仕方
腹部に枕を当て腹臥位とし，30～40度くらい患側上位の斜位とする．目的とする関節裂隙が椎体のほぼ中央となる位置でより明瞭となるようにX線管球を合わせる．

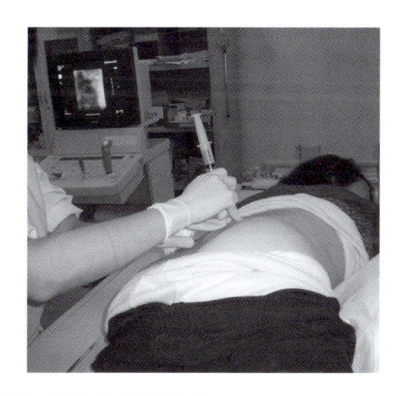

図1-190 穿刺と薬液注入
目的とする上関節突起と下関節突起の関節裂隙を透視下に確認し，Cathelin針を刺入．

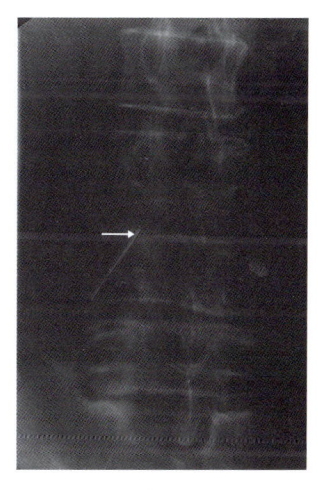

図1-191 椎間関節ブロック斜位法の透視画像
椎間関節下極に向けてCathelin針を刺入．

いの患側上位の斜位とする（図1-189）．目的の椎間の椎体終板が一直線に見え，関節裂隙が透視上写った椎体の幅のほぼ中央となる位置で裂隙がより明瞭となるようにX線管球を頭尾側に振って合わせる．

b．穿刺，薬液注入

透視下で圧痛部位に一致する関節裂隙を確認し23 G 6 cm Cathelin針を刺入する．針先は上関節突起上端と下関節突起の間の関節裂隙を目標に進める（図1-190）．関節包を貫く時に独特の柔らかい感触を得られることが多い．造影剤にて関節包内に針先が位置することを確認（図1-191）して局所麻酔薬とステロイドの混合液を注入する．造影剤や薬液の注入抵抗が強い場合は，針を回転させるか，少し抜いてみる．椎間関節の変性が強く椎間関節面の刺入が困難な場合は椎間関節の上・下極で嚢状に膨隆しているという解剖学的構築を考慮し，上・下極を目標にするか[2]，関節面のやや内側から刺入し裂隙内・外縁を目指す[3]．

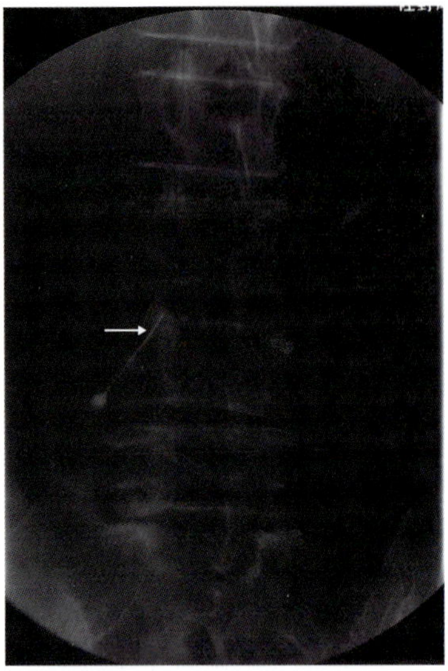

図1-192　造影剤注入時の所見（矢印）
左 L_3〜L_4 椎間関節腔内の下極と上極の膨大部に造影剤が貯留している．

6. 合併症

クモ膜下ブロック，硬膜外ブロック，脊髄損傷，神経根損傷などが起こり得る．透視下で，椎間裂隙を外さないよう，針を深く刺入しないよう注意する．

■ 文献

1) 延原弘明，塩谷正弘：腰椎椎間関節ブロックと腰椎 facet rhizotomy（腰部後枝内側枝高周波熱凝固法）．Medical Postgraduates 1997；35：167-179
2) 大野健次：Cアームを利用した椎間関節ブロック．ペインクリニック 2006；27：719-727
3) 岡本健一郎：経仙骨孔(S2)神経根ブロック・腰椎椎間関節ブロック．痛みと臨床 2004；4：365-369

（加瀬幸子，奥田泰久）

31 腰椎後枝内側枝高周波熱凝固法

腰部

1. 腰椎後枝内側枝高周波熱凝固法とは

椎間関節由来の疼痛に対して，椎間関節を支配する脊髄神経後枝内側枝(medial branch of posterior ramus)を選択的に熱凝固することで長期間の治療効果を得る方法である．

椎間関節ブロック，もしくは局所麻酔薬を用いた後枝内側枝ブロックを施行しても一過性の効果しか見られない症例で施行される．効果持続は平均約6カ月とされるが，特に有効性が認められた症例では1年以上効果が見られることが多い．

2. 適応疾患

1) 椎間関節症：体動時，特に脊柱の後屈時に腰痛を生じる．朝起床時に最も症状が強いと訴える症例が多い．椎間関節部(棘突起の約2cm外側)に圧痛を認める．椎間関節造影時に腰痛部位に放散する再現性疼痛と椎間関節ブロック後の症状消失にて罹患関節が診断される．
2) 二次的な椎間関節痛：変形性腰椎症，椎間板ヘルニア，脊柱管狭窄，腰椎圧迫骨折，腰椎分離症，腰椎すべり症，がん性疼痛など．

3. 解剖 (図1-193)

脊髄神経後枝は脊髄神経が椎間孔を出た所でほぼ直角に分岐し，背側へ向かい更に内側枝，中間枝，外側枝に分岐する．内側枝は下位横突起の上縁，乳様突起と副突起間の溝を走行し，上下に2本の関節枝を分岐し1本は上行し下方より椎間関節を取り囲むように分布する．また，もう1つの枝は更に1椎体下の椎間関節に分布する．

つまり，1つの椎間関節の痛みを取るためには2本の後枝内側枝のブロックが必要となる．

例えば第4/5腰椎椎間関節痛に対しては第3，第4腰椎後枝内側枝のブロックを行う．

4. 器具 (図1-194)

- 局所麻酔薬：1%メピバカイン(皮膚局所麻酔用)
- 22G 97mm(非絶縁部4mmのガイディングニードル)
- 局所麻酔薬：2%メピバカイン
- 高周波発生装置：ニューロサーモ™(図1-195)，電極キット

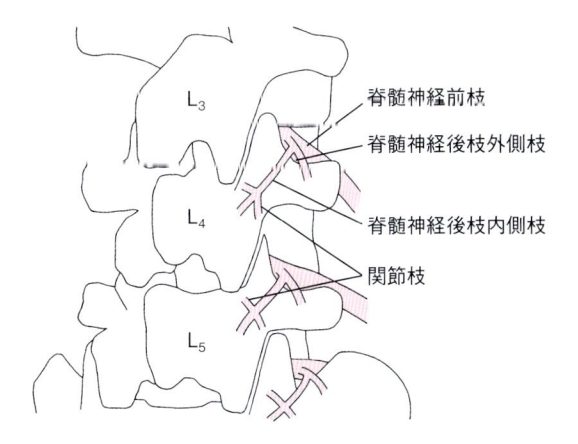

図1-193 脊髄神経後枝内側枝の解剖

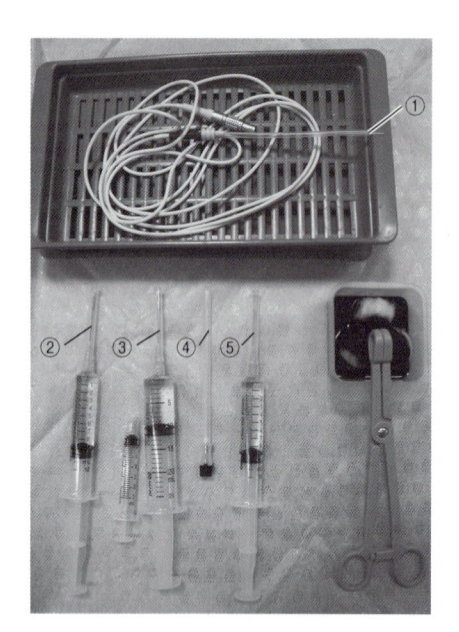

図1-194　腰椎後枝内側枝高周波熱凝固法に必要な器具
①高周波熱凝固電極，②1%メピバカイン，③造影剤，④ガイディングニードル，⑤2%メピバカイン．

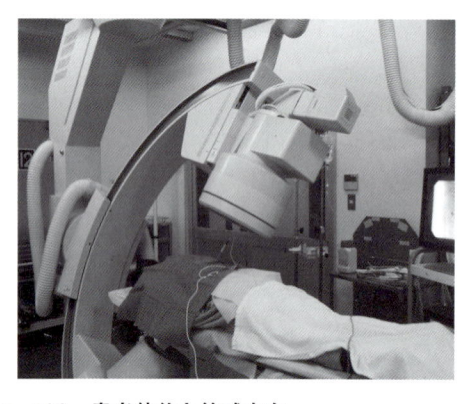

図1-196　患者体位と管球方向
腰部が透視台と平行になるように腹部の下に枕を入れた腹臥位とし，X線が終板に平行で約25〜35度の斜位になるようCアーム管球を調節する．

5. 手技の実際

まず，事前に椎間関節ブロックもしくは局所麻酔による後枝内側枝ブロックにより罹患椎間関節が確認されていることが前提である．罹患椎間関

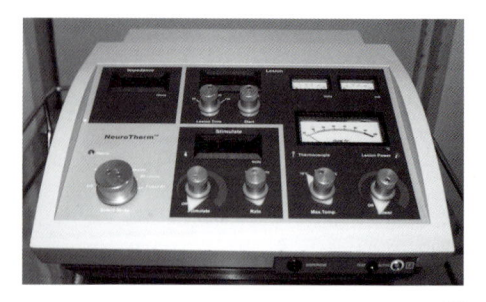

図1-195　高周波発生装置(ニューロサーモ^{TM})

節に分布する2分節の後枝内側枝を目的としてブロックを行う．多分節の同時のブロックにより背部の筋力低下(後述)をきたすこともあるため，最小限度にとどめる必要がある．

　以上を考慮のうえ，目的の後枝内側枝を決定し，圧痛の所見と透視にて目的椎間関節の椎弓根を確認，マーキングをしておく．

a. 斜位法

1) 体位と撮影の仕方：患者を腹臥位として腰部が透視台と平行になるように腹部の下に枕を入れる．目的とする椎間関節レベルでX線が終板に平行に入るようにCアーム管球を調節する．管球を体軸中心に約25〜35度回転させ，患側の椎弓根基部(いわゆるスコッチテリアの目)が見えるように調整する(図1-196)．

　管球が固定された透視装置を用いる場合には，患者腹部に三角枕を当て患側を約30〜45度上に上げた半側臥位をとる．患側の下肢を軽く屈曲させて対側の下肢の上に組ませると安定する．

2) 穿刺：皮膚を消毒後，マーキングした目的椎弓根の少し尾側を刺入点とし，1%メピバカインにて局所麻酔を行う．局所麻酔薬の量が多すぎたり針を深くまで刺入しすぎたりすると目的とする後枝内側枝が麻酔され，再現痛や電気刺激による適正な針先の位置の同定が難しくなるので皮膚，皮下までで必要最小限の量にとどめる．

　刺入点よりガイディングニードルを穿刺，透視下に椎弓根基部の方向へ針先を進める．後枝内側枝は乳様突起と副突起間の溝を通って椎間関節に

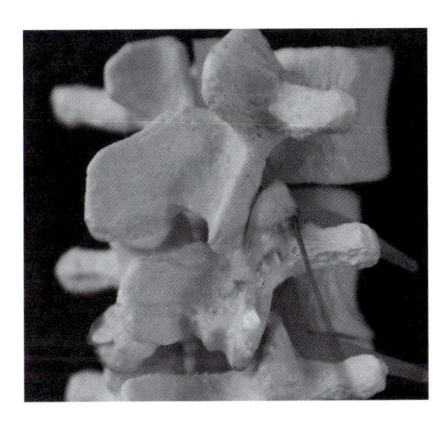

図 1-197　模型でのブロックのイメージ

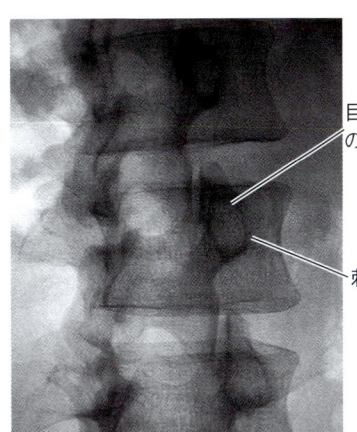

図 1-198　刺入位置と針先の目標点

至る．透視にて上関節突起基部（スコッチテリアの目の上外側縁辺り）に向かって針を進める（図1-197, 198）．針が椎弓根に当たったら骨表面を移動させ，針先が溝に入った感触で放散痛が得られる部位を探す．

　放散痛が分かりにくい場合はガイディングニードルに電極を入れ 50 Hz，0.5～1 V の電気刺激を行いながら放散痛が得られる部位を探す．ただし，再施行例では 2～3 V の刺激が必要なこともある．

　放散痛が得られたら 2～5 Hz の刺激にて傍脊柱筋の攣縮を確認する．下肢にも動きが見られる場合には前枝刺激に近い（針が深すぎる）ため，少し針を戻す．

　少量の造影剤を注入し，頭尾側方向に細い線状に造影され，関節内，血管内，神経根などに針が刺入していないことを確認する（図1-199）．

　2％メピバカイン 1～2 ml を注入後，90℃ 180 秒で高周波熱凝固を行う．麻酔が不十分な場合は局所麻酔薬を追加し，1～2 分待つ．それでも効果がない時には造影剤を再度注入して血管内注入でないか確認する．

b. 後方法
1）体位と撮影の仕方：患者を腹臥位として腰部が透視台と平行になるように腹部の下に枕を入れる．目的とする椎間関節レベルで X 線が終板に平行に入るように C アーム管球を調節する．

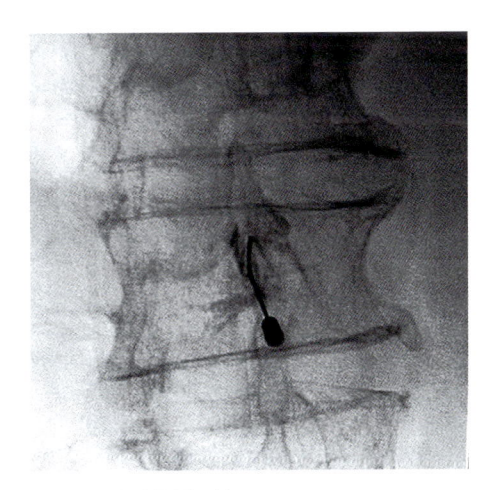

図 1-199　造影（斜位法）
造影剤を注入し関節内，血管内，神経根などに針が刺入していないことを確認する．

2）穿刺：皮膚を消毒後，目的とする椎間関節の下位椎体の横突起基部下縁を刺入点とし，1％メピバカインにて局所麻酔を行う．局所麻酔薬は斜位法と同様に皮膚，皮下までで必要最小限の量にとどめる．

　刺入点よりガイディングニードルを穿刺，透視下にいったん横突起基部に針を当て，椎弓根の中央部～外側 1/4 の方向を目標とし，骨表面を移動させ，放散痛が得られる部位を探す．

　放散痛が分かりにくい場合は斜位法と同様に電

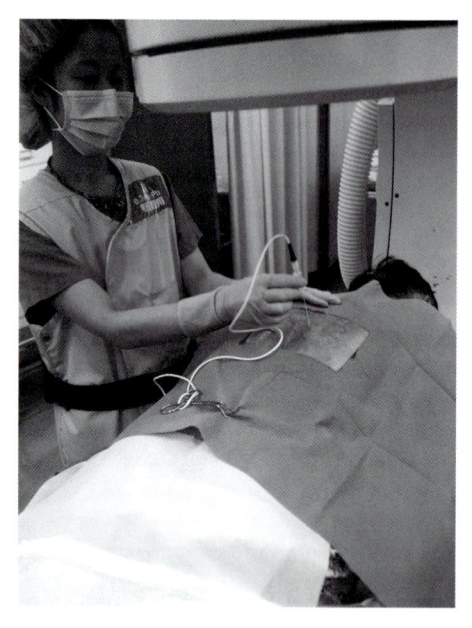

図1-200　後方法の施行風景

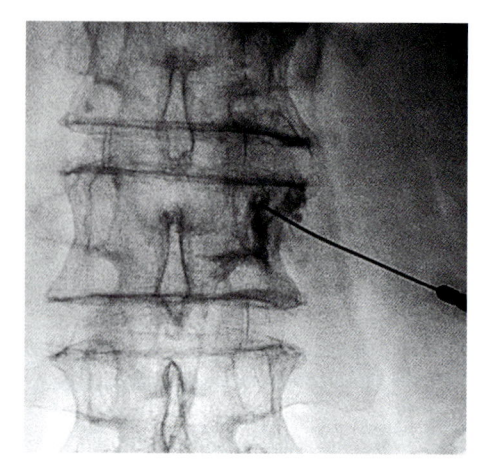

図1-201　造影(後方法)

気刺激を行いながら放散痛が得られる部位を探す．

放散痛が得られたら2〜5Hzの刺激にて傍脊柱筋の攣縮を確認し，造影剤を注入，関節内，血管内，神経根などに針が刺入していないことを確認する．

2％メピバカイン0.5〜2mlを注入後，90℃180秒で高周波熱凝固を行う．

6. 合併症

1) 感染：清潔操作に留意する．
2) 神経根損傷：椎弓根を透視下に確認しながら行えばまず起こらない．
3) 脊髄損傷，クモ膜下ブロック，硬膜外ブロック：神経根損傷と同様に椎弓根を透視下に確認しながら行えばまず起こらない．後方法で行う時には決して椎弓根より内側に針を進めないようにする．
4) 傍脊柱筋の筋力低下，背部の感覚低下：後枝内側枝は脊柱周囲の筋・皮膚に分布するため，腰背筋の筋力低下，感覚低下が起こり得る．

筋力低下を防ぐため，同側3カ所以上を同時にブロックすることは避け，何度かに分けて行うとともに背筋の筋力強化を行う工夫が必要である．

感覚低下はあまり問題になることはないが，程度の差こそあれ生じ得る．1〜2カ月で消失する．

■文献

1) 山上裕章：椎間関節ブロック．脊髄神経後枝内側枝高周波熱凝固法．高崎眞弓編：麻酔科診療プラクティス12ペインクリニックに必要な局所解剖，pp98-105，文光堂，2003
2) 大瀬戸清茂：脊髄神経高周波熱凝固法．若杉文吉監修：ペインクリニック―神経ブロック法，第2版，pp252-256，医学書院，2000
3) 益田律子：後枝内側枝ブロック．痛みの概念が変わった　新キーワード100+α，pp196-198，真興交易医書出版部，2008

（深澤圭太，細川豊史）

32 腰部神経根ブロック

腰部

1. 腰部神経根ブロックとは

　椎間孔から脊柱管外に出た脊髄神経またはその周囲に，局所麻酔薬とステロイドを注入する，治療的および診断的なブロックである．神経根を選択的にブロックすることで疼痛を緩和する一方，放散痛の部位や感覚低下から罹患部位の同定ができ，更に神経根の造影像からは神経の絞扼や走行異常が診断できる[1]．

2. 適応疾患

　腰椎椎間板ヘルニア，腰部脊柱管狭窄，腰椎すべり症，腰椎圧迫骨折，幻肢痛および断端部痛，複合性局所疼痛症候群などによる腰部神経根症，神経根性膝部痛および腰痛，帯状疱疹痛，帯状疱疹後神経痛などである[1]．

3. 解剖

　硬膜鞘に包まれた脊髄神経は，前縁が椎間板および椎体から，後縁が椎間関節から，上下縁が椎弓からつくられる椎間孔内の上前部かつ，椎弓根のほぼ直下を通り脊柱管外に出る[2,3]．椎間孔内には，前根および後根からなる脊髄神経のほかに，脊髄神経節，脊髄動脈の枝，静脈叢が存在し，神経血管叢が形成されている．この管は疎な組織である．
　脊髄神経は椎間孔を出る際，椎弓根直下の椎体上を通るが，この部分は，X線透視斜位像では，椎弓根下縁，椎体，上関節突起外縁で形成された窓が開いたように明瞭に見える（図1-202, 203, 205）．本ブロックでは，椎弓根下縁，椎体，神経根頭側縁で形成される safety space triangle に向け針を穿刺する（図1-204, 205）．上記のように，神経根は，神経と血管で形成される疎な組織を通る．したがって，ブロック針先端がこの神経血管叢内にあれば，薬液注入は神経鞘内ではなく，鞘外でなされることになるため，注入時の抵抗は一般的に低い．

4. 器具

- 23 G 6 cm 針＋5 ml シリンジ（1％メピバカイン：局所麻酔用）
- 21 G 9.7 cm スパイナル針
- 5 ml シリンジ（イオヘキソール）
- 5 ml シリンジ（1％メピバカイン 2 ml＋デキサメタゾン 2～4 mg：注入薬）

5. 手技の実際

　本法を行う際の体位には腹臥位法と斜位法がある．腹臥位法は，まだ一般的に行われていると思われるが，これは傍脊椎法というブラインドテクニックから発展したものと考えるので，ここでは掲載しない．斜位法は，上述した safety space triangle の穿刺や神経根直前でブロック針を止めることによる神経鞘外造影およびブロック，あるいは診断を優先した神経鞘内造影およびブロック

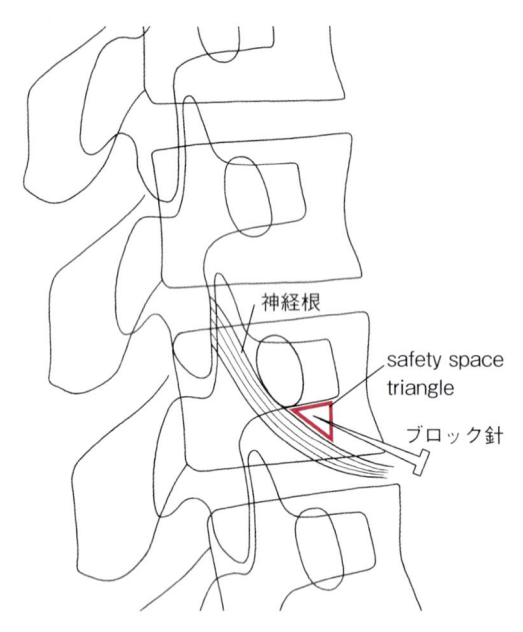

図 1-202　斜位法での腰部神経根ブロックの模式図
椎弓根下縁，椎体，神経根頭側縁で形成される safety space triangle に針を穿刺する．

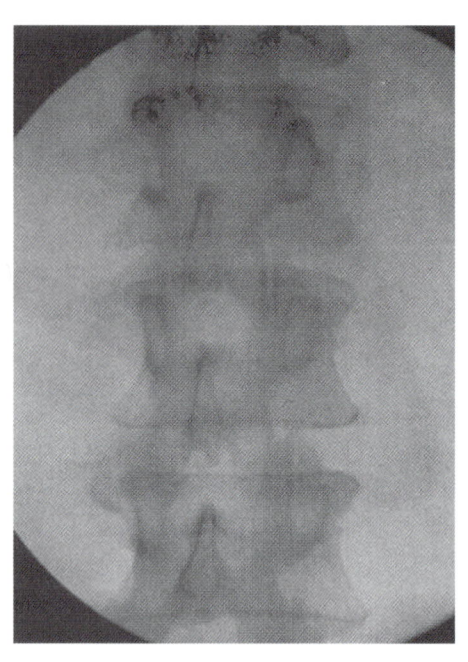

図 1-203　斜位法で腰部神経根ブロックを行う場合の X 線透視図

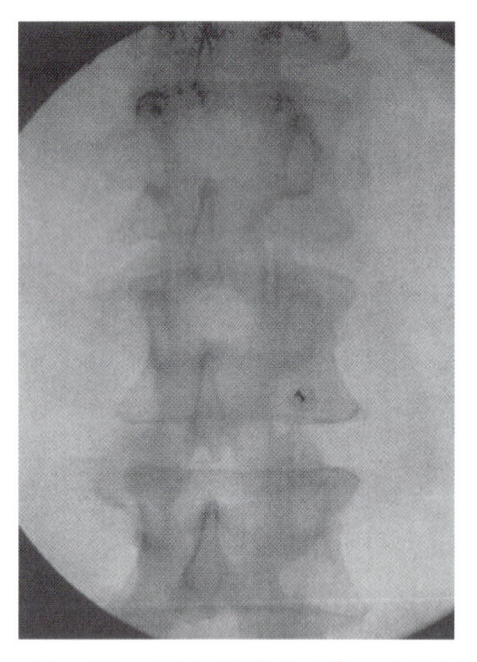

図 1-204　図 1-203 と同じ体位でブロック針を穿刺した図

のどちらでも選択でき，自由度が高い．

a. 腰部神経根ブロック斜位法[1,4]

（1）患者を透視台上で，ブロック側を上とした斜位とする．その際，腰部が透視台と平行になるよう腹部に枕を置く．斜位の程度は，目的とする神経根が属する椎体の，1つ尾側の椎体の上関節突起が，椎間板を横方向に 4 等分した時の外側 4 分の 1 ほどの位置にくるようにする（図 1-202）．

（2）ブロックすべき神経が属する椎体の，頭側の終板が直線状になるように X 線管球を振り，椎体終板を一致させ，解剖の項で述べた窓が見えるように体位を調整する（図 1-203，205）．

（3）ブロック針刺入および薬液注入：ブロック針を椎弓根の下に向けて刺入する（図 1-204，205）．ブロック針が，前方の椎体壁あるいは内側の上関節突起に当たる前に神経根に到達し，放散痛が得られることがある．

解剖の項で述べた safety space triangle の穿刺や，神経根直前で針を止め神経血管叢を穿刺す

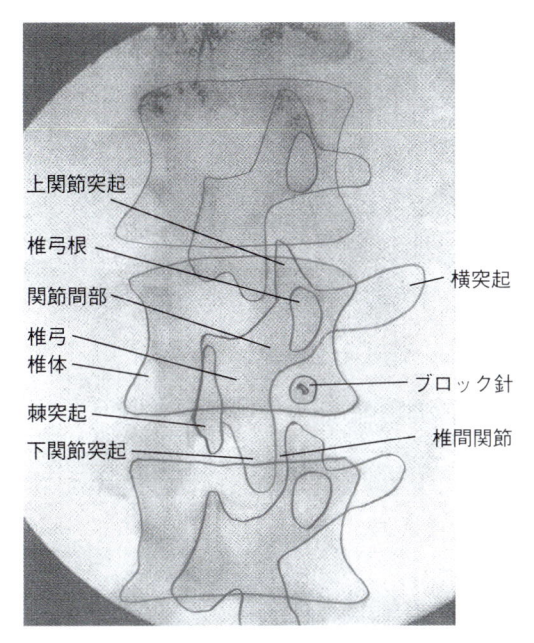

図1-205 図1-203, 204の解説

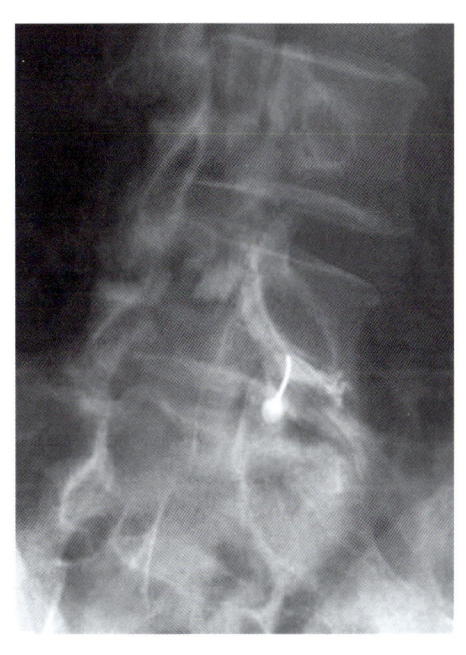

図1-206 右第5腰部神経根ブロック

る，神経鞘外造影およびブロックを行う．一方，神経根造影で圧迫部位の診断が必要な場合は，神経鞘内造影およびブロックを行い，強い放散痛を求める．

軽い放散痛が得られたら，造影剤を0.5～1 mlほど注入し神経根が造影されることを確認した後，局所麻酔薬とデキサメタゾンの混合液を注入する（図1-206）．

6．合併症

使用薬剤に対するアレルギー，感染，血管穿刺および出血，薬液の血管内注入，疼痛の一時的な増強，脊髄穿刺，神経損傷，筋力および感覚の低下，クモ膜下ブロック，椎間板穿刺などがある[1,2]．

■文献

1) 湯田康正，立山俊朗，唐澤秀武，大瀬戸清茂：腰部・仙骨部神経根ブロック．若杉文吉監修：ペインクリニック―神経ブロック法，第2版，pp217-221，医学書院，2000
2) Griffin DJ: Selective Nerve root block. McGraw JK: Interventional Radiology of the Spine - Image-guided Pain Therapy, pp119-126, Humana Press, NJ, 2004
3) Gajraj NM: Selective nerve root blocks for low back pain and radiculopathy. Reg Anesth Pain Med 2004; 29: 243-256
4) 伊達久，大森英哉，寺田宏達，他：腰神経根ブロック．ペインクリニック 2006；27 別冊秋：S395-S405

（平賀徳人，大瀬戸清茂）

33 腰部椎間板ブロック

腰部

1. 腰部椎間板ブロックとは

椎間板内に薬液を注入することにより，局所の炎症の緩和，椎間板内圧の減少，椎間板の変性促進などによって，椎間板に起因する疼痛を治療する手技である．

2. 適応疾患

椎間板変性疾患による疼痛と考えられる症例．臨床症状と他の画像診断法で責任椎間と予想される椎間板に対して施行する．椎間板ヘルニア，椎間板症，混合型脊柱管狭窄などが適応となる．

3. 解剖（図1-207）

針の刺入過程の解剖は，皮膚・皮下，傍脊柱筋，上関節外縁，靱帯，線維輪，髄核である．上関節突起腹側縁より腹側には神経根が走行する．

4. 器具

- 23，25 G 6 cm 針＋5 ml シリンジ（1％メピバカイン）
- 21，22 G 12～14 cm ブロック針
- 2.5 ml シリンジ（イオヘキソール）
- 2.5 ml シリンジ（1％メピバカイン1 ml＋デキサメタゾン2 mg）

5. 手技の実際

準備は頸椎椎間板ブロック（→47頁）と同じとする．

a. 体位と撮影の仕方

斜位として側腹部（ウエスト辺り）に枕を入れて，目的椎体の側弯を減少させる（図1-208）．必ずしも健側から穿刺しない．患側が上でないと体位をとれない患者も存在する．また，疼痛治療としては患側から穿刺した方がよい場合も多い．

側臥位から徐々に体を前面に倒し斜位とする（図1-207）．透視画面上で下位椎骨の上関節突起前縁が椎間板前後径の中央より背側（背側1/3～1/4程度）に位置する角度に体位を合わせる．

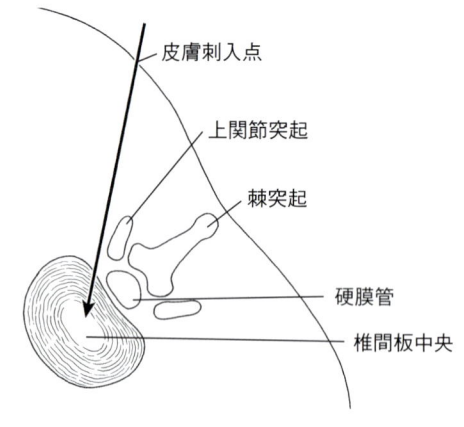

図1-207 椎間板造影時の解剖図
X線透視台に対して軽度斜位にした模式図．

b. 穿刺と薬液注入

X線管球の角度を目標の椎間板に対して平行に設定する．すなわち終板の左右両側が一線となるようにする．L_4L_5，L_5S_1椎間の場合は管球は頭側に傾く（図1-208，209）．透視画面上で，上関節突起前縁で椎間板中央部より背側（背側1/2〜1/3程度）を刺入点とする（図1-209）．皮膚から23〜25G 6cm針を用い1％メピバカイン2〜3mlで皮膚から上関節突起近辺まで局所麻酔を行う．局所麻酔薬浸潤後ブロック針を上関節突起に当たるまで進める．針を進める過程で針先が透視画面上で上関節突起より腹側に出なければ，神経根に当たることはない．上関節突起に当てた後，外側縁を滑らせて椎間板に刺入する（図1-209）．この方法では，針が上関節突起でやや方向を腹側に変えることが多い．それを考慮して最初の体位を，透視画面上で上関節突起前縁が椎間板前後径の背側1/3〜1/4程度に位置するようにしている．この方法では，上関節突起までの深さを知り椎間板までの深さの目安をつけることができる．また，やや背側からの刺入となるので針先が見やすく手の被曝を避けられる利点がある．操作中針が神経根に接触した場合は，やや尾側背側に針先を修正する．

椎間板内に針が入る時は独特の抵抗を感じ，また線維輪の感受性が高まっている場合には，腰痛を訴える．軽度の場合は一気に刺入するが，激痛の場合は1％メピバカイン0.2〜0.5mlを注入すると痛みは消失する．針先の位置を確かめるため体位を側臥位に戻し，X線管球を回転させて正面透視像を見る（管球の回転ができない器械では腹臥位とする）．正面透視像は棘突起が椎体の中心となるように調整する．透視下に針先を椎間板中

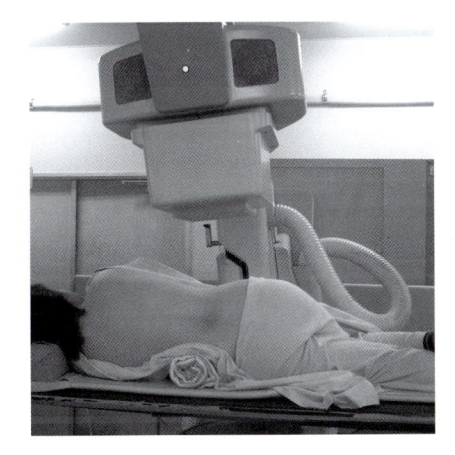

図1-208　椎間板造影の体位
軽度斜位にした側臥位．

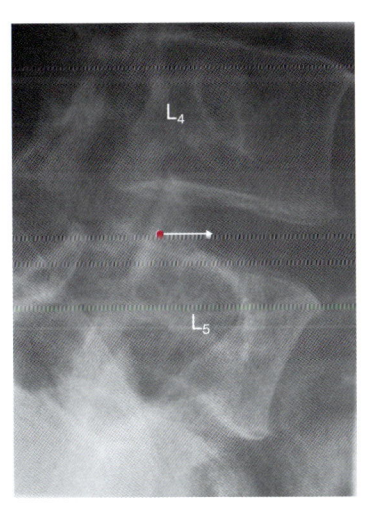

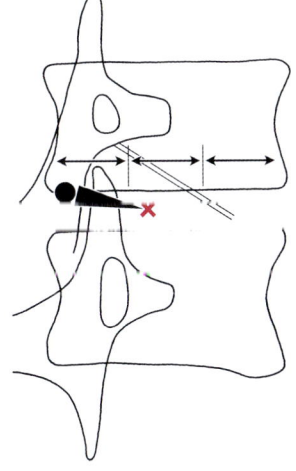

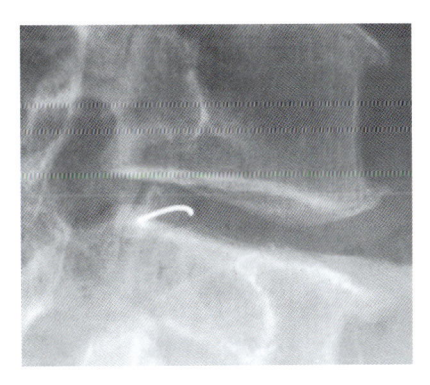

図1-209　L_4L_5椎間板造影の実際
L_4尾側終板，L_5頭側終板が一線になるようにX線透視方向を調整する．L_4L_5椎間関節の皮膚上の投影点辺りを刺入点（・）とし，矢印先端辺りで椎間板を穿刺する．

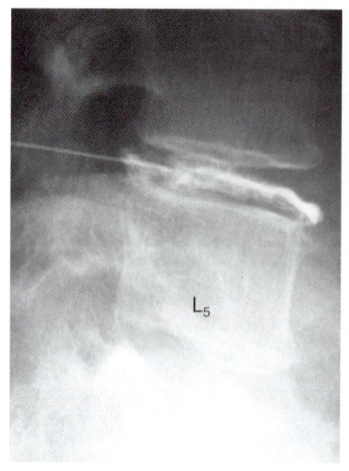

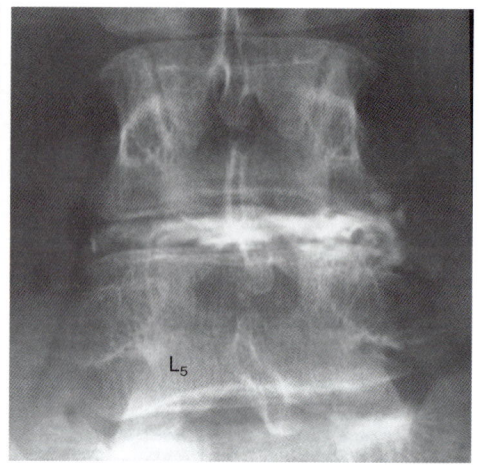

図 1-210 L₄L₅ 椎間板造影

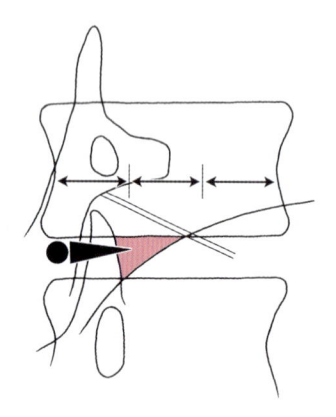

図 1-211 L₅S₁ 椎間板造影時の刺入点
黒丸は刺入点．黒矢頭先端は椎間板穿通部．

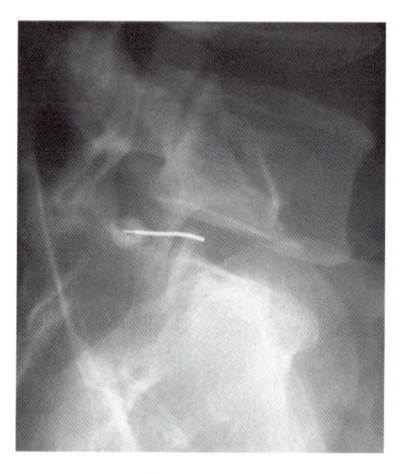

図 1-212 L₅S₁ 椎間板造影時の刺入
ブロック針を上関節突起外側縁に当てたところ．

心まで進める．その後再び側方向透視とする（腹臥位から側臥位に体位を戻す）．左右の第 12 肋骨が透視下で重なるように合わせると，正確な側方向透視となる．造影剤を注入抵抗や放散痛を確認しながら 0.5 ml ずつ注入し X 線撮影を行う．造影剤を 0.5 ml 注入後，正面・側面像の撮影を行う（図 1-210）．その後，造影剤を 0.5 ml ずつ追加し，疼痛の再現性を確かめる．疼痛を認めた場合はそれ以上の造影剤注入は中止する．

治療目的のためにステロイドと局所麻酔薬を注入し，抜針する．最後に CT を撮影する．抜針後 1～2 時間の安静・経過観察を行う．

c. L₅S₁ 椎間板造影

L₅S₁ 椎間の場合は，L₅ 終板〜S₁ 上関節突起前縁〜腸骨稜上縁の 3 要素で囲まれた三角形が透視画面上に見えれば，この三角形に向かって針を進める（図 1-211）．この三角形が見えない場合は，腸骨稜上縁よりも更に頭側を刺入点とし，尾方に向かって針を進める．理想的には，S₁ の上関節突起が椎間板径の背側 1/3 となることであるが，腸骨稜のために背側 1/2 くらいとなることが多い．刺入点は透視画面上で S₁ の上関節突起上からやや椎間関節寄りの点とし，上関節突起上外側

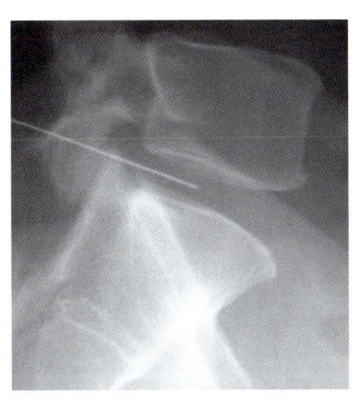

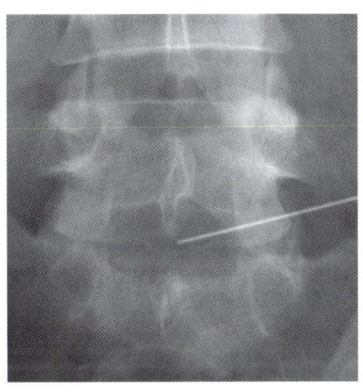

図 1-213　L₅S₁ 椎間板造影時の針先の確認
椎間板内に入ると正面中央に針を進め，その時の側面像で，針先端の位置を把握する．この写真では針先は椎体中央よりやや背側に位置する．

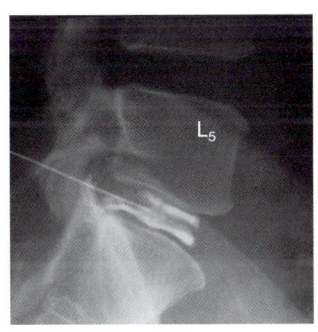

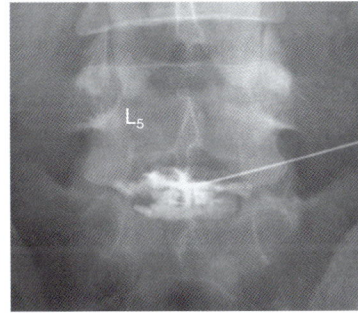

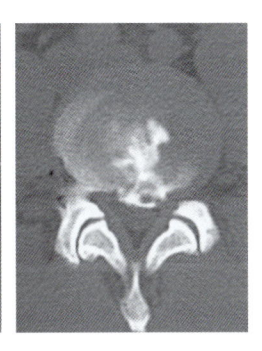

図 1-214　L₅S₁ 椎間板造影および CT

縁に向かって針を進める．上関節突起に当たった後外側縁を滑らせて椎間板に針を進める（図 1-212）．X 線管球の方向は頭側に傾いているので，針先は椎間板中央よりも頭側を目指すと，最終的に針先を椎間板中央に進めやすい．男性で腸骨稜がかぶさって不可能な場合もある．腰下の枕を大きくしたりしても困難な場合は，腸骨稜の外縁を刺入点とし，腸骨稜内側へと針を滑り込ませる．椎間板内にブロック針が入った後は他の椎間と同様である（図 1-213，214）．

6. 合併症

1) 感染（椎体・椎間板炎）：まれではあるが，いったん発症すれば難治であり，外科手術を要する場合もある．発症予防が最も大切であり，術前の抗生物質投与，術野の十分な消毒，術中の清潔操作の徹底が必要である．ブロック施行 30～60 分前から抗生物質の点滴静注を行う．

2) 神経損傷：針先が腹側に偏ると神経根損傷を起こす可能性がある．

3) 疼痛：一時的な主訴の悪化．突出型の場合は造影剤が吸収されるまで，本来の症状の悪化を訴えることが多い．椎間板造影後に硬膜外ブロックを行うか，坐薬などを使用して対処する．

■ 文献

1) 佐野智美, 大瀬戸清茂, 塩谷正弘：椎間板注入と造影. 塩谷正弘：図説ペインクリニック, pp64-74, 真興交易医書出版部, 2000
2) 山上裕章, 福島哲志, 他：椎間板造影で誘発される疼痛の管理. ペインクリニック 2002；23：211-216

（山上裕章，塩見由紀代）

34 仙骨部神経根ブロック

仙骨・骨盤部

1. 仙骨部神経根ブロックとは

　神経根ブロックは脊髄から分岐した脊髄神経が椎間孔より脊柱管の外側に出た直後の位置（神経根部）で，薬剤（局所麻酔薬やステロイド）の注入や熱凝固を行い，痛覚の伝達を遮断する方法である．仙骨部では，X線透視下に背側からアプローチし，後仙骨孔を介して中枢に向けて針を刺入する．

　仙骨部神経根ブロックで最も頻用されるのはS_1神経根ブロックであり，主に腰部脊柱管狭窄，腰椎椎間板ヘルニアに起因する腰下肢痛に対して適応となる．S_3以下の神経根ブロックはその支配領域，すなわち会陰部・肛門部痛に対して適応となるが，X線透視ではこのレベルの仙骨孔の同定が困難なこと，仙骨硬膜外ブロックや不対神経節ブロックの方がより簡便で効果的であることから，その必要頻度は低い．

2. 適応疾患

　腰部脊柱管狭窄，腰椎椎間板ヘルニア，腰椎変性疾患，failed back surgery syndrome（FBSS），帯状疱疹，帯状疱疹後神経痛，がん性疼痛，CRPS，腰椎圧迫骨折，会陰部痛，肛門部痛などに適応となる．

3. 解剖（図1-125）

　仙骨は第1仙椎から第5仙椎までが癒合して形成されている．仙骨の前面と後面にはそれぞれ左右4対の孔が存在し，前面，後面の孔をそれぞれ前仙骨孔，後仙骨孔と呼ぶ．仙骨部の脊髄神経（S_1からS_5）は左右に5対あり椎間孔から出て，前枝と後枝に分岐する．前枝は前仙骨孔より腹側に出て，仙骨神経叢を形成する．後枝は後仙骨孔から出て仙骨後面に分布する．後仙骨孔は外側に向かって開口しており，X線透視画像上では前仙骨孔の少し頭側に描出される．

　仙骨硬膜外造影の所見からみると，仙骨部脊髄神経前枝の走行はS_1から下に行くにつれて，正中線に対して角度を増して，左右への広がりが大きくなっていることが分かる（図1-216）．仙骨部神経根ブロックは，背面からブロック針を穿刺し，外側から後仙骨孔に針を通し仙骨脊髄神経が前枝と後枝に分岐する部位より中枢でブロックを行う方法である．

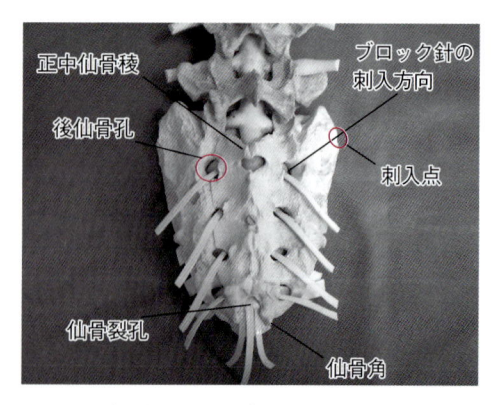

図1-215 仙骨部神経根ブロックの解剖とアプローチ

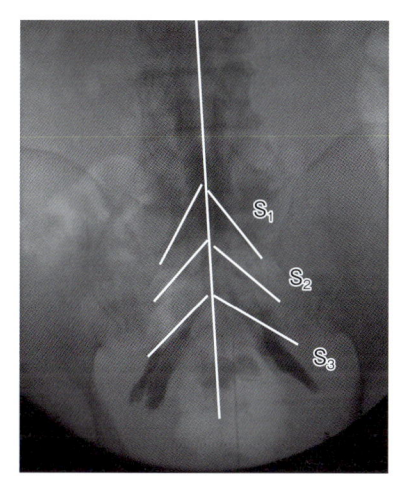

図 1-216 仙骨部脊髄神経の走行（硬膜外造影）

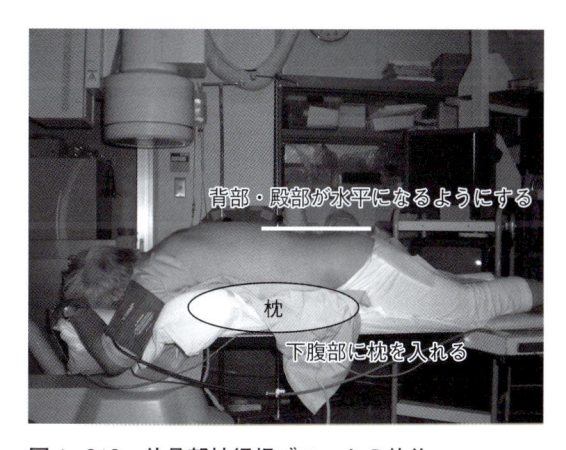

図 1-218 仙骨部神経根ブロックの体位

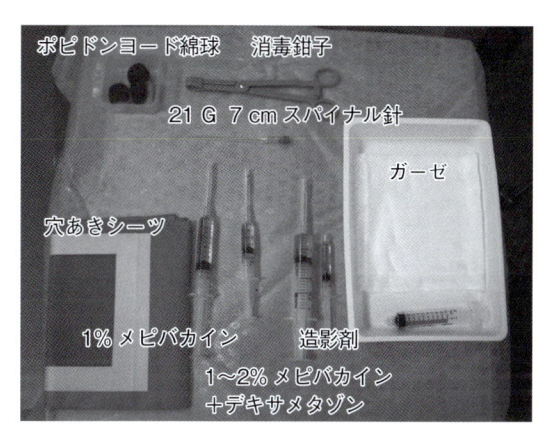

図 1-217 仙骨部神経根ブロックに必要な器具

4. 器具（図 1-217）

- 10 ml シリンジ（1% メピバカイン）+ 25 G 注射針：局所麻酔用
- スパイナル針（21 G 70 mm）：ブロック用
- 2.5 ml シリンジ（造影剤）：神経根造影用
- 5 ml シリンジ（1～2% メピバカイン 3 ml + デキサメタゾン 4 mg）：ブロック用薬剤

5. 手技の実際

仙骨部神経根ブロックを成功させる最大のポイントは，X線透視で後仙骨孔の位置を同定することである．一般的には，本ブロックの穿刺法は腹臥位法と斜位法の2つの手法が提唱されている．腹臥位法と斜位法の特徴については後述するが，筆者らの施設では2次元的感覚でブロックを行える腹臥位法を主に行っている．

a. 腹臥位法

1) 体位とX線透視管球の位置（図1-218, 219）：下腹部に枕を入れた腹臥位とし，背部・殿部がベッドに平行になるようにする．X線透視軸を L_5S_1 の終板が平行になるように調節する．症例により程度は異なるが透視軸を頭側に傾ける必要がある．

2) 穿刺，薬液注入：上記のようにX線透視軸を調節した状態で，まず前仙骨孔の位置を同定する．後仙骨孔は前仙骨孔の頭内側に描出されるので，必要に応じて透視画像のコントラストを調整して後仙骨孔を同定する（図1-220）．しかし，症例によっては腸管ガスの影響などで同定が困難で推定せざるを得ない場合もある．次に，正中線との角度から目的の仙骨部脊髄神経の走行をイメージする．

S_1 神経根ブロックの場合，原則的には刺入点は正中線より約4 cm 外側で S_1 椎弓根の下縁となる（図1-215）．1% メピバカインで皮下まで局所麻酔を施した後，この位置よりブロック針を刺

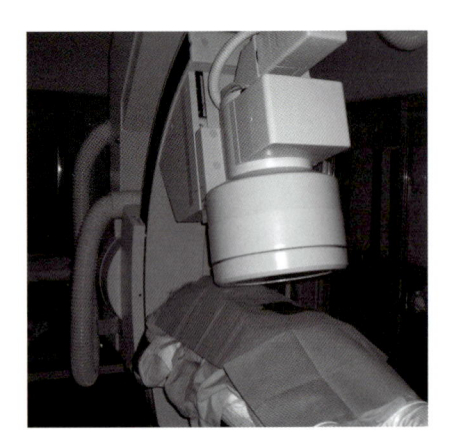

図 1-219　X 線透視軸の方向（腹臥位法）
L_5S_1 の終板が平行になるように調節すると透視軸は頭側に傾く．

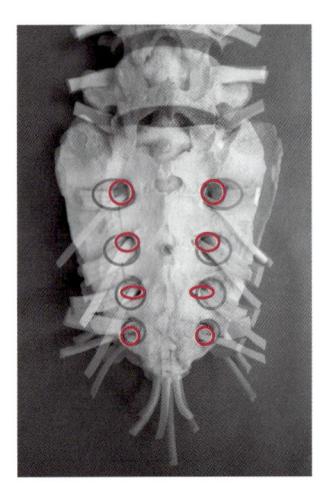

図 1-220　腹臥位法の時の前後仙骨孔のイメージ
前仙骨孔の頭内側に後仙骨孔が投影される．

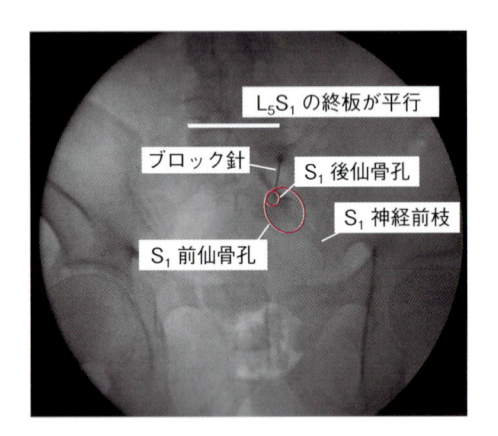

図 1-221　S_1 神経根ブロック（腹臥位法）

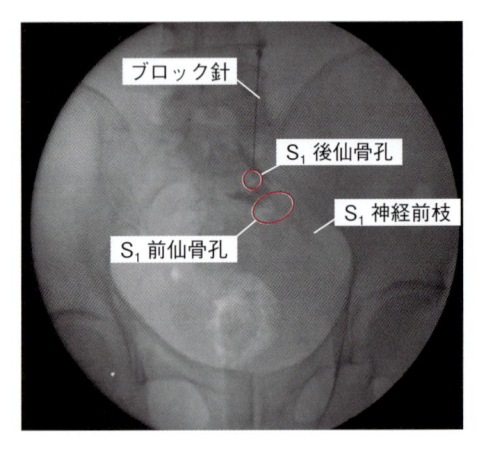

図 1-222　S_1 神経根ブロック（斜位法）

入し，先ほどイメージした神経の走行に垂直になる角度で後仙骨孔に向けて針先を誘導する．針先が後仙骨孔を通過した感触を感じ，針先を少し進めると大腿後面から下腿後面に強い放散痛を得る．造影剤を 2 ml 注入し神経根造影を行った後，1～2％ メピバカイン 1.5 ml，デキサメタゾン 2 mg を注入する（図 1-221）．

　針先が骨に当たる場合は，後仙骨孔の手前で当たっているのか，後仙骨孔の入り口を通過した後で当たっているのかを透視軸を変えて確認する．前者であれば，後仙骨孔の位置を再確認し，後者の場合は，後仙骨孔内で針の位置を細かく調整する．

b. 斜位法（図 1-222, 223）

　体位は，腹臥位法の場合と同様とし，X 線透視軸も前後方向は L_5S_1 の終板が平行になるように調節する．この状態（腹臥位法の管球の位置）から C アームを，ブロック側に傾けていく．10～20 度傾けると前仙骨孔と後仙骨孔の重なりがずれて，後仙骨孔が単独で同定できる．この位置で透視軸に沿って後仙骨孔に垂直に針を誘導する．ブロック操作中，施行者の手が透視野に入るため，視野が悪くなり操作の妨げになる場合がある．結果的に刺入点は腹臥位法とほぼ同じ位置となる．

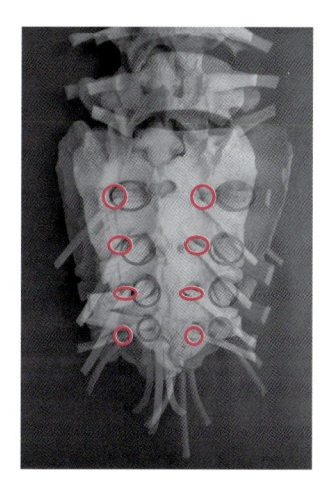

図1-223 斜位法の時の前後仙骨孔のイメージ（右側のブロックの場合）

右側の前後仙骨孔の投影像が重ならず，完全にずれている．透視はやや右上方から入ることになる．

後仙骨孔を針が通過する感触を感じ，少し針を進めると放散痛を得る．腹臥位法と同様に造影を行った後，薬液を注入する．

c. S_3以下の神経根ブロック

冒頭にも述べたように，S_3より下位のレベルではX線透視上も前後仙骨孔を同定することは困難なケースが多いうえに，ブロックの必要度も低いためにほとんど施行されないのが現実である．しかし，S_3以下の神経支配領域に限局した疼痛がみられるような場合は神経根ブロックの適応となる．

S_3以下の神経根ブロックを行う場合，X線透視で前後仙骨孔が確認できる場合は，上記の方法でブロックを施行する．同定が難しい場合は，ブロックに先立ち仙骨裂孔から仙骨硬膜外造影を行い，脊髄神経の走行をトレースする（図1-216）．その像を見ながら，腹臥位で前後仙骨孔を推測してブロック針を刺入し，放散痛が得られる場所を探る．

6. 合併症

上記手技に従ってX線透視下で行う限り，腹部内臓や大血管を穿刺する危険性はほとんどない．しかし，針先が外側を向いて深く刺入した場合は，前仙骨孔を通過し腹腔内穿刺になる危険性がないわけではない．以下に頻度の高い合併症を列挙する．

1) クモ膜下ブロック，硬膜下ブロック，硬膜外ブロック：いずれもブロック針が内側に進みすぎた場合に起こり得る．局所麻酔薬を注入する前に必ず造影を行い脊髄造影など中枢側の造影異常を確認する必要がある．
2) 神経根損傷：同一神経根を頻回穿刺すると，運動麻痺の原因になる．原則的には1回のブロックで2回以上の穿刺は避け，同部位のブロックは3カ月以上間隔をあけて施行するべきである．しかし，必要があると判断した場合は頻回に施行することもあり得る．
3) 神経根炎，感染：頻回の穿刺や，不潔操作は神経根の炎症や感染を引き起こす恐れがある．
4) 出血：抗血小板薬・抗凝固薬服用中の患者では，ブロック施行前に出血時間・凝固機能検査を行い評価する．
5) アレルギー反応：ブロック施行前に薬剤アレルギーの既往の有無を調べておく．局所麻酔薬，造影剤に対するアレルギーは，常に想定しておく必要がある．

■文献

1) 湯田康正：S1神経根ブロック．造影法（斜位法）．外科治療 1988；59：574-578
2) 井関明生，塩谷正弘：腰部神経根ブロック．塩谷正弘編：図説ペインクリニック，pp117-126, 真興交易医書出版部，2000
3) 中川美里，小澤るり子，比嘉正祐：仙骨神経根ブロック．ペインクリニック 2006；27別冊秋：S407-S412

（上野博司，細川豊史）

35 仙腸関節ブロック

仙骨・骨盤部

1. 仙腸関節ブロックとは

　腰下肢痛患者を診た場合，通常は問診と疼痛部位の身体的所見をもとに，腰椎や股関節の異常に焦点を当てて診断，治療を行う．一般的な検査としては，X線写真，MRI検査などを施行し，腰部硬膜外ブロックの効果も診断の参考にする．しかし，腰椎の変形が少なく，MRIでも明らかなヘルニアなどが認められず，更に腰部硬膜外ブロックを施行しても症状の軽減が見られない場合がある．この場合，心因性疼痛の可能性を考慮するが，下記に示す圧痛所見が得られた場合，本ブロックを施行して疼痛軽減効果を得ることがある．いずれにせよ仙腸関節由来の腰痛発生概念は，いまだあいまいであり，その診断基準も確立されていない．仙腸関節ブロックの評価も，厳密な研究デザインによる検討が必要と思われる．

2. 適応疾患

　仙腸関節ブロックで疼痛軽減効果を得る患者の疼痛自覚部位は仙腸関節裂隙の外側縁を中心にした腰殿部が多く，同時に鼠径部の痛みがあれば，診断的に特徴的と考えられている．多くの例でデルマトームに一致しない下肢のしびれや痛みを伴う．圧痛が上後腸骨棘およびその周辺，仙結節靱帯，腸骨筋部で多く見られる．患者自身に疼痛の最も痛い所を1本の指で指させる one finger test で上後腸骨棘およびその腸骨側の近傍を示した場合は，特徴的な指差し部位と考えられている[1]．

いずれにせよ，仙腸関節性疼痛は，MRI，CTでも特異的な画像所見がなく，診断は困難で見逃されることが多い．仙腸関節由来の腰痛頻度は10％ほどで，10歳代と50歳代にピークを示すと報告されている[2]．疼痛自覚部位，骨盤負荷による仙腸関節への疼痛誘発テスト（Newton テスト変法，Fadire テスト，Gaenslen テスト，Patrick テストなど）を参考にするとともに，仙腸関節ブロック自身の効果で診断することになる．通常の治療は骨盤ゴムベルトの装着，仙腸関節ブロック，仙腸関節固定術が良いと考えられている．

3. 解剖

　仙腸関節は体幹と下肢を結び，大きな加重を受け止めている．関節面が加重方向の縦方向に近いため，凹凸のある関節面とともに関節を固定する靱帯群と筋筋膜群がその安定化に重要な役割を果たしている．前，後仙腸靱帯と骨間靱帯が最深部で腸骨と仙骨との結合を担っており，仙棘靱帯と背側仙腸靱帯がその表層に位置している．筋筋膜群は靱帯群よりも表層にあり，大腿二頭筋腱と仙棘靱帯，脊柱起立筋との結合，後背筋，腰背筋膜と対側の大殿筋筋膜との連絡は特に重要とされ，腸腰筋，腰方形筋なども関連している可能性があり，これらの筋筋膜，靱帯の機能不全が仙腸関節不安定性にかかわっていると考えられている．図1-224に示すように，仙腸関節面は脊柱に対して平行ではなく，角度を持っていることに留意することが，仙腸関節ブロックの際針の刺入において大切

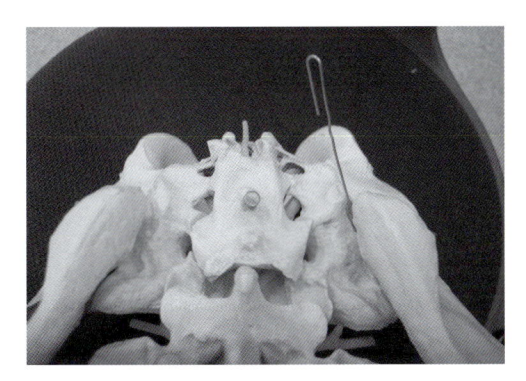

図1-224 仙骨モデルによる針の刺入方向と角度

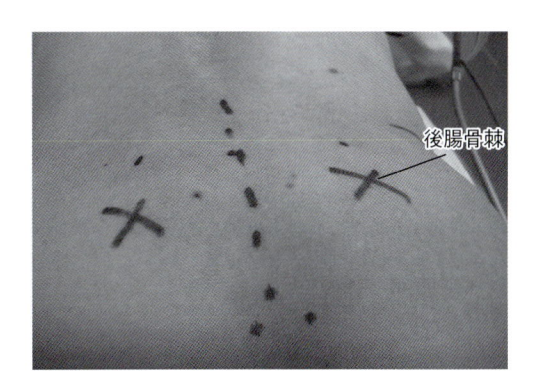

図1-225 仙骨領域の作図（後腸骨棘）

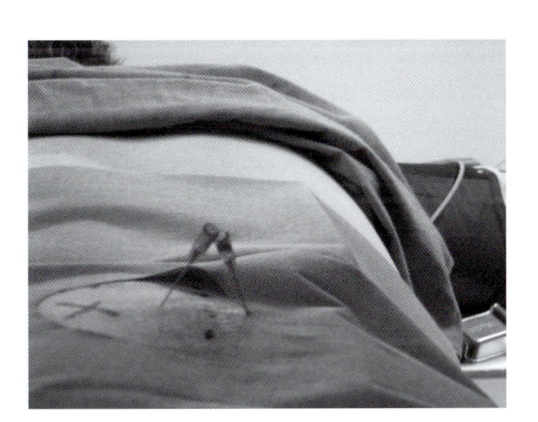

図1-226 両側仙腸関節腔穿刺による針の位置と角度

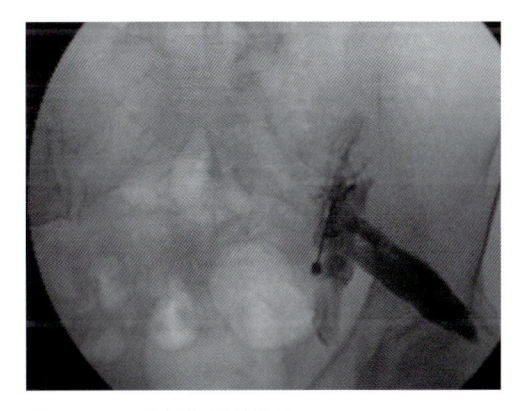

図1-227 右仙腸関節造影

となる．

4. 器具

- 25 G 2.5 cm 針＋10 ml シリンジ（1％メピバカイン局所麻酔用）
- 23 G 6 cm 針または 22 G 6 cm ブロック針
- 5 ml シリンジ（イオヘキソール）
- 10 ml シリンジ（1％メピバカイン 5 ml＋デキサメタゾン 2 mg またはオルガドロン® 1.9〜3.8 ml）

5. 手技の実際

a. 体位と撮影の仕方

腹臥位とし，下腹部にタオルなどを当てて少し仙骨部が挙がる状態とする．

図1-225 の X 印に示す後上腸骨棘を触れ，この印より 1〜2 cm 内側が針の刺入点で，X 線を透視して仙腸関節の間隙がスリット状に，はっきり見える位置に透視線を固定する．約15度の斜位が基準となるが，男子と女子では，男子の方が関節腔の角度は強くなる．図1-226 に針の刺入された状態での針の角度を示す．

b. 穿刺，薬液注入

25 G 針にて仙腸関節間隙がはっきり見える直上の皮膚を浸潤麻酔し，その部位より，22 G Cathelin 針を仙腸関節間隙の最下端部に向けて刺入する．上部に針を刺入した場合，関節内には入らないことが多い．また，針の刺入時に痛みを

訴えることが多いので，適宜局所麻酔薬を追加投与する．関節間隙に挿入できた場合には針先が固定された感じとなる．関節面内に刺入できたら，図 1-227 のように，造影剤を注入し関節面が造影されることを確認する．関節間隙に針が刺入できず，造影剤が周囲に広がる場合があるが，この場合には，無理に針の刺入にこだわらず，周囲に局所麻酔薬を注入しても効果は得られる．

6. 合併症

1) 感染：関節内注射では最も避けるべき合併症である．筆者らは，皮膚の消毒に，まず酒精綿にて 1 次消毒し，次いでポピドンヨードにて 2 次消毒をしている．発熱と刺入部周辺の疼痛が訴えられた場合には，感染と考えて抗生物質投与をし注意深く経過を観察する．

2) 出血：針の刺入を繰り返した場合発生可能性が高くなるので，X 線透視をしながら，針先の方向をあまり変化させないように注意する．いずれの合併症も，本ブロック施行前に，可能性について説明しておく必要がある．

■文献

1) 村上栄一，菅野晴夫，奥野洋史，他：仙腸関節性腰臀部痛の診断と治療．Orthopaedics 2005；18：77-83
2) 真田孝裕，中田好則，白土英明，他：仙腸関節性疼痛の検討―仙腸関節ブロック症例の分析より．ペインクリニック 2006；27：1313-1316

（河西　稔）

36 仙腸関節枝高周波熱凝固法　仙骨・骨盤部

1. 仙腸関節枝高周波熱凝固法とは

　仙腸関節由来の腰殿部痛に対し，L_5〜S_2よりなる仙腸関節の支配神経を高周波熱凝固する方法である．仙腸関節ブロックの効果はあるが一時的である症例に対し，長期の治療効果を求める治療法である．

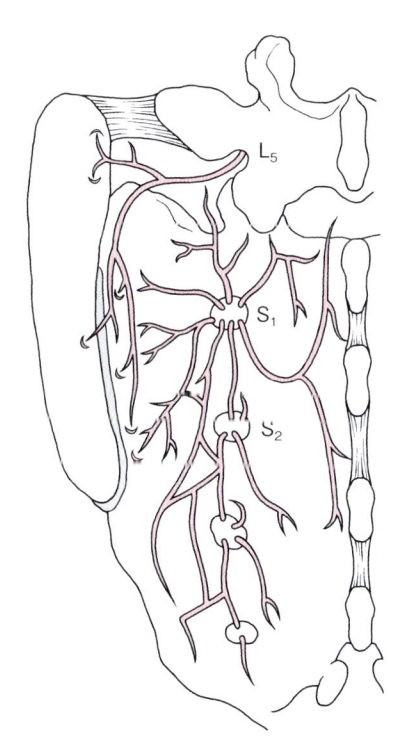

2. 適応疾患

　変形性仙腸関節症，強直性脊椎炎，その他仙骨部の疼痛(圧痛)を有するもの．

3. 解剖(図1-228)

　仙腸関節の支配神経は豊富で，関節前面にL_5，S_1前枝，下面に上殿神経，S_1，S_2後枝内側枝，後面にL_5，S_1後枝外側枝などが分布する．高周波熱凝固法でブロックできるのはL_5〜S_2後枝外側枝である．

4. 器具(図1-229)

・25G 25mm針+5mlシリンジ(1%メピバカイン)

図1-228　仙腸関節の支配神経

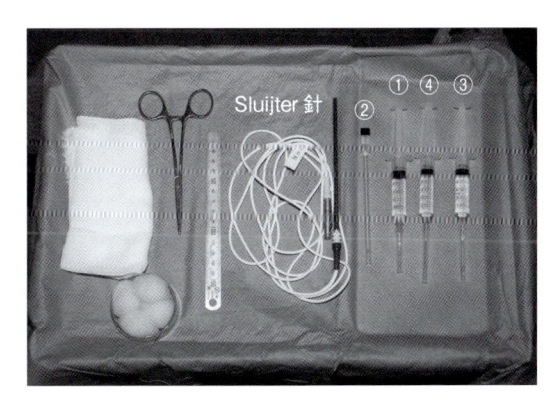

図1-229　仙腸関節枝高周波熱凝固法に必要な器具
①25G 25mm針+5mlシリンジ(1%メピバカイン)，②22G 97mmガイディングニードル，③5mlシリンジ(イオヘキソール)，④5mlシリンジ(2%メピバカイン)．

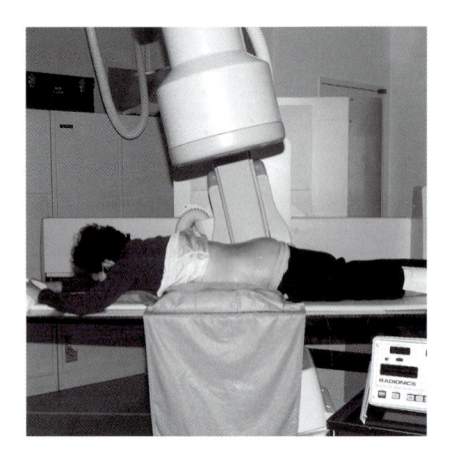

図1-230　体位とX線撮影方向

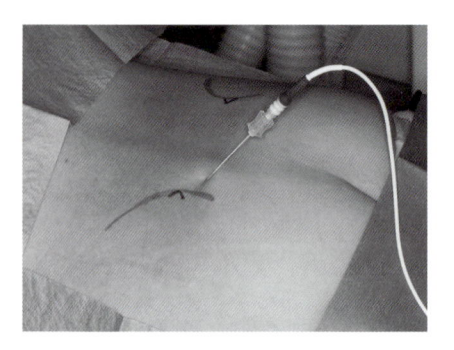

図1-231　刺入部位

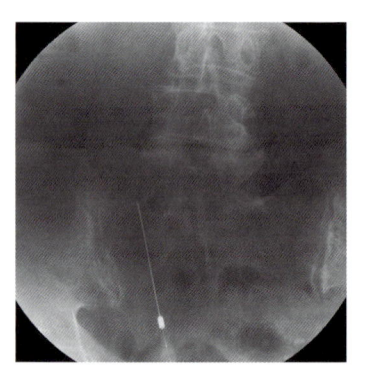

図1-232　S₁仙腸関節枝での注射針の位置

- 22 G　97 mm ガイディングニードル®
- 5 ml シリンジ（イオヘキソール）
- 5 ml シリンジ（2％メピバカイン）
- 高周波発生装置

5. 手技の実際

　腹部に枕を置き，腹臥位とする．管球の入射方向はL_5S_1終板に平行とする（図1-230）．L_5，S_1，S_2のいずれのレベルで行うかは，体表の圧痛点から目安をつける．仙骨孔を透視で確認し，そのやや下方に局所麻酔をする（図1-231）．S_1，S_2後枝から仙腸関節へ向かう枝は，それぞれの仙骨孔の外側に放射状に伸びるため，仙骨孔の外側上方に針を当て，仙骨孔に沿って下方に針先を歩かせるように少しずつずらすと放散痛が得られる．50 Hzの刺激で同部位の放散痛が得られることを確認後，造影剤を少量注入し神経根，血管に針が刺入していないことも確認する．2％メピバカイン0.5 mlを注入し，70〜90℃で90秒の熱凝固を行う．L_5後枝の高周波熱凝固は腰部後枝内側枝高周波熱凝固法と同様に行う（図1-232）．

6. 合併症

　神経根熱凝固，感覚低下，痛みの増強など腰椎後枝内側枝高周波熱凝固法と同じ（→123頁）．

■文献

1) 大瀬戸清茂：仙腸関節痛．湯田康正編：ペインクリニック診断・治療ガイド，第2版，p262，日本医事新報社，1998
2) Yin W, Willard F, Carreiro J, et al: Sensory stimulation-guided sacroiliac joint radiofrequency neurotomy: technique based on neuroanatomy of the dorsal sacral plexus. Spine 2003; 28: 2419-2425

〔仲西信乃，大瀬戸清茂〕

37 仙骨部交感神経節ブロック　仙骨・骨盤部

1. 仙骨部交感神経節ブロックとは

骨盤内の交感神経節ブロック法は，頭側に上下腹神経叢ブロック，尾側に不対神経節ブロックが報告されている．ここでは仙骨交感神経高周波熱凝固法としてこの両者の間にある仙骨神経幹（節）のブロックを紹介する．

2. 適応疾患

会陰部の神経因性疼痛などが適応となる．

3. 解剖（図1-233）

仙骨部の交感神経は2つの連続した経路がある．①中枢側より上下腹神経叢から下腹神経，更に骨盤神経叢へと連なる流れ（動脈随行型），②腰部交感神経幹から仙骨交感神経，更に不対神経節へと連なる流れ（交感神経幹経由型）である．仙骨神経幹は仙骨の前面を走り4〜5対の仙骨神経節を持つ．下端では両側の交感神経幹は合流して，尾骨前面に不対神経節をつくっている．骨盤神経叢と仙骨交感神経は仙骨内臓神経という神経で連絡している．参考までに仙骨部の副交感神経は主にS_2〜S_4神経より出る骨盤内臓神経がつかさどっている．骨盤内臓神経は交感神経系の下腹神経，仙骨内臓神経とともに骨盤神経叢を形成する．

4. 器具（図1-234）

- 23 G 6 cm 針＋5 ml シリンジ（1％メピバカイン局所麻酔用）
- 22 G 14.4 cm Sluijter 針（先端10 mm 露出）
- 5 ml シリンジ（イオヘキソール）
- 5 ml シリンジ（2％メピバカイン）
- 高周波熱凝固装置，電極キット

5. 手技の実際

患側上の側臥位とする（図1-234）．側面透視

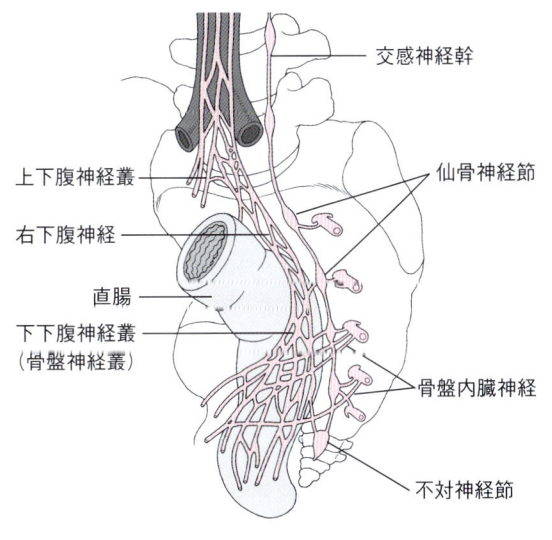

図1-233　解剖図
（岸秀行，伊藤樹史，須田高之，他：肛門部に対する不対神経節ブロック法．ペインクリニック 1998；19：228-232 より改変）

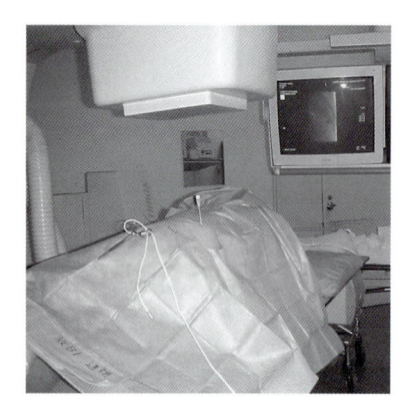

図1-234　患側上の側臥位写真

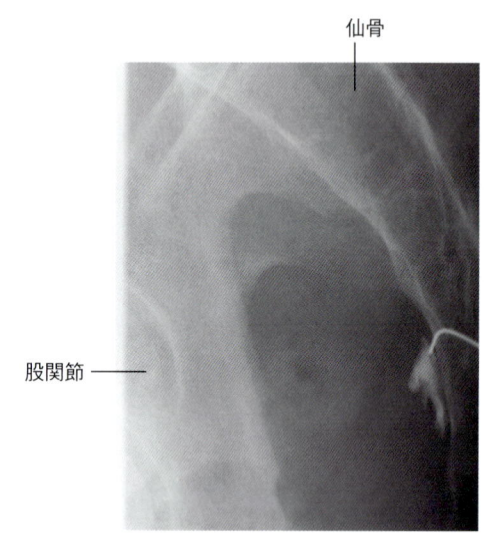

図1-235　透視正面

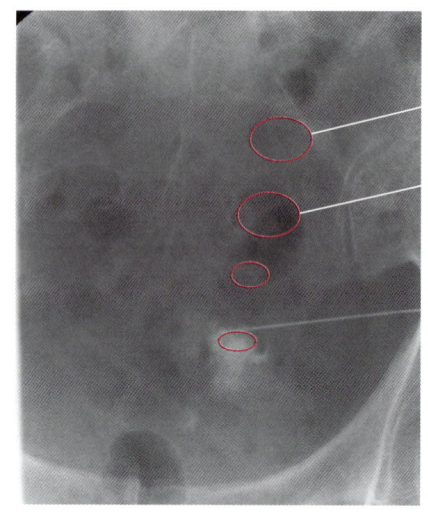

S₁仙骨孔
S₂仙骨孔

図1-236　透視側面
仙骨前面に進めた針より造影剤を注入している．

仙骨
股関節

下に第3仙椎を確認し，その高さで，透視での仙骨前面直上と皮膚との交点より局所麻酔を行い144 mm Sluijter針（先端10 mm露出）を刺入する．

仙骨前面に針先端を当て骨面との接触を保ちつつ滑らせ，正面透視で仙骨中央やや患側に位置させる（図1-235, 236）．50 Hz, 0.5 Vで刺激を行い，再現痛の有無を確認する．造影剤と2%カルボカインの等量混合液を注入し血管像の有無を確認する．経過観察を行い，明らかな感覚低下や麻痺などがないことを確認しながら50〜80℃で90〜120秒高周波熱凝固を行う．

6. 合併症

側面透視で行うのでS₃神経根を穿刺する可能性があり，正面像で仙骨孔の位置を確認することが重要である．

針が仙骨前面に沿わない場合，直腸穿刺が起こり得る．針先端を仙骨前面にしっかり当ててその表面をベベルを利用し滑らせるとよい．

骨盤神経叢に凝固が及んだ場合，膀胱直腸障害が起こり得るが，これまでには発生をみていない．

■文献

1) 佐藤健次：骨盤内自律神経の外科解剖学．外科治療 1994；71：387-394
2) 安部洋一郎，佐伯美奈子，加藤敦子，山田芳嗣，大瀬戸清茂：側方アプローチによる不対神経高周波熱凝固法．ペインクリニック 2004；25：649-652
3) 岸秀行，伊藤樹史，須田高之，他：肛門部に対する不対神経節ブロック法．ペインクリニック 1998；19：228-232

（朴　基彦，大瀬戸清茂）

38 不対神経節ブロック

仙骨・骨盤部

1. 不対神経節ブロックとは

肛門部および会陰部の交感神経依存性疼痛の治療を目的に行うブロックである．不対神経節は交感神経と体性神経の尾骨神経の混合神経と考えられる．いままでPlancarte，伊藤らは不対神経節ブロック，湯田，立山らは尾骨神経ブロックとして肛門周囲の難治性疼痛への有効性を報告している[1〜5]．

2. 適応疾患

肛門部および会陰部の交感神経依存性疼痛に適応がある．疾患として帯状疱疹，帯状疱疹後神経痛，旧肛門部痛などがある．

3. 解剖

交感神経は椎体および仙骨前面に左右に神経節をつくりながら仙骨裂孔レベルまで神経幹を形成する．仙骨末端では左右の交感神経が終了し，左右合体している．この部分が不対神経と呼ばれている〔仙骨部交感神経節ブロックの項（→143頁）を参照〕．

4. 器具

・23 G 6 cm 針＋5 ml シリンジ（1%メピバカイン局所麻酔用）
・21 G 14.4 cm Sluijter 針（非絶縁部 10 mm）
・5 ml シリンジ（イオヘキソール）
・5 ml シリンジ（2%メピバカイン）
・高周波発生装置，電極キット

5. 手技の実際

a. 体位

側臥位アプローチによる方法を述べる．他のアプローチに腹臥位で尾骨より肛門側から曲針を用いて行う方法（原法），仙尾骨接合部より針を垂直に進める方法（垂直法）がある．手技には一長一短があり，側臥位は患者が楽なことが多く，また，仙尾関節の形状に影響を受けることなく不対神経へ到達可能という利点がある．ここでは不対神経にアルコールと高周波熱凝固で行うブロックを紹介する[5]．

側臥位による透視下で殿部を指もしくはペアン鉗子などで押しながら仙骨に側方から仙尾関節周辺に針が当たる所を刺入点とする（図1-237）．右外側からの刺入点から仙骨正中部までの距離を測定すると，仙骨裂孔より約7〜10 cmになる．

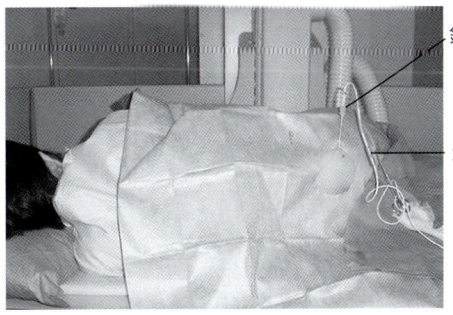

図1-237 体位：側臥位

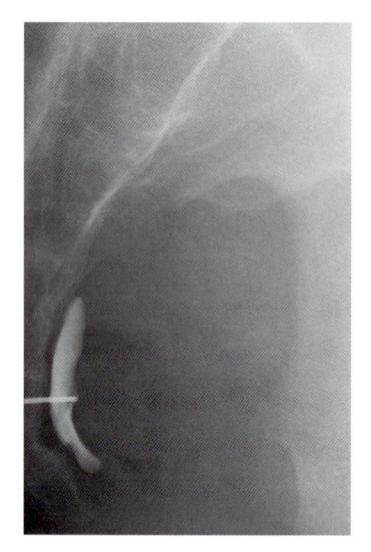

図1-238 尾骨側面造影写真
仙骨前面に沿って造影剤が広がり，骨盤内に造影剤が広がらないことを確認する．

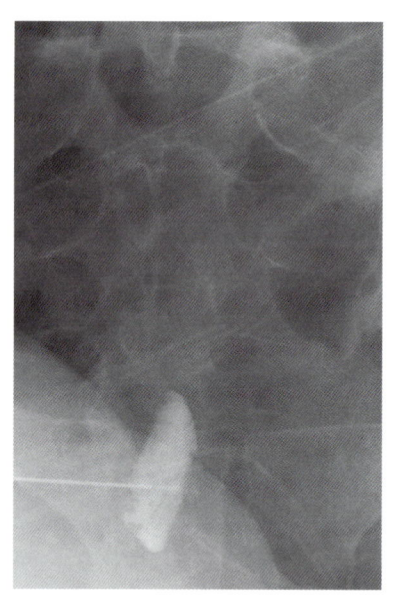

図1-239 尾骨正面造影写真

b．針刺入

そして仙骨部前面近傍に針を当てる．針をwalkingさせつつ仙骨前面まで進めたら透視を正面像に変更し，仙骨正中まで更に針を進める．針の内筒を電極針と交換し，STIMモード，50 Hz，0.5 Vで刺激し，疼痛部位に一致した再現痛があることと下肢や腹部に異常な痛み，刺激が来ないことを確認する．

c．薬液注入

イオヘキソールを3 ml程度注入し，血管への漏出がないことおよび造影剤が側面像で仙尾骨接合部の前面に広がり，正面像で正中よりほぼ左右対称に広がっていることを確認する（図1-238，239）．その後2%メピバカイン3 ml程度を注入し痛みの軽減と合併症がないことを確認後，高周波熱凝固（40～90℃）を行う．その後，副作用が生じなければ約20分後に99.5%アルコールを1～2 ml注入し，終了とする．安静は高周波熱凝固のみの場合1時間の臥位安静，アルコール使用時は約2時間の臥床安静とする．

6．合併症

局所の血腫，感染などのほか重篤な合併症は認めない．刺入部位から仙骨方向に進むため坐骨神経損傷はない．

■文献

1) Plancarte R, Amescua C, Patt RB: Presacral blockade of the ganglion of walther (Ganglion impar). Anesthesiology 1990; 73: No3A
2) 伊藤樹史，立原弘章，福留健之：不対神経節ブロック—経仙尾関節垂直アプローチ法．ペインクリニック 1999; 20 別冊: S275-S278
3) 湯田康正：尾骨神経ブロック．Orthopaedics 1995; 8: 189-191
4) 立山俊朗，湯田康正：尾骨神経ブロック．若杉文吉監修：ペインクリニック—神経ブロック法，第2版，pp209-211，医学書院，2000
5) 安部洋一郎，佐伯美奈子，加藤敦子，他：側方アプローチによる不対神経高周波熱凝固法．ペインクリニック 2004; 25: 649-652

〈安部洋一郎〉

39 硬膜外洗浄・神経根ブロック

仙骨・骨盤部

1. 硬膜外洗浄・神経根ブロックとは

仙骨裂孔よりカテーテルを硬膜外腔の変性神経根近傍へ挿入し，造影剤を注入して病巣の責任高位診断を行う．また生理食塩水を注入することによりサイトカインなどの疼痛物質の希釈・灌流と病巣への血流改善が得られる．責任病巣へ薬液が広がる場合は局所麻酔とステロイドの併用により，鎮痛効果と抗炎症作用が期待できる[1]．

2. 適応疾患

腰下肢痛（腰椎椎間板ヘルニア，脊柱管狭窄，腰椎すべり症，腰椎手術後症候群などによる腰部神経根症）．

3. 器具

- 25 G 2.5 cm 針＋5 ml シリンジ（局所麻酔用 1％メピバカイン 3 ml）
- 17 G 8 cm Tuohy 針
- 硬膜外カテーテル＋アダプター（イオヘキソール入り），滅菌ハサミ
- 10 ml シリンジ（イオヘキソール 10 ml）
- 20 ml シリンジ（生理食塩水 20 ml）2本
- 10 ml シリンジ（1％メピバカイン 7 ml＋デキサメタゾン 2～4 mg）

4. 手技の実際

a. 体位

術者に対し左側を患者の頭側とし，腹臥位で骨盤下に枕を入れ，刺入部が高くなるようにする．腹圧上昇による気分不快を避けるため，腹部を圧迫しないように注意する．L_5 椎体終板が合うように透視もしくは体位を調節する．

b. 穿刺

消毒後，皮膚に 25 G 針で局所麻酔を行う．左示指で仙骨硬膜外裂孔を確認しながら硬膜外針を皮膚に対してやや鋭角に穿刺する．仙尾靱帯を通過した感触が得られたら，針をわずかに進める．刺入しすぎると終囊部を穿破する可能性があるので注意が必要である．透視下にカテーテルを挿入する．カテーテルはあらかじめ滅菌ハサミなどで 20～30 cm 程度に切断し，アダプターを接続し造影剤を満たしておく．抵抗がなければ患側の近傍

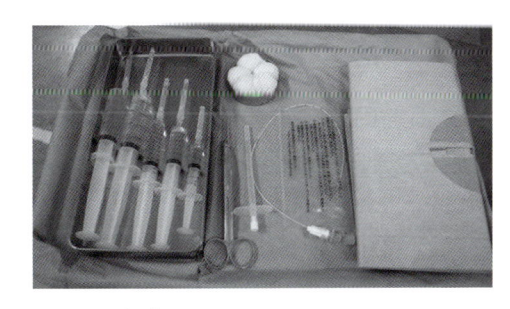

図 1-240　当ブロックセット
内容は「器具」に準ずる．その他にヘキザックアルコール®，消毒綿球，穴あき滅菌覆布，消毒用のペアンを使用している．

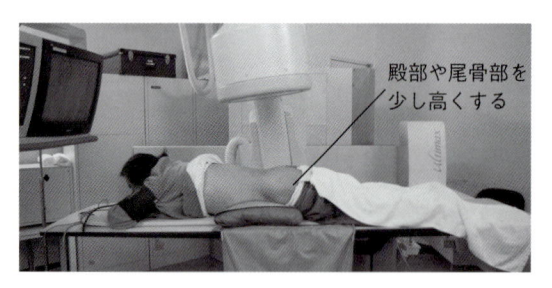

図 1-241 体位

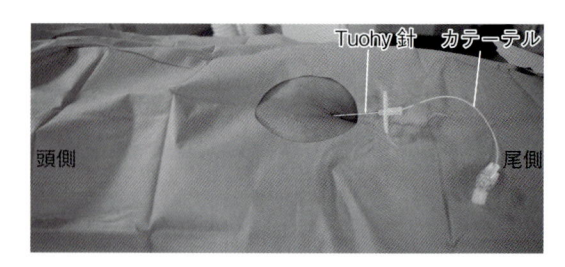

図 1-242 穿刺部の写真

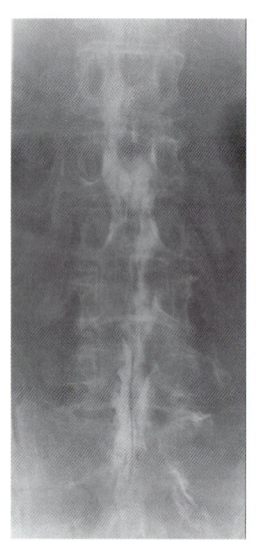

図 1-243 洗浄後の透視下造影像
頭側硬膜外腔に造影剤が流れている.

にカテーテルを留置し,造影剤の注入を開始する. 神経根嚢や前条線が造影で描出された場合に硬膜外腔であると確認できる. 造影剤を5mlほど注入し,狭窄部位・欠損像を確認する. 生理食塩水で洗浄を行うが,洗浄は患者が我慢できる程度の注入圧・量とし,緩徐に注入するように心掛ける. 頭痛や後頸部痛が出れば注入を中止する. 更に造影剤を注入し,洗浄前後の造影剤の広がりを確認する. 責任病巣以上への広がりと十分な神経根嚢への造影がなされていれば効果が期待できる[2]. 洗浄後に1%メピバカイン7ml+デキサメタゾン2〜4mgを注入する. 針とカテーテルを抜去し,穿刺部に絆創膏を貼り終了とする. 終了後はベッド上で約90分安静とし,立位時に下肢の脱力などがなければ帰宅可とする. 当日の入浴は避ける.

5. 合併症

1) 頭痛・頸部痛・眼圧上昇:硬膜外腔への薬液の広がりが良好であり,脊柱管内の圧が高まった時に起こる. 注入を中止することで改善することが多い.
2) 血管内注入:仙骨部は静脈叢が豊富な場所であり,血管内に局所麻酔が迷入すると局所麻酔中毒をきたすこともある.
3) 疼痛増強:脊柱管狭窄や術後の癒着などで途絶像が見られる時に無理に薬液を注入すると疼痛の増強をみることがある.
4) 感染・血腫
5) 造影剤アレルギー
〔硬膜外ブロックの項(→100頁)を参照〕

■ 文献

1) 宝亀彩子,大瀬戸清茂,立川俊一,他:腰椎椎間板ヘルニア症例と非ヘルニア症例に対する硬膜外洗浄・神経根ブロックの有用性の比較. ペインクリニック 2003;24:381-385
2) 吉井徹哉,大瀬戸清茂:硬膜外洗浄・神経根ブロックの手技. ペインクリニック 2002;23:1275-1279
3) 湯田康正,立山俊朗,唐澤秀武,大瀬戸清茂:神経根ブロック. ペインクリニック―神経ブロック法,第2版, pp212-221, 医学書院, 2000

(須藤貴世子,宝亀彩子)

40 仙尾関節ブロック

仙骨・骨盤部

1. 仙尾関節ブロックとは

尾骨神経叢への効果が得られることから，尾骨部・会陰部の限局した領域の痛みに対して，仙骨硬膜外ブロック，脊髄クモ膜下ブロックなどよりも有用である．

2. 適応疾患

会陰・肛門・尾骨部の限局した痛みのうち，仙尾関節部，特に直腸診による仙尾骨前面部の圧痛がある例が適応となる．しかし時に，L_2，L_3 神経根による大腿内転筋部の痛みを肛門，会陰部痛と訴える症例があるので，圧痛点による診察法[1]などにより鑑別しておくことが重要である．

3. 解剖（図1-244）

尾骨神経は1対である．S_4，S_5 と尾骨神経との前枝とで尾骨神経叢を構成する．後方は尾骨筋，前方は前仙尾靱帯によるコンパートメントに位置する．骨盤内臓のほか，この神経叢から肛門尾骨神経となって肛門尾骨部の皮膚に分布する[2]．

4. 器具

図1-245を参照．

5. 手技の実際

患者を腹臥位とし，下腹部に枕を入れる．オー

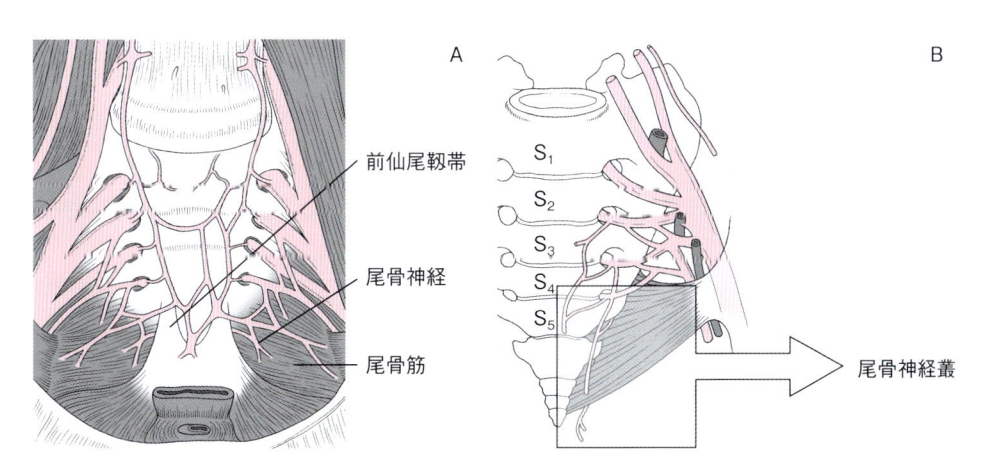

図1-244 仙骨前面における解剖
A：尾骨神経叢は後方を尾骨筋，前方を前仙尾靱帯によって囲まれるコンパートメントに位置する．B：尾骨神経叢は S_4，S_5，Co から構成される．

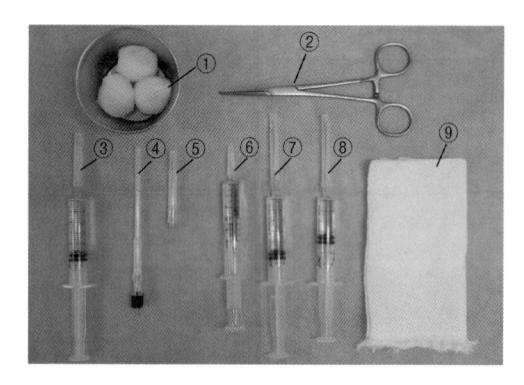

図1-245 器具
①消毒綿球，②ペアン，③25 G 2.5 cm 針+5 ml シリンジ(1%メピバカイン局所麻酔用)，④22 G 6 cm ブロック針，⑤18 cm 注射針(穿刺困難な場合)，⑥5 ml ガラスシリンジ(抵抗消失用)，⑦5 ml シリンジ(イオヘキソール)，⑧5 ml シリンジ(1%メピバカイン 3〜4 ml + デキサメタゾン 2〜4 mg)，⑨ガーゼ．

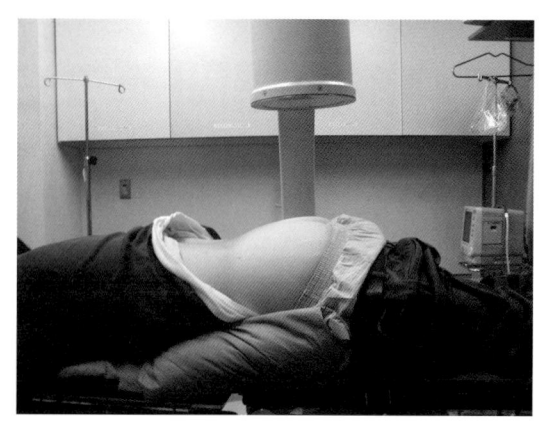

図1-246 体位
患者を腹臥位とし，下腹部に枕を入れる．オーバーチューブの照射軸と仙尾関節面を合わせる．

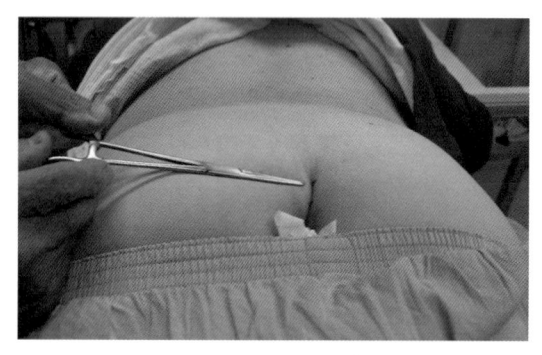

図1-247 X線透視下での刺入部位の確認
圧痛点が透視下での関節面と一致していることを，ペアンで確認する．

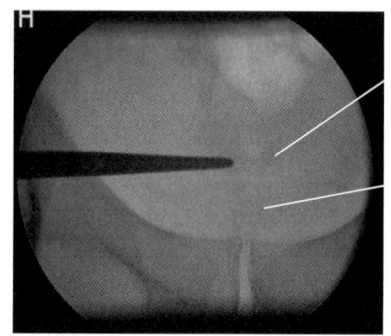

図1-248 仙尾骨正面像
正中線上に仙尾骨と恥骨結合が並ぶように体位を調節する．鉗子尖端は仙尾関節を示す．下方には第1,2尾椎関節が確認できる．

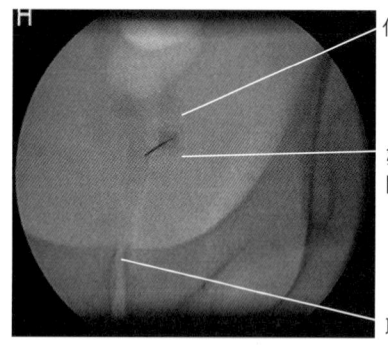

図1-249 仙尾骨正面像
ブロック針の刺入の際関節内で抵抗があるので，抜ける所を探す．正中からずれないよう配慮する．

バーチューブの照射軸を仙尾関節，または第1,2尾椎関節面に対して直角になるよう合わせる(図1-246)．また正面像で仙尾骨と恥骨結合が左右にずれないよう調整する．透視下で仙尾関節，または第1,2尾椎関節に一致して圧痛点が認められる(図1-247, 248)．圧痛点上の皮膚を局所麻酔後，22 G 6 cm ブロック針を関節裂隙に向けて刺入する(図1-249)．抵抗消失法により急に抵抗が消失する部位まで針先を進め(図1-250, 251)，造影剤を注入する(図1-252, 253)．正面像，側面像により仙尾骨前面に限局していることを確認し，局所麻酔薬の注入を行う．がん性

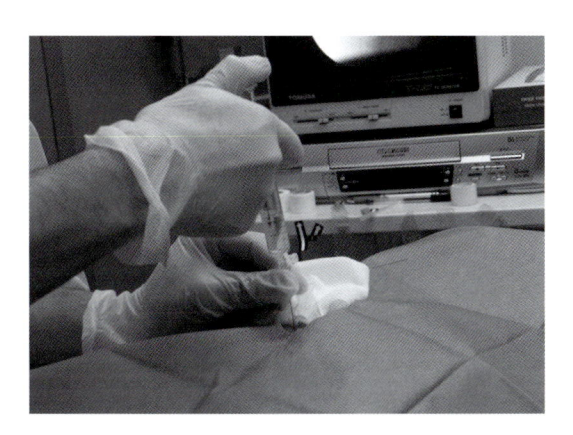

図1-250 抵抗消失法

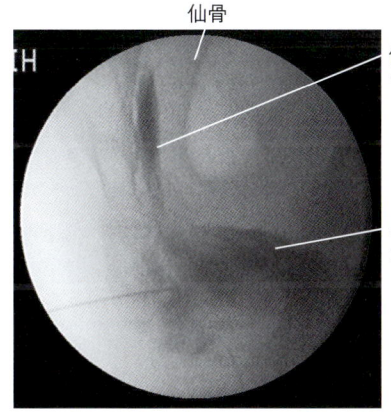

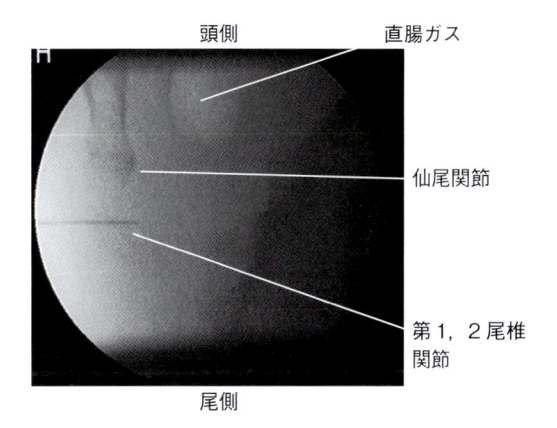

図1-251 仙尾骨側面像
関節の位置確認は側面像で行いやすい．関節内にブロック針が進んだ後，側面像を見ながら抵抗消失法を用いて更に進める．

図1-252 仙尾骨側面像
抵抗消失法で急に抵抗が消失した部位で針を止め，造影剤を注入する．仙尾骨前面に沿った造影所見とともに尾骨筋への広がりが認められる．本症例ではブロック針の皮膚からの距離は約2 cmであった．

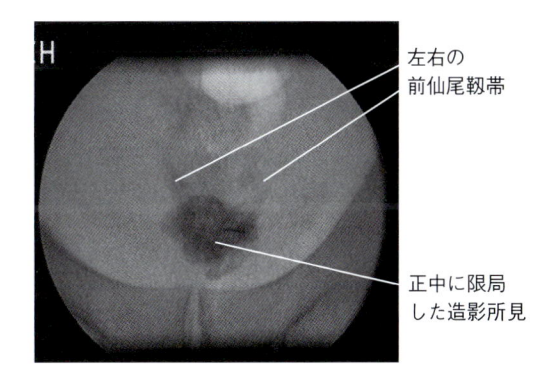

図1-253 仙尾骨正面像
造影剤のたまりは正中に限局する．一部前仙尾靱帯の造影所見が得られる．側面での造影所見と合わせると，尾骨神経叢を含むコンパートメントに薬液が広がっていることが分かる．

疼痛では神経破壊薬の使用を考慮する．

仙尾関節の骨化により，時にブロックの刺入例が困難な症例に遭遇する．その際はブロック針の代わりに18 G注射針を用いてもよい．アプローチが難しい場合，仙尾骨側方を刺入点としてもよい．

6. 合併症

出血，感染，直腸損傷など．

■文献

1) 湯田康正：腰仙部神経根造影・ブロック・加圧注射療法．臨牀と研究 2005；82：696-704
2) Yamada K, Ishihara Y, Saito T: Relief of intractable perineal pain by coccygeal nerve block in anterior sacrococcygeal ligament after surgery for rectal cancer. J Anesth 1994; 8: 52-54

〈山崎　一，比嘉正祐〉

41 エピドラスコピー

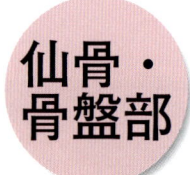

仙骨・骨盤部

1. エピドラスコピーとは

慢性難治性の腰痛や下肢痛などの疼痛患者の治療には非常に難渋している．また，従来行われている腰部硬膜外ブロックや仙骨ブロックなど様々な鎮痛治療を施行しても，十分な効果が得られにくいことも珍しくない．その原因の1つとして，硬膜外腔に炎症などを契機として生じた癒着部分の存在が考えられる．すなわち，癒着によって，硬膜外腔に注入された局所麻酔薬の責任神経への浸透が妨げられているためである．そのためにより優れた鎮痛効果を求めて，主として癒着剥離を目的としたエピドラスコピーが腰痛や下肢痛の治療に応用されている．

2. 適応疾患

神経ブロックを始めとする様々な治療法に効果が見られない亜急性・慢性難治性腰下肢痛，神経根障害を伴う腰下肢痛，特に，椎間板ヘルニア，腰部脊柱管狭窄，脊椎手術後疼痛症候群．

3. 解剖（図1-254）

仙骨は三角形の大きな骨であり，5つの仙骨が癒合しており，尾骨との間に仙骨裂孔が存在している．この仙骨裂孔からエピドラスコピーを硬膜外腔に挿入する．

4. 器具

- 市販のエピドラスコピーセット．中にはビデオガイドカテーテルを始めとして，硬膜外腔針，ダイレータ，点滴セットなど必要な器具は組まれている（図1-255）．
- 1％メピバカイン 20 ml
- 造影剤 20 ml（イオヘキソールなど）
- 23 G 6 cm針

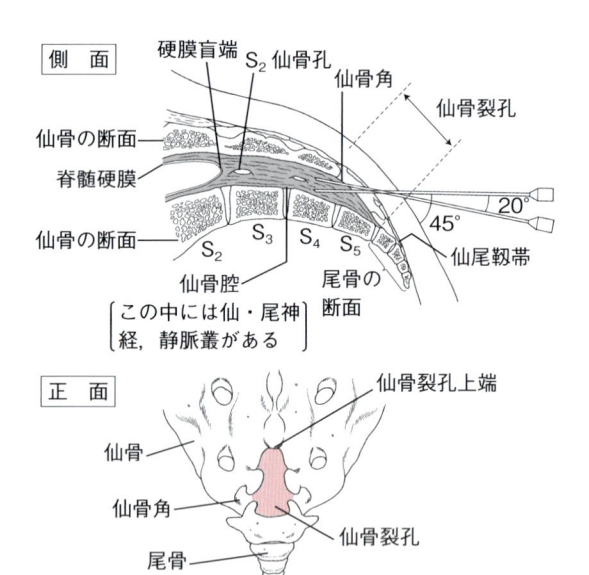

図1-254 仙骨の解剖
(花岡一雄，田上恵，平石禎子：ペインクリニック実践ハンドブック，p35，南江堂，1994より)

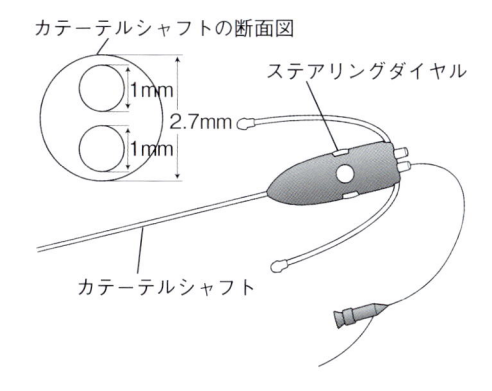

図 1-255 ビデオガイドカテーテルの構造
ステアリングダイヤルを左右に回すことにより、カテーテルシャフトが左右に動く。カテーテルシャフトは直径 2.7 mm で、ファイバ用と、生理食塩水や薬物注入用の直径各 1 mm のダブルルーメンになっている。
（花岡一雄、有田英子、林田眞和、他：エピドラスコピー．Anesthesia 21 Century 2004；6：15-19，花岡一雄、有田英子、長瀬真幸、他：最近の痛みの話題と治療の進展．東京都医師会雑誌 2007；60：86-90 より）

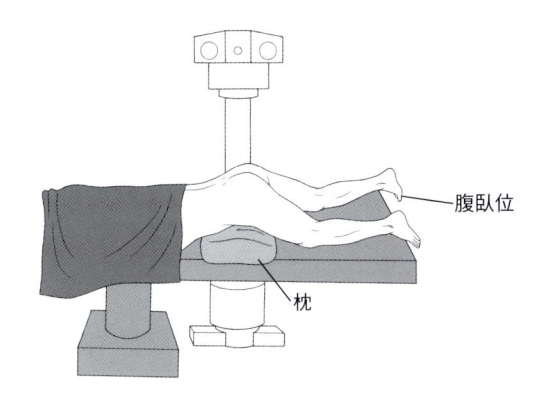

図 1-256 エピドラスコピーの体位
大きな枕を腹の下に置いて腹臥位をとり、殿部を突き出すようにすると仙骨裂孔がよく分かる。
（花岡一雄、有田英子、林田眞和、他：エピドラスコピー．Anesthesia 21 Century 2004；6：15-19，花岡一雄、有田英子、長瀬真幸、他：最近の痛みの話題と治療の進展．東京都医師会雑誌 2007；60：86-90 より）

5. 手技の実際

a. 体位と撮影の仕方

大きな枕を腹の下に置いて腹臥位をとり、殿部を突き出すようにする（図 1-256）。

硬膜外針を仙骨裂孔から穿刺して、抵抗消失法によって、先端が硬膜外腔に達したことを確認する。その確認のために透視正面像にて、造影剤を注入しながら神経根部への広がり具合などを参考にする。また、その硬膜外腔針をもととして、ワイヤやダイレータを使用して、ビデオガイドカテーテルを仙骨裂孔から挿入し、その先端の位置を透視で確認する。ビデオガイドカテーテルは先端部が第 11〜12 胸椎まで達することもあり、先端の位置を確認するためには、前後にスライドする手術ベッドが便利である。

b. エピドラスコピーの実際

ビデオガイドカテーテルを、ディスプレイ画面にて、癒着部を確認しながら、剥離を行っていく。と同時にサイドポートから 10 ml シリンジを用いて生理食塩水を注入するか、点滴による自然落下を利用して炎症部分を洗浄し、発痛物質を洗い出すことによって、鎮痛効果を得る。

ビデオカテーテルは比較的ゆっくりと動かし、またカテーテルの先を曲げながら手前に引くことによって剥離を進める方法も有用である。癒着が強い場合には、最初は一面が真っ白で、何も識別ができない状態にあるが、根気よく剥離のために、ビデオカテーテルの先端を左右に振っていると、オリエンテーションがついてくることが多い。必要に応じて、透視して、ビデオカテーテルの先端の位置を確認することで、カテーテルの挿入の深さと位置関係がイメージできるようになって、剥離の必要部位を認識しやすくなる。

筆者らは、このエピドラスコピーの適応を考慮する時、仙骨ブロックを施行してみる。このブロック時に、0.5％メピバカインを 20 ml 使用して、その注入時の抵抗を観察する。これによって、仙骨部の硬膜外腔の癒着状態をみることができる。患者の痛む部位のみならず、左右上下の広い範囲において薬物を注入してみる。この方法はもし、軽い癒着であれば、注入によってかなり抵抗が軽くなることもあり、そのまま、10 回程度のブロッ

クによって，腰痛が改善されることもある．しかしながら，注入時の抵抗が非常に強く，10回以上施行しても何ら変化がない時には，エピドラスコピーを勧める．また患者が薬物注入時の感覚が全くなく鎮痛効果も全く得られない時には，早い時期からエピドラスコピーを勧めるようにしている．癒着のために，薬物が硬膜外腔を広げることができないために，いつまでたってもブロックの効果が見られないことになる．疼痛治療のためには早めに癒着を剥離して，その後のブロック効果を得ることが重要である．

6. 合併症

1) 頭痛，頸部痛：エピドラスコピーの施行時には，患者の体位は腹臥位となり，しかも，硬膜外腔の洗浄のためにかなりの容量の生理食塩水を使用するために，硬膜外腔の圧が上昇することがある．そのために，髄液圧の上昇によって，患者が頭痛や頸部痛を訴えることがある．この重要な合併症の予防サインとエピドラスコピーが適切な硬膜外腔の剥離部に存在しているかを患者から確認するために，患者を鎮静状態におく必要がある．したがって，プロポフォールとフェンタニルの使用によって患者を鎮静状態におき，意識は消失させないことが重要である．患者に負担をかけないためにも，エピドラスコピーの施行時間は実質1時間程度としている．

2) 硬膜亀裂：手技が終了してから，剥離効果を確認するために，仙骨硬膜外腔を造影するが，癒着が強く剥離に手間がかかったような時には，硬膜に亀裂が生じていることもあり，クモ膜下に造影剤が侵入することもあるので，造影状態に注意する必要がある．

7. エピドラスコピー後のケア

　エピドラスコピー施行後には再癒着を予防するためにも，また仙骨ブロックの効果で腰痛治療をするためにも，最低1月に一度は仙骨ブロックを施行している．十分に剥離しきれない時には，その後ブロックの効果を観察しながら，半年から1年ぐらいを目途に再手術を施行している．

■文献

1) 花岡一雄，田上恵，平石禎子：ペインクリニック実践ハンドブック，pp34-35，南江堂，1994
2) 花岡一雄，有田英子，林田眞和，他：エピドラスコピー．Anesthesia 21 Century 2004；6：15-19
3) 花岡一雄，有田英子，長瀬真幸，他：最近の痛みの話題と治療の進展．東京都医師会雑誌 2007；60：86-90

〈花岡一雄〉

42 陰部神経ブロック

仙骨・骨盤部

1. 陰部神経ブロックとは

主に産婦人科領域で実施されている．ペインクリニック領域では，会陰部痛に対して仙骨硬膜外ブロックが普及している．しかし，坐骨結節内にある陰部神経走行部に圧痛のある場合，行ってもよい神経ブロックである．

2. 適応疾患

会陰部痛．

3. 解剖（図1-257〜259）

陰部神経は肛門（外括約筋）と外陰唇の皮膚感覚を支配している．主に第2〜4仙骨神経前枝が結合し陰部神経となる．大仙骨孔で梨状筋の下を通り骨盤腔を出た後，坐骨棘内側を通過し下直腸神経，会陰神経に分かれる．

4. 器具

・23 G 6 cm 針＋5 ml シリンジ（1％メピバカイン局所麻酔用）
・21 G 9.7 cm Sluijter 針（非絶縁部4 mm）
・5 ml シリンジ（イオヘキソール5 ml）

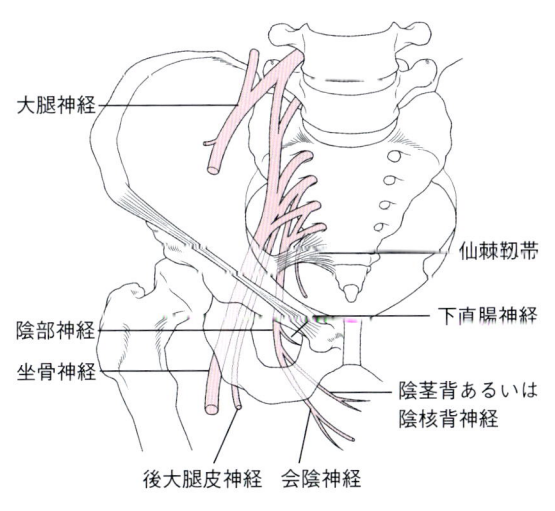

図1-257 陰部神経の走行（前面）
（大瀬戸清茂，佐野智美：陰部神経ブロック．若杉文吉監修：ペインクリニック―神経ブロック法，第2版，p134，医学書院，2000より）

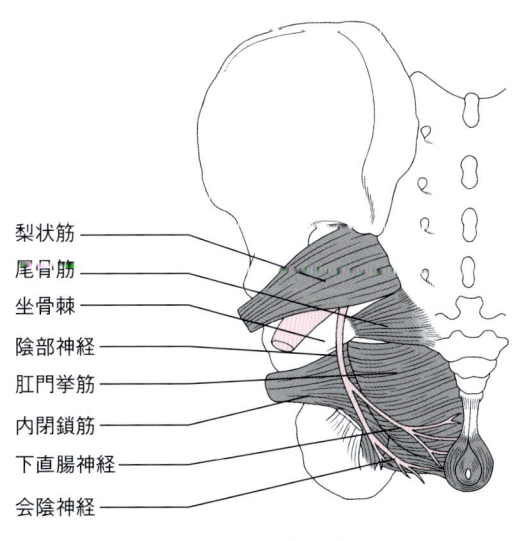

図1-258 陰部神経の走行（後面）

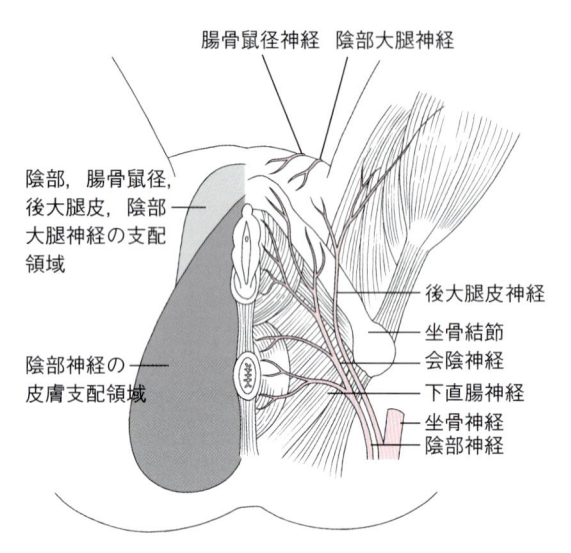

図1-259 陰部神経(女性)の解剖
(大瀬戸清茂, 佐野智美：陰部神経ブロック. 若杉文吉監修：ペインクリニック―神経ブロック法, 第2版, p134, 医学書院, 2000より)

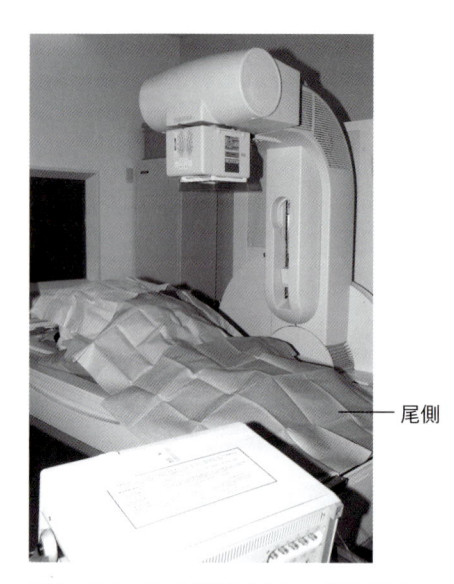

図1-260 体位(腹臥位)とX線撮影方向

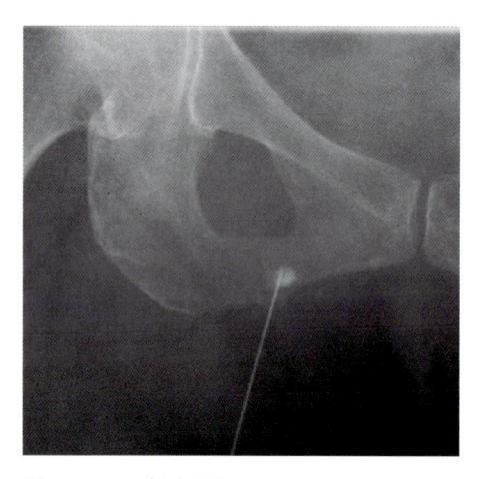

図1-261 造影所見

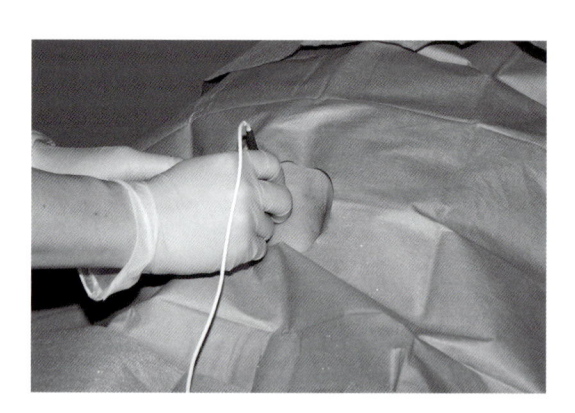

図1-262 高周波発生装置による刺激

・5 ml シリンジ(1%メピバカイン3 ml+デキサメタゾン2 mg)
・高周波発生装置, 電極キット

5. 手技の実際

従来, 経腟法が用いられてきたが, ここでは簡便法を紹介する.

a. 体位と撮影の仕方

仰臥位の場合, 薄い枕を殿部に敷き砕石位をとる. 腹臥位の場合, 臀部に枕を入れ腹臥位をとる. 透視は, 0度坐骨結節を中心とする(図1-260).

b. 穿刺, 薬液注入

消毒後, 皮膚上より示指で坐骨結節を触知しながら局所麻酔を行う. 次にX線透視下にSluijter針を刺入し坐骨結節に当てた後, 針先を坐骨結節

内腹側へ滑らせる．放散痛を得たところで造影剤を注入し，血管内注入がないことを確認する(図1-261)．その後，患者の反応を見ながら薬液を注入する．50 Hz，0.5 V 程度で刺激しながら再現痛を確認すれば，より安全に確実にブロックを行うことができる(図1-262)．

6. 合併症

1) 局所麻酔中毒：血管内に誤って注入した場合や局所麻酔を大量に使用した場合に起こる．
2) 血腫：血管損傷を起こした場合に起こる．血液の逆流が見られた場合には注意する．
3) 神経損傷：神経を直接穿刺した場合に起こり得る．

■ 文献

1) 増田豊：陰部神経ブロック．若杉文吉監修：ペインクリニック―神経ブロック法，pp208-210，医学書院，1998
2) 大瀬戸清茂，佐野智美：陰部神経ブロック．若杉文吉監修：ペインクリニック―神経ブロック法，第2版，pp134-136，医学書院，2003
3) Salahadin A, Pam S, Nilesh P, et al: A Novel technique for pudendal nerve block. Pain Physician 2004; 7: 319-322

(松原香名，大瀬戸清茂)

43 坐骨神経ブロック

仙骨・骨盤部

1. 坐骨神経ブロックとは

坐骨神経は仙骨神経叢の1つ（図1-263）であり総腓骨神経と脛骨神経に分岐する（表1-2）. 坐骨神経ブロックのアプローチにはA-1傍仙骨法, A-2殿下部法, A-3前方法, A-4膝窩部近位法がある（図1-264）. この中で最も中枢でアプローチし麻酔にもペインクリニックにも応用できる傍仙骨法について説明する.

2. 適応疾患

手術の麻酔としては腰神経叢の神経ブロックと併用し下肢の手術全般に対して用いられる. ペインクリニックとしては腰椎椎間板ヘルニア, 腰部脊柱管狭窄などを原因とする仙骨神経叢領域の疼痛や梨状筋症候群などに適応がある.

3. 解剖

仙骨神経叢の各神経と梨状筋の関係, 神経走行のバリエーションは重要である. 梨状筋は仙骨前面外側部から起こり大坐骨孔を通って大腿骨大転子部上縁につく. 大坐骨孔は梨状筋により上側の梨状筋上孔と下側の梨状筋下孔に分かれ上孔からは上殿神経, 下孔からは下殿神経, 後大腿皮神経, 坐骨神経が通る. 坐骨神経は膝窩部で分岐するといわれているが, 既に梨状筋部で別々の神経として隣接している. 梨状筋部での脛骨神経と総腓骨神経の走行は約90％で2つの神経は接しているが残りの約10％は離れて存在している（図1-265）. 完全な坐骨神経ブロックを行うには電気刺激器を使用しそれぞれをブロックする必要があるが, ペインクリニックでは責任神経のみブロックすれば効果は得られる.

4. 器具（図1-266）

- 局所麻酔用；25 G 2.5 cm 針＋5 ml シリンジ（1％メピバカイン）
- 神経刺激針；21 G 10 cm STIMUPLEX®A針
- 神経刺激装置；STIMUPLEX®DIG
- 造影用；22 G 針＋5 ml シリンジ（イオヘキソール）
- 注入用；18 G 針＋10 ml シリンジ（0.5％メピバカイン＋デキサメタゾン）

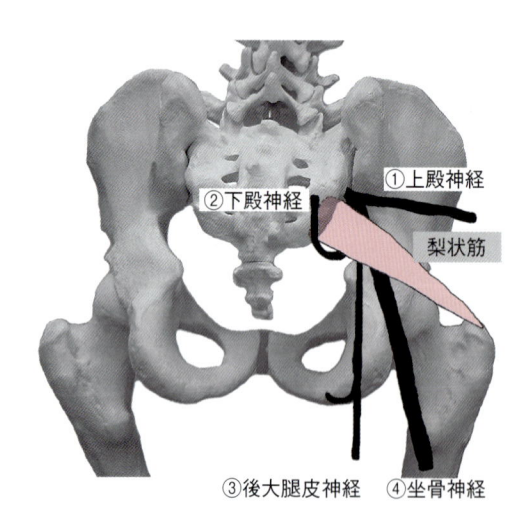

図1-263 仙骨神経叢の解剖
①上殿神経 ②下殿神経 ③後大腿皮神経 ④坐骨神経 梨状筋

表1-2 坐骨神経の分岐

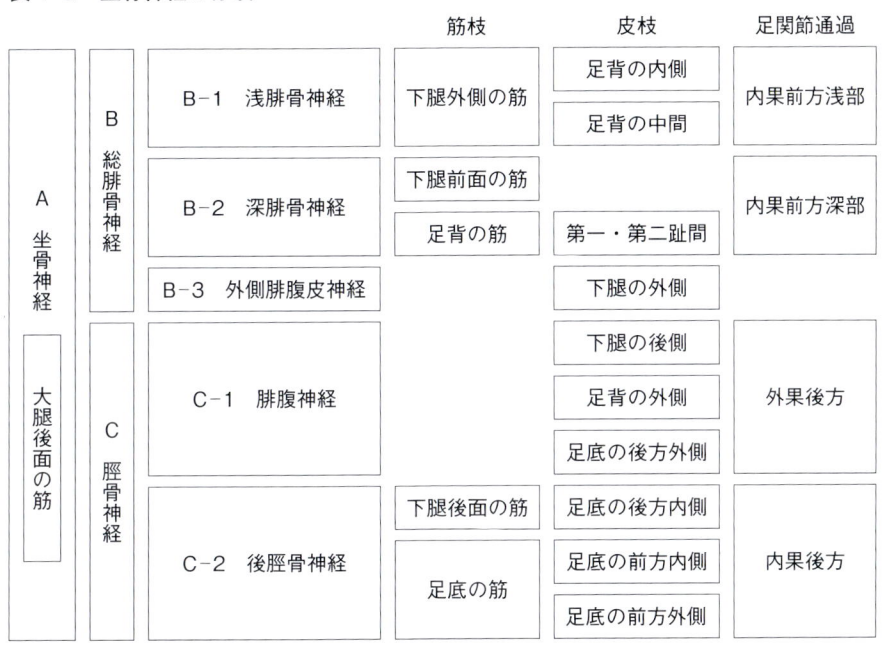

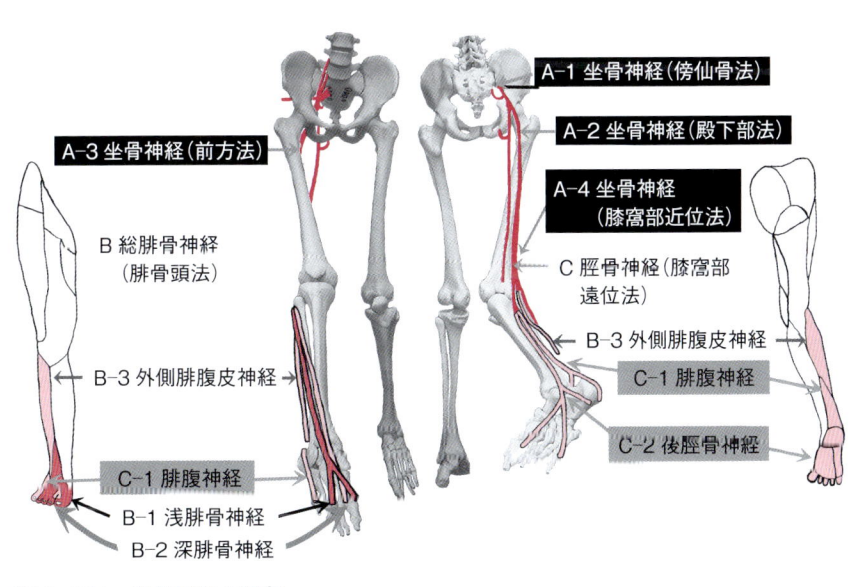

			筋枝	皮枝	足関節通過
A 坐骨神経	B 総腓骨神経	B-1 浅腓骨神経	下腿外側の筋	足背の内側	内果前方浅部
				足背の中間	
		B-2 深腓骨神経	下腿前面の筋		内果前方深部
			足背の筋	第一・第二趾間	
		B-3 外側腓腹皮神経		下腿の外側	
	C 脛骨神経	C-1 腓腹神経		下腿の後側	外果後方
				足背の外側	
				足底の後方外側	
		C-2 後脛骨神経	下腿後面の筋	足底の後方内側	内果後方
			足底の筋	足底の前方内側	
				足底の前方外側	
大腿後面の筋					

図1-264 坐骨神経の解剖

160　1章　X線透視下神経ブロック手技

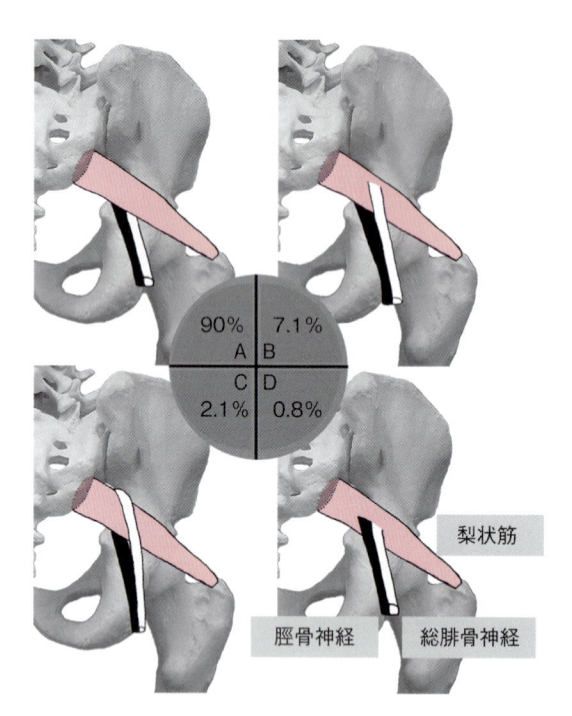

図1-265　バリエーション
梨状筋部での脛骨神経と総腓骨神経の走行は約90％で2つの神経は接しているが残りの約10％は離れて存在している．

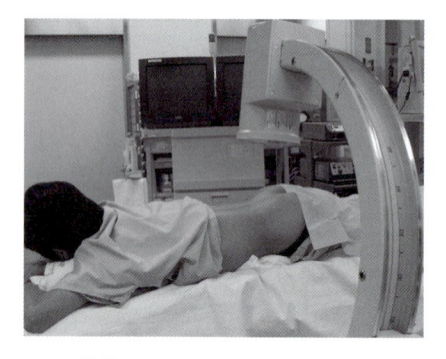

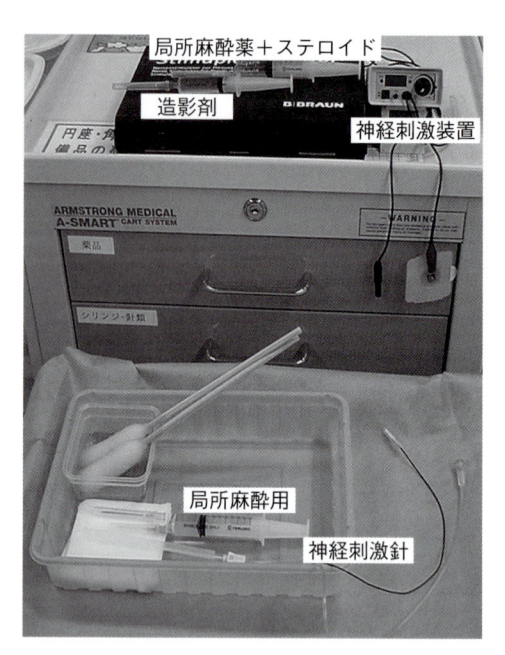

図1-266　器具

図1-267　体位
透視台で腹臥位とし腹部に枕を入れ腰椎の前彎を小さくする．

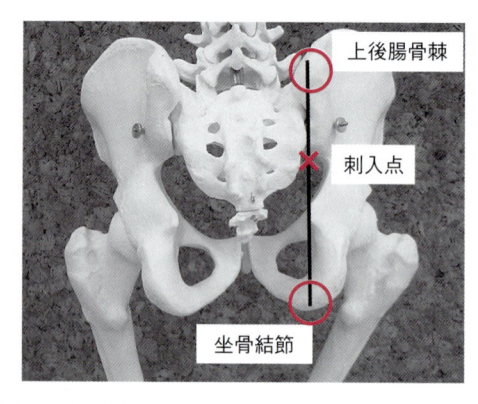

図1-268　穿刺部位
上後腸骨棘と坐骨結節を結ぶ線と大坐骨孔の交点が刺入点である．

5. 手技

a. 体位，撮影の仕方
①透視台で腹臥位とし腹部に枕を入れ腰椎の前弯を小さくする（図1-267）．②仙骨底の腹側と背側が1本線となるように透視の管球を振る．③上後腸骨棘と坐骨結節を結ぶ線と大坐骨孔の交点が刺入点である（図1-268）．

b. 穿刺，薬液注入
①神経刺激装置の陽極を患者皮膚につける．②刺入点を中心に消毒後，覆布をかける．③神経刺

総腓骨神経領域の反応　　　　　　　　脛骨神経領域の反応

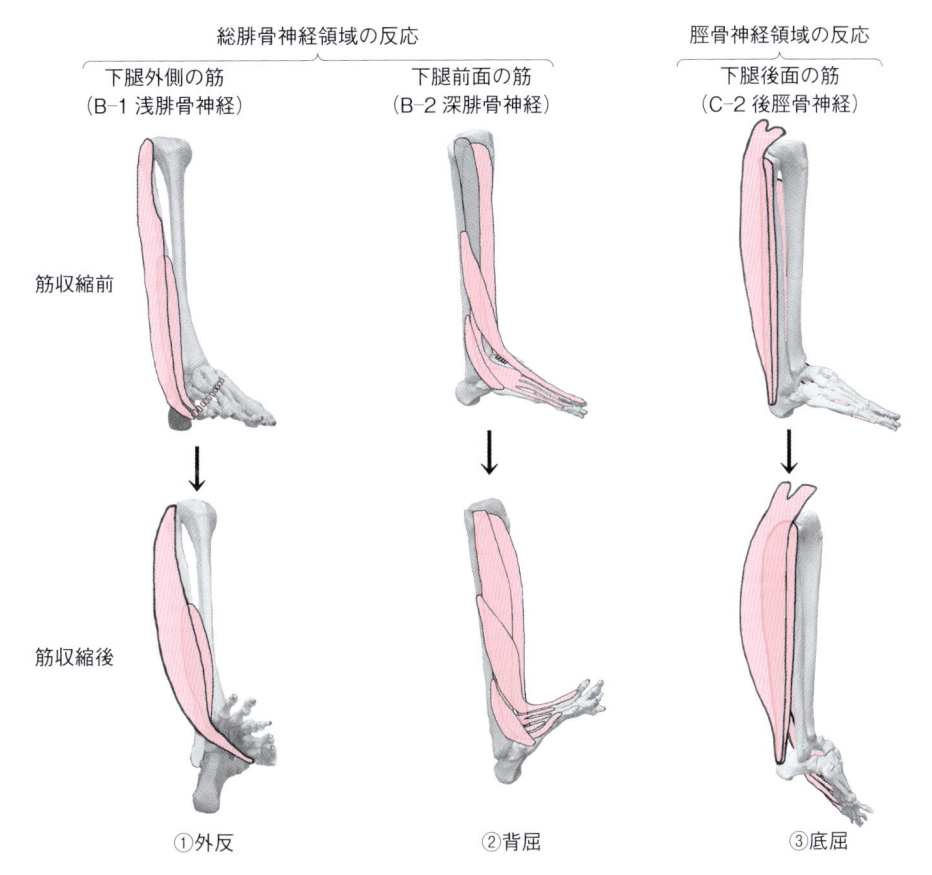

下腿外側の筋　　　下腿前面の筋　　　　下腿後面の筋
(B-1 浅腓骨神経)　(B-2 深腓骨神経)　　(C-2 後脛骨神経)

筋収縮前

筋収縮後

①外反　　　　　②背屈　　　　　　③底屈

図 1-269　坐骨神経の電気刺激と運動反応

激装置の陰極を神経刺激針に接続し皮膚面と垂直に針を進める．④出力電流を 1.5 mA から開始するとまず大殿筋収縮による股関節伸展が起こり更に深く進めると梨状筋収縮による股関節外旋が起こる．⑤更に深く進めると坐骨神経に到達し内側に脛骨神経，外側に総腓骨神経がある．⑥総腓骨神経のうちの浅腓骨神経は下腿外側の筋を支配しているため神経刺激にて足関節は外反(足底を外側に向ける運動)する(図 1-269 ①)．⑦総腓骨神経のうちの深腓骨神経は下腿前面の筋を支配しているため神経刺激にて足関節は背屈(足底を前方に向ける運動)する(図 1-269 ②)．⑧脛骨神経のうちの後脛骨神経刺激では下腿後面の筋を支配しているため足関節は底屈(足底を後方に向ける運動)する(図 1-269 ③)．⑨足関節の内反(足底を

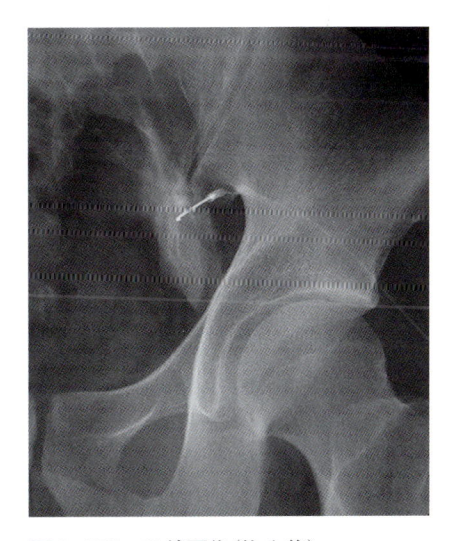

図 1-270　X 線画像(注入後)

内側に向ける運動)は，深腓骨神経支配の前脛骨筋と後脛骨神経支配の後脛骨筋，長趾屈筋，長母趾屈筋の収縮により起こるため特定の神経の指標とはならない．また股関節内転が起こる場合は閉鎖神経刺激のため針先が内側で深すぎる．⑩出力電流を 0.5 mA まで下げても目的の神経刺激による運動反応が起きていたら局所麻酔薬(1 つの神経に 0.5% カルボカイン 5 ml＋デカドロン 2～4 mg)を注入する．場合によっては造影剤で確認しブロックを終了する(図 1-270)．

6. 合併症

仙骨神経叢穿刺による神経損傷，上殿動脈穿刺による出血，腹腔内穿刺(腸骨に針先が当たったら 2 cm 以上深く進めない)などが考えられる．

■文献

1) 渋谷正夫：下肢末梢神経ブロック併用の全身麻酔. 日本臨床麻酔学会誌 2006；26：438-443
2) Ripart J, Cuvillon P, Nouvellon E, et al: Parasacral approach to block the sciatic nerve: a 400-case survey. Reg Anesth Pain Med 2005 Mar-Apr; 30: 193-197
3) Hagon BS, Itani O, Bidgoli JH, et al: Parasacral sciatic nerve block: does the elicited motor response predict the success rate? Anesth Analg 2007; 105: 263-266

(臼井要介)

44 肩関節ブロック，肩関節パンピング

関節

1. 肩関節ブロック，肩関節パンピングとは

　肩関節ブロックとは，肩関節由来の痛みと可動域制限に対して，関節内に局所麻酔薬と薬液を注入する手技である．薬液には水溶性デキサメタゾンまたはヒアルロン酸を用いる．肩関節パンピングは，関節内に造影剤と局所麻酔薬，生理食塩水を注入し関節内の洗浄・吸引を繰り返し行う手技である．その奏効機序は，癒着剥離，関節内圧の減少，洗浄・膜への刺激，関節包の皺のばし，注入薬液の隅々への広がりと考えられる．

2. 適応疾患

　肩関節周囲炎，肩峰下滑液包炎，腱板断裂石灰沈着性腱板炎，上腕二頭筋長頭腱炎，肩関節拘縮，インピンジメント（衝突）症候群．

3. 解剖（図1-271）

　肩関節ブロック時に関連する関節は，2つある．1つは肩甲上腕関節（狭義の肩関節）であり，その関節面は関節包と一体化している．関節包は前方では臼蓋の滑膜腔より，後方では関節唇から始まり，上腕骨の解剖頸に至る．内面は滑膜に覆われ外面は腱板と一体化している．2つ目は第2肩関節と呼ばれるが，肩甲上腕関節の外側を構成する機能的関節である．腱板や大結節が通過する場所であり，肩峰下滑液包がその動きを滑らかにしている．第2肩関節で通過障害をきたす疾患はインピンジメント症候群と呼ばれる．

　肩関節包の穿刺は前方皮膚から刺入し，肩甲下筋腱の抵抗を感じた後関節包内に入る．

　肩峰下滑液包の穿刺は前方・側方・後方のいずれでも可能であるが，X線透視を用いる場合は前方から針を進める．皮膚から肩峰の底面を突き上げるように刺入する．

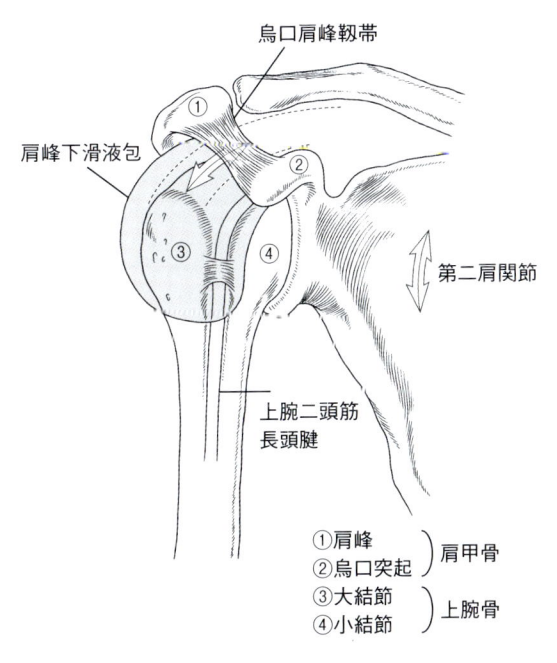

図1-271　肩関節の解剖

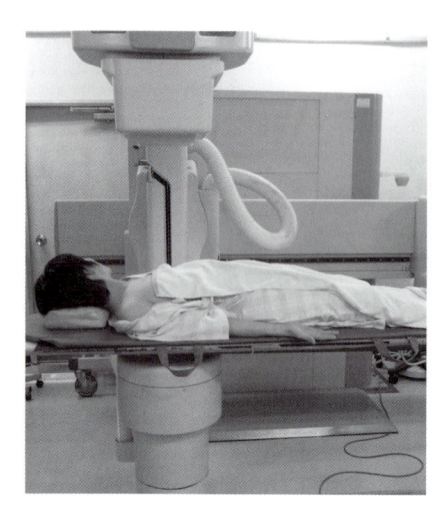

図1-272　体位と透視方向

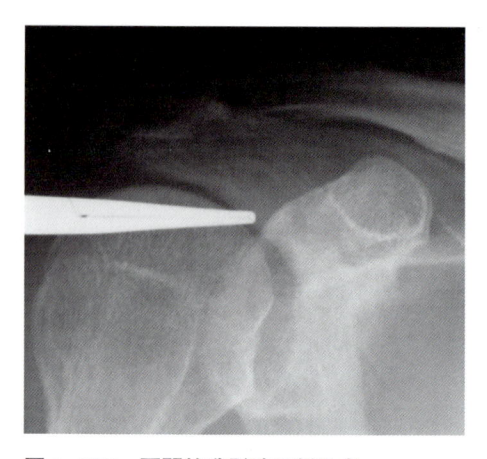

図1-273　肩関節造影時の刺入点

4. 器具

【肩関節ブロック】
・23, 25 G 6 cm 針
・5 ml シリンジ(1%メピバカイン 5 ml)
・3 ml シリンジ(イオヘキソール 2.5 ml)
・ヒアルロン酸シリンジまたは3 ml シリンジ(デキサメタゾン 2 mg+1%メピバカイン 2 ml)

【肩関節パンピング】
・25 G 6 cm 針
・5 ml シリンジ(1%メピバカイン 5 ml)
・22 G 8～10 cm ブロック針
・延長管
・3 ml シリンジ(イオヘキソール 2.5 ml)×2
・5 ml シリンジ(生理食塩水 5 ml)
・ヒアルロン酸シリンジまたは3 ml シリンジ(デキサメタゾン+1%メピバカイン 2 ml)

5. 手技の実際

a. 体位と撮影の仕方

患者はX線透視台上で仰臥位とし，枕はしてもしなくてもよい．上肢を体幹につけ，関節裂隙を広げるために上腕を外旋させる(手のひらを上に向かせる)(図1-272).

透視ポイント：X線透視方向は垂直でやや管球を頭側に傾け，肩峰と上腕骨の間が広がって見えるようにする．

撮影ポイント：肩関節包造影時は，内旋位，外旋位，挙上位で正面像を撮る．

b. 穿刺，薬液注入

鎖骨陰影下で臼蓋と骨頭の陰影が交わる部分に鉗子を当て刺入点とする(図1-273). 25 G 2.5 cm 針で関節皮膚・皮下の局所麻酔後，22 G 6 cm 針を関節内に刺入する．臼蓋上部と骨頭上部の三角形に見える部分を目指すと容易である．肩甲下筋腱と関節包の抵抗を感じ，そのまま進めると肩関節包内に入る．難しい症例では上腕骨骨頭に当てればよい．イオヘキソール 2.5～5 ml を注入し，撮影後可能ならば造影剤を廃液する．肩関節ブロックだけならば23～25 G 6 cm 針で施行可能であり，この時点で薬液(ヒアルロン酸)を注入して終了する(図1-274).

肩関節パンピングでは注入圧が高くなった方が効果的なので22 G 以上の太い針を用いる．延長管をブロック針に接続し生理食塩水(または0.5%メピバカイン)10～15 ml の注入・廃液を3～5回繰り返す(図1-275). 関節包が破れいくら注入しても抵抗が小さい症例はパンピングの適応とはならない．注入抵抗が高く苦痛を訴える症例では，

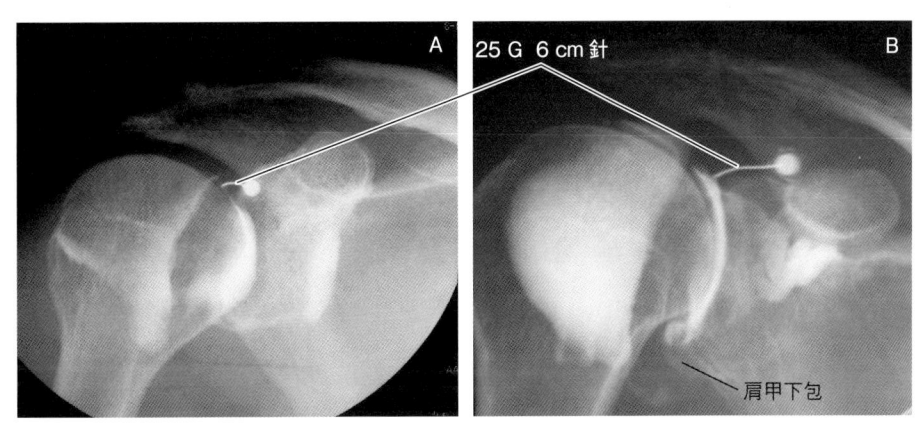

図 1-274 肩関節造影
A：造影剤を 1 ml ほど注入して関節造影を確認する．B：更に造影剤を 1~1.5 ml 追加し，関節包の広がり，リークの有無を観察する．

腕神経叢ブロック(時に C_4，C_5 神経根ブロックなど)を併用する．パンピング後は他動的自動的に可動域が改善するので，外転・外旋・屈曲などを行う．可動域の改善が少ない症例ではマニプレーションを行う．肩甲上神経ブロック，腋窩神経ブロック，腕神経叢ブロック，肩峰下滑液包ブロックを施行し，約 10 分後に肩関節の屈曲・外転を他動的に数回行う．最後に薬液を注入して終了する．

6. 合併症

1) 感染症：発症予防が大切であり，術野の十分な消毒，術中の清潔操作の徹底が必要である．糖尿病など易感染性疾患を合併している場合は，術前の抗生物質投与も行う．
2) 疼痛：関節内圧が高まっている場合は，注入時に強い痛みを訴えることがある．鎮痛薬の静注，腕神経叢ブロックや硬膜外ブロックを併用する．

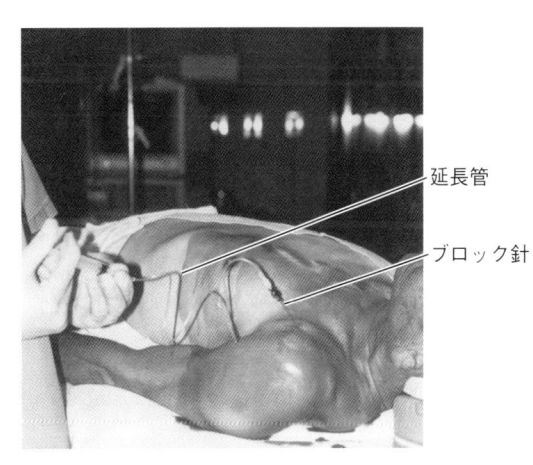

図 1-275 肩関節パンピング

■文献
1) 山上裕章，橋爪圭司，古家仁：関節ブロック(I)—肩関節・股関節・膝関節．ペインクリニック 1997；18：541-548
2) 山上裕章，橋爪圭司，楠本道代，他：肩関節周囲炎に対するパンピング療法の成績　ペインクリニック 1995；16：569-573
3) 伊藤吾希夫，鶴海寛治：いわゆる五十肩に対する Joint Distension の効果．整形外科 MOOK 1983；28：97-102

（山上裕章，塩見由紀代）

45 肩関節枝高周波熱凝固法

関節

1. 肩関節枝高周波熱凝固法とは

肩関節包の感覚は主に腋窩神経および肩甲上神経から分枝する関節枝により支配されている．肩関節枝高周波熱凝固法とは関節包の近傍で支配神経の枝に対し高周波熱凝固を行い，関節の感覚を低下させ痛みを軽減させるものである．

2. 適応疾患

遷延する肩関節周囲炎，腱板部分損傷などによる痛みが主な適応である．肩関節痛に対しては疾患に応じて肩峰下滑液包内注射や関節腔内注射などを施行するが，そのような治療の効果が一時的で疼痛が直ちに再燃する難治性のものに対して行う．肩関節枝高周波熱凝固法を行うと長期間の除痛が得られ，患者の満足度を上げることが可能である．

3. 解剖（図1-276，277）

肩関節包は，前面上部，後面上部が主に肩甲上神経により，前面下部，後面下部が主に腋窩神経により支配されている．

肩甲上神経は腕神経叢の上神経幹から起始する．肩甲骨の上縁に前面から達し，肩甲切痕を通過し棘上窩に到達する．そこで棘上筋への筋枝および肩関節上部，前部に関節枝を分枝する．更に肩甲上神経は肩甲棘外側を回り棘下窩に入る．そこで棘下筋に筋枝および肩関節後面に関節枝を出

す．腋窩神経は腕神経叢の後神経束から起始する．後上腕回旋動脈とともに走行し肩甲下筋の前部を通過しながら肩関節前面に関節枝を出す．そこから四角腔（上方が小円筋下縁，外側が上腕骨頸部，内側が上腕三頭筋長頭，下方が大円筋上縁により囲まれた腔）に入り，四角腔内で肩関節後面に関節枝を出す．更に深枝と浅枝に分かれ，浅枝は小円筋に筋枝を出しその末梢で上外側皮神経となる．深枝は三角筋を支配する．

肩関節包にはほかに関節前面に肩甲下神経，上

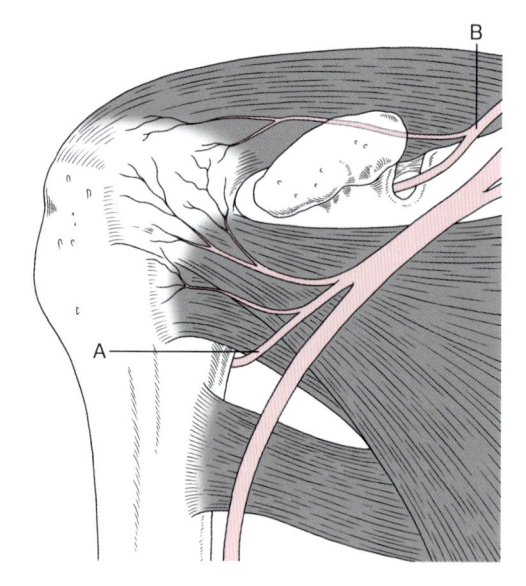

図1-276 肩解剖正面
前面では腋窩神経（A）と肩甲上神経（B）が主な神経支配である．時に筋皮神経の枝が送られることがある．
(村上元庸，吉川玄逸，樽本龍，他：肩関節包の神経支配と疼痛発生機序．関節外科 1997；16：923-931 より改変)

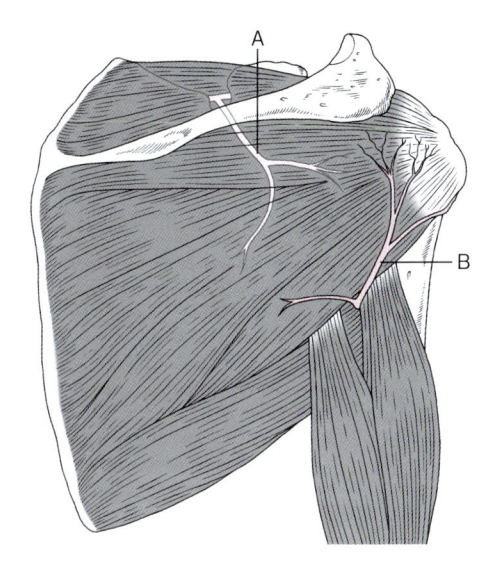

図 1-277　肩解剖後面
後面では主に肩甲上神経(A)と腋窩神経(B)が支配する．
(福田宏明，三笠元彦，伊藤信之編：肩診療ハンドブック，p20，医学書院，1998 より改変)

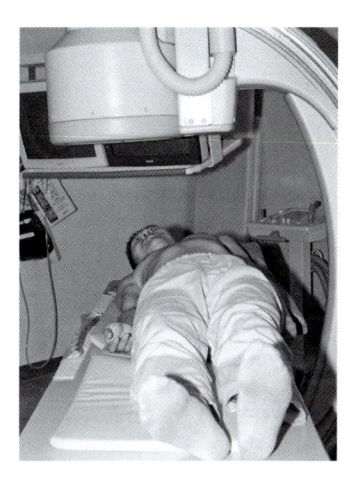

図 1-278　仰臥位の写真(右施行)

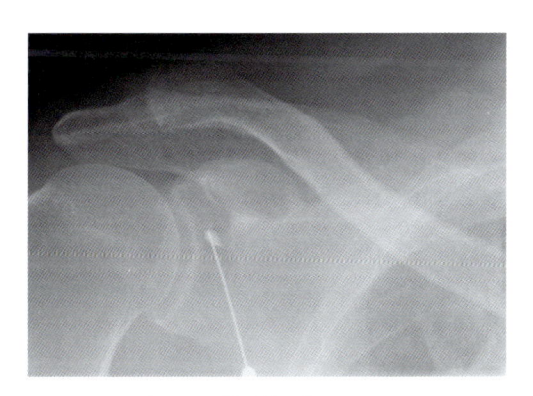

図 1-279　仰臥位透視(右肩)
右肩甲上神経の前方関節枝を熱凝固した．

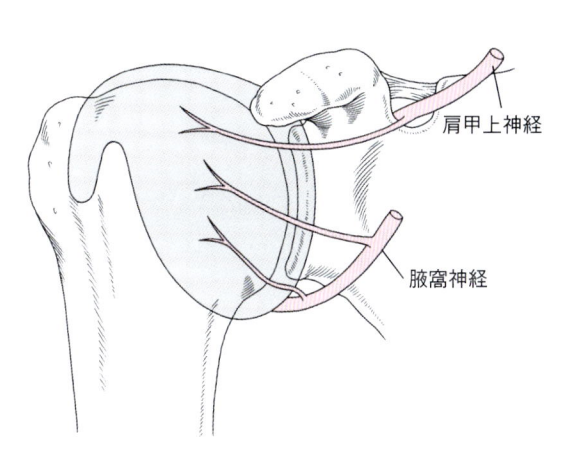

図 1-280　右肩関節の前面神経支配

面に外側胸筋神経の枝も分布する．いずれの関節枝も関節窩周辺骨縁を通ることが多い．

4. 器具

- 25 G　2.5 cm 針＋5 ml シリンジ(1%メピバカイン局所麻酔用)
- 21 G　9.7 cm(先端露出 4 mm)Sluijter 針
- 5 ml シリンジ(イオヘキソール)
- 5 ml シリンジ(2%メピバカイン)
- 高周波熱凝固装置，電極キット

5. 手技の実際

　肩関節の前面の除痛を目的とする場合は仰臥位，後面の除痛を目的とする時は腹臥位で行う．肩関節の関節面が合うように軽度斜位とする．
1) 前方アプローチ：体位は仰臥位とし烏口突起の下部より穿刺する(図 1-278，279)．烏口突起基部で臼蓋上部関節裂隙の外側で 50 Hz 0.5 V 程度で刺激を行い，再現痛が得られる部位を探す．

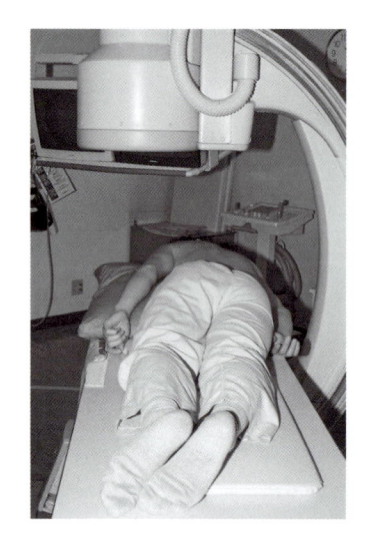

図1-281　腹臥位の写真(左肩関節)

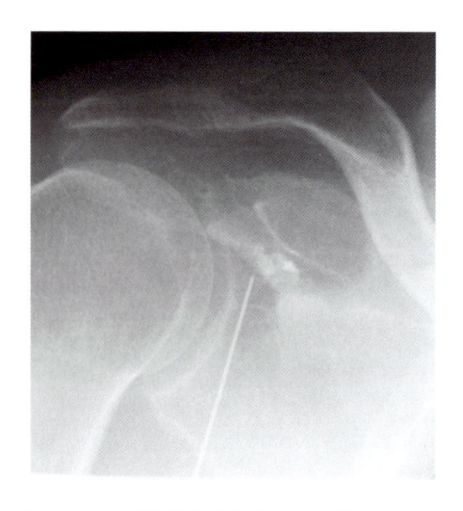

図1-282　腹臥位透視(左肩関節)
左肩甲上神経の後方関節枝に熱凝固している.

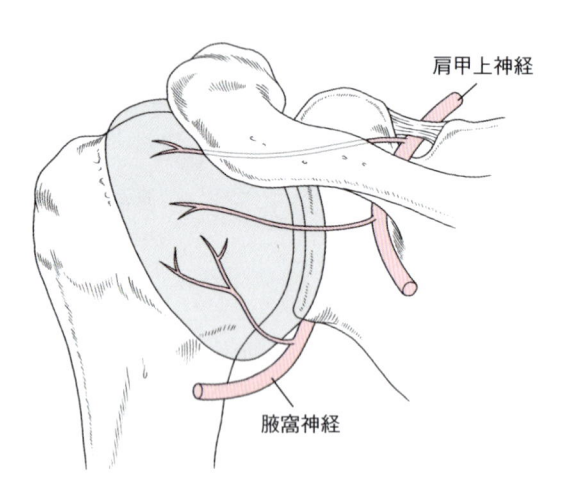

図1-283　右肩関節の後面神経支配

再現痛が見られた部位で造影し血管，関節包内でないことを確認後2%カルボカイン® 0.5 ml を注入し80〜90℃で高周波熱凝固を行う.
2) 後方アプローチ：体位は腹臥位とし，後方から穿刺する(図1-280，281)．臼蓋上部関節裂隙の外側で50 Hz 0.5 V 程度で刺激を行い，再現痛が得られる部位を探す．再現痛が見られた部位で造影し血管，関節包内でないことを確認後2%カルボカイン® 0.5 ml を注入し80〜90℃で高周波熱凝固を行う.

6. 合併症について

肩関節枝高周波熱凝固法は末梢の関節枝に対し行うため，感覚障害や筋力低下をきたす危険性はほとんどない．また関節感覚は複数の関節枝により重複支配されていると考えられるので，たとえ単一の枝に対し熱凝固を行ってもCharcot関節になる可能性もほとんどなく，比較的安全な手技であると考えている.

■文献

1) 山上裕章，福島哲志，柳井谷深志：難治性肩関節痛に対する高周波熱凝固法．ペインクリニック 2002；23：969-974
2) 大瀬戸清茂：末梢神経高周波熱凝固法．若杉文吉監修：ペインクリニック―神経ブロック法，第2版，pp263-267，医学書院，2000
3) 岡田菊三：肩関節部痛に対する経皮的肩関節部知覚神経電気凝固術．別冊整形外科 1995；別冊27：139-144
4) 村上元庸，吉川玄逸，樽本龍，他：肩関節包の神経支配と疼痛発生機序．関節外科 1997；16：923-931
5) 福田宏明，三笠元彦，伊藤信之編：肩診療ハンドブック，p20，医学書院，1998

(朴　基彦，大瀬戸清茂)

46 股関節ブロック

関節

1. 股関節ブロックとは

　股関節は，体幹部と下肢を結合する人体で最大の関節で，骨盤の寛骨臼と大腿骨骨頭がペンホルダーのように結合し，更に大腿骨頸部の形状から，単なるペンホルダー以上に，下肢の内旋，外旋や内転，外転，屈曲，伸展といった，他の動物では見られないような自在な運動を可能にしている．こうした自在な動きを維持するために多くの靱帯，筋肉が複雑にかかわっているために，関節を形成する骨以外の障害でも痛みが発生することになる．股関節ブロックは，こうした複合的な痛みの原因を明らかにするうえで，痛み治療にあたっては念頭に置くべきブロックである．

2. 対象疾患

　股関節自体の障害としては外傷や炎症による急性のものと変形による慢性のものに分けられ，急性のものは整形外科的な手術治療，リハビリテーション治療の対象として考えられるが，ペインクリニックの対象としては，通常は変形性股関節症による慢性疼痛患者が対象となる．

3. 解剖

　骨盤の寛骨臼と大腿骨骨頭がペンホルダー以上に自在に動く構造を可能にするために，下肢と骨盤を結ぶ，浅層筋（中殿筋，大殿筋，長内転筋，大内転筋，大腿直筋など）と深層筋（大腰筋，小腰筋，腸骨筋など），更に大腿の裏側にある筋肉群（ハムストリング：半腱様筋，半膜様筋，大腿二頭筋）といった筋肉群と，腸骨大腿靱帯，恥骨大腿靱帯，坐骨大腿靱帯，大腿骨頭靱帯によって保持されている．

4. 器具

- 25 G　2.5 cm 針＋2 ml シリンジ（1％ リドカイン® 2 ml 局所麻酔用）
- 22 G　6 cm　Cathelin 針
- 10 ml シリンジ（オムニパーク® 5〜10 ml）
- 10 ml シリンジ（1％ メピバカイン，ないし 1％ リドカイン® 5 ml＋デキサメタゾン 1.9 mg）あるいは，ヒアルロン酸のプレフィルドロック式シリンジ

5. 手技の実際

a. 体位

　仰臥位で下肢を内旋させる．この内旋により，大腿骨頸部が内側に移動し，皮膚から股関節までの距離が近付くとともに関節包前面に緩みができ，針の刺入が容易となる．図 1-284，285 のように，大転子を触知し，それより，2〜3 cm 遠位外方の皮膚を浸潤麻酔し，X 線透視をしながら，Cathelin 針を，鼠径靱帯の中点の方向，大腿骨頸部下端前面で関節包付着部近くを狙って針先を進める[1]．この部位では針先で関節軟骨を痛める危険がなく，最も確実な方法である．

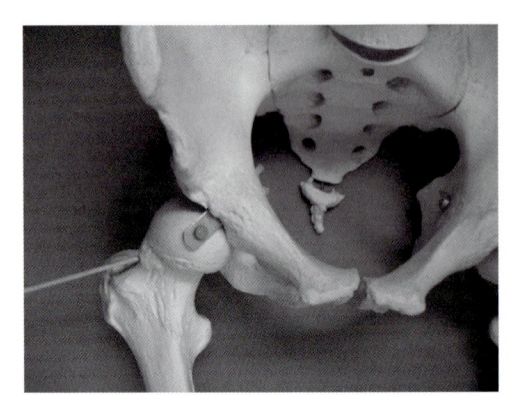

図1-284　股関節ブロック（正面像）

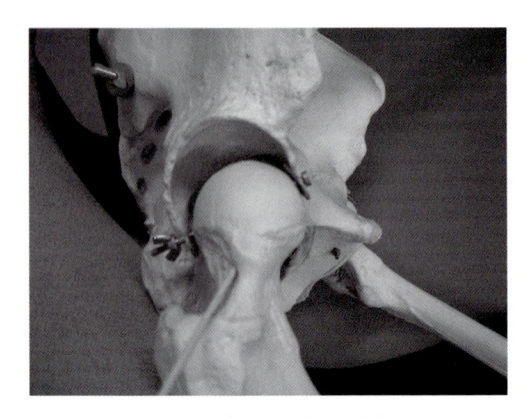

図1-285　股関節ブロック（側面像）

6. 合併症

関節造影の目的は，造影剤を関節腔内に注入することによって，単純X線写真では得られない，関節を構成する骨以外の半月板，靱帯，異物などの形態的変化に関する情報を得ることにある．しかし，他の関節注入と共通した注意点として，穿刺に伴う細菌の混入，針先による関節内組織の損傷に注意する必要がある．

■文献

1) 大瀬戸清茂，若杉文吉：神経ブロック法手技【55】仙腸関節ブロック，股関節ブロック．外科治療 1988；59：341-344

〔河西　稔〕

47 股関節枝高周波熱凝固法

関節

1. 股関節枝高周波熱凝固法とは

　股関節の感覚神経枝を経皮的に穿刺し，高周波熱凝固を用いて長期間股関節の疼痛を軽減する方法である．1940年代までは手術的に切除する方法も行われたが，現在では高周波発生装置を用いる方法により，簡便で低侵襲的な方法で行われている．本邦では岡田菊三の手技[1,2]が有名である．

2. 適応疾患

　難治性の股関節痛患者（大腿骨頭壊死，変形性股関節症，関節リウマチ，人工骨頭置換術後などの股関節痛）

3. 解剖（図1-286）

　股関節の感覚は閉鎖神経，大腿神経，上殿神経，坐骨神経の各関節枝によって支配されている．閉鎖神経関節枝はX線透視で見られるいわゆる涙痕の直下を走行し恥骨大腿靱帯と大腿骨頭に分布し，大腿内側皮膚の痛みに関与する．大腿神経関節枝は筋枝の途中から分枝し，腸骨大腿靱帯に分布し，大腿前面部の疼痛を伝えている．閉鎖神経と大腿神経の関節枝が主な疼痛の原因に関与している．上殿神経関節枝は，殿筋より腸骨前下棘を走行し腸骨大腿靱帯に分布し，大腿外側付近の疼痛に関与する．坐骨神経関節枝は臼蓋の後方を走行し，一緒に走行する大腿方形筋枝から分枝して腸骨大腿靱帯に分布し，殿部尾側中央付近の疼痛に関与する．

4. 器具（図1-287）

- 25 G 2.5 cm 針 + 10 ml シリンジ（1％メピバカイン局所麻酔用）
- ブロック針：22 G 9.7〜9.9 cm Sluijter針（非絶縁部4 mm），電極：Sluijter-Mehta Kit
- 5 ml シリンジ（イオヘキソール）
- 5 ml シリンジ（2％メピバカイン：凝固時の麻

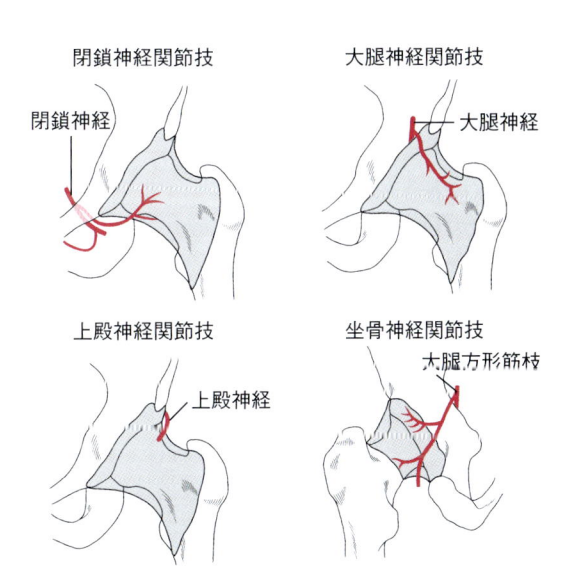

図1-286　閉鎖神経，大腿神経，上殿神経，坐骨神経の各関節枝の走行

（岡田菊三：股関節部痛に対する経皮的股関節部知覚神経電気凝固術．別冊整形外科27 整形外科領域における疼痛対策，p132，南江堂，1995より許可を得て転載）

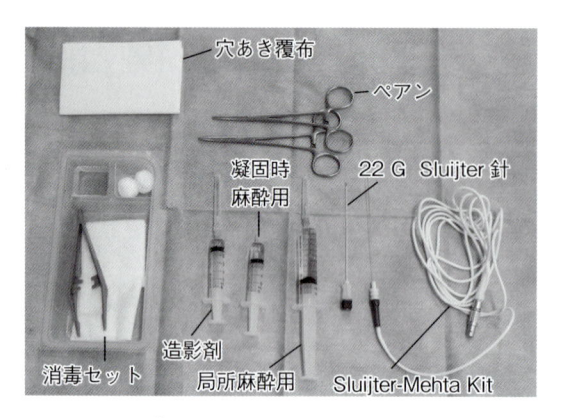

図1-287　ブロックに必要な器具

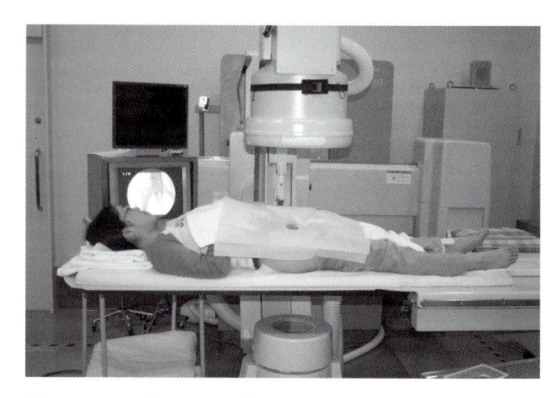

図1-288　体位とX線撮影方向

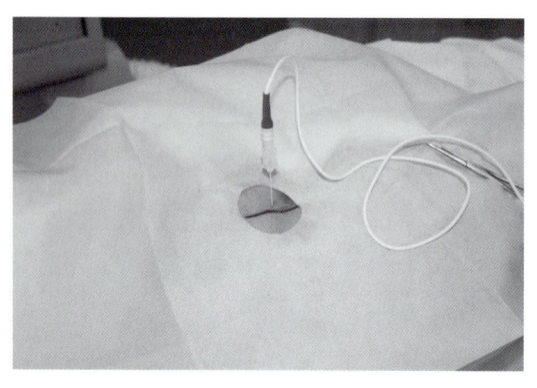

図1-289　高周波熱凝固

酔用）
・高周波発生装置（リージョンジェネレータ）：Neuro Therm 社製 Neuro Therm Model JK3®

5. 手技の実際

a. 体位と撮影の仕方（図1-288）

閉鎖神経関節枝と大腿神経関節枝が主な疼痛の原因となることが多いが，この場合は患側手前の仰臥位で行う．枕などの使用は一般的にはしない．坐骨神経関節枝の場合のみ，腹臥位で行う．通常，股関節痛は閉鎖神経が関与していることが多く，閉鎖神経関節枝に対して行い，次に大腿神経関節枝に行う．これで痛みが残存する場合は，上殿神経関節枝や坐骨神経関節枝に対して施行するので，後日再度行うことが多い．骨盤がねじれた位置にならないようにCアームが垂直の状態で正しい正面像が得られるように体位を調整する．

透視ポイント：閉鎖神経関節枝の場合は，涙痕の位置を目安に合わせる．仰臥位の場合はどの刺入経路においても大腿動脈を目安に大腿動静脈・神経が刺入路に重ならないように注意する．

撮影のポイント：造影は血管内注入や大腿神経・坐骨神経などに当たっていないことを確認するためのものであるため，典型的な造影像は得られない．股関節全体との位置関係をはっきりするために広めに撮影する．

b. 穿刺・刺激

1）閉鎖神経関節枝の穿刺手技（図1-289, 290）：大腿血管神経シースを触診で探し，あらかじめ皮膚ペンなどでマークしておく．その内側で股関節内側下部の涙痕やや尾側付近の皮膚に局所麻酔を行う．この場合は，あまり深くまで麻酔すると神経刺激が得られにくくなるため，穿刺部皮膚に膨疹ができる程度で十分である．透視下で涙痕直下の坐骨を目指して，Sluijter針で穿刺する．骨壁に当たった所で，電極（Sluijter-Mehta Kit）を挿入し高周波数（50～100 Hz）で刺激を行う．通常は1ボルトくらいまでに放散痛が得られる．刺激のOn-Offでの再現性を確認する．1ボルトくらいで放散痛が得られない場合は，付近の骨壁を歩かせるようにして最も疼痛が得られる部位を探す（この時に穿刺時の骨膜の痛みと区別するため，

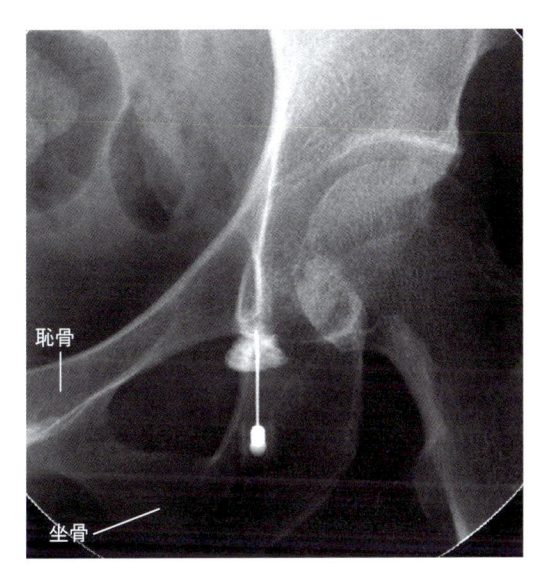

図1-290　左閉鎖神経領域での造影
典型的な造影所見はないが，造影剤が血管に流れることや，神経の造影などがされないことを確認する．

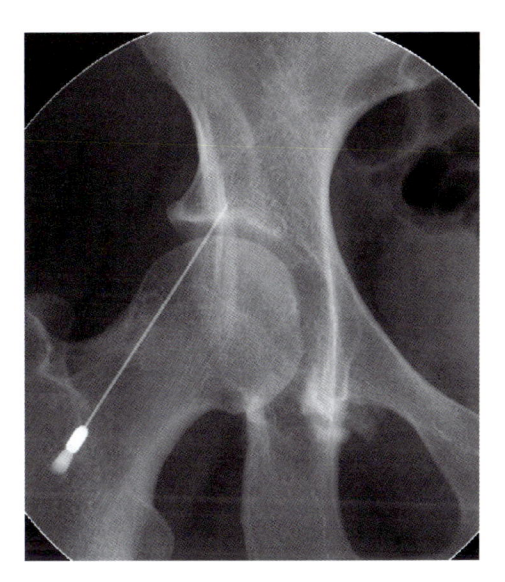

図1-291　右大腿神経領域での造影
関節枝が造影されることは少ないが，造影剤が血管に流れることや，神経の造影などがされないことを確認する．

刺激による疼痛が持続するかどうか，一度刺激を止めて再度刺激した時に同様な再現痛が得られるかを確認すべきである）．最も放散痛が得られた部位で低周波数（2～5 Hz）での刺激を行い，筋収縮（twitch）がないことを確認する．

c．薬液注入

ここで造影を行い，血管や神経に当たっていないことを透視上確認する．問題がない像が得られた場合は，2％メピバカイン1 mlを注入し，90℃，120秒間の高周波熱凝固を行う．ブロック後は90分間ベッド上安静とし，安静解除時には下肢の脱力などがないことを必ず確認する．

1）大腿神経関節枝の穿刺手技（図1-291）：大腿神経シースの外側で，腸骨前下棘の付近の臼蓋辺縁部を目安に刺入する．以下は同様である．

6．合併症

1）感染：基本的な手技では関節内に針が刺入することがないが，関節内に入ると関節炎になる可能性がある．
2）神経損傷：大腿神経や坐骨神経などの筋枝に誤って刺した場合は，脱力が起きる可能性がある．高周波熱凝固の前に針先の位置を造影剤などで確認し，疑わしい時は中止する．
3）出血：大腿動静脈を誤って穿刺した場合に起きる可能性がある．あらかじめ大腿動脈を触診してそれを避けるように刺入点を決めるようにする．
4）Charcot関節：Charcot関節とは痛みがなくなったために関節に過度な負荷がかかり，関節の変形がみられることをいうが，この手技だけでは痛みが完全になくなることはなく，その心配はない．

■文献
1）岡田菊三：股関節部痛に対する経皮的股関節部知覚神経電気凝固術．別冊整形外科 1995；別冊 27：131-138
2）Okada K: New approach to the pain of the hip joint. Pain Research 1993; 8: 125-135

（伊達　久）

48 膝関節ブロック

関節

1. 膝関節ブロックとは

　膝関節は体重を支え，内・外側副靱帯，前・後十字靱帯，膝蓋骨靱帯などの靱帯群，大腿筋を始めとした筋肉群，内・外側半月板，膝蓋大腿関節，大腿脛骨関節といった様々な軟骨や骨で形成された大関節で，スポーツを始め外傷にさらされることが多い．半月板損傷，十字靱帯損傷，側副靱帯損傷などでは急性の運動時痛を主訴として来院となり，多くは整形外科的に対処される．通常は，問診，疼痛部位，関節の運動時などの身体的異常の程度の把握，単純X線写真で骨自体の変化，関節腔の広さ，関節自体の左右比較，荷重試験による関節面の変化，更にMRIにて確定診断が可能である．しかし，X線透視下での膝関節造影は，関節の屈曲，伸展動作をしながら陽性造影剤の写り具合を見ることができる利点があり，半月板，骨片などの異物，靱帯の異常をMRIとは別の視点でとらえることができる．膝関節内への薬液注入による除痛効果は，炎症が強い場合には局所麻酔薬とともに副腎皮質ステロイドの注入で即効性に除痛効果を得られるが，関節自体の破壊を引き起こすことがあるため，ヒアルロン酸の注入が一般的である．関節内に液が貯留している場合には，排液することにより関節液の性状を知ることができる．

2. 適応疾患

　変形性膝関節症患者では，慢性的に痛みを覚え，ペインクリニック治療の対象となる．

3. 解剖

　膝関節は，本来は大腿四頭筋の腱の部にある大きな種子骨に過ぎない膝蓋骨の平滑な後面と大腿骨下端の2つの関節結節（大きな内側顆とそれより小さい外側顆），それら大腿骨下端と結合する，上面には軟骨で覆われた軽くくぼんだ関節面（上関節面）を形成する脛骨内側顆と脛骨外側顆によって形成される．上関節面には半月板が存在し，関節内には前十字靱帯，後十字靱帯，十字靱帯，関節外側には内側側副靱帯，外側側副靱帯があり，関節運動を維持している．膝関節を屈曲させると図1-292のように膝蓋骨と上関節面の間に水平に近い針を刺入するのに都合の良い隙間が形成される．前より針を刺入すると半月板に触れる心配はなくなる．

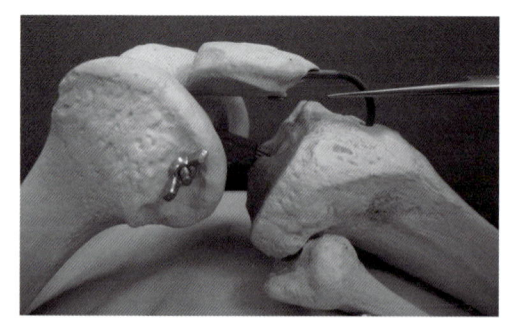

図1-292　膝関節ブロック針の刺入法
膝蓋骨と上関節面の間に水平に針を刺入できる．

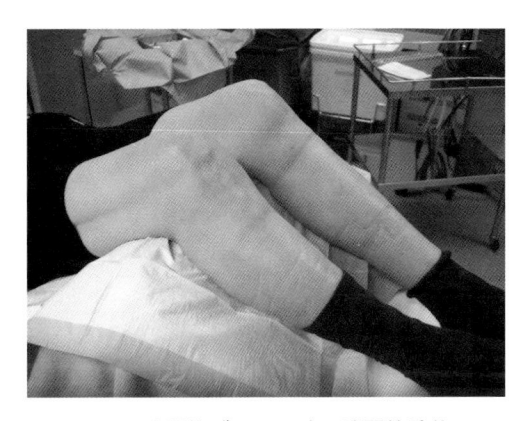

図1-293　膝関節ブロック時の膝関節肢位

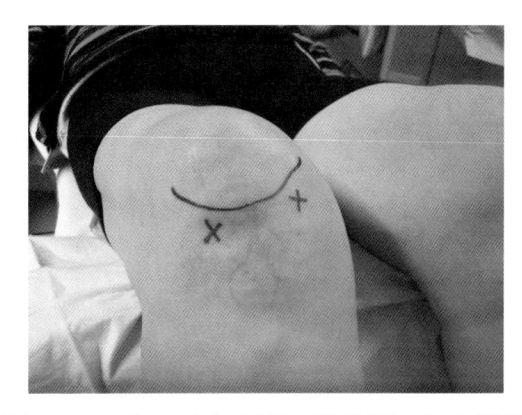

図1-294　ブロック針の刺入至適部位（×印が至適部位）

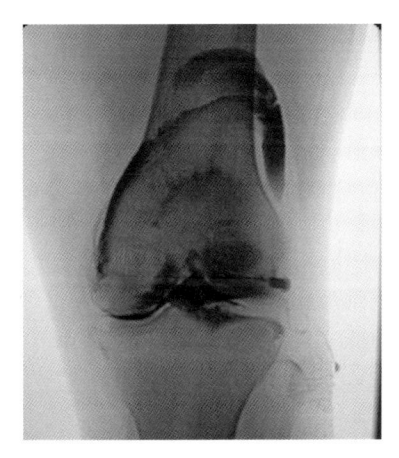

図1-295　膝関節ブロック時の造影剤の広がり

4. 器具

- 25 G 2.5 cm 針＋2 ml シリンジ（1％メピバカイン 2 ml）
- 10 ml シリンジ（1％メピバカイン 5 ml＋イオヘキソール 5 ml）
- ヒアルロン酸ナトリウムシリンジ

5. 手技の実際

図1-293に示すように患者の膝関節下に枕を置き，膝関節を約45度に屈曲させる．正面の強靱な膝蓋骨靱帯の厚い部分を避け，図1-294の×印に示すように膝関節前面のやや内側，あるいは外側より針を刺入する．針を刺入する皮膚周辺を酒精綿で1次消毒し，次いでポビドンヨードで皮膚を2次消毒する．膝蓋骨と脛骨の隙間を触知し，図1-293に示すように床に平行に，25 G 針を刺入すると容易に関節腔内に到達できる．造影をする場合にはここで，X線透視をしつつ造影剤を注入する．注入し終わった時，図1-295に示すように関節を屈曲，伸展させて関節面の異常を調べ，適宜，X線写真を撮影する．最後に，造影剤を排液し，プレフィルドシリンジに入っているヒアルロン酸ナトリウム液を関節腔内に注入する．25 G の針でもこの処置は可能である．

6. 合併症

感染と出血が可能性としてある（術前にインフォームドコンセントを得ておく必要がある）．感染が疑われた場合には，膝関節は関節腔に容易に到達できるので，関節内洗浄を行うとともに抗生物質を速やかに投与する．出血に対しても同様の対処を行うが，膝関節前方よりのアプローチでは半月板損傷の危険が少なく出血の可能性は低い．

〔河西　稔〕

49 膝関節枝高周波熱凝固法

関節

1. 膝関節枝高周波熱凝固法とは

　股関節や肩関節について岡田が提唱した，経皮的関節感覚神経電気凝固術の膝関節への応用である．一般に，関節を支配する末梢神経は感覚神経と運動神経が混在するが，関節包近傍では筋枝を分枝後の感覚枝のみが分布するので，それを選択的に熱凝固すれば，運動障害なしに長期の疼痛緩和が期待できる．

2. 適応疾患

　直ちに手術適応ではないが，痛みが強く，ADLを損なう膝関節疾患が適応になる．変形性膝関節症が多くを占めるが，将来も手術が不必要かどうかは不明であり，十分な事前説明を要する．合併疾患などで手術不可能な膝関節症，手術待機中の緊急避難的治療，関節リウマチ，悪性腫瘍の膝関節転移，手術・外傷後の遷延性膝関節痛なども適応である．膝関節注入などを一定期間行ったが痛みが強い症例で，明らかな疼痛点・圧痛点があり，テストブロックで除痛効果が確認されたものが対象となる．

3. 解剖

　膝関節前面には，大腿神経の広筋枝，伏在神経の膝蓋下枝が分布し，膝関節後面には，閉鎖神経，総腓骨神経，脛骨神経などの関節枝が分布する．内側から関節軟骨の摩耗が始まり，前内側部が痛む症例が多いため，伏在神経膝蓋下枝などを熱凝固することが多い（図1-296）．

4. 器具（図1-297）

- 27 G 1.9 cm 針＋5 ml シリンジ（1％メピバカイン局所麻酔用）
- 22 G 5.5 cm Sluijter 針（非絶縁部4 mm）
- 2.5 ml シリンジ（2％メピバカイン熱凝固前の麻酔用）
- 高周波熱凝固装置，電極キット

5. 手技の実際

a. 体位と透視

　仰臥位で下肢を伸展させやや内旋位にして，膝

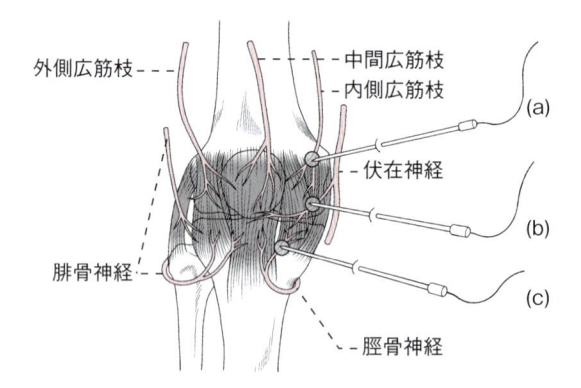

図1-296　膝関節の感覚神経と高周波熱凝固のシェーマ
(a)大腿神経内側広筋枝，(b)伏在神経膝蓋下枝，(c)脛骨神経枝の熱凝固のシェーマ．

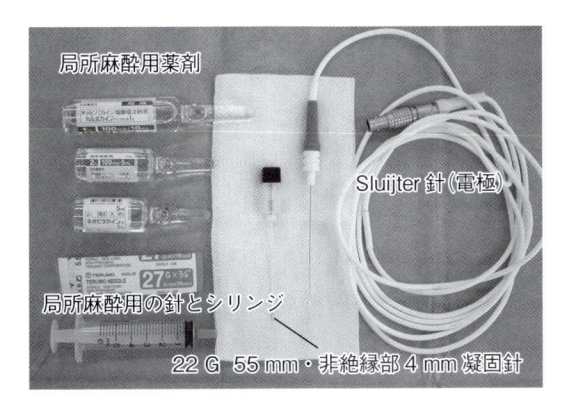

図1-297　使用器材

局所麻酔用薬剤
Sluijter針（電極）
局所麻酔用の針とシリンジ
22 G　55 mm・非絶縁部4 mm凝固針

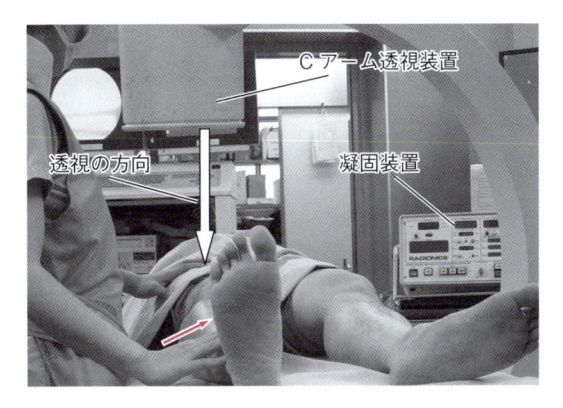

図1-298　施行体位と透視の方向
患肢を伸展しやや内旋させて（色付き矢印），膝蓋骨が大腿骨中央に位置するよう体位をとる．

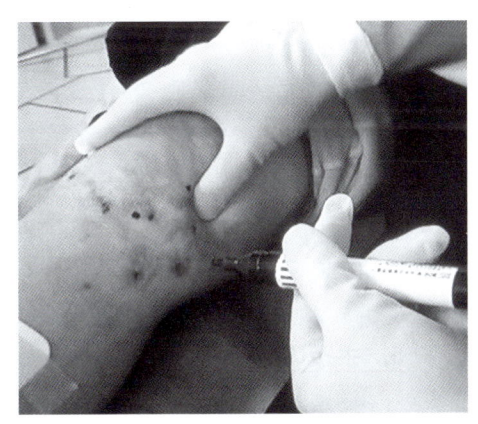

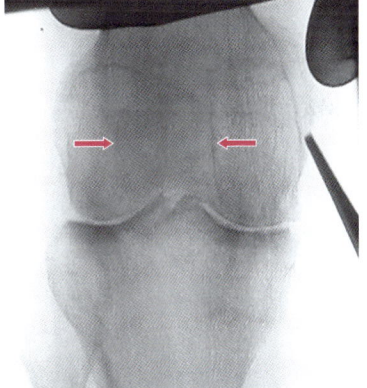

Cアーム透視装置
透視の方向
凝固装置

図1-299　圧痛点の確認
膝蓋骨（色付き矢印）が大腿骨中央にある位置で透視して，圧痛点を確認する．

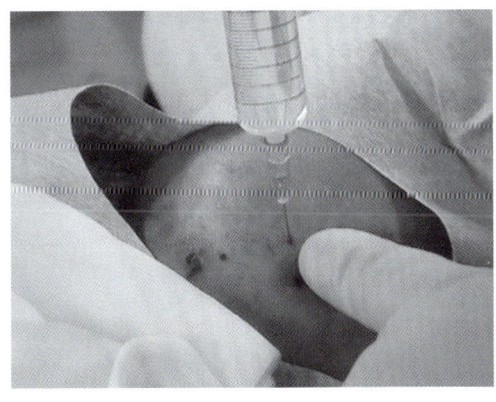

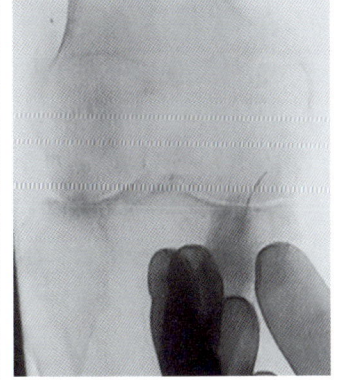

図1-300　局所麻酔と過敏なポイントの探索
27 G針で皮膚を局所麻酔した後に，骨表面の敏感なポイントを探す．この時点では，骨膜表面の麻酔はまだ行わない．

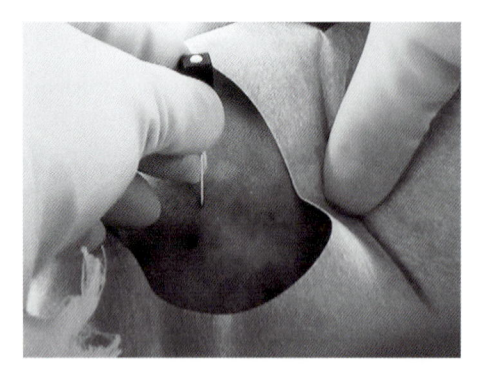

図 1-301　凝固針の刺入，試験刺激，局所麻酔
22 G 非絶縁部 4 mm の凝固針の先端を敏感なポイントに誘導する．刺激・凝固用電極 (Sluijter 針) を挿入して，50 Hz・1 V までの電気刺激で疼痛が再現することを確認する．その後，2%カルボカイン®で局所麻酔する．

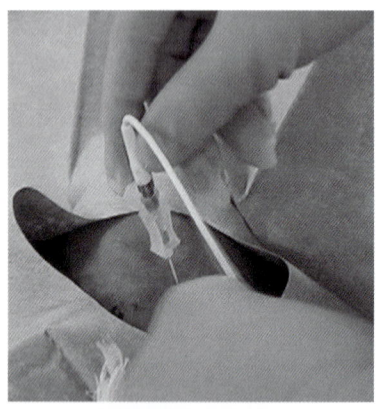

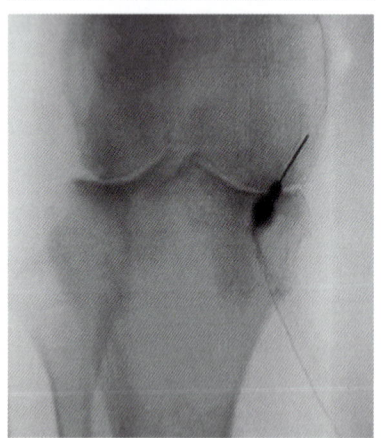

図 1-302　高周波熱凝固法（下は伏在神経膝蓋下枝）
再び Sluijter 針を挿入し，70〜80℃×90 秒間の高周波熱凝固を行う．

蓋骨が大腿骨中央に位置するようにする（図 1-298）．これは，針先の位置を正確に把握するためである．膝関節の神経分布にはバリエーションが多いので，圧痛点を丁寧に調べ，疼痛を感受している感覚神経枝を確定する（図 1-299）．

b. 刺入と高周波熱凝固

十分な消毒後，圧痛点から 27 G 針を穿刺し皮膚を局所麻酔後，透視下に骨表面の敏感なポイントを探す（図 1-300）．次に，凝固針をそのポイントに誘導し，凝固装置に接続して，高頻度刺激（50 Hz）で再現性疼痛を確認する．2%カルボカイン® 1〜2 ml で麻酔後，70〜80℃，90 秒間の熱凝固を行う（図 1-301，302）．

6. 合併症

刺針部痛，出血，感染があり得る．強く熱凝固されると神経損傷の可能性があるが経験していない．Charcot 関節も経験はない．感覚神経破壊術なので，施行後の体重管理，筋力訓練，装具療法などの適切な継続が重要である．

■文献

1) 岡田菊三：股関節痛に対する新しいアプローチ—経皮的股関節部知覚神経電気凝固術．Pain Research 1992；7：238
2) 橋爪圭司，岩田敏男，渡辺恵介，他：変形性膝関節症に対するペインクリニックの有効性と限界—134 症例の診療経験から．ペインクリニック 2003；24：673-680
3) 橋爪圭司：腰椎以外の下肢疾患 2．変形性膝関節症．小川節郎編：整形外科疾患に対するペインクリニック—一歩踏み出した治療，pp281-296，真興交易医書出版部，2003

〔橋爪圭司〕

50 肘関節，手関節，足関節などのブロック

関節

I．肘関節ブロック

1．肘関節ブロックとは

上腕骨・橈骨・尺骨より構成された複合関節を覆う関節包内に注入する．

2．適応疾患

変形性肘関節症，離断性骨軟骨症，骨軟骨腫症，慢性関節リウマチ，結晶誘発性関節炎，外傷性関節炎など．

3．解剖

肘関節の前面を正中神経，橈骨神経と上腕動脈が，背内側を尺骨神経が走る．

4．器具

・25 G　2.5 cm 針
・2.5〜3.0 ml シリンジ（イオヘキソール 2 ml）
・2.5〜5.0 ml シリンジ（1％メピバカイン 2 ml＋デキサメタゾン 2 mg）

5．手技の実際

a．体位と撮影の仕方

坐位（図1-303）あるいは仰臥位で肘関節を約90度屈曲する．

透視のポイント：側面で内側上顆と外側上顆を一致させる．

撮影のポイント：側面像（図1-304）は上記ポイントで，正面像（図1-305）は手掌を腹側にして肘関節を伸展して撮る．いずれも造影剤の広がりがすべて入るように撮影する．

b．穿刺，薬液注入

外側穿刺法が一般的で，肘屈曲位で橈骨頭，上腕骨内側上顆，肘頭が作る三角形（anconeus triangle，図1-306）の中央を刺入点とし，皮膚面にほぼ垂直に刺入する．造影剤が関節腔内に広がることを確認し，関節液が貯留していれば吸引してから薬液を注入する．

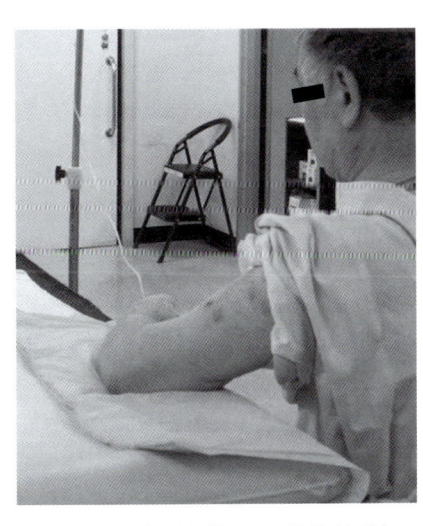

図1-303　肘関節ブロック体位（坐位）

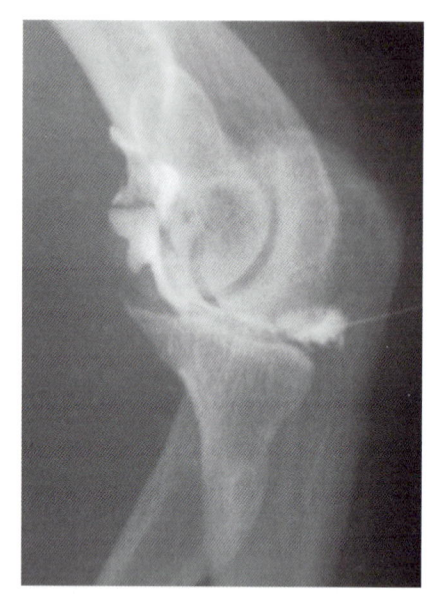

図1-304　肘関節造影像（側面）

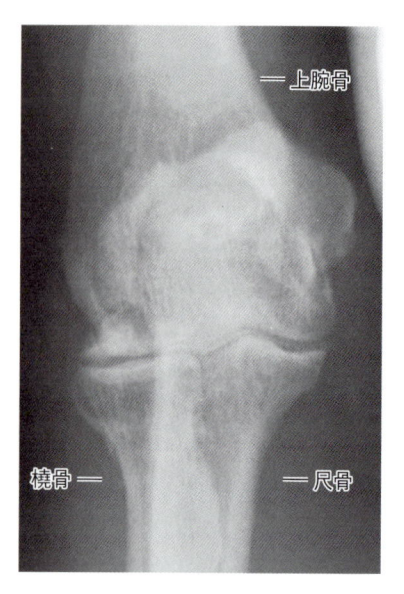

図1-305　肘関節造影像（正面）

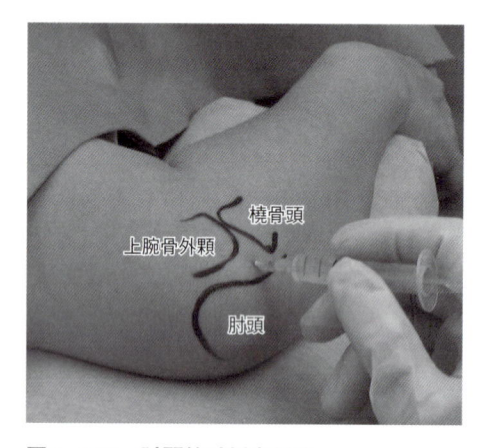

図1-306　肘関節外側穿刺法

6. 合併症

1) 感染：穿刺部位の消毒と無菌操作に留意が必要である．皮疹や創のある部位での穿刺は避ける．
2) 血腫：出血傾向のある患者は避ける．
3) 結晶誘発性関節炎：ステロイドによるもので，注入間隔は1〜2週空け，4〜5回の注入で改善しなければ他の治療法を考える．

（塩見由紀代，山上裕章）

II．手関節ブロック

1. 手関節ブロックとは

基本的には橈骨手根関節に行う．

2. 適応疾患

変形性手関節症，関節リウマチ，外傷後・手術後の手関節痛．

3. 解剖

橈骨手関節部では主要な動脈・神経は掌側を走行する．背側は主に腱が縦走し，尺側を尺骨神経背側枝が，橈側を橈骨神経浅枝が走行する．

4. 器具

肘関節の項（→179頁）を参照．

50. 肘関節，手関節，足関節などのブロック　181

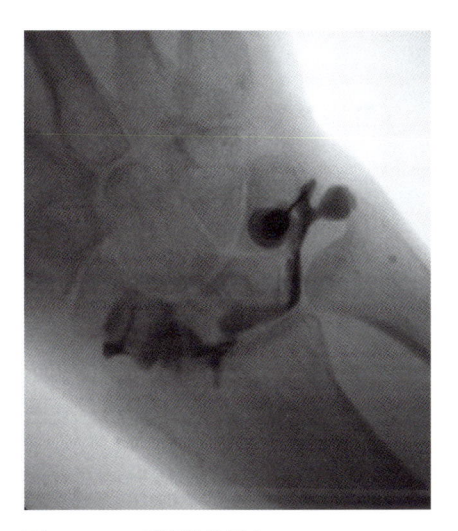

図1-307　手関節造影像

5. 手技の実際

a. 体位と撮影の仕方

腹臥位で頭の頭側に，あるいは坐位で透視台の上に手背を上にして手を置く．手関節の掌側に低い枕を入れ軽く掌屈すると刺入しやすい．

透視のポイント：関節のスリットが見えるよう管球を傾ける．

撮影のポイント：造影剤の広がりがすべて入るように撮影し，正面像を撮る（図1-307）．

b. 穿刺，薬液注入

橈骨手根関節上で総指伸筋腱の橈側あるいは尺側にペアンの先端を当て刺入点とする（図1-308）．抵抗が抜けた所で針を止め，造影する．関節腔の容量は健常であれば約2 mlである．関節腔の交通や腔外への漏れもあるので造影剤と薬液の総量は4～5 mlくらいが適当である．

6. 合併症

肘関節の項（→179頁）を参照．

（塩見由紀代，山上裕章）

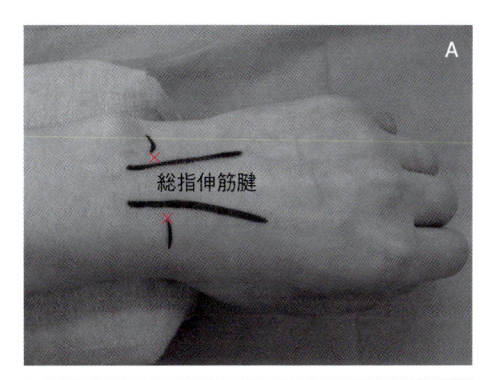

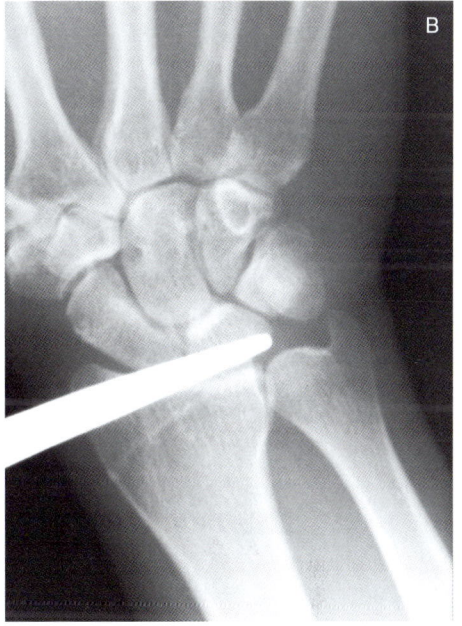

図1-308　手関節ブロック刺入点

III. 足関節ブロック

1. 足関節ブロックとは

狭義の足関節である距腿関節のブロックである．

2. 適応疾患

変形性足関節症，関節リウマチ，外傷後・手術後の足関節痛．

3. 解剖

足関節の背足では正中部に足背動脈，内側足背皮神経，深腓骨神経が走行する．

4. 器具

・25 G　6.0 cm 針
肘関節の項（→ 179 頁）と同様のものを使用する．

5. 手技の実際

a. 体位と撮影の仕方

仰臥位で膝下に枕を入れ，膝関節を軽度屈曲位とすると足が尾側に傾き術者の手が足趾に触れず施行しやすい．

透視のポイント：距腿関節のスリットがすべて見えるよう管球を尾側に傾け，左右に回旋する．

撮影のポイント：造影剤の広がりがすべて入るように撮影し，正面像を撮る（図 1-309）．

b. 穿刺，薬液注入

前内側穿刺と前外側穿刺があるが，疼痛の強い方から穿刺する．距腿関節の内側あるいは外側にペアンの先端を当て，そのやや尾側を刺入点として関節面と術者の手が重ならないように刺入する．造影剤を注入し関節全体に広がることを確認し，薬液を注入する．

6. 合併症

肘関節の項（→ 179 頁）を参照．

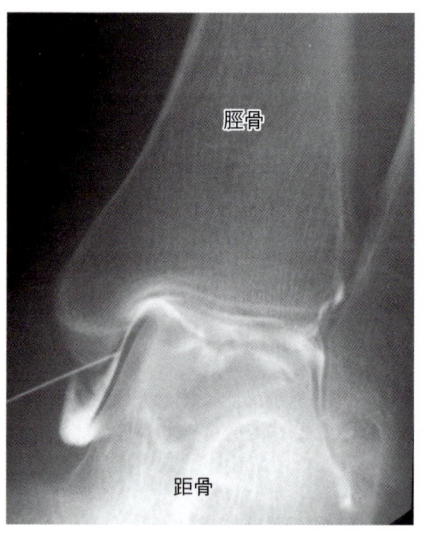

図 1-309　足関節造影像

■ 文献

1) 佐藤信博：肘関節ブロック．麻酔科診療プラクティス 12 ペインクリニックに必要な局所解剖，pp142-143，文光堂，2003
2) 阿部宗昭：関節内注入と腱鞘内注入のコツ．金谷文則編：手の外科の要点と盲点，pp99-103，文光堂，2007
3) 朱尚孝：関節穿刺法と関節液検査．二ノ宮節夫，冨士川恭輔，越智隆弘，他編：今日の整形外科治療指針，第 4 版，pp22-23，医学書院，2002

（塩見由紀代，山上裕章）

51 骨髄減圧術

その他

I．肩関節

1．肩関節骨髄減圧術とは

上腕骨頭を骨穿孔することにより，骨頭骨髄減圧を図り肩関節痛を改善させる方法である．

2．適応疾患

肩関節周囲炎，肩手症候群，上腕骨頭無腐性壊死（特発性上腕骨頭壊死），変形性肩関節症，肩関節拘縮による疼痛などが適応となる．

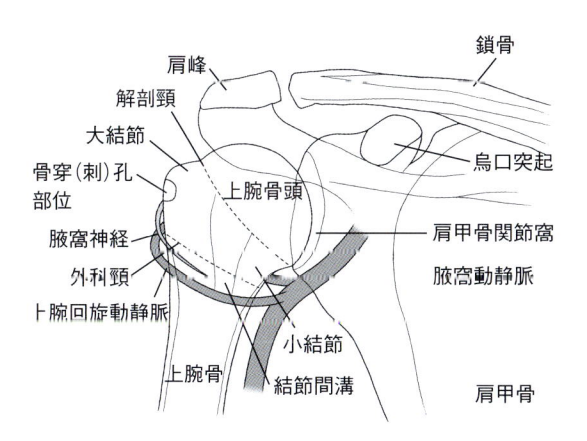

図 1-310　肩関節 X 線解剖図
大結節部の骨穿刺部位に注意．正面像では図 1-313，314のように刺入針が写るが，上腕骨頭は約 30 度の後捻角があることを念頭に置きながら骨髄内を進める．
(荻原正洋：肩関節骨髄減圧術．ペインクリニック 2006；27 別冊秋：S641-S646 より改変)

3．解剖（図 1-310）

肩関節骨髄減圧術の対象となる関節は肩甲上腕関節，すなわち狭義の肩関節である．手掌を正面にし，肩関節軽度外転，外旋位の X 線解剖図（図 1-310）が重要である．また上腕骨頭は肘関節に対して約 30 度後捻していることを念頭に置く．図 1-310 のように腋窩神経，上腕回旋動静脈は上腕骨外科頸付近に沿って走行するので，針の刺入部は透視上大結節部とするのが安全である．

4．器具

・骨穿孔針：11 G オステオサイト® 骨生検針 M₂ タイプあるいは 8 G トラップロック® 骨髄生検針 J タイプ（図 1-311）
・イオヘキソール
・ルアーロックディスポーザブルシリンジ：5 ml，10 ml

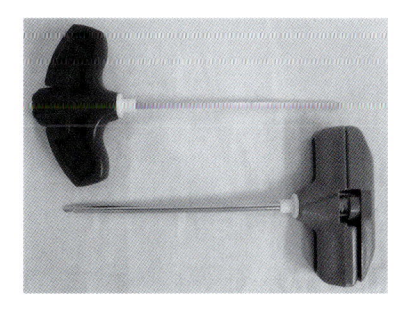

図 1-311　骨穿孔針
上：11 G オステオサイト® 骨生検針 M₂ タイプ．下：8 G トラップロック® 骨髄生検針 J タイプ．

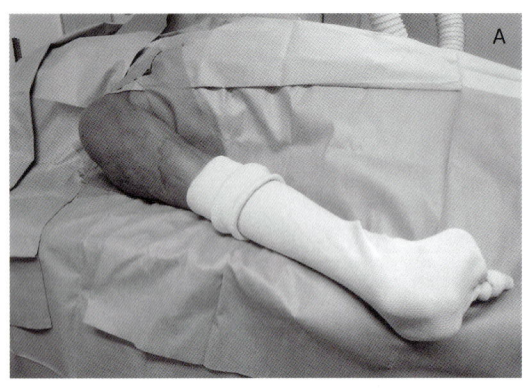

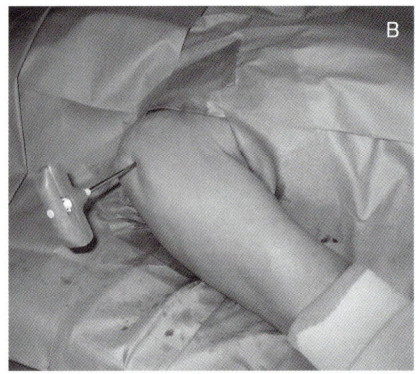

図 1-312 刺入肢位と骨穿孔針刺入時
A：肩関節は手掌を前方にした軽度外転位とする．B：針は 8 G トラップロック®骨髄生検針．

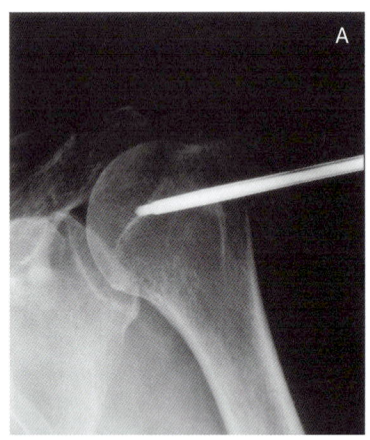

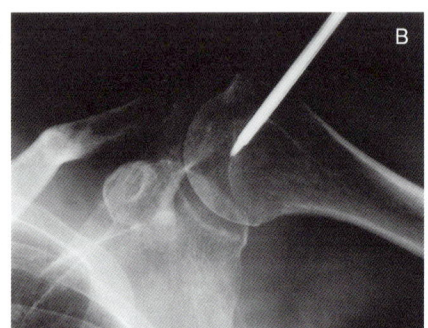

図 1-313 骨穿孔針刺入後の機能撮影
A：刺入時．B：外転挙上時．

5. 手技の実際（上腕骨頭骨穿孔術）

a. 体位と撮影の仕方

患側を術者側にした仰臥位で，肩関節は手掌を前方（正面）に向けて軽度外転位とする（図 1-312）．
透視ポイント：患側の上腕骨頭を中心にする．
撮影ポイント：関節腔に針先が到達していないことを確認するため，肩関節機能撮影をするか（図 1-313），必須ではないが正面造影像を撮影する（図 1-314）．

b. 骨穿刺

透視下に上腕骨大結節部を皮膚，皮下，骨膜まで局所麻酔する．骨穿刺針の針先が骨表面を滑らないように固定しながら，骨頭内に向かって錐もみ状に骨皮質を貫通させ，更に骨頭骨髄腔を穿孔する．

6. 合併症

1）出血：穿孔創部からの出血．穿孔部位が外科頸付近の場合に多いようである（図 1-315）．圧迫で止血可能である．

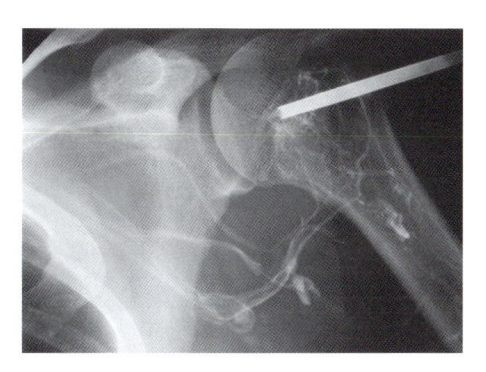

図 1-314　骨髄造影
イオトロラン 240 で造影．骨穿孔針と上腕回旋静脈の走行に注意．

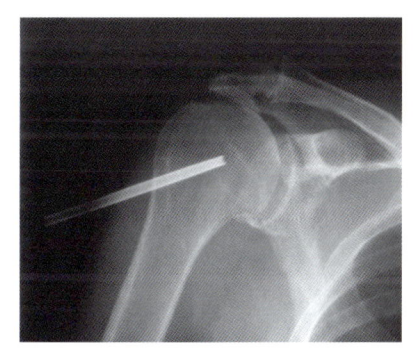

図 1-315　術後出血を起こした骨穿孔
骨穿孔針の刺入部が大結節の遠位で，上腕骨長軸に鋭角に刺入されている．

2) 腋窩神経損傷：上腕外側部の感覚障害および疼痛を引き起こす可能性がある．穿刺部位は大結節部とすることがこれら合併症を避けるポイントである．
3) 感染：化膿性骨髄炎，肩関節炎が考えられる．予防的に抗生剤を使用する．

■ 文献
1) 荻原正洋：肩関節骨髄減圧術．ペインクリニック 2006；27 別冊秋：S641-S646
2) 吉田徹，他：いわゆる変形性関節症の疼痛について―骨内圧からの考察．整形外科 1975；26：745-752
3) 荻原正洋：肩関節周囲炎に対する骨髄減圧術の経験．Pain Research 2007；22：133-141

（荻原正洋）

II．椎体

1．椎体骨髄減圧術とは

脊椎椎体を骨穿孔することにより，椎体骨髄減圧を図り，胸背部痛，腰痛および関連痛を改善させる方法である．椎体への到達法により，経椎弓根的減圧と経椎体（椎体直達）的減圧がある．

2．適応疾患

骨粗鬆症や骨粗鬆症性椎体圧迫骨折による疼痛，ほかに腰背部痛の原因が見当たらない棘突起に圧痛が認められる場合などが適応となる．

3．解剖（図 1-316）

椎弓根は上椎切痕と下椎切痕で上下より狭められ，椎体後面の上端寄りにつくように見える（透視上も）．椎体を横断面で見た場合，脊柱管横断面の形により，左右の椎弓根は胸椎では平行に近く，腰椎では三角形の 2 斜辺のような方向となる．また椎体を矢状断で見た場合は，椎弓根は椎体後壁に対して，胸椎部では上位胸椎ほど，頭側より斜めに，腰椎部ではほぼ垂直に椎体につく．そして椎弓根は胸椎部では細く，腰椎部では比較的太くなる．胸腰椎の血行は肋間動脈，腰動脈より動脈血を受け，静脈血は内・外椎骨静脈叢，椎体静脈，肋間静脈，腰静脈，奇静脈や半奇静脈，大静脈に流れる．手技上重要な部位は図 1-316 のような正側面透視像の椎弓根像（図 1-316 の P）である．

4．器具

・体位保持枕：青梅綿の入った厚めの枕（縦 60 cm×横 40 cm×厚さ 15 cm）
・骨穿孔針：12 G あるいは 13 G ボーンニードルオシリス®（図 1-317A）
・微小骨鋼線刺入子（ピンバイス）（図 1-317B）

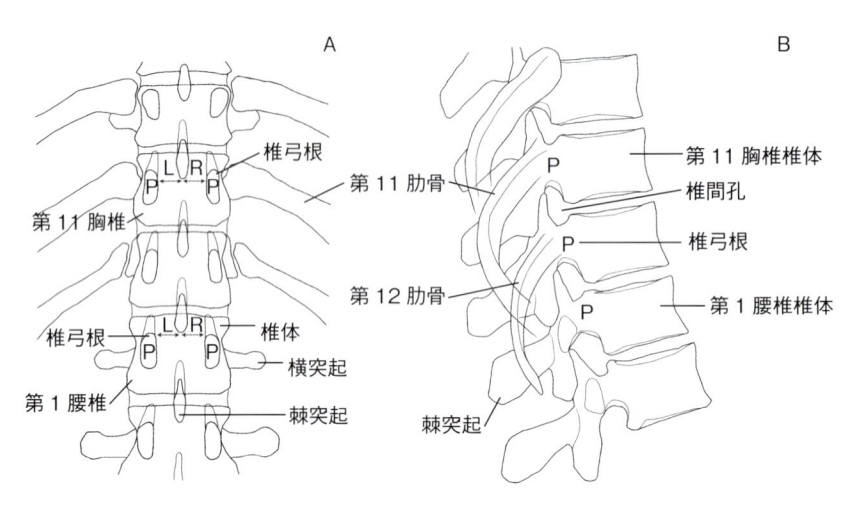

図 1-316　胸腰椎 X 線解剖図
A：正面像．B：側面像．P：椎弓根．R，L：棘突起と左右椎弓根間距離．R＝L，正面椎弓根像をはっきり描出するように，また椎体上縁終板を一致させるように管球の角度調整を行う．

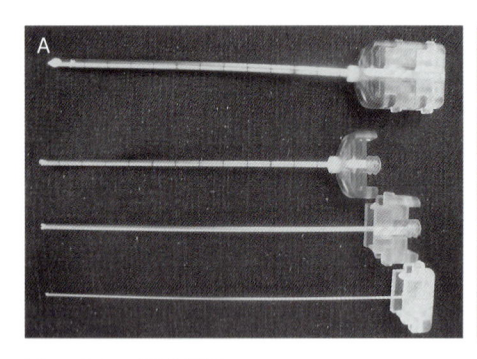

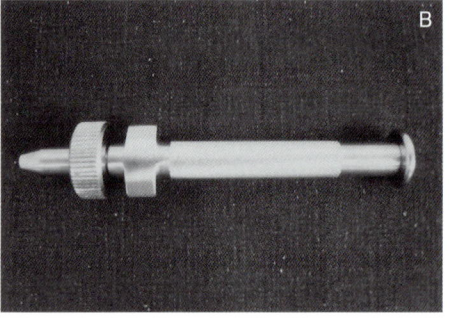

図 1-317　特殊器具
A：骨穿孔針．12 G あるいは 13 G ボーンニードルオシリス®．外針，中針，内針の三層針になっている．B：微小骨鋼線刺入子（ピンバイス）．ボーンニードルオシリス®に付属する 1.2 mm の K 鋼線を刺入する時に使用する．鉛筆を握る感覚で使用できる．
〔荻原正洋：脊椎椎体減圧術（経椎弓根的骨穿孔術）．ペインクリニック 2008；29：105-112 より改変〕

・その他〔肩関節骨髄減圧術の項（→183頁）に同じ〕

5. 手技の実際（経椎弓根的骨穿孔術）

a. 体位と撮影の仕方

厚めの枕の上に腹臥位とする．この時目的とする椎体の後壁が透視台に平行，かつ左右椎弓根像が棘突起を中心に左右対称となるように可及的に体位をとるが，オーバーチューブの角度調整を要することもある（図1-318）．

透視ポイント：正側面像での椎弓根像である（図1-316）．

撮影ポイント：造影剤は椎体内に貯留することは少なく，造影剤注入と同時に椎体内外の静脈造影となることが多い（図1-319）が，骨髄造影は

b. 骨穿刺

穿刺部位は椎弓板と横突起(腰椎では副突起)でつくられるV字底部骨上であり,正面かつ側面透視像で椎弓根像内を椎体内に刺入可能な線上の皮膚である.そこからピンバイスにつけたK鋼線を刺入し,側面透視下に前記の胸腰椎椎弓根の解剖学的構造を考慮しながら,椎弓根像内を錐もみ状に椎体内に刺入する(図1-320A, 320B).この時,針が常に骨内を進んでいる感覚を手に感じていることが重要である.次にK鋼線をガイドに骨穿孔針の外針を回転させながら椎体内に刺入する(図1-320C).外針が椎体内に到達したらK鋼線を抜去し,外針内の骨組織を取り除き,その後中内針を外針に挿入して深さを調整する(図1-320D).

6. 合併症

1) 神経損傷:脊髄穿刺あるいは神経根穿刺の可能性がある.二方向透視下にK鋼線を椎弓根内で椎体に刺入できればこの合併症は防げる.
2) 血管損傷:椎体前縁を越え,椎体外に針が刺入された場合に考えられる.特に骨の脆弱性が進行している場合は,K鋼線,骨穿孔針の刺入時に注意を要する.椎弓根の内側(脊柱管内壁側)に穿刺針が刺入されると内椎骨静脈の損傷,硬膜外血腫の可能性があるが,椎弓根内を操作する限り,これら合併症は防げる.
3) 気胸:胸椎部で考えられるが,経椎弓根的減圧では合併する可能性は少ない.

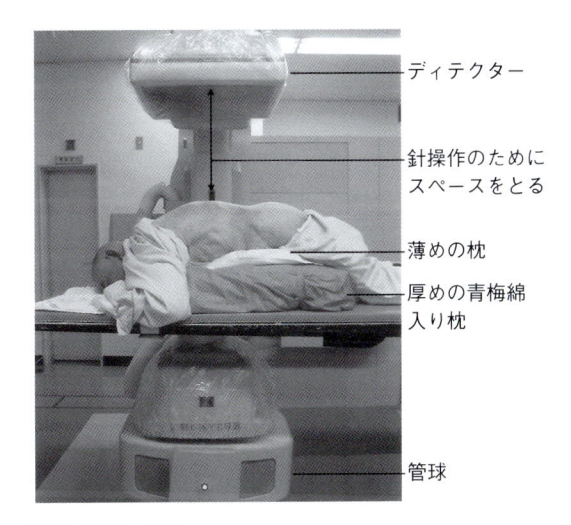

図1-318 体位
青梅綿の入った枕の上に腹臥位にする.姿勢に応じて薄めの枕を追加する.このように後弯が高度の場合は管球を台の下にしないと骨穿孔針を操作するスペースを確保できない.

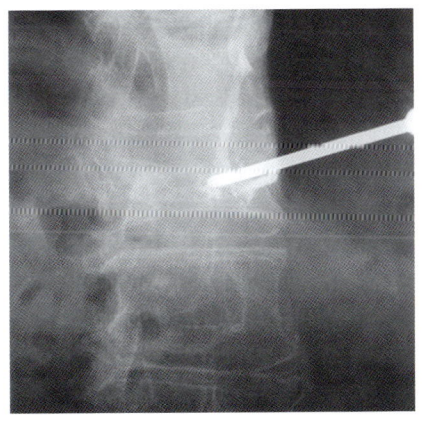

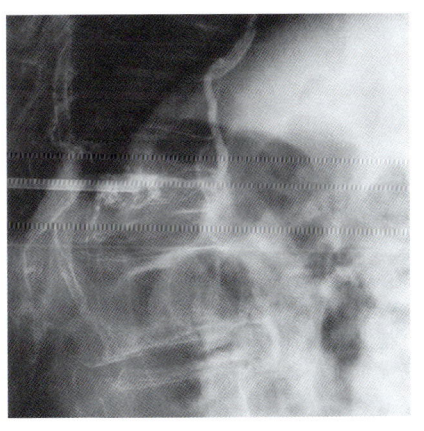

図1-319 造影所見
造影剤は椎体内にほとんど貯留せず,椎体静脈,内椎骨静脈叢,腰静脈,奇静脈造影となっている.

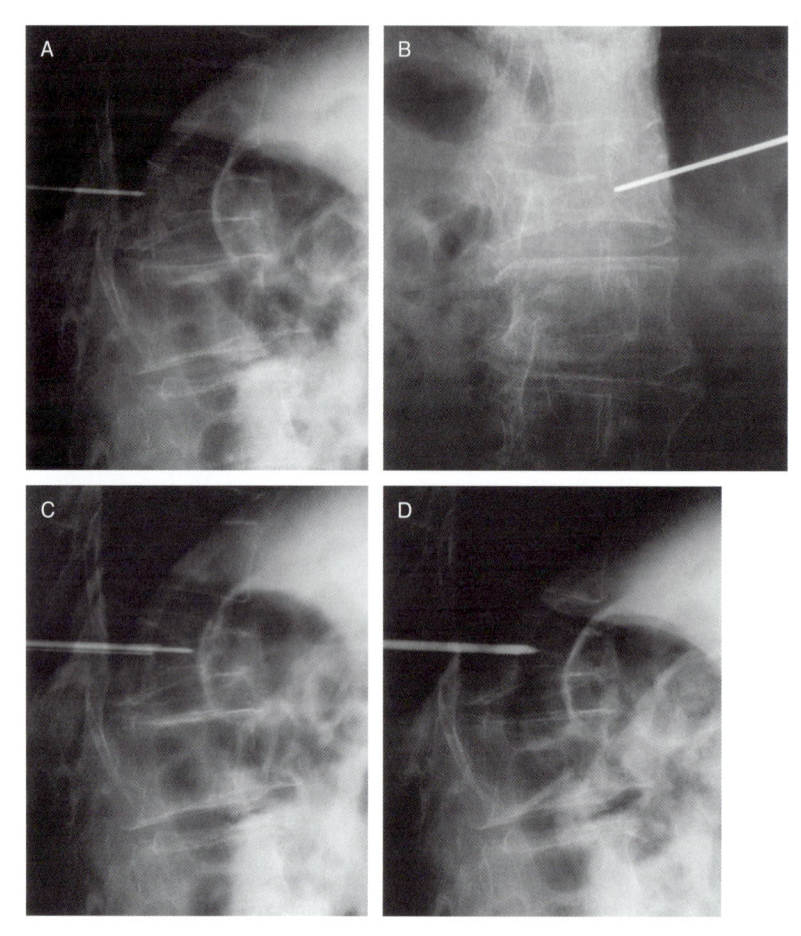

図1-320 骨穿孔
A, B：K鋼線刺入．C：ボーンニードル外針刺入．D：中内針を外針に挿入し椎体内に進める．

4) 感染：化膿性脊椎炎の発症が考えられる．予防的に抗生物質を使用する．

■ 文献
1) 小橋芳浩, 松浦恒明, 石谷栄一, 他：骨粗鬆症性脊椎圧迫骨折に対する椎体減圧術の効果. 整形・災害外科 2004；47：1589-1595
2) 湯田康正：椎体減圧術(経椎体法). ペインクリニック 2006；27 別冊秋：S628-S640
3) 荻原正洋：脊椎椎体減圧術(経椎弓根的骨穿孔術). ペインクリニック 2008；29：105-112

(荻原正洋)

III. 股関節，膝関節

1. 股関節，膝関節骨髄減圧術とは

変形性関節症を始めとする股関節部痛，膝関節部痛に対し，大腿骨頭，寛骨，大腿骨下端，脛骨上端への骨髄穿刺を行うことにより，除痛を図ろうというものである．施行直後より疼痛が消失する例もある．今後の課題として，疼痛および除痛のメカニズム[1]，効果の持続期間，合併症対策，より適切な刺入点，刺入位置を含めた手技の確立

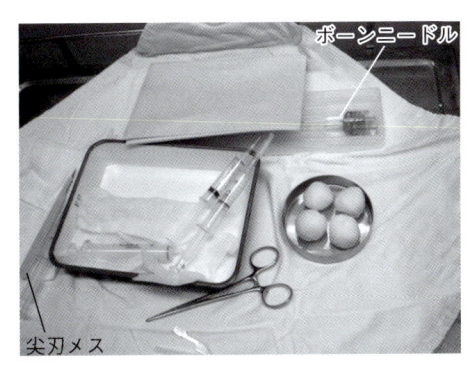

図 1-321　骨髄減圧術に必要な器具

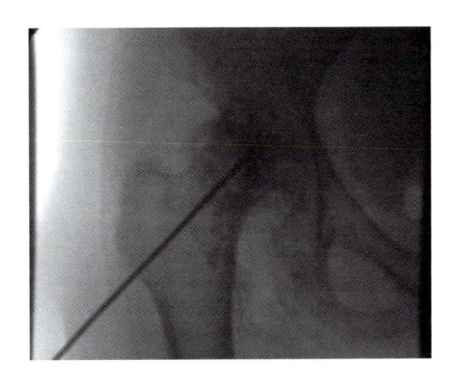

図 1-322　大腿骨頭骨髄減圧術
骨頭部まで針を進める.

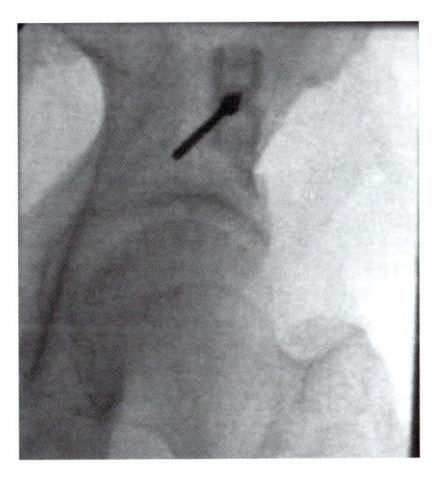

図 1-323　寛骨部骨髄減圧術
骨皮質を通過した所まで針を進めている.

などが求められる．慣例に従い，骨髄減圧術としたが，メカニズムが確定するまでは骨髄内穿刺術とすべきものかもしれない．

2. 適応疾患

骨粗鬆症，変形性股関節症，大腿骨頭壊死，変形性膝関節症などが適応となる．

3. 器具（図 1-321）

- 5 ml シリンジ + Cathelin 針（1％メピバカイン 10 ml：局所麻酔用），5 ml シリンジ（オムニパーク® 3〜5 ml），5 ml シリンジ（1％メピバカイン 3〜5 ml）
- ボーンニードル 13 G, 125 mm（股関節），80 mm（膝関節），18 G 針あるいは尖刃メス

4. 解剖と手技の実際

a. 股関節[2]

仰臥位で，殿部と大腿骨が水平になるように枕で調節する．X 線透視下で，大転子下と大腿骨頭中央部を大腿骨頸軸に平行に結ぶ線を延長した皮膚面上と，透視側面で大腿骨横径の中央となる皮膚面上の交点から Cathelin 針を刺入する．皮下から骨膜まで十分に局所麻酔する．次いで，穿刺ガイドスタイレットを刺入ラインに沿って，骨膜まで挿入する．穿刺ガイドスタイレットをしっかり，保持したまま，刺入部皮膚を数 mm 切開し，穿刺針内針を取ったボーンニードルを差し込む．先端が骨膜まで到達したら，穿刺ガイドスタイレットを抜き，穿刺針内針を入れて，ゆっくり回転させて，骨内に刺入していく．骨皮質は相当硬いので，方向がずれないように，透視下で確認しながら，骨頭中央部まで針を進める（図 1-322）．骨膜までしっかり局所麻酔されていれば，ボーンニードル挿入中は痛みを訴えないが，造影剤を注入確認時に痛がるので，局所麻酔薬を注入して抜針する．K ワイヤーと電動ドリルを使える環境にあるならば，操作はだいぶ楽になる．

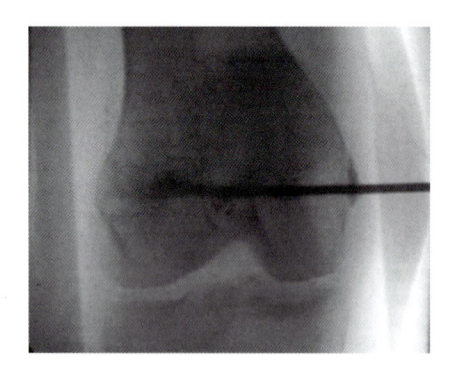

図 1-324 大腿骨下端骨髄減圧術
内側上顆から穿刺し, 外側上顆近くまで針が進んでいる.

寛骨部に圧痛がある場合は同様の体位で, 寛骨臼上溝の上縁での穿刺とする(図 1-323).

b. 膝関節[3]
1) 大腿骨下端(図 1-324): 患側下位の側臥位とし, 膝関節部を軽度屈曲させる. 健側肢は前方あるいは後方に寄せる. X線透視軸は内側顆と外側顆の関節面が一致するように合わせる.

大腿骨下端では, 側面で内側顆中央部から顆間線に沿って, 上記と同様にしてボーンニードルを進める.

2) 脛骨(図 1-325): 大腿骨下端と同様の体位で, 側面で内側顆中央部から顆間線に沿って, 同様にしてボーンニードルを進める.

5. 合併症

1) 出血, 血腫: 圧迫止血で通常は止血される.

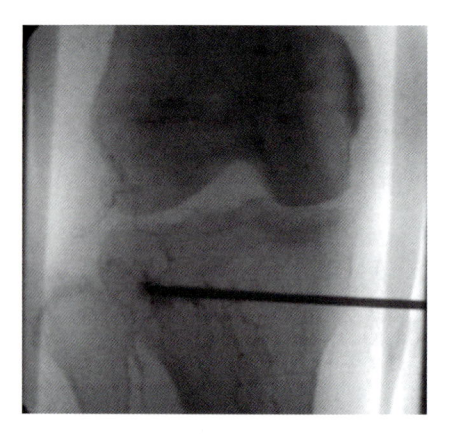

図 1-325 脛骨骨髄減圧術
造影剤が骨髄内・外静脈に広がっている.

2) 感染: 術野の清潔操作に十分注意するが, 感染徴候があれば, 早期の抗生物質投与を考える.
3) 骨髄塞栓: 骨髄減圧術では, 現在まで報告されていないが, 可能性としてはある.
4) 穿刺部後痛: 穿刺時に十分な局所麻酔をすることが必要.

■文献

1) 新城清: 変形性関節症の新しい病因および病因に基づいた治療法. 中部日本整形外科災害外科学会雑誌 2005; 48: 531-532
2) 湯田康正, 新城健太郎: 大腿骨頭骨髄減圧術. ペインクリニック 2007; 28: 1390-1396
3) 湯田康正, 高橋巌太郎, 八反丸善文, 他: 変形性膝関節症に対する骨髄減圧術―手技と症例. ペインクリニック 2007; 28: 243-257

(岡本健一郎, 増田 豊)

2章

CTガイド下
神経ブロック手技

CTガイド下神経ブロックの有用性

　神経ブロックを行うにあたって，優れたブロック効果を得るためには目的とする部位に的確にブロック針を刺入する技術が必須である．同時に，ブロック手技に伴う合併症を回避し安全に施行することが重要である．そのため，体深部領域への神経ブロックに際しては単純X線透視法が広く用いられ，標準的手技法として確立している．この単純透視手技はリアルタイムにブロック針の刺入状態を把握できることが最大の利点であり，熟練者であれば短時間で施行することもできる．しかし，この単純X線透視法で判別可能な組織は骨とブロック針であり，軟部組織の鑑別は極めて難しい．ブロック針の先と目的部位の微妙な位置関係の把握や重要臓器穿刺などの合併症の回避は経験則によるところも多く，その困難さが神経ブロックの応用を制限するところもある．

　近年，超音波ガイド下神経ブロック法の臨床応用が広まってきている．この方法はブロック針の刺入状況が2次元画像としてリアルタイムで把握できることで安全，確実な神経ブロックを行う手技として勧められている．特に体表面の神経ブロックにおいて画像解像度が良く，実用性が高いことが認識されている．しかし，体深部への神経ブロックでは組織の画像解像度が劣ってくること，超音波の特性として骨組織より深部の描出はできないこと，超音波ビームとブロック針との形成する角度が狭くなると(45度未満)ブロック針の描出が難しくなることなどの問題点がある．

　神経ブロックをより正確に安全に行うためには画像ガイド下法が大きな役割を果たしているが，その中でも体深部のブロックではCT画像によるガイドが優れている．CTガイド下法は画像分解能，特に軟部組織描出能において単純X線透視法より優れていることから，重要臓器との位置関係を容易に把握することができ，正確で安全な神経ブロックを行うのに極めて有用である．具体例として，左腰部交感神経節ブロックを行う際に撮影したCT画像を提示する(図2-1，2)．この画像では，ブロック針刺入経路途中に左腎臓が存在することと，大動脈が腰椎椎体に接していることが分かる．単純X線透視法で神経ブロック針を刺入した場合は，これら重要臓器の判別はできず，腎臓穿刺および大動脈穿刺を引き起こす危険性が高くなる．

　CTガイド下神経ブロックでは，ブロック目的部位までの距離を正確に把握できることも利点である．神経根ブロックなどでは，距離を把握してゆっくり操作を行うことにより穿刺時の神経刺激痛を軽減し，より患者に優しい神経ブロックを行

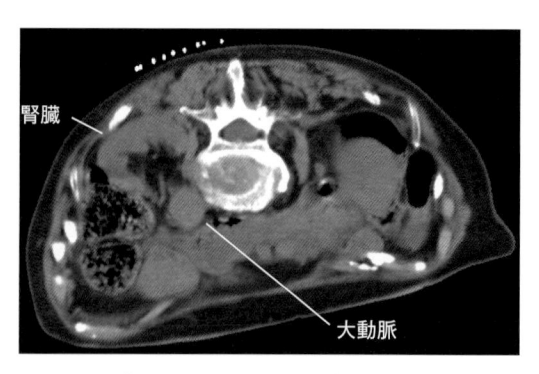

図2-1　ブロック前のCT画像

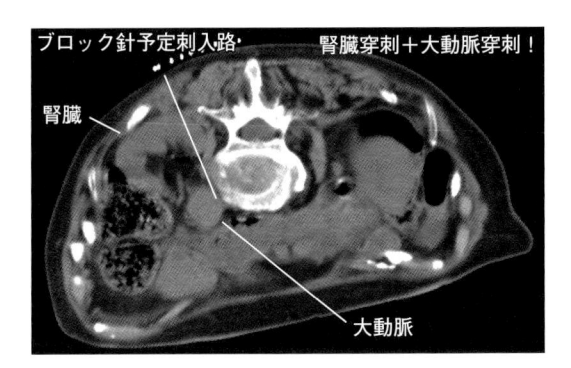

図2-2 重要臓器損傷の危険

うことができる．更に，この方法では，3D画像構成により立体画像として確認ができること，ブロック後の合併症精査(異常出血，気胸など)が速やかに行えることなどの利点もある．課題としては，リアルタイムでの神経ブロックは限られた施設でしか行えず，穿刺操作時は非透視下で行うことが挙げられる．X線被曝量の増加も懸念されるが，CT機器の高性能化，撮影回数の減少などによって改善されるようになってきている．

CTガイド下法が適応となる神経ブロックとしては，腹腔神経叢ブロック，内臓神経ブロック，下腸間膜動脈神経叢ブロック，上下腹神経叢ブロック，腰部・胸部交感神経節ブロック，神経根ブロック，三叉神経節ブロックなどが挙げられる．

〔齊藤洋司，中谷俊彦〕

1　上顎神経ブロック

1. 上顎神経ブロックとは

　X線透視下の上顎神経ブロックの項(→12頁)を参照.

2. 適応疾患

　基本的には上顎神経ブロックの適応があるものすべてになるが,下顎神経と比較しても上顎神経は細く,絶対的解剖学指標がないために三叉神経ブロックの中では施行難易度は最も高く,合併症も比較的注意しなければならない.CTでは翼口蓋窩とブロック針先端の位置関係がより確実に描出可能となり,また造影剤を用いることにより薬液の広がりが明確になり,そして出血などの合併症も把握しやすいので,他の補助手段を使用してもなかなかうまくブロックが施行できないものが適応となる.

3. 解剖

　上顎神経は,正円孔から翼口蓋窩を通り眼窩下管入口に向かう.翼口蓋窩は上顎骨と翼状突起との間にある狭い間隙で,内側壁は口蓋骨の垂直板,前壁は上顎体,後壁は翼状突起で構成されている.翼口蓋窩の後壁には大翼を貫く正円孔と翼状突起の基部を前後に貫く翼突管があり,前者は頭蓋腔に,後者は破裂孔に開いている(図2-3).

4. 器具

- 25 G 2.5 cm 針＋2 ml シリンジ(1％メピバカイン局所麻酔用)
- 23 G 7 cm ブロック針または22 G 9.7 cm Sluijter 針(非絶縁部4 mm)
- 1 ml シリンジ(イオヘキソール＋2％メピバカイン)
- 1 ml シリンジ(7％フェノール)または高周波熱凝固装置,電極キット

5. 手技の実際

　上顎神経のブロック法はいくつかあるが,口腔外側法を示す.

a. 体位と撮影の仕方

　患者はCTベッド上に仰臥位で,頭部を安定した所に位置させる(ブロック施行中は頭部の位置が少しでも変動すると,撮影に支障をきたす).造影剤を使用する場合は血管を確保する.まずプレスキャンでは,基本的に外眼裂と外耳孔を結ぶ線(O-M線)に平行な軸位横断像(軟部条件より骨条件での撮影が適している場合が多い)を得るようにして,翼口蓋窩を描出する.その横断面の位置でブロック針のおおよその刺入点を決定してもよい.この場合ブロック針によるアーチファクトが支障をきたすことがあるが薄いスライス厚(5 mm以下)で撮影しアーチファクトの軽減を図る工夫も必要である.

1. 上顎神経ブロック　195

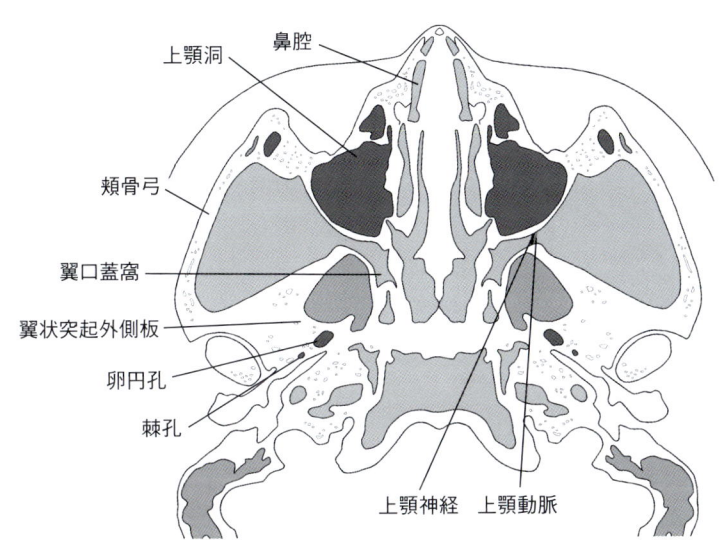

図2-3　翼口蓋窩と周辺の解剖

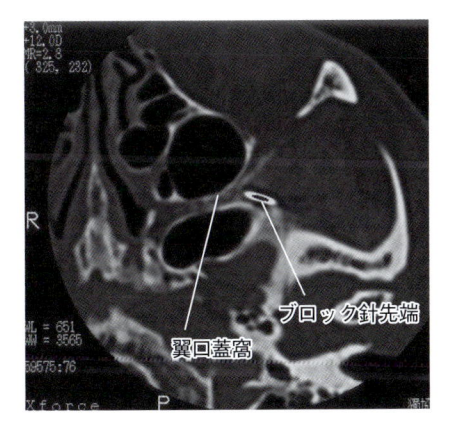

（ラベル：鼻腔、上顎洞、頬骨弓、翼口蓋窩、翼状突起外側板、卵円孔、棘孔、上顎神経、上顎動脈）

図2-4　放散痛を得た時のブロック針の位置
翼口蓋窩にブロック針先端が位置している．

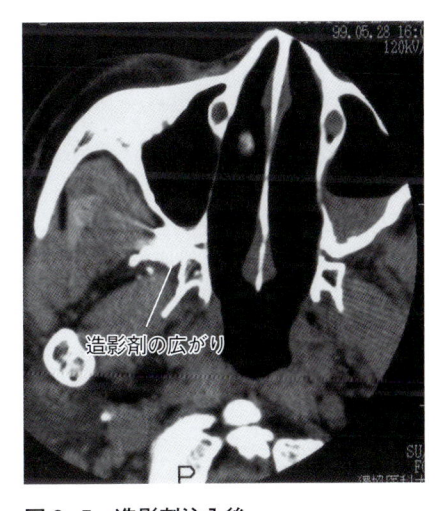

図2-5　造影剤注入後

b. 穿刺，薬液注入

　他のCT下ブロック（例えば腹腔神経叢ブロック）とは異なり指摘目標部位が小さく，針の刺入経路の細かい構造変化はかなり性能が良いCTしか詳細に描出できないので，プレスキャンは省略してもよい．その場合は，まず従来のランドマーク方法でブロック針を刺入する．つまり刺入点は頬骨弓中央部直下の刺入点から翼口蓋窩（外眼角）に向かってブロック針を刺入する（頬骨上法でも可能である）．4cmほど針先が進んだ位置で，CTスキャンして針先と翼口蓋窩の位置を確認する．翼口蓋窩に針先が向かっていればそのまま針を緩徐に進め，異なれば方向を変える[1]．針刺入後に放散痛が得られたらCTスキャンを施行して針先が良好な位置にあることを確認して（図2-4），まず造影剤と局所麻酔薬の混合液を注入する（図2-5）．効果と副作用（造影剤が翼口蓋窩内および入口部周辺にとどまれば問題ないが，眼窩内へ広がった場合は針が深いので引き戻し，翼口

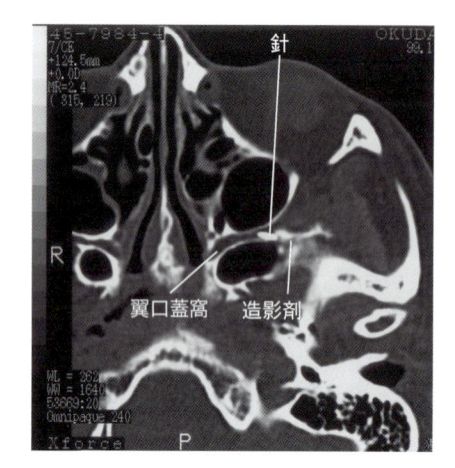

図 2-6　造影剤注入後
翼口蓋窩外に薬液が広がっている．

蓋窩外へ広がった場合は効果が期待できず，造影剤が消失した場合は針先が顎動脈内に位置しているので再刺入する）（図 2-6）を確認して神経破壊薬注入および高周波熱凝固を施行する．刺入回数および撮影回数を増やさないためにブロック針を 2 本使用したダブル・ニードル法がある[2]．針先が翼口蓋窩に位置しているにもかかわらず放散痛などの神経と針先が得られた臨床的徴候が全くない場合はブロック針が翼口蓋窩の下方に位置していることが多いので，針先をより上方に位置させるようにする．

■ 文献

1) Okuda Y, Okuda K, Shinohara M, et al: Use of computed tomography for maxillary nerve block in the treatment of trigeminal neuralgia. Reg Anesth Pain Med 2000; 25: 417-419
2) Okuda Y, Yamaguchi S, Fujimaki K, et al: Application of the double needle to CT-guided thoracic sympathetic and splanchnic plexus blocks. J Clin Anesth 2001; 13: 398-400

（奥田泰久）

2　下顎神経ブロック

1. 下顎神経ブロックとは

X線透視下の下顎神経ブロックの項(→15頁)を参照.

2. 適応疾患

下顎神経ブロックの適応がある患者で,CT下が優れている主な対象は,頸椎疾患などで頸部可動域制限がありX線透視下で卵円孔を描出できる十分な体位がとれない患者である[1](図2-7).

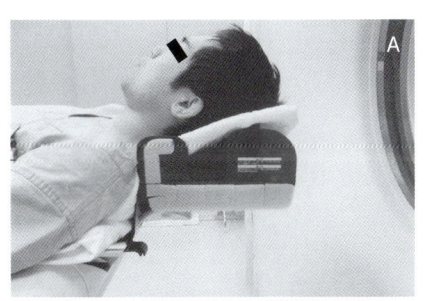

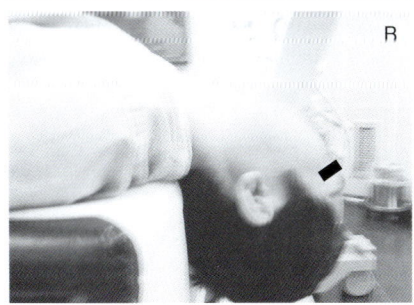

図2-7　体位の違い
CT(A)とX線透視(B)だと頸部の伸展度が全く異なる.

3. 解剖(図2-8)

卵円孔は頭蓋底の蝶形骨大翼にある3つの孔(正円孔,卵円孔,棘孔)の中で最も大きく,後内側端に位置し,正円孔の後外方,棘孔の内前方にある.頭蓋骨の側面からは下顎骨の筋突起と関節突起の中央部で頬骨弓の下縁,蝶形骨の外側板の後縁に位置する[2].

4. 器具

- 23 G 7 cm針+2 mlシリンジ(1%メピバカイン局所麻酔用)
- 23 G 7 cmブロック針,22 G 9.7 cm Sluijter針(非絶縁部4 mm)
- 1 mlシリンジ(7%フェノール+2%メピバカイン+イオヘキソール)
- 高周波熱凝固装置,電極キット

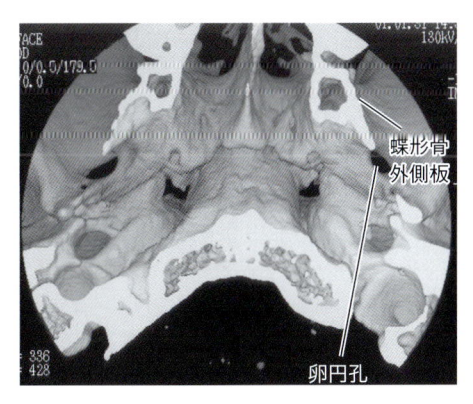

図2-8　頭蓋底と卵円孔

5. 手技の実際

下顎神経のブロック法はいくつかあるが，CT ガイド下口腔外側法を示す．

a. 体位と撮影の仕方

患者は CT ベッド上に仰臥位で，頭部を安定した所に位置させ(CT 下では軽度の動きでも撮影に支障をきたす可能性が高い)造影剤を使用する場合は血管を確保する．

まずプレスキャンを施行し，基本的に外眼裂と外耳孔を結ぶ線(O-M 線)に平行な軸位横断像(軟部条件より骨条件での撮影が適している場合が多い)を得るようにして頭蓋底の卵円孔を描出する．その横断面の位置でブロック針のおおよその刺入点を決定することも可能である．CT 下の場合，ブロック針によるアーチファクトが支障をきたす場合があるが，薄いスライス厚(5 mm 以下)で撮影しアーチファクトの軽減を図る工夫も必要である．

b. 穿刺，薬液注入

他の CT 下ブロック(例えば腹腔神経叢ブロック)とは異なり目標部位が小さく，針の刺入経路の細かい構造変化はかなり性能が良い CT しか詳細に描出できないので，現在筆者らはプレスキャンで刺入点を決定していない．従来のランドマーク方法で頬骨弓下縁中央直下の刺入点からほぼ水平にブロック針を盲目的に刺入する．蝶形骨外側板に接触した所あるいは 4 cm ほど針先が進んだ位置で，CT スキャンして針先と卵円孔の位置を確認する．卵円孔に針先が向かっていればそのまま針を緩徐に進め，方向が異なれば方向を変える．針刺入により放散痛が得られたら再び同部位で CT スキャンして，卵円孔と針先の位置が良好な部位にあることを確認(図 2-9)して試験的局所麻酔薬注入後，神経破壊薬注入あるいは高周波熱凝固を施行する．刺入回数および撮影回数増加を防ぐためにはブロック針を 2 本使用したダブル・ニードル法がある[3]．針先と卵円孔が接触している像が得られているにもかかわらず放散痛などの神経と針先から得られる臨床的徴候が全くない場合はブロック針と卵円孔の上下の距離が開いている可能性が高いので，極力頭蓋底直下での卵円孔を描出すべきである．

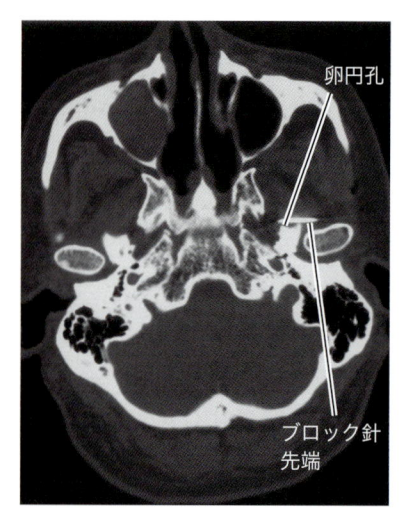

図 2-9 ブロック針先端と卵円孔

6. 合併症

出血，感染，耳管穿刺・半月神経節ブロック(CT 下ではまず生じない)．

■ 文献

1) Okuda Y, Takanishi T, Shinohara M, et al: Use of computed tomography for mandibular nerve block in the treatment of trigeminal neuralgia. Reg Anesth Pain Med 2001; 26: 382
2) 奥田泰久：下顎神経ブロック．ペインクリニック 2006；27 別冊秋：S312-S318
3) Okuda Y, Yamaguchi S, Fujimaki K, et al: Application of the doubleneedle technique to CT-guided thoracic sympathetic and splanchnic plexus blocks. J Clin Anesth 2001; 13: 398-400

(北島敏光，奥田泰久)

3 Gasser 神経節ブロック

1. Gasser 神経節ブロックとは

X 線透視下の Gasser 神経節ブロックの項(→19頁)を参照．

2. 適応疾患

三叉神経痛．より末梢枝のブロックで効果の乏しい症例や複数枝の症例．特に X 線透視下のブロックが困難な症例．

3. 解剖

(→19頁参照)

4. 器具

- 23 G 6 cm 針＋5 ml シリンジ(0.5〜1% リドカイン®：局所麻酔用)
- 22 G 9.7 cm Sluijter 針(非絶縁部 4 mm)
- 1 ml シリンジ(2% メピバカイン・テストブロック用)
- 高周波熱凝固装置，電極キット

5. 手技の実際

a. 体位と刺入点の決め方

仰臥位で肩の下に枕を入れ，頸部を後屈させる(懸垂頭位に近い状態にする)．

患側の頬部に X 線不透過のカテーテルで制作したマーカーをテープで貼り付ける．

側方位置決めスキャン画像(スカウトビュー)で頭蓋底を確認(図 2-10)後，CT ガントリーの角度を調節して卵円孔中心軸方向で切ったスライス画像を得る．重要な構造物を避けた穿刺ルートを決定し，刺入点をマーキング．この時，同時に深さを計測する(図 2-11)．

b. 穿刺方法

皮膚を消毒し穴あき滅菌布をかける．Cathelin 針(23 G)を用い，メピバカインで局所麻酔を行う．Sluijter 針の刺入部および尾部を CT ガントリーから出るレーザーマーカー(CT の断面を示すガイド光)に合わせ，摂子などで補助しながら真っすぐ刺入する(図 2-12)．CT 透視で先端を確認しながら穿刺軌道を修正し，Sluijter 針を進

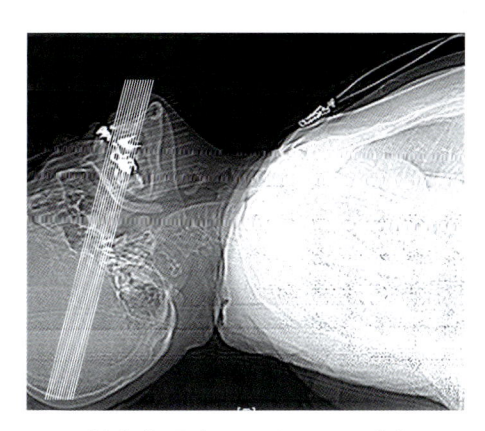

図 2-10 側方位置決めスキャン画像(スカウトビュー)

頭部後屈の程度を確認されたい．

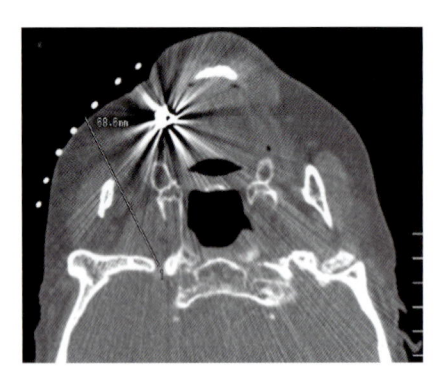

図2-11 穿刺ルートのデザイン
上顎骨，口腔内などを避けて，穿刺ルートがデザインされている．卵円孔も確認できる．顔表面に見える点状のものはマーカー．

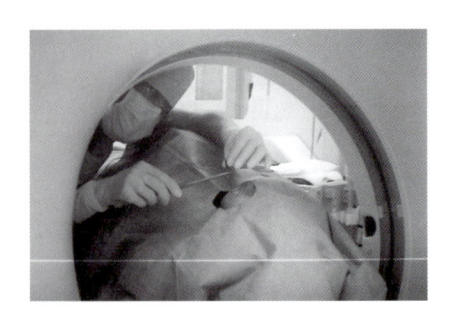

図2-12 穿刺方法
CTガントリーから投射されるレーザーマーカーに合わせて穿刺を行う．

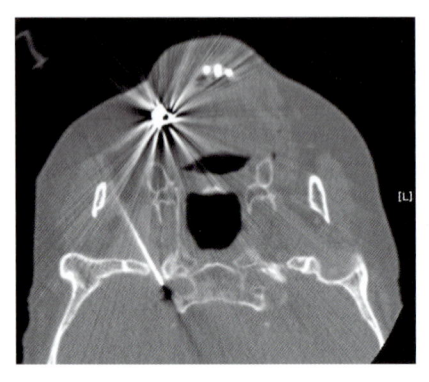

図2-13 刺入時のCT画像
デザインしたルートに沿って穿刺できているのが確認できる．穿刺針先端は卵円孔内に入っている．

める(図2-13)．この方法では，針先が画像上で確認できなくなった場合に頭尾側方向への修正を的確に行うことが穿刺成功の鍵となる．

卵円孔に近付くと下顎に放散痛を生じる．

その位置で2 Hz(0.1〜0.2 V)で刺激すると咬筋の収縮が確認できるので，収縮が減弱する所まで針を慎重に進める．収縮が減弱した所で，50 Hz(0.1〜0.2 V)で刺激を行い罹患枝に一致した放散痛を生じるように針の深さを調節する．

吸引して髄液，血液の流出がないことを確認後2％メピバカイン0.2 mlにてテストブロックを行う．罹患枝が鎮痛，感覚低下され，合併症のないことを確認する．感覚低下は神経刺激にて閾値が3倍以上に上昇していることを確認する方法でもよい．

テストブロックで良い結果が得られれば，神経破壊薬の注入や高周波熱凝固を行う．

6. 合併症

1) 出血，血腫：下顎神経周囲は静脈が存在している．CTガイドといえどもこれを避けるのは難しい．深部で静脈穿刺をした場合を考えると，凝固能に異常のある患者は適応とならない．
2) 第1枝感覚脱失：針位置が深すぎた場合に起こることが多い．角膜麻痺から角膜炎につながる場合もあるので注意が必要である．
3) 異常感覚：どのブロック方法でも起こり得るので事前の説明が必須である．
4) 髄膜炎：重篤な合併症である．抗生物質の予防的投与が必要である．

■文献

1) 長沼芳和：電気凝固による神経ブロック(1)脳．ペインクリニック 1999；20：567-572
2) Sekimoto K, Koizuka S, Saito S, et al: Thermogangliolysis of the Gasserian ganglion under computed tomography fluoroscopy. J Anesth 2005; 19: 177-179
3) 関本研一：CTガイド下ガッセル神経節高周波熱凝固法．後藤文夫，並木昭義，島田康弘編集主幹：先端医療シリーズ33麻酔科の新しい流れ，pp318-321，寺田国際事務所／先端医療技術研究所，2005

(関本研一)

4 神経根ブロック―胸部，腰部

1. 神経根ブロックとは

脊髄神経の神経根領域に神経ブロック針を刺入して，薬剤投与（局所麻酔薬，ステロイド），高周波熱凝固法（パルス高周波法を含む）を行う治療である．疼痛領域の神経が確定できれば，その神経根に直接局所麻酔薬を投与することや高周波熱凝固法を行うことができるため，選択的な求心路神経刺激遮断や交感神経遮断が得られて効果的な治療が可能となる．頸神経，胸神経，腰神経，仙骨神経それぞれの神経根への適応が可能であるが，目的神経根にブロック針を正確に刺入するためには単純X線透視下や，CTガイド下に行う必要がある．

2. 適応疾患

a. 胸神経領域

変形性脊椎症・椎間板ヘルニア・脊柱管狭窄などの脊椎疾患による疼痛，帯状疱疹後神経痛，肋間神経痛，開胸術後疼痛症候群，がん性疼痛などが適応となる．

b. 腰神経領域

変形性脊椎症・椎間板ヘルニア・脊柱管狭窄などの脊椎疾患による疼痛，帯状疱疹後神経痛，がん性疼痛などが適応となる．

3. 解剖

a. 胸神経領域

脊髄神経は前根と後根が統合して脊髄神経根が形成されて，それぞれの椎間孔から脊柱管を出て末梢へとつながっている．椎間孔から脊柱管外に出た部位を目標に穿刺を行うが，胸神経根ブロックは，気胸や血管損傷に注意が必要である．脊髄への血液供給路として重要なAdamkiewicz動脈はT_9T_{10}～L_1L_2領域での椎間孔（左78％，右22％）を通っているとの報告があるため，十分な注意を払わなければならない[1]．

b. 腰神経領域

胸神経根領域と比べて気胸の危険性がないことと，脊髄への血液供給路として重要なAdamkiewicz動脈損傷の危険性は極めてまれであるため，重篤な合併症が生じるリスクは低い．

4. 器具

- X線不透過マーカー：柵状のものが使いやすい
- 消毒セット：ペアンもしくは摂子．ヒビテンアルコール，綿球
- シリンジ：局所麻酔薬用（2.5 ml，5 ml，10 ml）
- 使用薬剤：局所麻酔薬（メピバカイン，リドカイン®，ロピバカイン，2～3 ml），ステロイド：デキサメタゾン（2～4 mg），造影剤〔オムニパーク®（イオヘキソール）〕

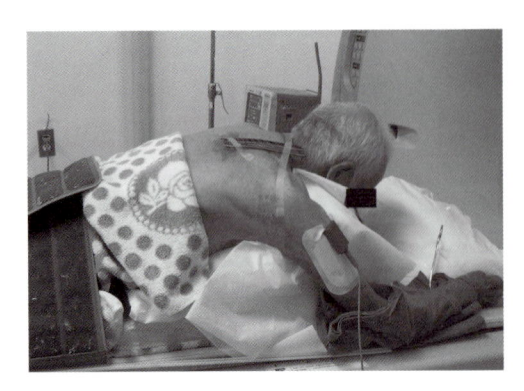

図 2-14 体位固定

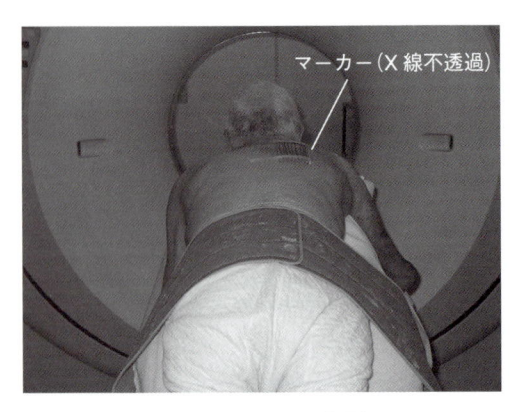

図 2-15 マーカー貼付と CT 撮影

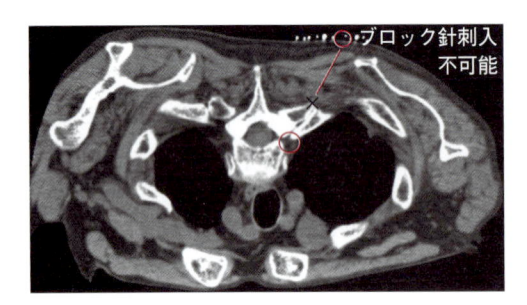

図 2-16 CT 画像

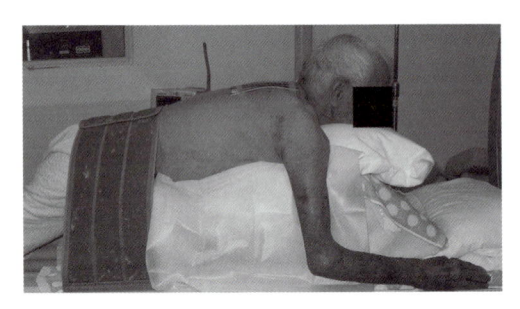

図 2-17 体位変換後

・神経ブロック針：22 G(8 cm, 10 cm)
・計測器具(滅菌可能なもの)：角度計, 定規
・高周波熱凝固装置：高周波熱凝固法, パルス高周波法を行う場合(専用のブロック針も必要)

5. 手技の実際(胸神経領域)

a. 体位固定(腹臥位, 側臥位)

腹臥位は安定性がよく, ブロック体位として適している(図 2-14). しかし, 患者が楽な体位であることが望ましいため, 腹臥位が難しい場合には側臥位でも可能である.

b. 体表面への X 線不透過マーカー貼付

柵状の X 線不透過マーカーを針刺入領域に貼付する(図 2-15).

c. CT 撮影による位置確認

CT 撮影を行う(図 2-15). ブロック針刺入部位とブロック目的部位とが同一 CT 画面上に描出されることが必要である. その間に骨などの刺入に障害となる組織がないことを確認すること. そうでない場合は体位を調整する必要がある(図 2-16〜19).

d. CT 画像上での計測(刺入点, 穿刺角度, 距離)

画像上で刺入点と目標部位との距離, 角度を測定する(図 2-20).

e. 刺入点のマーキング

CT 装置で計測した画像と同じ撮影位置に患者を CT 装置上で移動させる. その位置でガイド光と X 線不透過マーカーに基づいて体表面皮膚刺入点にマーキングを行う(図 2-21).

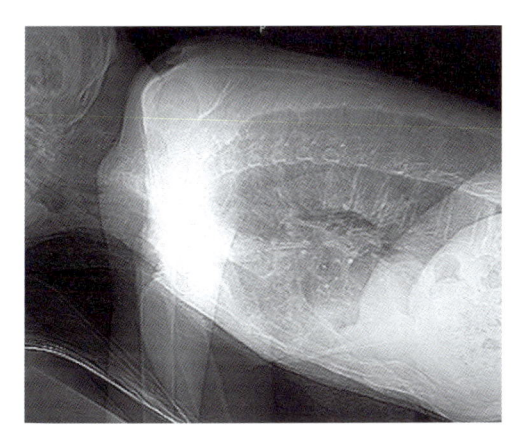

図2-18 側面画像

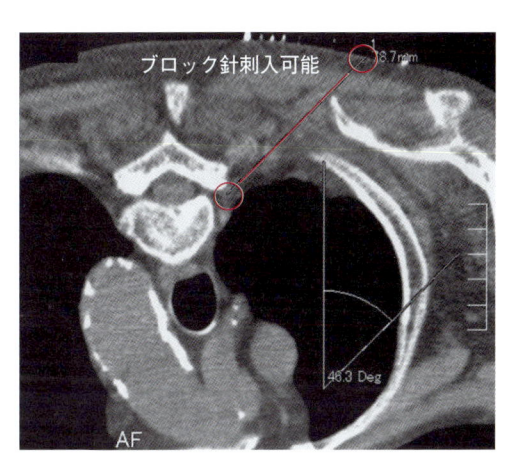

図2-19 CT画像

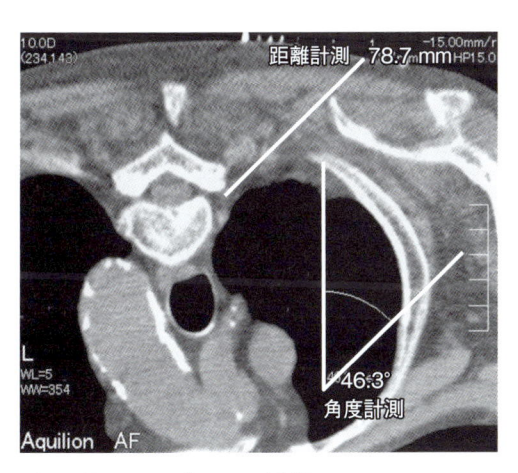

図2-20 CT画像上での計測

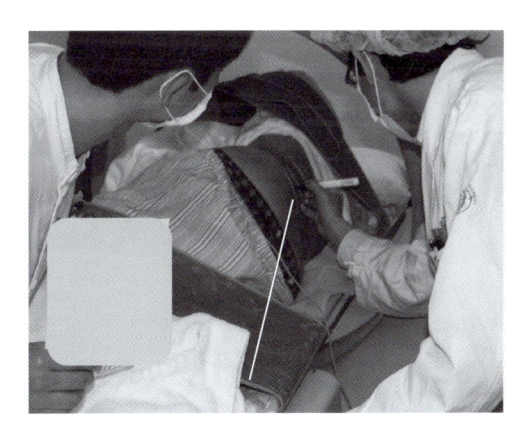

図2-21 刺入点のマーキング

f. 局所麻酔後，ブロック針穿刺

ブロック針の穿刺は，角度計を用いて測定した角度に合わせて刺入を行う（図2-22, 23）．

g. CT撮影による位置確認，目標部位への穿刺

刺入後はCT撮影を行い，ブロック針の位置確認を行う．角度と距離を調整しながら目標部位までの刺入を行う（図2-24～26）．

h. ブロック後の精査撮影（異常出血，気胸など）

注意すべき合併症として穿刺部位の出血や気胸（胸神経根ブロックの場合）がある．ブロック後にCT撮影を行うことで，異常出血や気胸の早期発見に役立つ．

6. 合併症

a. 胸神経領域

1) 神経障害：神経線維への穿刺による神経障害性疼痛が生じる可能性がある．

2) 血管損傷：血管損傷後の出血による障害．特にAdamkiewicz動脈を損傷した場合には脊髄障害の危険性がある．

3) 硬膜外ブロック，硬膜下ブロック，脊髄クモ膜下ブロック：深く刺入した時に生じ得る．局所麻酔薬が硬膜下腔や脊髄クモ膜下腔に注入される

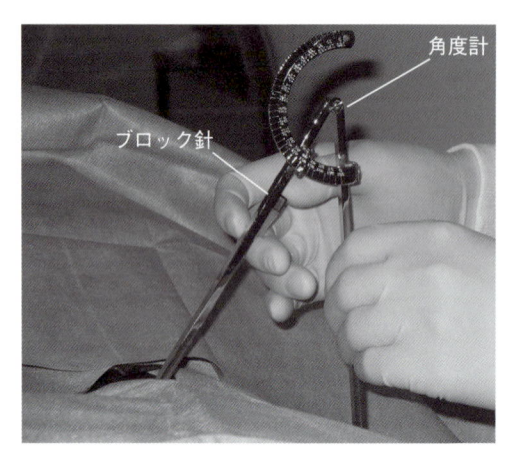

図2-22　穿刺角度調整

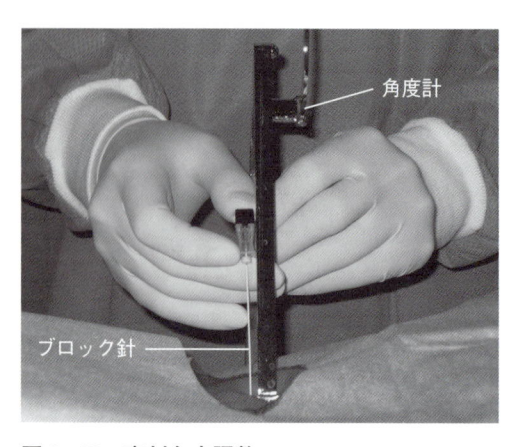

図2-23　穿刺角度調整

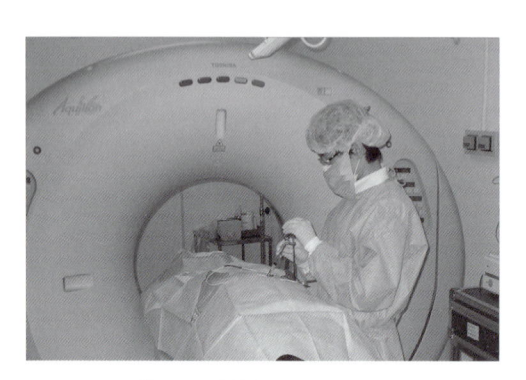

図2-24　ブロック針刺入操作

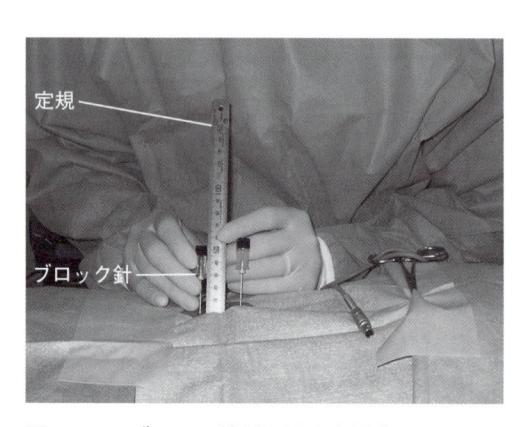

図2-25　ブロック針刺入深達度測定

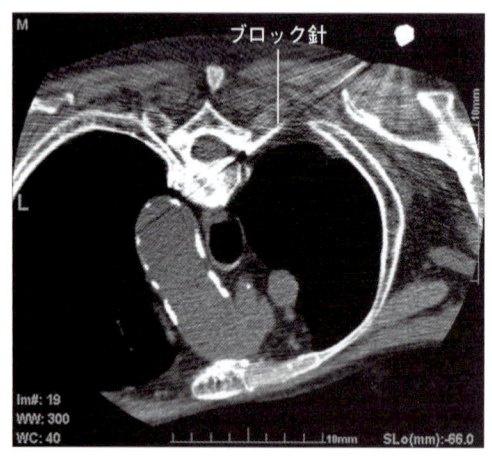

図2-26　神経根ブロック画像

と呼吸困難や血圧低下・徐脈などの呼吸・循環器系症状が強く出る可能性がある．
4）脊髄穿刺：重篤な合併症であるが，CTガイド下で行う場合はブロック針刺入深達度が把握できるので引き起こす可能性は低い．
5）感染：穿刺に伴う感染．
6）気胸：胸神経根ブロックで注意が必要である．CTガイド下で注意しながら行うことで生じる危険性は少なくなる．

b. 腰神経領域
1）神経障害：神経線維への穿刺による神経障害性疼痛が生じる可能性がある．
2）血管損傷：血管損傷による出血．

3) 硬膜外ブロック，硬膜下ブロック，脊髄クモ膜下ブロック：深く刺入した時に生じ得る．局所麻酔薬が硬膜下腔や脊髄クモ膜下腔に注入されると血圧低下などの循環器系症状が強く出る可能性がある．
4) 脊髄穿刺：重篤な合併症であるが，CTガイド下で行う場合はブロック針刺入深度が把握できるので生じにくい．
5) 感染：穿刺に伴う感染．

文献

1) Alleyne CH Jr, Cawley CM, Shengelaia GG, et al: Microsurgical anatomy of the artery of Adamkiewicz and its segmental artery. J Neurosurg 1998; 89: 791-795

(齊藤洋司，中谷俊彦)

5 胸部交感神経節ブロック

1. CTガイド下胸部交感神経節ブロックとは

　胸部交感神経節ブロックは，今や胸腔鏡下交感神経節焼灼術[3)]が確立されたこともあり，従来の胸部交感神経節ブロックの実施頻度は後退した感がある．しかしCTガイド下で行う胸部交感神経節ブロックはその容易さと手軽さから，積極的に試みられるべきブロック法といえる．そもそも胸部交感神経節ブロック法は交感神経の解剖学的な走行がイメージとして描きにくいこともあり，手技的には難易度の高いブロック法といえる．CTガイド下で行う胸部交感神経節ブロック法は，針の進路（穿刺位置と深さ）と周辺臓器の解剖学的な位置関係をあらかじめ確認できるため，臓器損傷からの回避が可能である．CT法は胸腔鏡のように実際に神経を直視下に観察しながら行うわけではなく，造影剤の流れた所見から効果を推測する方法である．本ブロックはT_2レベルからT_5レベルで行うことが多い．ここではT_2レベル以下で行う手順について説明を加えた．

2. 適応疾患

　CRPS type Ⅰ，type Ⅱ，帯状疱疹後神経痛．

3. 解剖（図2-27）

　X線透視下の胸部交感神経節ブロックの項（→70頁）を参照．

　第1，2胸部交感神経節は，下頸神経節と癒合して星状神経節を形成している．T_1レベルの胸膜外には脂肪組織がある．T_2からT_6に走行する胸部交感神経節（幹）は肋骨頭付近で肋骨頭関節を含むように走り，胸壁側には肋椎関節の内側で放線状肋骨頭靱帯の内側の裾野（肋骨頭から遠位）に相当する部分を縦走している．これ以下のレベルでは肋骨頭の前で椎体側面後方を走行する．胸腔鏡下での観察では，上胸部の交感神経幹は，放線状肋骨頭靱帯の前面の肋骨頭内側から肋骨頸部外側にかけて直視することができる．胸腔内では交感神経節と壁側胸膜とは密着し，ブロック針の先端で適切な位置を探るやり方は危険である．放線状肋骨頭靱帯内と思われる深さで針先を留め置き，薬液の流れから効果を推測するやり方が安全である．椎体の外側面には奇静脈，半奇静脈，副半奇静脈など静脈叢に富み，ブロック針を椎体に何度も擦過するような操作は血管の損傷を助長することになる．

4. 器具

　1ブロックについて準備すべきものを述べる．
・25G 5cm針，23G 6〜8cm針+5mlシリンジ（メピバカイン局所麻酔用）
・23G 8〜10cmブロック針2本
・5mlシリンジ（血液吸引用）
・5mlシリンジ（イオヘキソール）
・5mlシリンジ（2％メピバカイン）2本
・5mlシリンジ（99.5％アルコールまたは5〜7％

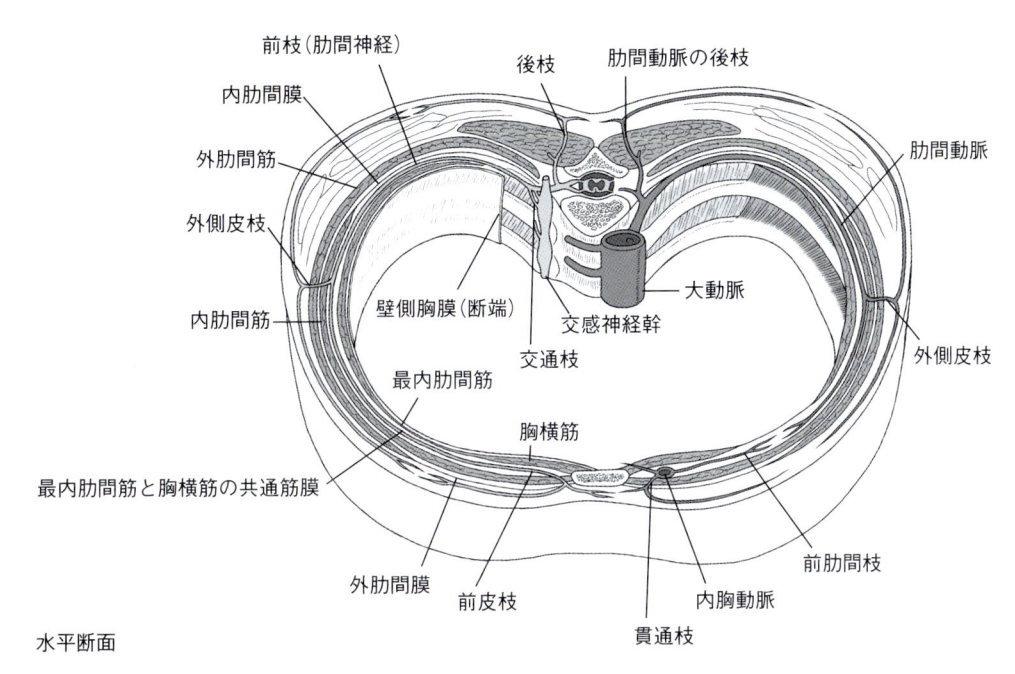

図 2-28 胸部の解剖図

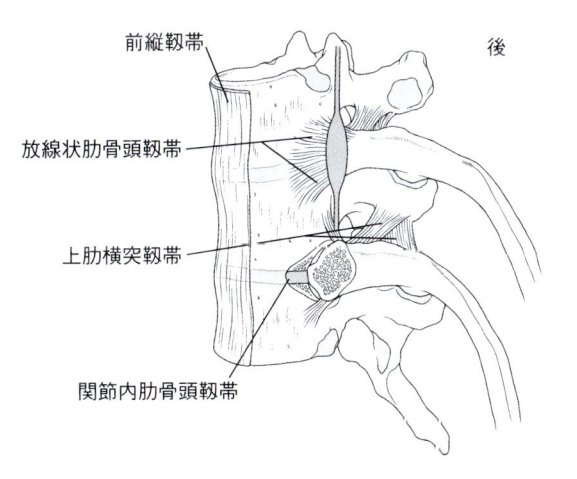

図 2-29 交感神経節の走行

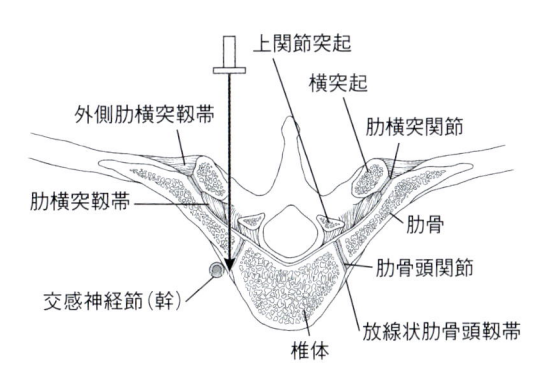

図 2-30 交感神経節の位置

フェノール）

5. 手技の実際

前方傍気管法と後方傍脊椎法[1,2]とがあるが，ここでは CT 誘導下[4]による後方傍脊椎法について述べる．基本的に顔面，上肢の症状の改善を目的とする場合が多いので第 2～3 胸椎について説明する．

a. 体位と CT 設定

体位は腹臥位で胸腹部と顔面部には柔らかい枕を入れる．上肢は体幹につけ，背中を丸くした姿勢をとる．胸椎上部の T_2，T_3 椎体の確認は CT スカウトビューで行う．続いて T_2 椎体上縁から T_3 椎体下縁の範囲で 6 スライス程度の CT 画像を

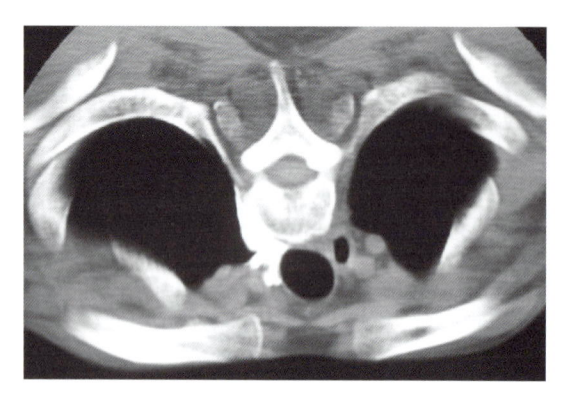

図2-31 星状神経節ブロックの造影剤の広がりを見る

T_2までの広がりを見せる．造影剤は胸部交感神経節ブロックと同じコンパートメントに広がる．

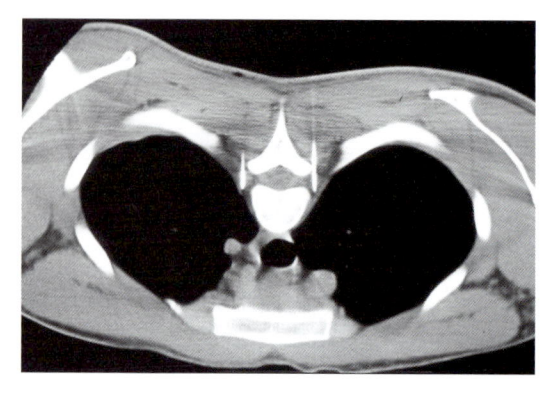

図2-32 垂直法によるT_3レベルの両側胸部交感神経節ブロック

標準的な針先経路と位置を示す．

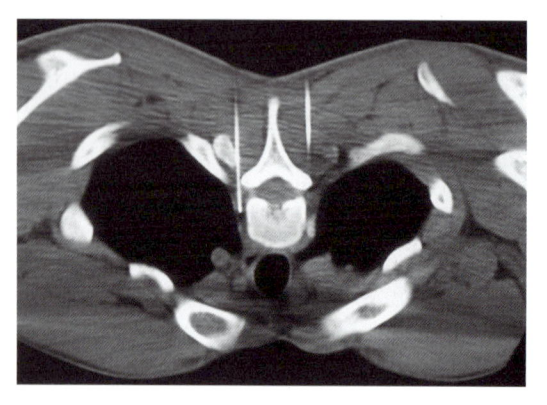

図2-33 垂直法によるT_2レベルにおける胸部交感神経節ブロック

両側の針先ともコンパートメント内に存在する．

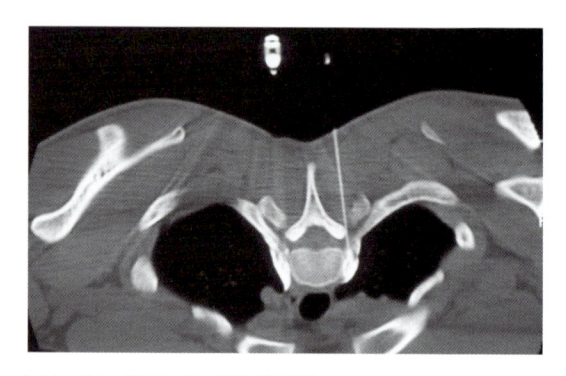

図2-34 図2-33の造影所見

両側のコンパートメントに造影剤3 ml（1%メピバカイン5 ml＋コンレイ® 1 mlの混合液）を注入．胸膜と放線状肋骨頭靱帯に囲まれるコンパートメントを満たしている．

作成する．その中から横突起が隠れた椎体レベルの画像をCTモニター上に表して，これを参考にしてブロック穿刺路のデザイン（穿刺点と深さの計測）を行う．この際，針先の到達する適切な部位は椎体側面で肋骨小頭，放線状肋骨頭靱帯，胸膜とで囲まれたコンパートメントを想定する．皮膚穿刺点とコンパートメントを結ぶ経路が極力垂直となるようにデザインする．CTの計測コマンドを用いて，棘突起中央から刺入点までの距離と皮膚穿刺点から想定したコンパートメントまでの深さを求める．デザインを引いたCT画像のあるテーブル・ポジション・ナンバーまでCTテーブルをガントリー内に戻し，患者の皮膚面にスポットラインを当てる．このライン上にあらかじめデザインで計測しておいた距離に穿刺点をつける．

b. 針刺入と薬液注入

皮膚の消毒後，23 G 5 cmの注射針（あるいはCathelin針）で皮膚から背部の起立筋，半棘筋，横突起下縁の（上）肋横突靱帯まで局所麻酔薬（1%メピバカイン5 ml）の浸潤を行う．続いてブロック針で外肋間部の縁から肋骨小頭の上縁（あるいは下縁）に進める．針が垂直であれば横突起下縁の椎弓根外側を針は進み，椎体側面から離れて存

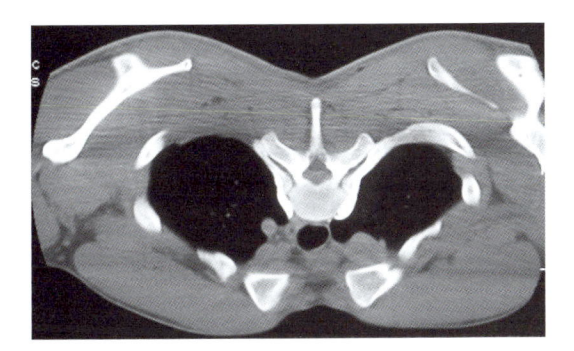

図2-35 理想的な造影剤の広がり
尾側レベルでの造影薬の広がりは理想的である.

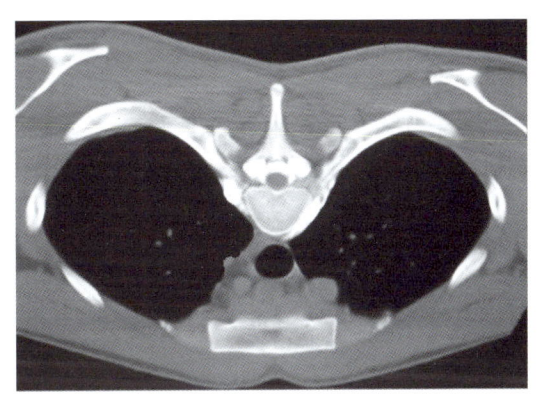

図2-36 有効所見は様々である
左側はコンパートメント内に存在しているが,右側は肋骨縁に沿って広がっている.効果は両側とも同等であった.

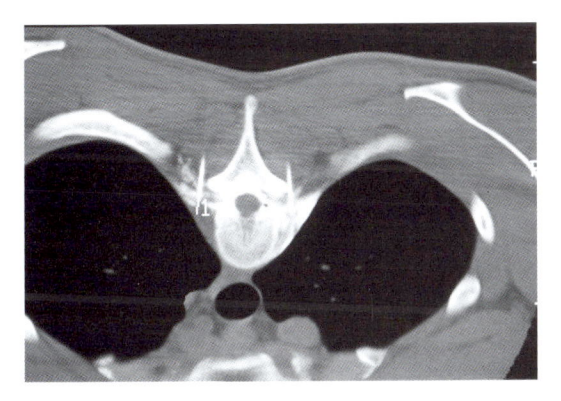

図2-37 追加する穿刺の深さを計測する
右側の針先は適切な部位に存在している.左側の針先は少し浅いため,メジャーメント・コマンドで適切な部位までの深さを計測する.

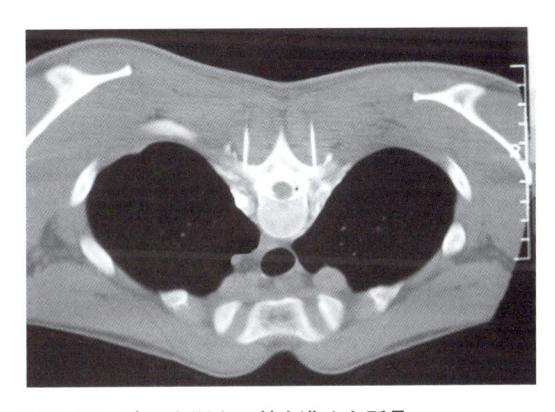

図2-38 適切な深さに針を進めた所見
左側は図2-37で計測した深さだけ針を進めた後の造影所見である.満足すべき広がりを示した.

在する.もし針がある角度をつけて穿刺すれば,常に椎体に接し少しめり込む感触を得ながら進めることになる.ここでCTで針先の方向と深さを確認する.肋骨頭からやや腹側に位置する所まで進めば,針先がコンパートメントの適切な位置に入ったことになる.再度CTで確認しつつ,スタイレットを抜いて血液の逆流がないことを確認する.1%メピバカイン5 mlと造影剤1 mlの混合液を3 ml注入する.CTモニターで造影剤の広がりを評価する.椎間孔内に造影剤が流れ込む所見があれば破壊薬の注入はしない.肋間神経に沿った流れがあっても効果が認められることがある.局所麻酔薬による効果が少しずつ認められ温感と鎮痛が確認できたら,神経破壊薬3 mlを緩徐に注入して終了する.神経破壊薬の注入後は針に残った微量のアルコールを洗い流す要領で局所麻酔薬を注入しつつ抜針する.ブロック後は2時間の安静とバイタルの安定があれば帰宅させる.

c. 効果判定

交感神経節ブロックの効果はブロック後,1週間前後の鎮痛効果で評価する.この間は硬膜外ブロックや鎮痛薬の中止はしない.痛みの減少あるいは消失(VASの減少),そして下肢に温感が続いていることを確認する.もちろん副作用がない.

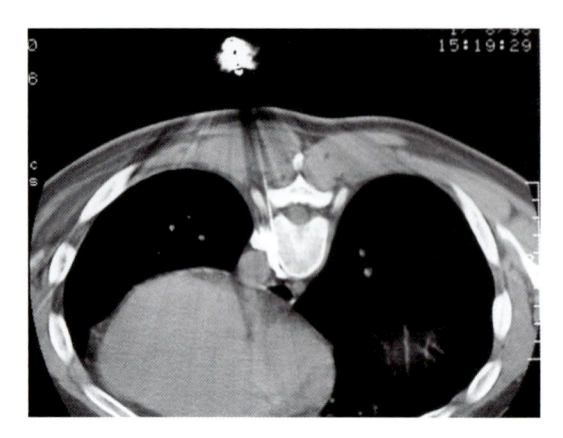

図 2-39　下部胸椎における交感神経節ブロック
針の進路にアングルをつけて挿入．針先は椎体側面に接触させながら進める．肋骨頭付近にて造影薬を注入する．効果は認められた．

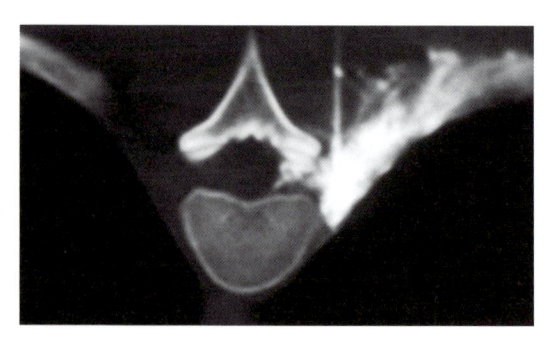

図 2-40　造影薬の拡大
針先はコンパートメントに入っていたが，造影薬は肋間神経に沿って大きく広がった．一部は椎間孔から脊髄に向かいルートへの影響がある．神経破壊薬は使用しない方がよい．

下肢の静脈の怒張も認められる．患者の自覚症状の改善が何よりの頼りである．客観的な評価は血流と温度に関係するもので，ブロック後20分以内に皮膚温度が上昇する．皮膚温度計はプローブを両下肢に貼付して計測する．プレチスモグラフィーの波形の増幅も参考になる．レーザー血流計で確認してもよい．サーモグラフィーは交感神経活動の変化をビジュアルにとらえることができる．

6. 合併症

1) 気胸：交感神経の走行と胸膜（肺）は密接するため，気胸は最も多い合併症である．気胸が小さければ安静加療で問題ないが，胸腔内持続吸引が必要な場合もある．
2) 血管内注入：椎体外側面は血管が豊富なため，血管穿刺が生じやすい．血管内注入では造影所見が消失して不明瞭になる．
3) Horner症候群：神経破壊薬使用によるブロック後のHorner症候群が持続する．第2胸椎レベル以上では生じやすい．
4) 神経損傷，脊髄穿刺：ブロック針は緩徐に進めることが大切であり，ブロック針の方向や深さには常に注意する．放散痛があれば針の方向を変える．繰り返しCTで確認する．
5) 神経炎：造影所見では針先が適切な位置であっても，造影剤よりは神経破壊薬は広がりやすいため，患者の反応を見ながら神経破壊薬は緩徐に注入する．
6) 臓器損傷，血腫：針が椎体前面に及ぶと食道，気管，大動脈の損傷や血腫の可能性がある．

■ 文献
1) 大瀬戸清茂：胸部交感神経ブロック．ペインクリニック—神経ブロック法，第2版，pp160-169，医学書院，2000
2) 井上久，奥田泰久：胸部交感神経ブロック．ペインクリニック 2006；27別冊秋：S529-S535
3) 平川奈緒美：胸腔鏡下胸部交感神経遮断術．ペインクリニック 2006；27別冊秋：S619-S627
4) 伊藤樹史：難治性疼痛に対する交感神経節ブロック．東京医科大学雑誌 2007；65：339-349

（伊藤樹史）

6 腰部交感神経節ブロック

1. CTガイド下腰部神経節ブロックとは

　X線透視下で行う腰部交感神経節ブロック[1]は交感神経節を取り巻く周辺臓器（腎臓，副腎，大動静脈など）の偏位や椎体の変形，大腰筋の萎縮や肥大などが確認できないため，手探り要素の強い盲目的な手技と言わざるを得ない．かなりの熟練医といえども解剖学的な個体差に応じ切れないところがある．ここで説明するCTガイド下で行う腰部交感神経節ブロック法は，針の進路（穿刺位置と深さ）と周辺臓器の解剖学的関係をあらかじめ確認しながら実施できる．本法は臓器損傷からの回避が可能で，合併症を最小にでき，安全性の高い手技といえる．

　ここでは最もよく汎用されているL_2レベルの交感神経節ブロック法の手順[5]を述べる．初心者にも容易にできるので本法を薦めたい．

2. 適応疾患

　X線透視下の腰部交感神経節ブロックの項（→114頁）を参照．

3. 解剖

　X線透視下の腰部交感神経節ブロックの項（→114頁）を参照．

4. 器具

　22G　10, 12 cm ブロック針2本

5. 手技の実際[3,5]

　下肢への交感神経支配は主にL_1～L_3の交感神経節に由来する．ここではL_2レベルで行う手技を中心に述べる．図2-41, 42, 45のように垂直法の手順を述べる[2]．L_3レベルでのブロックや両側の交感神経節ブロックの手技はL_2と全く同様である．

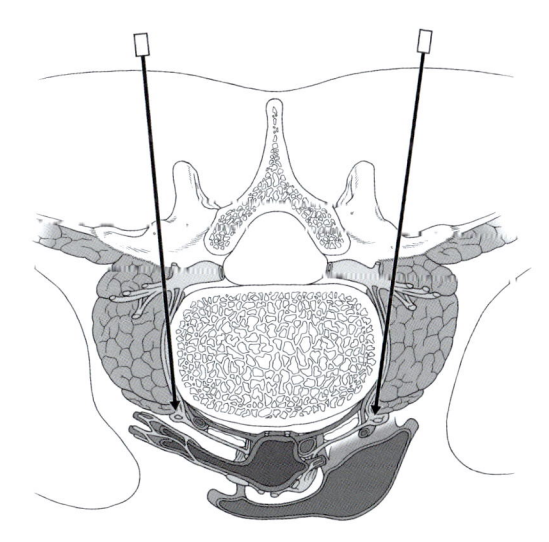

図2-41　L_2レベルにおける腰部交感神経節ブロック

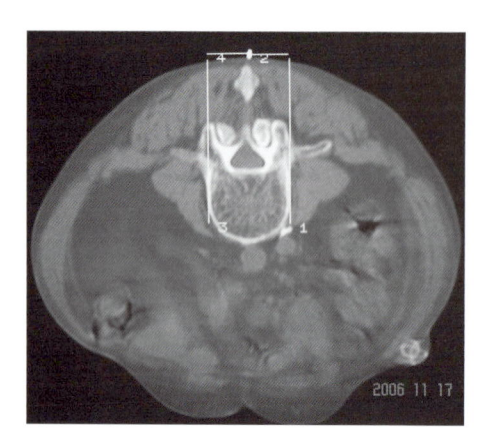

図2-42 腰部交感神経節ブロックのデザイン
垂直法でデザインを行った．横突起に当たらないラインを選ぶ．

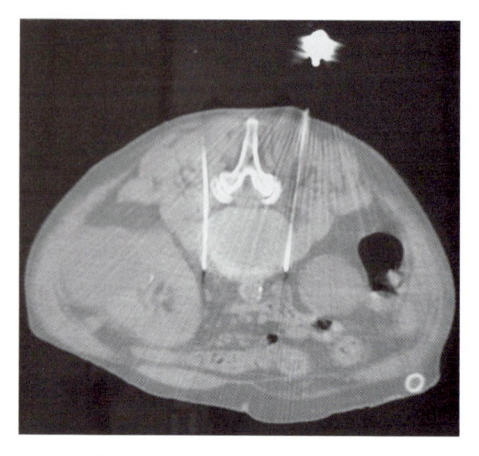

図2-43 デザインと同じ深さまで針を進めた所見
図2-41と同じ垂直法のデザインで両側腰部交感神経節ブロックを行った．

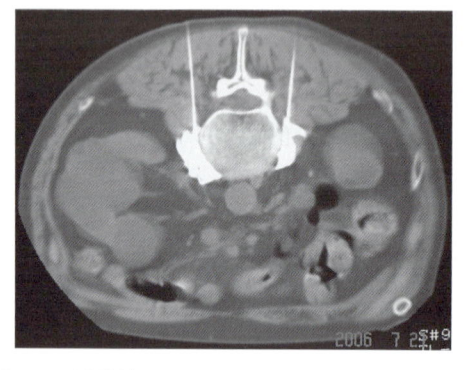

図2-44 垂直法
両側腰部交感神経節ブロックの標準的な垂直法の画像を示す．

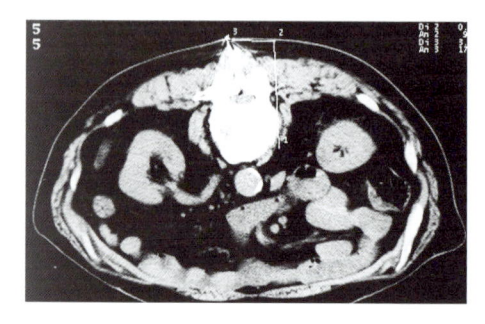

図2-45 右側腰部交感神経節ブロックの穿刺路のデザイン
L_3レベルでの両側交感神経節ブロックのCTモニター上での計測デザインを示す．穿刺位置と深さは，右27.0 mm，85.7 mm，左37.8 mm，87.1 mmである．

a. 体位，CT描出

患者をCTテーブル上で腹臥位（または側臥位）にする．枕は必要に応じて用いる．最初に胸椎下部から腰椎上部までスカウト像を撮影してL_2椎体を確認する．続いてL_2椎体上縁から下縁までの範囲に6スライス程度のCT画像を作成する．6画像の中から横突起の隠れた椎体レベルを選択する．ブロック穿刺路のデザインは，皮膚穿刺点とコンパートメントを結ぶ経路が極力垂直となるように行う．計測コマンドでコンパートメント内の椎体前面を越えない位置で，かつ大腰筋の腹側前方から，椎体側面に接触しつつ皮膚に向かう仮想線を作成する．この際，大腰筋には針を接触させないようにする．計測コマンドによって，正中から刺入点までの距離（ave. 48 mm, min. 25 mm, max. 72 mm）と皮膚穿刺点から想定した針先までの深さ（ave. 90 mm, min. 76 mm, max. 107 mm）が求まる（図2-42）ので，これを記録しておく．ブロック針の進路はできるだけ垂直（図2-41, 42）に到達できるように仮想線を引いた方が手技は容易となる．仮想線を引いたCTモニター上に記録されているテーブル・ポジショ

6. 腰部交感神経節ブロック　213

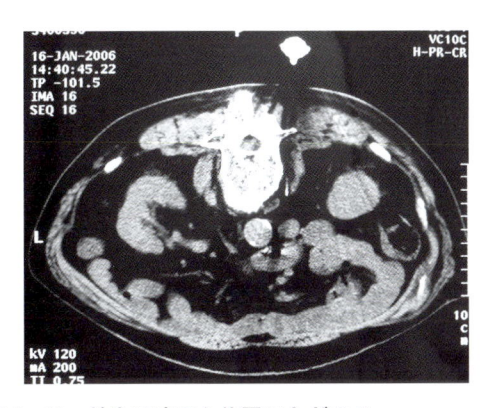

図2-46　針先は適切な位置にとどまる
L_2レベルでの右腰部交感神経節ブロック法を示す．CTモニターで大腰筋と椎体で形成されるコンパートメントまでの距離を測定．椎体の右前縁は変形，骨棘形成が著明，右大腰筋の萎縮が強い．計測コマンドから穿刺位置は32 mm，針の深さは76 mmである．針はほぼ垂直に進み，針先の位置は適切と思われる．

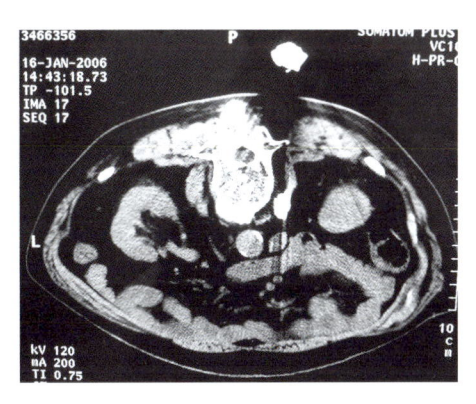

図2-47　造影剤の広がり
1%メピバカイン4 mlと造影剤イオヘキソール1 mlの混合液を3 ml注入した．造影薬の広がりは，周辺への拡散もなく良好な楕円形の造影所見を示す．純アルコール5 mlを注入した．合併症もなくブロック直後から右下肢の温感の上昇と疼痛の緩和を認めた．

ン・ナンバーまでCTテーブルをガントリー内に戻し，患者の皮膚面にスポットラインを当て，このライン上にモニターで求めておいた中心からの距離に穿刺点をつける．

b．針刺入，CT確認

皮膚の消毒に続いて，局所麻酔は穿刺点から極力垂直に椎体の深さまで麻酔薬（1%メピバカイン5 ml）を浸潤させる．ブロック針（22 G　12 cm）を穿刺する．5 cmくらいの深さで骨に接触する場合は横突起の可能性が高い．骨性の抵抗を避けるように操作する．ルートに針が接近すると，放散痛が生じる．ここではブロック針を通して十分局所麻酔薬を投与する．針先の位置が迷走するようならCTモニターでの確認を繰り返す．針先を椎体側面に接触させつつ，この感触のまま1〜2 cm進め，針先に当たった抵抗感のある所で，再度，針先をCTモニターで確認し，残された距離を計測する．これを繰り返し，針先がコンパートメントの適切な位置（写真）に入ったら，スタイレットを抜いて血液の逆流がないことを確認する．

c．薬液注入

1%メピバカイン5 mlと造影剤（イオヘキソール：オムニパーク®）1 mlの混合液を3 ml注入し，CTモニターで造影剤の広がりを評価する．もし針先が大腰筋の中にあって，大腰筋の中に漏れ広がる所見があれば，針先を椎体に接近するように修正する．造影剤がコンパートメント内を満たし，周辺に大きく拡散することなく楕円形を示せば針先は適切な位置にあると判定する（図2-44, 47）．局所麻酔薬による効果が認められ，下肢の鎮痛と温感が出現する．10分待って鼠径部から大腿部に感覚と運動麻痺がなければ，神経破壊薬（アルコール）3〜5 mlを注入して終了する．抜針は，針を1 cm抜き，針に残った微量のアルコールを洗い流すように局所麻酔薬を注入し抜針する．外来患者では2時間の安静をとる．バイタルの安定と下肢の筋力低下がなければ帰宅させる．神経破壊薬を注入できない場合を表2-1に示した．

d．効果判定

交感神経節ブロックの効果はブロック後，1週間前後の鎮痛効果で評価する．この間も硬膜外ブロックや鎮痛薬を使用する．痛みの減少あるいは

214　2章　CTガイド下神経ブロック手技

表2-1　神経破壊薬を注入できない場合

1. 造影剤の流れが，大腰筋と椎体側面を背面に拡散し神経根付近まで及ぶ．この場合は神経破壊薬は注入しない．後日改めてブロックを予定する．
2. 造影剤は一部交感神経節に広がっているが，大腰筋内から外縁にまでも拡散した場合．神経破壊薬の注入はせず高濃度局所麻酔薬を3 ml注入する．
3. 針先を左大腰筋の前縁を越えた深さで造影剤を注入しても予定した交感神経節を含むコンパートメント内にはなく，大腰筋の腹側前縁を取り囲むように拡散する場合．
4. 造影剤が腹大動脈の左側から腎動静脈の周辺にまで拡散した．破壊薬は注入せず，後日改めて予定した．
5. ブロック後の造影所見は骨棘の影響もあり，椎体から少し離れた方向にも広がり大腰筋内にも拡散が認められる場合．局所麻酔薬の効果もなかった．神経破壊薬は注入しない．

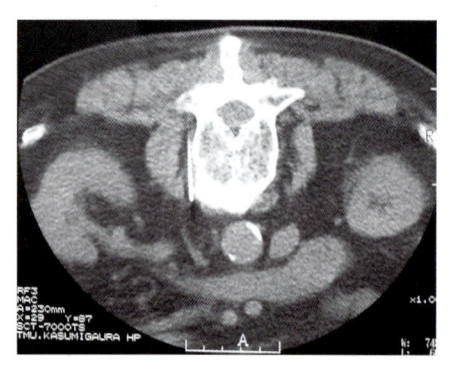

図2-48　適切な針先の所見
針先はデザイン通りコンパートメント内にある．

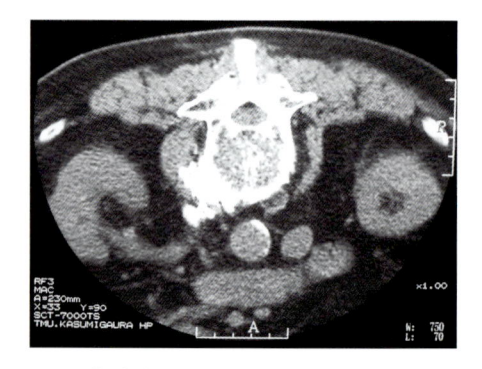

図2-49　造影所見
造影剤を注入．造影薬は腎動脈周囲にまで広がったが有効であった．

消失(VASの減少)，そして下肢に温感が強いことを確認する．患者の自覚症状の改善が一番頼りとなる．客観的な評価は血流と温度に関係するもので，ブロック後20分以内に皮膚温度が上昇する．皮膚温度計はプローブを両下肢に貼付して計測する．プレチスモグラフィーの波形の増幅も参考になる．レーザ血流計で確認してもよい．サーモグラフィーは交感神経活動の変化をビジュアルにとらえることができる．

6. 合併症[3]

X線透視下の腰部交感神経節ブロックの項(→114頁)を参照．

■ **文献**

1) 塩谷正弘：腰部交感神経節ブロック．若杉文吉監修：ペインクリニック―神経ブロック法，pp51-60，医学書院，1988
2) Hans R: Management of Abdomino-Visceral Pain by Nerve Block Techniques, p39, Mediglobe SA, 1992
3) 伊藤樹史，立原弘章，福留健之：腹腔神経叢ブロック―CT誘導による方法．ペインクリニック 1999；20：S253-S258
4) 伊藤樹史，伊藤寛之，山口達郎，他：物理的方法による痛み治療の適応と限界―高周波熱凝固法による痛みの治療．日本ペインクリニック学会誌 2002；9：407-413
5) 伊藤樹史，柳田国夫，星野伸二，他：腰部交感神経節ブロック―CTガイドによる方法．ペインクリニック 2006；27別冊秋：S536-S547

(伊藤樹史)

7 不対神経節ブロック
― CT誘導下経仙尾関節垂直アプローチ(到達)法

1. 不対神経節ブロックとは

X線透視下の不対神経節ブロックの項(→145頁)を参照.

本項では,1990年にPlancarte Rらにより紹介された原法に改良を加えた,CT誘導下経仙尾関節垂直アプローチ(到達)法(図2-50)について述べる.

2. 適応疾患

直腸がん手術(Miles術後)の旧肛門部痛,痔核根治術後の持続性疼痛,外傷後肛門部瘢痕痛,難治性肛門部痛,外傷による会陰部の難治性疼痛など.特に,交感神経に由来する疼痛に対して適応となる.

3. 解剖

不対神経節は,仙骨接合部の前面正中で後腹膜腔に存在する.仙骨部で前仙骨孔の内側に位置している交感神経幹が,尾骨部において左右両側が

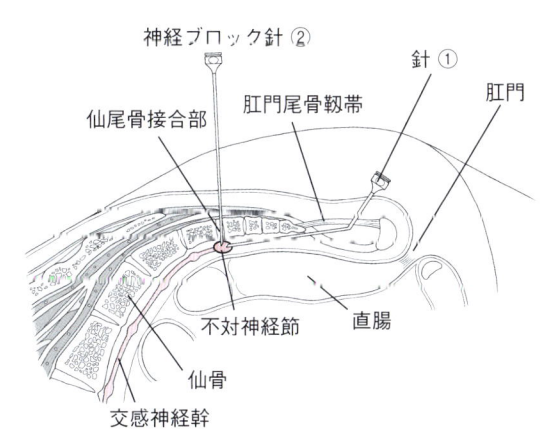

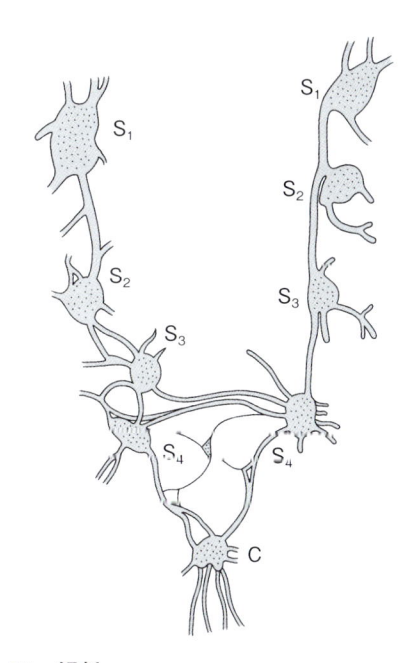

図2-50 不対神経節ブロック〔Plancarte原法(曲針法)①とCT誘導下垂直アプローチ法〕②
〔立原弘章,伊藤樹史:CT誘導下経仙尾関節垂直アプローチ(到達)法.ペインクリニック2006;27別冊秋:S579-S585より〕

図2-51 解剖
S_1~S_4:仙骨神経叢,C:不対神経節.
〔立原弘章,伊藤樹史:CT誘導下経仙尾関節垂直アプローチ(到達)法.ペインクリニック2006;27別冊秋:S579-S585より〕

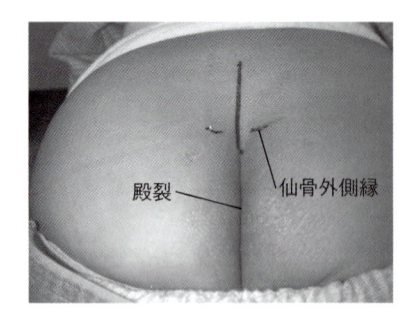

図2-52 穿刺部位の決定
殿裂の延長線ならびに仙骨外側縁にマーキングを行い，穿刺部位を決定する．

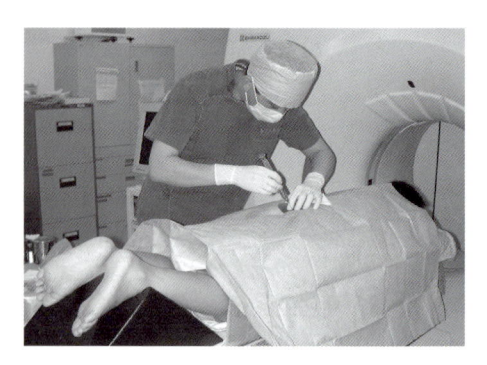

図2-53 体位は，CT撮影台上で腰高位とし，スカウト像にて穿刺部を決定．皮膚の局所麻酔を行う
〔立原弘章，伊藤樹史：CT誘導下経仙尾関節垂直アプローチ（到達）法．ペインクリニック 2006；27別冊秋：S579-S585より〕

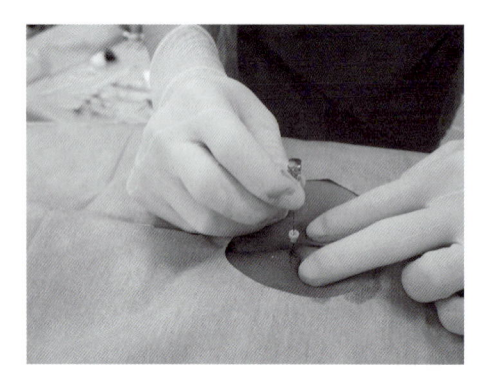

図2-54 仙尾骨接合部を貫くように穿刺を行う
〔立原弘章，伊藤樹史：CT誘導下経仙尾関節垂直アプローチ（到達）法．ペインクリニック 2006；27別冊秋：S579-S585より〕

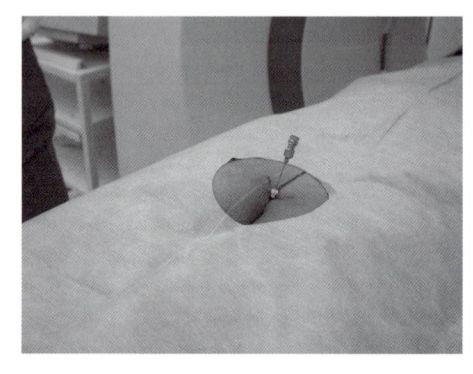

図2-55 穿刺が終了したら，再度CT横断面上で，針先の確認を行う

結合して1つになり，不対神経節が構成される（図2-51）．

4. 器具

- 25 G 2.5 cm 針＋10 ml シリンジ（1％メピバカイン 5 ml 局所麻酔用）
- 22 G 6 cm 神経ブロック針
- 5 ml シリンジ（抵抗消失確認用）
- 5 ml シリンジ（1％メピバカイン 4 ml＋イオヘキソール 1 ml）
- 5 ml シリンジ（神経破壊薬用）
- 5 ml シリンジ（抜針時の死腔洗浄用）

5. 手技の実際

a. 体位と撮影の仕方

CT撮影台上で腰枕を用いて腹臥位（腰高位）をとらせ，仙尾骨接合部を中心にスカウト像を撮影する（図2-52）．殿裂の延長線ならびに仙骨外側縁にマーキングを行った後，CT上楕円形から円形に変化する仙尾骨接合部を確認し穿刺点を決定する．次に，CTモニターの画像上で，刺入部および仙尾骨接合部前面正中かつ後腹膜腔に位置する不対神経節をイメージして深さを測定する．おおむね25～30 mmである．

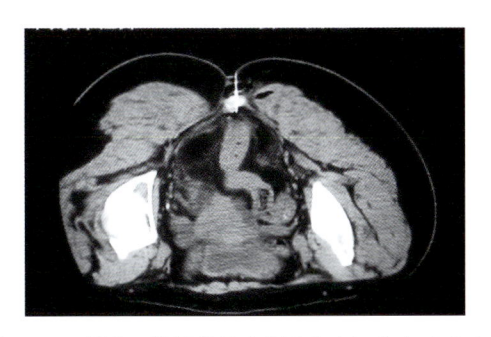

図2-56 針先が仙尾骨接合部の中央に存在することを確認する
〔立原弘章,伊藤樹史:CT誘導下経仙尾関節垂直アプローチ(到達)法.ペインクリニック2006;27別冊秋:S579-S585より〕

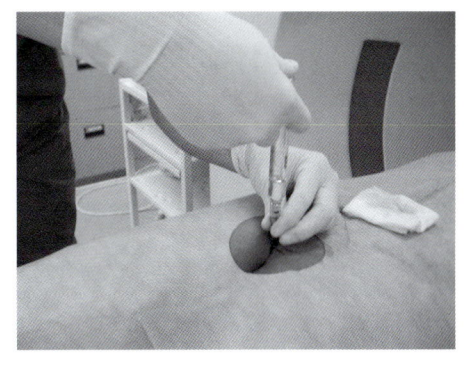

図2-57 局所麻酔薬と造影剤の注入

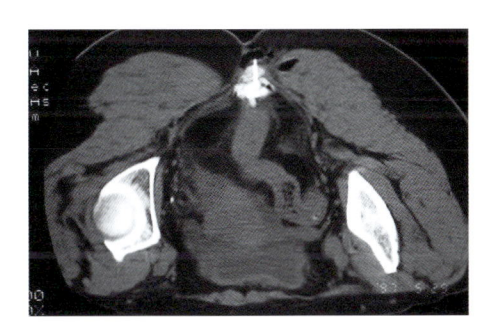

図2-58 造影時のCT断面像① 造影剤の広がりを確認する
〔立原弘章,伊藤樹史:CT誘導下経仙尾関節垂直アプローチ(到達)法.ペインクリニック2006;27別冊秋:S579-S585より〕

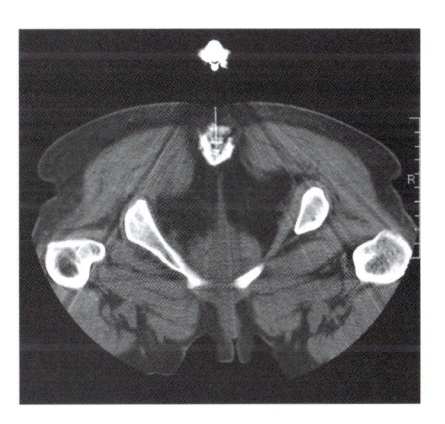

図2-59 造影時のCT断面像② 半円形かつ局在性の造影所見を確認する
〔立原弘章,伊藤樹史:CT誘導下経仙尾関節垂直アプローチ(到達)法.ペインクリニック2006;27別冊秋:S579-S585より〕

b. 穿刺,薬液注入

1) 1%メピバカイン5 mlで仙尾骨接合部上の皮膚を十分に麻酔する(図2-53).ブロック針で仙尾骨接合部を貫くように穿刺を行い(図2-54),あらかじめ測定した深さの距離だけ進めた後に,抵抗消失法で針先が椎間板を貫通したことを確認する.針先が不対神経節に接近すると,疼痛部位に放散痛が再現される.

2) 針先が仙尾骨接合部の中央にあり,左右にぶれていないことを確認する(図2-55).再度,CT横断面で針先が仙尾骨接合部の中央に存在することを確認する(図2-56).

当科でのこれまでの造影所見と鎮痛効果の成績からは,針先が正中から10 mm以上ずれると神経ブロック効果は認められない.

3) 局所麻酔薬と造影剤(1%メピバカイン4 ml+イオヘキソール1 ml)を注入し(図2-57),広がりを確認する(図2-58).腫瘍が接近している場合には少量のエアーを混入させると腫瘍と造影剤の境界がより鮮明になる.

4) 造影剤が側面像で仙尾骨接合部の前面に広がり,横断面で半円形かつ局在性の造影所見が得られたら(図2-59),1%メピバカインを5 ml注入する.除痛が得られ,合併症を認めなければ,数

分後に,99.5％エタノール3 ml を注入する.
5) 抜針は針内に残っているアルコールをガーゼで吸い取り逆流のないことを確認し,5 mm ほど針を引き抜いた後,（局所麻酔を注入しながら）抜針して終了する.

終了後は1〜2時間の観察を行う.痛みが再発した場合には,再度本法を行う.

6. 合併症

1) アルコール酔い症状：時に数時間続くこともあるが,経過観察で十分である.
2) 局所の血腫,穿刺部のアルコール刺激痛：時に認める場合があるが,処置を必要とした症例はない.

なお,本法において,機能障害などの重篤な合併症は現在まで認めていない.

■文献

1) 立原弘章,伊藤樹史：不対神経節ブロック―CT 誘導下経仙尾関節垂直アプローチ(到達)法.ペインクリニック 2006；27 別冊秋：S579-S585
2) 伊藤樹史,立原弘章,福留健之：不対神経節ブロック―経仙尾関節垂直アプローチ法.ペインクリニック 1999；20：S275-S278
3) 伊藤寛之,伊藤樹史：不対神経節ブロック.高崎眞弓編：麻酔科診療プラクティス 12 ペインクリニックに必要な局所解剖,pp226-227,文光堂,2003

（立原弘章,伊藤樹史）

8 経皮的椎体形成術

1. 経皮的椎体形成術とは

経皮的椎体形成術とは,有痛性の椎体骨折に対し,経皮的に椎体内に針を刺入し骨セメントを注入することで痛みを軽減させる治療である.

2. 適応疾患

骨粗鬆症性圧迫骨折,転移性骨腫瘍,多発性骨髄腫など.

3. 解剖(図2-60)

椎体中央の高さに椎体静脈が前後に走行しており,椎間静脈,後内・前外椎骨静脈叢と交通している.腰椎では椎間静脈は上行腰静脈に注ぎ,奇静脈や腸骨静脈を経て上,下大静脈に至る.

椎体にボーンニードルを穿刺した後に,造影剤を注入すると以上の静脈造影像が得られることが多い.静脈造影によりあらかじめ危険な流出路を把握し,骨セメントの漏出を防ぐことができるともいわれているが,筆者らは行っていない.なぜなら椎体造影を行い椎体内に造影剤が残留した場合,骨セメントと造影剤の区別がつきにくくなり,骨セメントの注入を困難とするからである.そのため,ボーンニードルの先端は血管内にあることを前提として骨セメントを注入している.たとえ血管内に骨セメントが注入されたとしても固い骨セメントをゆっくりと注入すれば,椎体外に流出することはない.

4. 器具(図2-61)

- 23 G 6 cm 針 + 10 ml シリンジ(1%メピバカイン)2本
- 13 G ボーンニードル(1椎体につき2本)
- 1 ml ロック付きシリンジ(1椎体につき4〜5本)
- 骨セメント(polymethylmethacrylate; PMMA)
- 骨セメント溶解容器・ヘラ
- 滅菌バリウム
- 冷たい滅菌水・トレイ(作成した骨セメントを冷却するため)
- メス(ボーンニードルを刺入する時に必要)

5. 手技の実際

経皮的椎体形成術は,X線透視のみを使用し行う方法,CTとX線透視を併用する方法,CT透視のみを用いる方法があるが,どの方法を用いるかは各施設の設備により最も適したものを選択する.本項では,CTとX線透視を併用する方法について解説する.

1) 体位:腹臥位で行う.なるべく椎体が真っすぐになるように腹部に枕を入れる.1時間から2時間程度の姿勢の維持ができるよう,患者の苦痛が少ない体位にすることが重要である(図2-62).

2) 刺入点の決定:術前に撮影したCT,もしくはMRIで刺入経路を作図し(図2-63),刺入点(正中からの距離)を予測しておき,マーキングしておくと刺入が容易となる.治療椎体が確認でき

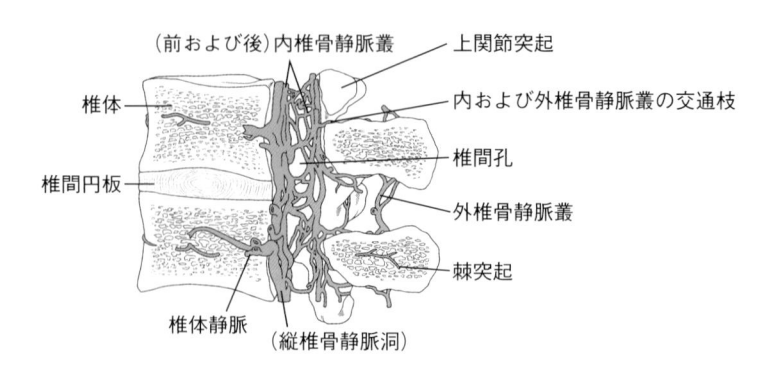

椎骨の静脈（正中断面を左方から見る）

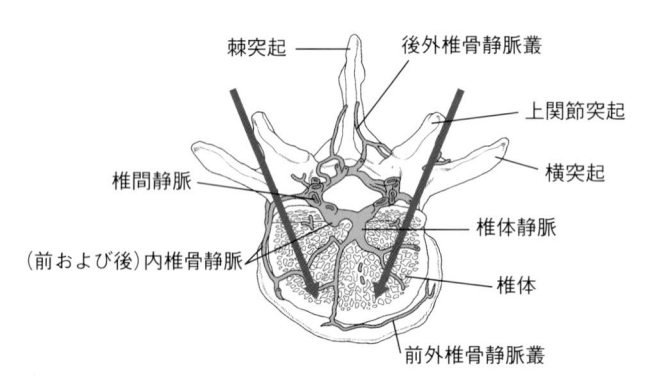

（前および後）内椎骨静脈叢
上関節突起
椎体
内および外椎骨静脈叢の交通枝
椎間円板
椎間孔
外椎骨静脈叢
棘突起
椎体静脈
（縦椎骨静脈洞）

椎骨の静脈（水平断面を上方から見る）

棘突起
後外椎骨静脈叢
上関節突起
椎間静脈
横突起
椎体静脈
（前および後）内椎骨静脈
椎体
前外椎骨静脈叢

図2-60　椎体内の静脈

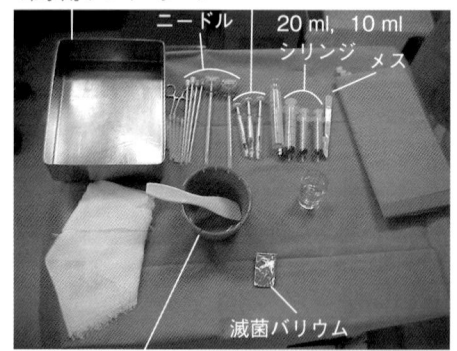

冷水用トレイ　ボーン　1 ml ロック付きシリンジ
ニードル
20 ml, 10 ml シリンジ
メス
滅菌バリウム
骨セメント溶解容器・ヘラ

図2-61　使用器具

たら椎弓根を探し出し椎弓根が最大に見える位置まで管球を左右に傾ける（図2-64）．椎弓が最大に見える所を刺入点とする．

3）局所麻酔：刺入点を決定したら，Cathelin針を用いて局所麻酔を行う．Cathelin針は椎弓根まで刺入する．この時，皮膚の表面と骨膜に十分に局所麻酔を行うとボーンニードル刺入による痛みが軽減できる．Cathelin針を留置したまま側面像を確認し頭尾側の針の位置を修正する（図2-65）．

4）ボーンニードルの穿刺：13Gボーンニードルを使用している．あまり針が細いと骨セメントの注入が難しくなる．局所麻酔の時と同様にニードルを穿刺する．椎弓根の中央にニードルを固定する．ニードルが骨皮質を少し貫いた状態だとニー

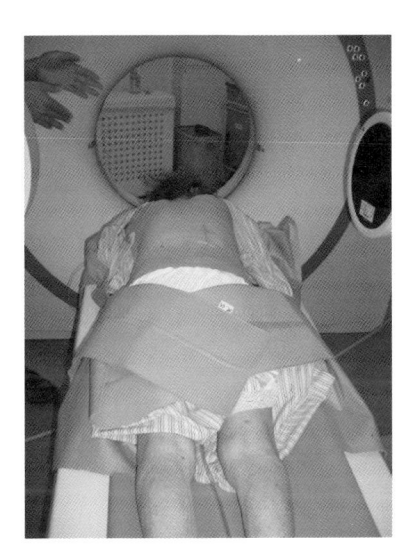

図 2-62 体位：腹臥位で行う
治療する椎体が水平になるように腹部に枕を入れる．

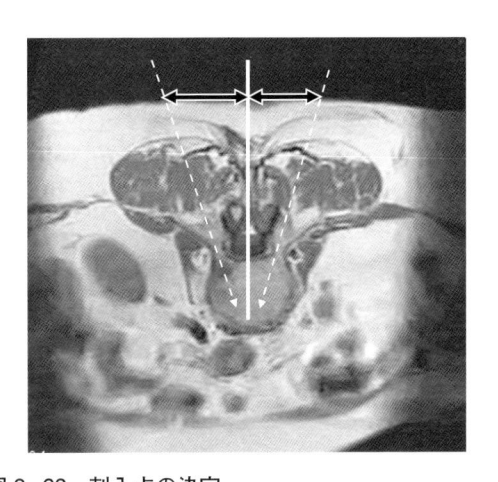

図 2-63 刺入点の決定
①正中に線を引く(白の実線)．②針の刺入経路に線を引く(白の破線)．③皮膚上で正中から刺入点までの距離を計測する(黒の矢印)．

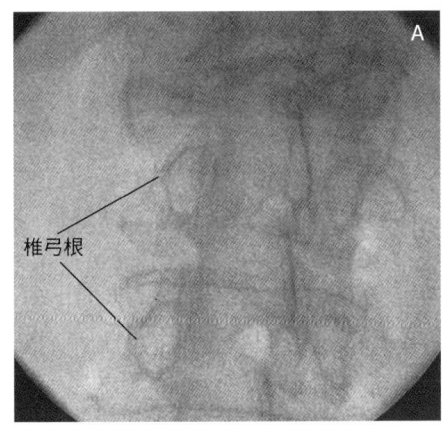

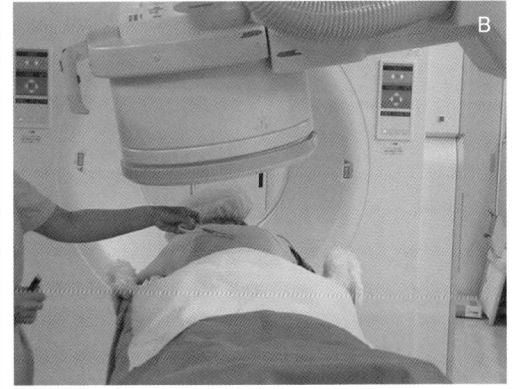

図 2-64 椎弓根が最大に見えるまで管球を傾ける
A：先ほど測定した距離(図 2-63)の辺りが椎弓根の真上に来ることになる．B：図 2-63 で計測した距離をマーキングする．マーキングした部位の真下に椎弓根がうつるように管球を傾ける．

ドル先端が固定され動きが制限されるようになる．ニードルから手を離してもニードルの位置が変わらないようにしておくことが重要である．
5) CTの撮影：ボーンニードルが骨皮質で固定されたところでCTの撮影を行い，脊柱管をよけて椎体内にニードルが進められるかを確認する(図 2-66)．刺入角度が悪い時は透視を見ながら修正を行い再度CTを撮影する．またこの時，CT上で何cmくらいニードルを進められるかを計測しておくとよい(図 2-67)．
6) ボーンニードルを椎体内に進める：CTでニードルの刺入角度が問題なければ透視側面像を確認しながらニードルを進める(図 2-68)．ニードルの先端が椎体の前方1/3程度に到達するまで進める．先ほどCTでニードルが何cm進められるかを測定していたので，その値を参考にすると

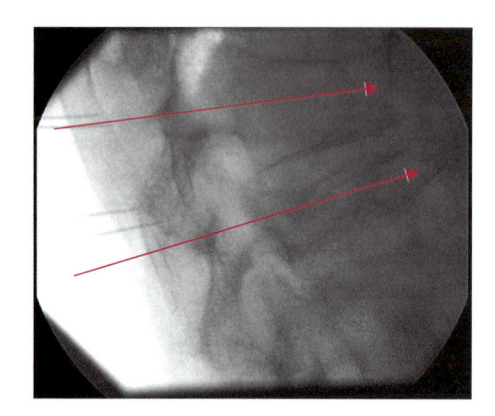

図 2-65　側面像で頭尾側の刺入点を修正する
側面像で，針を頭側または尾側にした方が椎体に刺入しやすいかを検討する．図の場合，刺入点をやや尾側に修正した方が椎体に刺入しやすい．

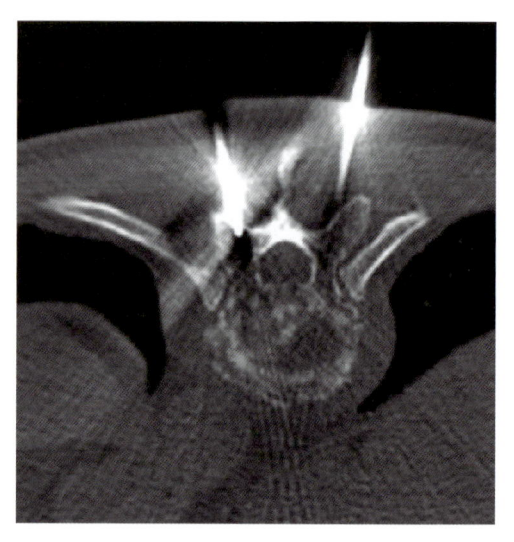

図 2-66　脊柱管内にボーンニードルが刺入されないことを CT で確認

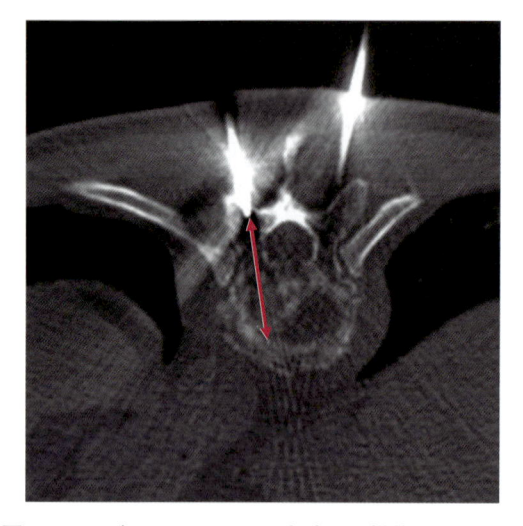

図 2-67　ボーンニードルの先端から椎体前縁までの距離を測定する
ボーンニードルを何 cm 進めても安全かが分かる．

より安全である．
7) CTでボーンニードルの先端の位置を確認：透視にてニードルを目的部位まで進めた後にCTを撮影しボーンニードルの先端の位置を確認する．必ずしもこのCT撮影は必要ではないが，先端の位置を正確に把握することにより骨セメントの広がり方をある程度予測できる（図 2-69）．
8) 骨セメント作成：ボーンニードルの位置を

CTで確認したら骨セメントを作成する．筆者らはPMMAに滅菌バリウム（191℃，12分間の乾熱滅菌）を混入して使用している．骨セメントは20 mlのシリンジに入れた後，1 mlのロック付きシリンジに分ける．作成した骨セメントは氷水の中に入れておき重合の進行を遅らせる．骨セメントはすぐに固くなってしまうため，セメント作成前にセメントを注入する椎体の側面像を合わせておき，セメント作成後は直ちにセメントが注入できる準備を整えておくことが重要である．
9) 骨セメント注入：透視側面像を確認しながら骨セメントを注入する（図 2-70）．椎体後方1/3程度まで骨セメントが流れた時点で注入を終了とする．骨セメントの注入量は椎体の大きさ，圧潰の程度，椎体後壁の破壊の有無などにより変わるが左右それぞれ1～3 ml 程度である．
骨セメント注入のポイント：
・とにかくゆっくり注入する．
・固めの骨セメントは注入しづらいが安全（かなりの握力が必要）．
・透視から目を離さずに，セメントの広がりをしっかりと確認する．
・欲張らない．効果と骨セメント注入量にはあま

8. 経皮的椎体形成術   223

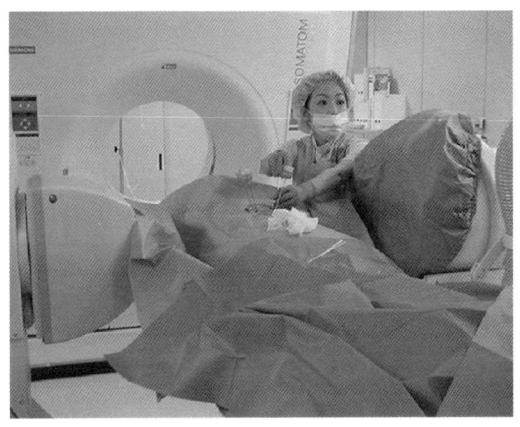

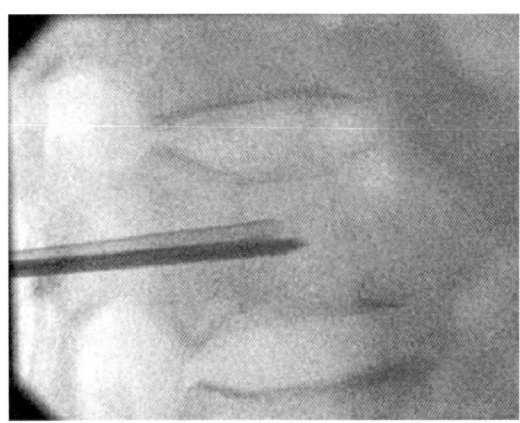

図 2-68 側面像を確認しながらボーンニードルを進める
反対側のボーンニードルを刺入する時は，先に進めておいたボーンニードルの内套を抜いておくと針が見やすい．

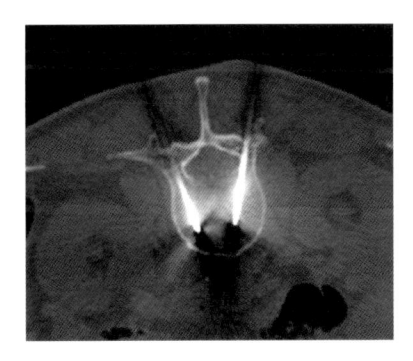

図 2-69 ボーンニードル刺入後のCT
ボーンニードル先端の位置を確認する．

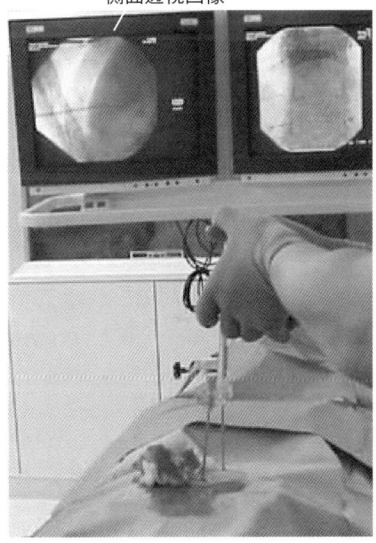

側面透視画像

図 2-70 骨セメントの注入は，主に側面透視で広がりを確認しながら行う

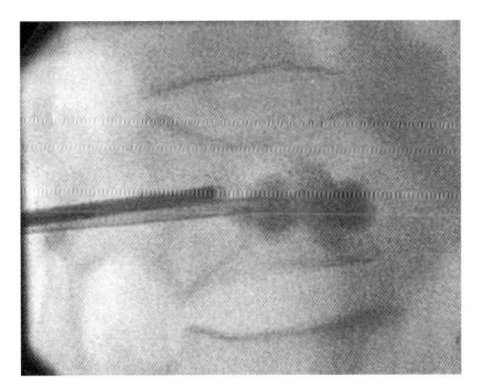

図 2-71 骨セメント注入後，ボーンニードルを少し引き抜き，ボーンニードルと骨セメントが一緒に固まらないようにする

り関係はない．
・椎体後壁の破壊がある場合は少なめにする．
10）CT で骨セメントの広がりを確認：骨セメントの注入が終了したらボーンニードルを少し引き抜き（図 2-71），両側の骨セメントの注入が終了した後に CT を撮影し骨セメントの広がりを確認する（図 2-72）．ニードルを注入した部位にその

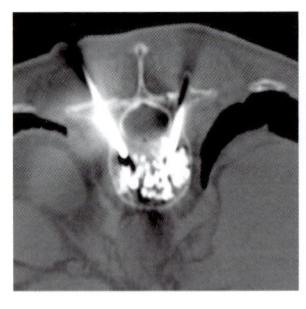

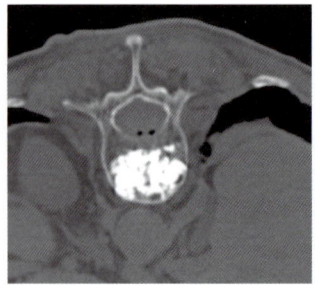

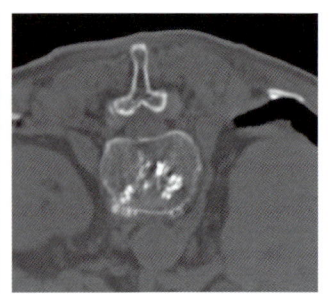

図 2-72 骨セメント注入後の CT で骨セメントの広がりを確認する
左右均等に骨セメントが拡散している．脊柱管内に骨セメントは漏れ出していない．

まま留置しておくと，骨セメントと一緒に固まってしまい針が抜けなくなってしまう恐れがある．
11) ボーンニードルを抜去：骨セメント注入後 3〜5 分くらい経過した後にボーンニードルを抜去する．あまり早く抜きすぎると針穴に沿って骨セメントが流れ出る可能性がある．
12) 傷の消毒：最後に傷の消毒を行いステプティ®を貼って終了としている．ボーンニードルは太いため出血が止まらず血腫を作ってしまうこともあるので，圧迫は十分に行った方がよい．

a. 術後

PMMA を使用した場合は，2〜3 時間程度のベッド上安静が必要である．筆者らは治療翌日を退院としているが，日帰り手術も可能である．

6. 合併症

1) 脊髄損傷：骨セメントが椎体後壁から漏れた場合に起こる．椎体後壁の破壊のある症例には注意が必要．
2) 肺梗塞：血管内へ骨セメントが流出した場合に起こり得る．固めのセメントをゆっくり注入することで予防できる．
3) 気胸：胸椎の場合，ボーンニードルが椎体外に出てしまい，気胸を起こす可能性がある．
4) 隣接椎体の骨折：術後に隣接椎体が骨折することがあるので，術前に十分説明しておく必要がある．
5) 感染：術前後に抗生物質を投与して予防する．

■文献

1) Leibold RA, Gilula LA: Sterilization of barium for vertebroplasty: an effective, reliable, and inexpensive method to sterilize powders for surgical procedures. AJR Am J Roentgenol 2002; 179: 198-200
2) 中川雅之，齋藤理，大瀬戸清茂：ペインクリニック—椎体内治療，経皮的椎体形成術．大塚薬報 2006; 614 号：43-47

〔中川雅之，大瀬戸清茂〕

9 腰部椎間板ブロック

1. 椎間板ブロックとは

X線透視下の腰部椎間板ブロック(→130頁)を参照.

2. 適応疾患

椎間板ヘルニア,椎間板性腰痛.

3. 解剖

X線透視下の腰部椎間板ブロック(→130頁)を参照.

4. 必要器具

通常の椎間板ブロックと同様である〔X線透視下の腰部椎間板ブロック(→130頁)を参照〕.

5. 手技の実際

a. 体位と設定

患者はCT透視台上に腹臥位とし,目的椎間板がCT画像上ガントリーに対して垂直になるように腹部に枕を入れる(図2-73).

目的椎間板に平行なスライス面の画像を撮影し,椎間板,椎体骨,椎弓神経根を確認する.CT透視画像をもとに最適な穿刺点,穿刺角度を

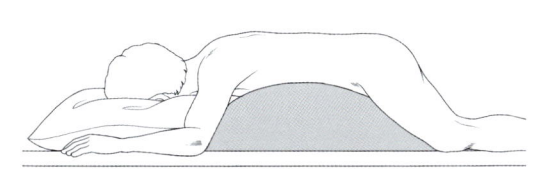

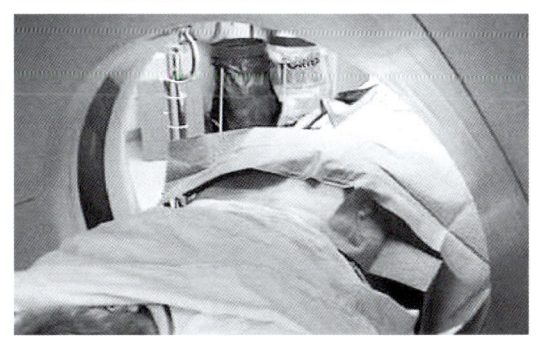

図2-73 CT透視の体位とCT撮影

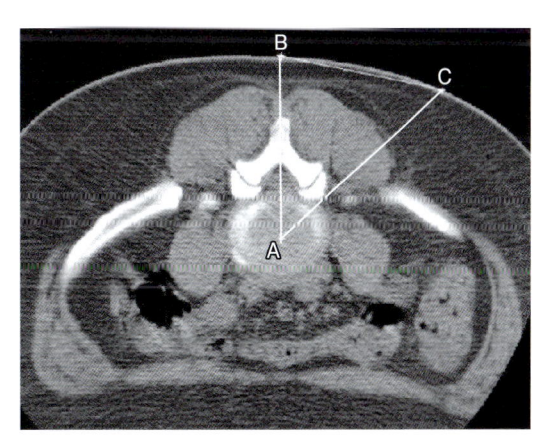

図2-74 CTガイド下椎間板ブロックの刺入点,針の刺入角度の決め方と確認の仕方
椎間板髄核中央(A)への穿刺角度(∠BAC),穿刺点(C),穿刺深度(AC)をCT透視のもとに計測する.

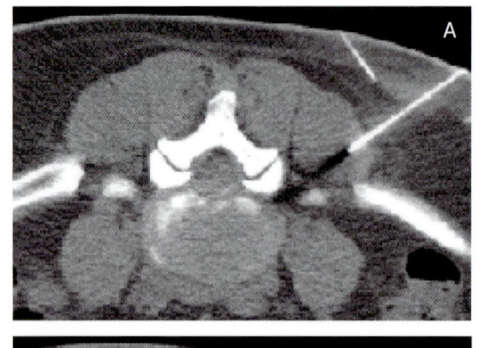

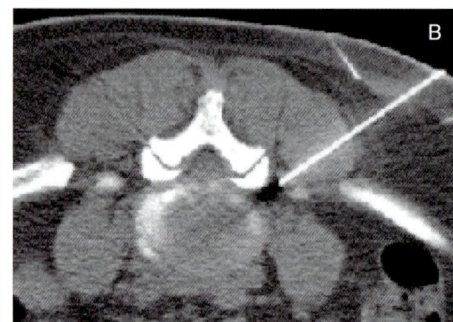

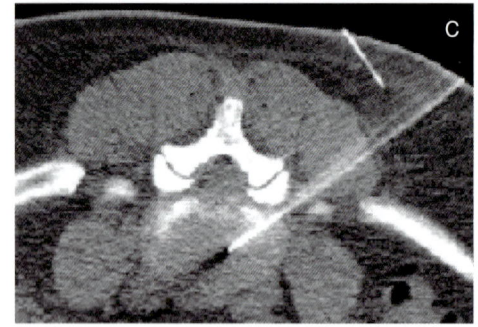

図2-75 CT透視下の椎間板ブロックのアプローチ
CT透視により，リアルタイムに穿刺針先端の位置を確認しながら，椎間板を穿刺する．CT透視下のブロック針先端の位置は(A)腰部筋群(B)椎間板腔外縁(C)椎間板内にある．

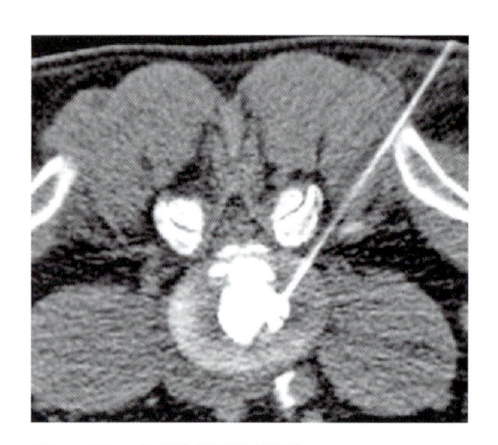

図2-76 CT透視下の造影

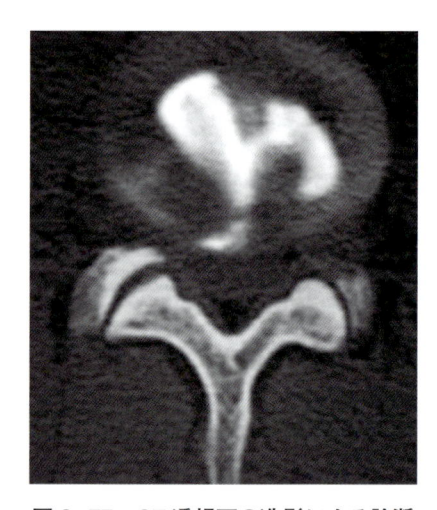

図2-77 CT透視下の造影による診断

計測し，皮膚にマーキングし，穿刺点を決める（図2-74）．

b. 針刺入と薬液注入

穿刺点に局所麻酔を行い，CT装置を用いたCT透視は時間分解能が優れており，手技過程がほぼリアルタイムに描出可能で，CT透視を行い，モニターを見ながら穿刺針を進め，椎間板穿刺を行う．穿刺経路を確認し，あらかじめ計測した穿刺角度および穿刺深度で椎間板腔外縁から椎間板中央またはやや後方に穿刺する（図2-75）．

このようにCT透視の使用はより正確な穿刺を可能とし，椎間板中央またはやや後方に正確に穿刺することが可能である．

CT透視を行い，モニターを見ながら造影剤を注入し，椎間板造影を行い(図2-76, 77)，その後局所麻酔薬と水溶性ステロイド薬を注入して椎間板ブロックを行う．CT透視により髄核の脱出の方向や椎間板ヘルニアのタイプのより正確な診断が可能である．また椎間板加圧注入療法や椎間板摘出術の前後の治療効果の確認も可能になる．

CT透視は関心領域のみにX線を照射するというregion of interest(ROI)scanを行えば，患者および術者の放射線被曝をできるだけ少なくすることが可能で，患者被曝に関してはROI scanを行うことにより25～50％まで軽減することができ，術者のX線被曝に関してはCTガイドニードル補助器を使用することにより術者の手の被曝を1％未満に回避することができる．

6. 合併症

X線透視下の腰部椎間板ブロックと同様である(→130頁)．

■ 文献

1) Kluner C, Kivelitz D, Rogalla P, et al: Percutaneous discography: comparison of low-dose CT, fluoroscopy and MRI in the diagnosis of lumbar disc disruption. Eur Spine J 2006; 15: 620-626
2) 小山勉，森田琢，阿部俊昭，他：CT透視下での経皮的レーザー腰椎椎間板減圧術(PLDD)―方法と臨床．脊椎脊髄ジャーナル 1999；12：873-879

〔福井弥己郎(聖)〕

10 椎間板内高周波熱凝固法（IDET）

1. 椎間板内高周波熱凝固法（IDET）とは

　IDET（intradiscal electrothermal therapy）とは椎間板性腰痛に対する治療で，保存的治療や他の神経ブロック療法が奏効せずに日常生活や仕事に支障をきたす慢性椎間板性疼痛患者のうち，**表2-2**のような適応基準を満たせばIDETの適応となる．適応症例は慢性痛患者であるので，適応の決定においては心理・社会的評価を十分に行うことが肝要である．

　IDETの原理は，椎間板性疼痛の原因となる椎間板内の痛覚線維を高周波熱凝固し，膠原線維を収縮させ椎間板を安定化すると考えられている．

　椎間板性腰痛は若年者から50歳代までの年齢層で多く認められ，坐位，洗顔など軽度の前屈で椎間板内圧を増す姿勢で増強する腰痛で，坐位が長時間とれない症状が特徴である．線維輪の断裂，椎間板の変性が生じると，椎間板の内部，椎間板の線維輪外層まで神経線維が入り込み，その線維輪に加重が加わり痛覚線維が刺激されることが椎間板性腰痛の原因と考えられている．

表2-2　椎間板性腰痛に対するIDETの適応

1. 保存的治療に抵抗する，6カ月以上持続する腰痛があり，2. 神経伸張テストは陰性で，神経根障害などの神経学的な異常がなく，3. 坐位が長時間とれないなど，椎間板内圧を増す姿勢で増強する腰痛であること；4. 単純X線で50％以上の椎間板裂隙の狭小化がなく，不安定性がなく，5. MRIでは，線維輪の後方への膨隆が認められる，contained discであること；6. 目的とする椎間板造影で低圧あるいは少量の造影剤の注入により再現痛が得られる患者．

1. 精神的因子の強い関与が疑われる症例，2. 椎間板の高さ，disc spaceが椎間板の変性により30％以上狭くなっている症例，3. MRI検査で椎間板ヘルニアが後縦靱帯を突破した後縦靱帯脱出ヘルニア，4. 同一高位の脊椎手術後の症例はIDETの対象外．

　文献的には疼痛軽減が適応基準に報告されていないが，局所麻酔薬の注入による疼痛の軽減や消失は，診断の正確さを高めると考えられる．

2. 器具

　Spine Cathカテーテル（**図2-78**），17Gガイド針，高周波熱凝固装置（Smith & Nephew社，Baylis社），ほかは腰部椎間板ブロックの項（→225頁）に同じ．

3. 手技の実際

a. 体位・CT描出

　椎間板造影と同様の体位で施行する．患者はCT透視台上に腹臥位とし，目的椎間板がCT画像上ガントリーに対して垂直になるように腹部に枕を入れる．

　CTガイド下での刺入点の決め方は椎間板造影と同様に，目的椎間板に平行なスライス面の画像を撮影し，最適な穿刺点，穿刺経路を確認し，皮膚にマーキングし，穿刺点を決める．腰痛に左右差がある時や，片側の症状の時は，症状のない側からガイド針を刺入する．

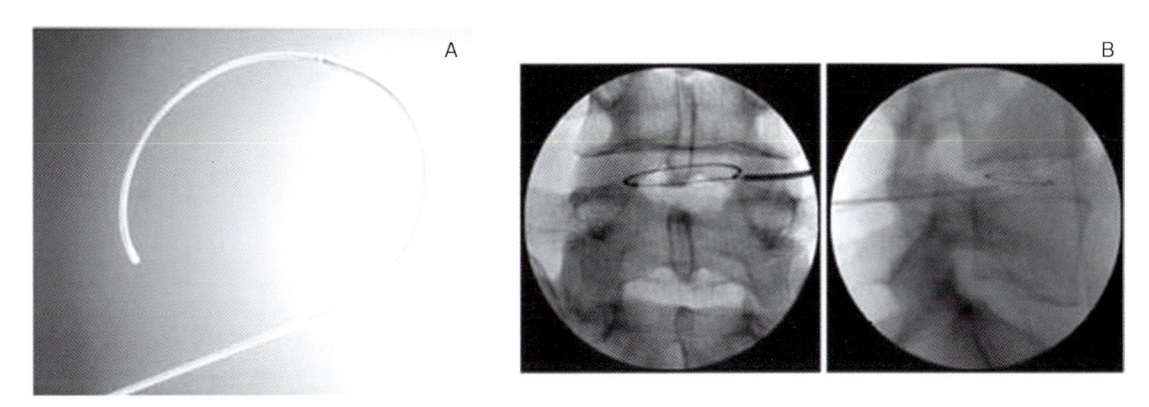

図 2-78　IDET カテーテル（Spine Cath システム）と高周波熱凝固装置
A：Spine Cath カテーテル（椎間板内でコイル状に髄核外縁に沿って回るように作製された高周波熱凝固法用のカテーテル）．B：Spine Cath カテーテル挿入時の X 線透視，正面，側面像．

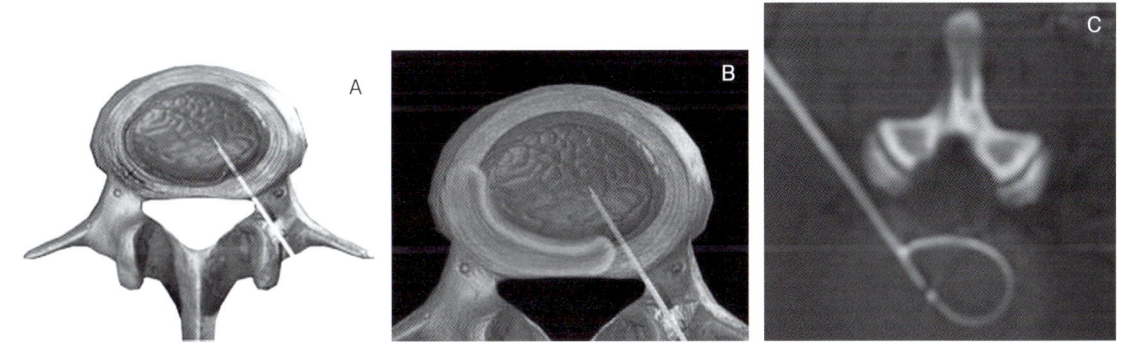

図 2-79　Spine Cath システムと IDET のシェーマと L_{3-4} の IDET 施行時の CT 透視像
A：Spine Cath カテーテル挿入時のシェーマ．B：線維輪後方部に位置したカテーテルのコイル部による高周波熱凝固時のシェーマ．C：CT 透視下 IDET 施行時のガイド針，Spine Cath カテーテルの位置．

b. 針刺入・治療

穿刺点に局所麻酔を行い，あらかじめ計測した穿刺角度で刺入し，CT 透視を行いながら 17 G ガイド針を進め，椎間板の中央やや後方部位にガイド針を刺入する（図 2-79）．

c. カテーテル挿入

目的部位にガイド針が到達すれば針内に Spine Cath カテーテル（Smith & Nephew 社）を挿入し，CT 透視（または X 線透視）を見ながらガイド針の先端より椎間板内部を円形に髄核の外縁に沿って回るように挿入する（図 2-79）．

Spine Cath カテーテルは椎間板の髄核内でコイル状に髄核外縁に沿って回るように作製された高周波熱凝固法用のコイル（図 2-78）が組み込んであるカテーテルで，カテーテルのコイルの両端にはマーカーが設置されており，カテーテルのコイル部が X 線透視でも後方線維輪部に位置していることを確認でき，挿入が可能である．

CT 透視下に目的椎間板の後方部分にカテーテルが円形に回って，カテーテルのコイル部が後方線維輪部に位置していることを確認する（図 2-79）．片側の腰痛であれば，病側の椎間板後方部位にコイル部が位置していれば，良い位置と考えられる．

d. 熱凝固

カテーテルが挿入できれば，高周波熱凝固装置（ORA-50 S Spine Generator）（Smith & Nephew社）を用いて，60℃から90℃になるまで12分間かけて，患者の訴えを聞きながらゆっくりと温度を上昇させていく．最終的には90℃で4分30秒間〜5分間，高周波熱凝固を施行する（図2-79）．

e. IDETの手技上の注意点と術後経過

IDETの手技ではカテーテルを正しい位置に挿入することが最も重要である．指でカテーテルを回転させながらゆっくりと押し進めていくとうまく挿入できる．カテーテルが折れ曲がりを起こさないように，強く押し込まないように挿入していく．うまく行えない時は反対側から試行する．また高周波熱凝固時に下肢痛などの訴えがある時は，カテーテルを再挿入する．以上により，CT透視下で施行すると合併症が予防できる．

また術後の数日間は腰痛の増強を訴えることがあるが，1週間以内に軽快することが多い．有効率は70〜80％で，疼痛が軽減するにはIDET施行後2〜6週間程度を要して，3カ月ほどかけて徐々に軽減してくる場合が多く，術後早期から疼痛軽減が得られる症例は20〜30％ほどにとどまることを施行前によく説明することが重要である．

4. 合併症

椎間板炎などの可能性があるが，椎間板炎，神経損傷などの重篤な合併症は報告されていない．

■ 文献

1) Saal JA, Saal JS: Intradiscal electrothermal treatment for chronic discogenic low back pain: prospective outcome study with a minimum 2-year follow-up. Spine 2002; 27: 966-973
2) Appleby D, Andersson G, Totta M: Meta-analysis of the efficacy and safety of intradiscal electrothermal therapy（IDET）. Pain Med 2006; 7: 308-316

〔福井弥己郎（聖）〕

11 腹腔神経叢ブロック（内臓神経ブロック）

1. 腹腔神経叢（内臓神経）ブロックとは

X線透視下の腹腔神経叢ブロック（内臓神経ブロック）の項（→ 104頁）を参照.

2. 適応疾患

X線透視下の腹腔神経叢ブロック（内臓神経ブロック）の項（→ 104頁）を参照.

3. 解剖（図2-80）

X線透視下の腹腔神経叢ブロック（内臓神経ブロック）の項（→ 104頁）を参照.

4. 器具（図2-81）

- 23 G 6 cm 針+5 ml シリンジ（1%メピバカイン）
- 23 G 15 cm PTCD 針
- 5 ml シリンジ（吸引テスト）
- 10 ml シリンジ（2%メピバカイン8 ml＋イオヘキソール2 ml）
- 20 ml シリンジ（アルコールまたは7～8%フェノール水）
- 5 ml シリンジ（1%メピバカイン2 ml＋デキサメタゾン4 mg）

5. 手技の実際

血圧計，心電計，経皮的酸素飽和度モニターを装着後，Ringer液および抗生物質の点滴静注を開始.

a. 体位・CT描出・設定

腹臥位でT_{12}～L_2の棘突起が背側に凸となるよ

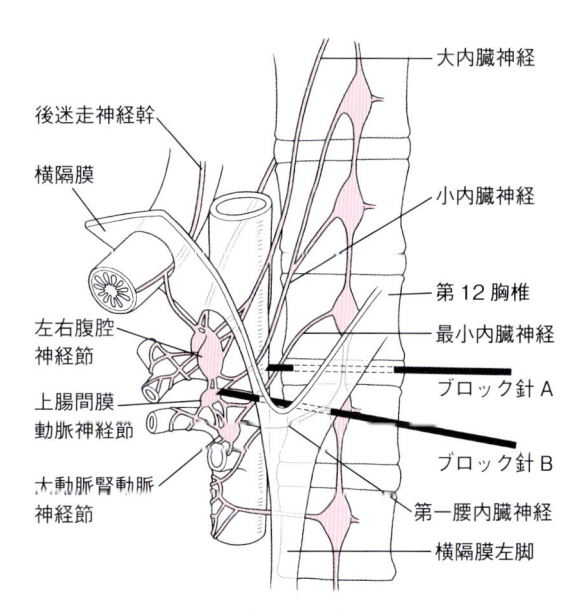

図2-80 腹腔神経叢領域の解剖

ブロック針A：経椎間板（$T_{12}L_1$椎間板）アプローチで左横隔膜脚の後方に針先がある．経椎間板後脚法，内臓神経ブロックとなる．ブロック針B：傍椎体アプローチ＋経脚法により針先は腹大動脈の前方に位置している．腹腔神経叢ブロックとなる．

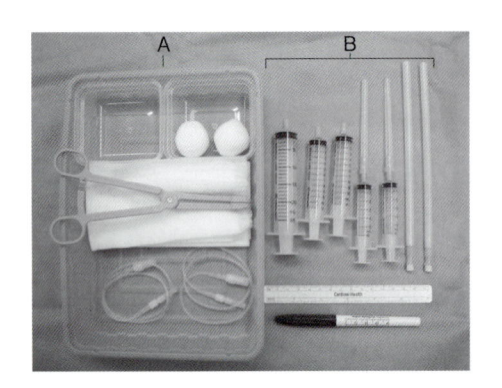

図2-81　必要な器具
A：ディスポーザブルブロック，滅菌トレイセット＋小児用点滴回路延長管(2本)．B：注射器各種，23 G 15 cm PTCD針(2本)，メジャー，フェルトペン．

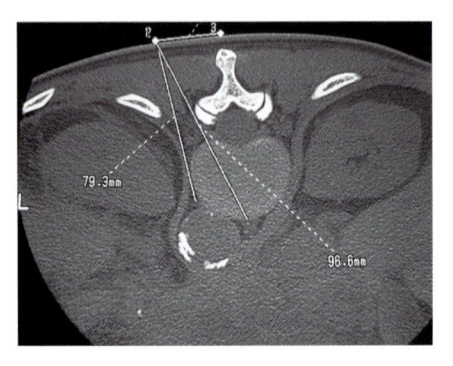

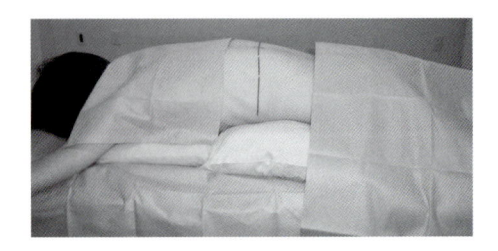

図2-82　体位(枕の位置)
腹臥位．第12胸椎から第2腰椎が凸となるように枕を胸部，腹部に入れる．ラインは$T_{12}L_1$椎間板レベルを示している．

図2-83　計測
$T_{12}L_1$椎間板レベルにおける経椎間板後脚法および傍椎間板後脚法の計測を示している．

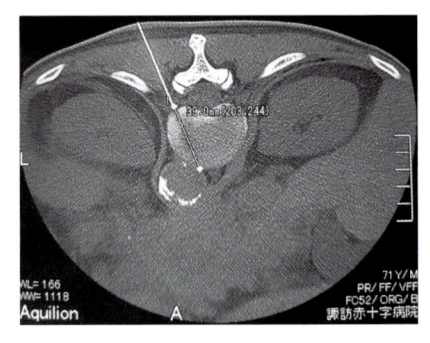

図2-84　刺入途中の再計測
計測値に従って針を刺入し針先が椎間板に当たった時点でのCT像．針先の位置と刺入角度および目標とする点までの距離の再計測を示す．

うに胸，腹部の下に枕を置く(図2-82)．腹臥位が困難な時は，右下側臥位で行う．T_{12}〜L_2レベルのCT撮影を行い，横隔膜(脚)，大血管等脈管系，実質臓器および腫瘍(浸潤・転移巣)の解剖学的位置関係，骨棘形成の有無，リンパ節腫大，大動脈の著明な石灰化および動脈瘤，大動脈前面の空間の有無に注目する．穿入点の決定方法は，薬液を注入する目標位置(空間)を決定し背側方向への線を想定，その途上に障害物がなければ皮膚との交点が刺入点となる．正中からの距離・刺入角度・深さを計測後皮膚に投光しマーキングする(図2-82，83)．

b．針刺入と薬液注入
　消毒，十分な局所麻酔後，計測値に従って23 G 15 cm PTCD針を刺入．
1) 経椎間板法：椎間板に進入時独特の抵抗感が出現．CTにて確認後(図2-84)，生理食塩水を用いた抵抗消失法により針先を進める．椎間板および前縦靱帯を貫くと注入抵抗が消失しretrocrural spaceに刺入される(後脚法)．ここに薬液を注入すれば主に内臓神経ブロックに，更に針を進めて横隔膜脚(経脚法)または大動脈(経大動脈法)を貫けば腹腔神経叢ブロックとなる．
2) 傍脊椎(傍椎間板)法：第1腰椎椎体や$T_{12}L_1$

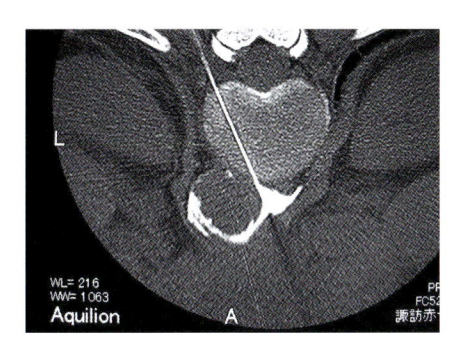

図2-85 造影
図2-83, 84と同じ患者．図2-84の計測値通り針を刺入し造影．横隔膜右脚，胸大動脈および椎間板に囲まれた造影所見．右内臓神経ブロックになっている．

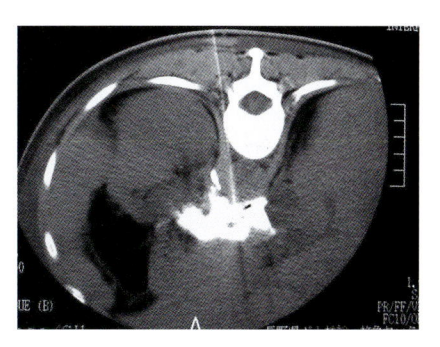

図2-86 傍椎体アプローチ＋経脚法
針は第12胸椎をかすめて左横隔膜脚を貫き大動脈前面に達している．造影剤は腹大動脈前面を覆っている．腹腔神経叢ブロックの写真である．

椎間板，$L_{1/2}$椎間板の側面にブロック針を滑らすように刺入する．針が椎体などに接した時点で一度CTを撮る．刺入完了後CTにて針先の位置を再確認し，造影およびテストブロックを施行（吸引テスト後2％メピバカイン8 ml＋造影剤2 mlの混合液4～5 ml注入）．Retrocrural spaceまたは大動脈前面に広がる造影所見（図2-85, 86），疼痛の著明な軽減が得られ，神経学的異常所見がなければ，10分間観察後99.5％アルコール5～20 mlを注入．注入時針先移動を防止するため小児用点滴回路延長管を使用する．1％メピバカイン2 ml＋デキサメタゾン4 mgの混合液を0.5～1 ml用い，ブロック針内をフラッシュ後抜針する．

6. 合併症

3大合併症は①下痢60～70％に出現．2～3日以内に治まるがまれに長期間続く．ブロック前の説明が重要．輸液，ロペラミド，モルヒネ，スコポラミン，アトロピンで対処．②低血圧30～40％に見られる．一過性で輸液，昇圧剤，酸素投与で対処．起立性低血圧は患者自身による注意，弾性ストッキングの装着も有効．③急性アルコール，アセトアルデヒド中毒20～30％の患者で一過性出現．輸液，（昇圧剤，）酸素投与で対処．アルコールに弱い人はフェノール水でブロック．手技上・解剖上の合併症のほとんどはCT下ブロックで回避可能．生理的反応には対症療法で，また使用薬液によるものでは変更する．

■ 文献

1) Ina H, Kitoh T, Kobayashi M, et al: New technique for the neurolytic celiac plexus block: the transintervertebral disc approach. Anesthesiology 1996; 85: 212-217
2) 伊奈廣明：内臓神経ブロックCTガイド下経椎間板アプローチ．神経ブロック―関連疾患の整理と手技，pp324-326，真興交易医書出版部，2000
3) 伊奈廣明：CTガイド下腹腔神経叢（内臓神経）ブロック・CTガイド下腸間膜動脈神経叢ブロック．ペインクリニック 2006；27別冊秋：S557-S569

（伊奈廣明）

12 上下腹神経叢ブロック

1. 上下腹神経叢ブロックとは

X線透視下の上下腹神経叢ブロックの項(→111頁)を参照.

2. 適応疾患

がん性疼痛(直腸がん,膀胱がん,子宮がん),良性疾患(子宮内膜症,特発性会陰部痛など).

3. 解剖(図2-87)

CTガイド下の上下腹神経叢ブロックでは第5腰神経前枝が外下方へと向かう尾側でL_5S_1椎間板を背部から貫き,椎間板前面まで針先を進め,腹部大動脈の総腸骨動脈分岐部以下で薬液を注入する経椎間板法(図2-87①)が一般的である.椎間板変形が著明な場合は,より頭側外側の刺入点から第5腰椎椎体前面を目指す傍脊椎法(図2-87②)がある.

4. 器具(図2-88)

X線透視下の上下腹神経叢ブロックの項(→111頁)を参照.
- 25 G 2.5 cm 針+10 ml シリンジ(1%メピバカイン局所麻酔用)
- 18 G 3.8 cm 針(誘導針),角度計
- 22 G 14 cm ブロック針
- 2 ml ガラスシリンジ(生理食塩水,抵抗消失法用)
- 10 ml シリンジ(2%メピバカイン 8 ml+イオヘ

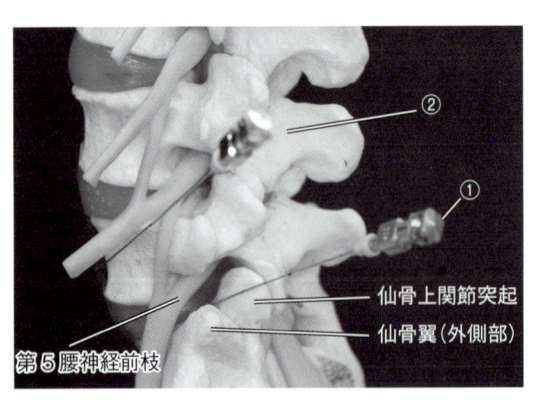

図2-87 解剖とアプローチ
第5腰神経前枝/仙骨上関節突起/仙骨翼(外側部)

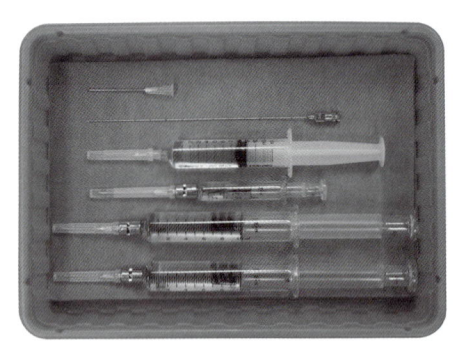

図2-88 必要な器具
18 G 38 mm 注射針(誘導針),22 G 14 cm ブロック針,10 ml シリンジ(1%メピバカイン,局所麻酔用),2 ml ガラスシリンジ(生理食塩水,抵抗消失法用),10 ml ガラスシリンジ(2%メピバカイン 8 ml+造影剤 2 ml),10 ml ガラスシリンジ(アルコール 10 ml),角度計,小児用延長チューブ(透視下造影剤注入用).

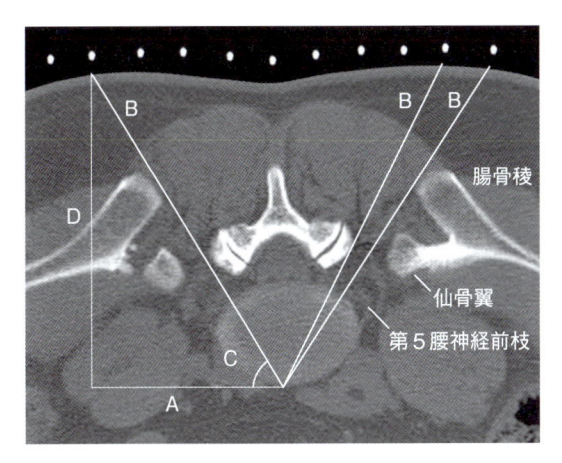

図2-89 ブロック線の作図
図で刺入点の目印は，左は正中から4番目の皮膚マーカー，右は4～5番目間となる．
A≒正中～刺入点，約5.0～7.5 cm．B：ブロック線，刺入点～目標点，約11～13 cm．C：入射角，約55～65度．D≒正中背面～椎間板前面(岬角)，約10 cm．

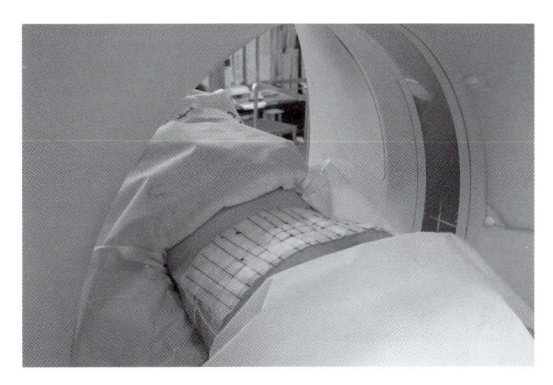

図2-90 皮膚マーカーとCTレーザーポインター

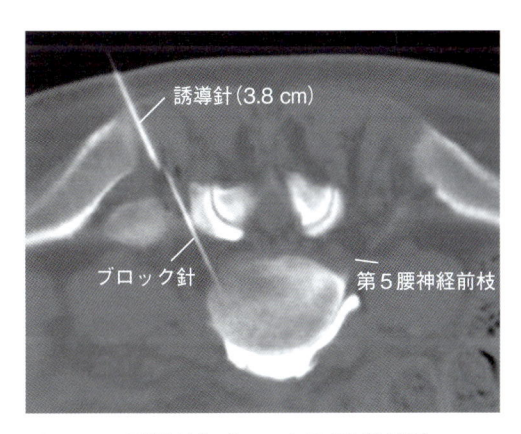

図2-91 誘導針とブロック針(造影所見)

キソール2 ml)
・10 mlシリンジ(アルコール10 ml)

5. 手技の実際

経椎間板法で説明する．

a. 準備：ブロック線の作図

CT透視下ブロックを安全，短時間に行う要点は，あらかじめブロック体位で撮影したCTから直線的にブロック針を進められる適切なスライス面を選び，計測・作図しておくことにある．腰椎～仙骨のスライスから大動脈分岐と下大静脈合流の高さ・位置を確認し，L_5S_1椎間板スライス面で後腹膜腔の状態，動静脈，腸管の位置関係から椎間板前面のブロック目標点を設定する．この点を目指すブロック線は，仙骨上関節突起の外側を通る．この線の外側を制限するのは，第5腰神経前肢，仙骨翼(外側部)，尾側に行くほど内側へ張り出す腸骨稜である(図2-87，89)．これらから刺入点を決定する．

b. 手順

体位は腰椎前弯を弱めるように臍を中心に枕を置いた腹臥位とする．位置決めスキャン側面像の仙骨底(上面)の角度に合わせガントリーを頭側に傾ける(15～20度)．皮膚マーカーを背部に設置しCT撮影する(図2-90)．椎間板が綺麗に描出されるスライス面で計測する．腸骨稜のためブロック線が描けない場合，ガントリーを更に頭側へ傾け撮影する．

(1) 計測したスライス面にガントリーを移動し，レーザーポインターと皮膚マーカーを目印に刺入点をマーキングする．

(2) 消毒・局所麻酔後に誘導針として18 G注射針を刺入する．刺入角度は，体軸方向はガントリーの傾き，横断面では計測した入射角(55～65

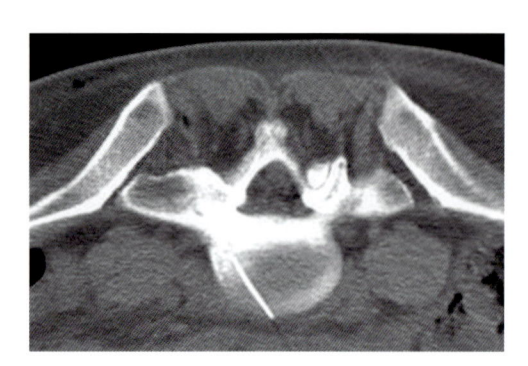

図 2-92　針先確認(椎間板内でのブロック針のしなり)

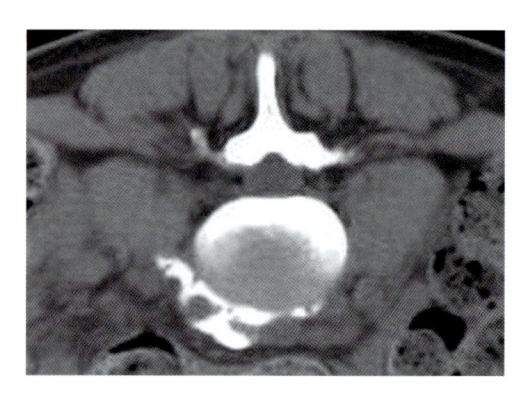

図 2-93　大動脈分岐部の描出

度)とする．

(3) 誘導針の全長(3.8 cm)がスライス面内にあり，目標点に向いていることを CT で確認する(図 2-91)．

(4) 誘導針に通して 22 G ブロック針をゆっくりと進める(計測しておいた椎間板の距離まで)．椎間板後面に達するまでは直進性が良いため，透視の必要はない．

(5) 椎間板に達するとザックリとした感触がある．針先を CT 透視で確認しながら椎間板前面の少し手前まで進める．

(6) 抵抗消失法を開始し，抵抗が消失したら CT で針先を確認する．椎間板内では抵抗があるため，ベベルテクニックによる針の方向修正がある程度可能である(図 2-92)．

(7) 目標点に達したら CT 透視で造影剤の広がりを確認しながら，局所麻酔薬と造影剤の混合液 5〜8 ml を注入する．上下スライス面での造影剤の広がりも確認する(図 2-93)．

ここまで，20〜30 分の時間経過である．

(8) 15 分間待って，痛みの消失・減少が得られ，合併症がないことを確認した後に，同量のアルコールを注入する．

6. 合併症

1) 第 5 腰神経前枝(穿刺)損傷：針先が外側または頭側に向くと起こる(図 2-87，89)．
2) 下肢感覚・運動麻痺：特に第 5 腰神経前枝，第 1 仙骨神経前枝(第 1 前仙骨孔)に造影剤が近付く所見に注意する(図 2-91)．
3) 膀胱・直腸障害，性機能障害：がん患者では潜在的に障害されていることがあり，ブロック前の説明が必要である．
4) 椎間板炎：抗生物質を予防的に投与することあり．
5) その他：急性アルコール中毒，腹腔内薬剤注入など．

文献

1) Waldman SD, Wilson WL, Kreps RD: Superior hypogastric plexus block using a single needle and computed tomography guidance: description of a modified technique. Reg Anesth 1991; 16: 286-287
2) Erdine S, Yucel A, Celik M, et al: Transdiscal approach for hypogastric plexus block. Reg Anesth Pain Med 2003; 28: 304-308

〔高橋利文，堀越浩幸〕

13 経皮的コルドトミー

　経皮的コルドトミー(percutaneous cervical cordotomy; PCC)施行法には，CTを用いる方法(以下CT法)とX線透視を用いる方法(透視法)があるが，適応疾患，解剖，器具，凝固巣作成の仕方，合併症は基本的には同じである〔X線透視下の経皮的コルドトミーの項(→55頁)を参照〕．したがって，ここではCT法の手技のみ述べる．

1. 手技の実際

　筆者らは，Kanpolatらが開発した方法に改良を加え施行している．PCCでは針先と脊髄の位置関係が最も重要であるが，CT法では針と脊髄を描出できその位置関係を直接画像で知ることができる．

a. 電極針，ガイド針

　電極針は，CT法でも透視法と同じLevin針™を使用しているが，ガイド針は通常のブロック針でもよいが，CT法では金属部分が少ないほど画像が鮮明になるので，ハブの部分をプラスチック製にした20 G 9 cm 神経ブロック針(八光特注)を使用している．

b. 患者の体位(図2-94)

　患者を仰臥位にして，CT用の発泡スチロール製の枕または手術用のスポンジ枕をする．頭低位になると造影剤が頭蓋内に流れ込み脊髄の描出が悪くなるので，枕の下にバスタオルなどを入れて少し頭を高くする．現在，頭部の固定は行っていない．

c. ガイド針の刺入，CT撮影

(1) 痛みの反対側の乳様突起の尾側にCTの位置決め用メルクマールをつける(図2-94)．
(2) 第1頸椎から第2頸椎の間の1〜2 mm間隔の横断CTスキャンを行う．横断CTスキャンで脊髄が不明瞭であるが描出される．側頸部から第1〜第2頸椎の椎弓間を通って(椎弓に邪魔されずに)脊髄前側索に到達できるスライスを選択する(図2-95A)．選択されたスライス画面上で，側頸部より垂直または少し腹側に向く角度で脊髄前側索に到達する直線を引き針の予定軌跡とする(図2-95A)．この直線と皮膚上のメルクマールの位置関係から皮膚刺入部の前後の位置を決め(図2-95A)，選択されたスライスより皮膚刺入部の高さ(頭・尾側)を決める(図2-95B)．また

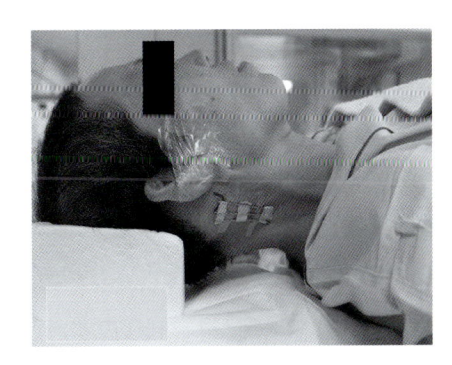

図2-94　患者体位およびCT用メルクマール
痛みの反対側の乳様突起の尾側に位置決め用メルクマールをつけ，CT撮影を行う．

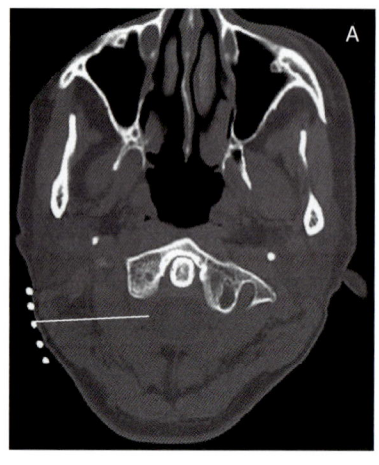

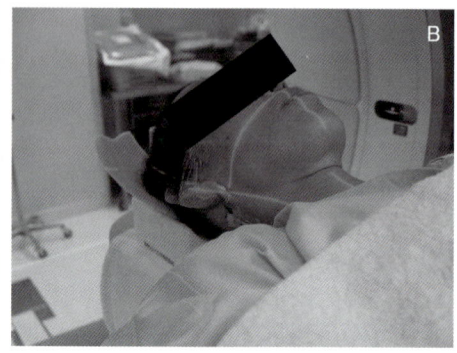

図 2-95 横断 CT 像での皮膚刺入部，針の刺入方向の決定
A：CT 横断図．B：皮膚刺入部の決定．
第 1 頸椎から第 2 頸椎の間で CT スキャンを行い，側頸部から第 1～第 2 頸椎の椎弓間を通って（椎弓に障害されずに）脊髄前側索に到達できるスライスを選択する．その画面上で，側頸部より垂直または少し腹側に向く角度で脊髄前側索に到達する直線を引き針の予定軌跡とし，針の刺入角度およびクモ膜下腔までの深さを計測する(A)．この直線と皮膚上のメルクマールの位置関係から皮膚刺入部の前後の位置を決め(A)，更に選択されたスライスの高さと併せて皮膚刺入部を決める(B)．

この針の予定軌跡より針刺入角度およびクモ膜下腔までの距離を計測する（図 2-95A）．次いで，ガイド針を CT 画面で決めた皮膚刺入部から挿入する．針を 2，3 cm 入れた所で CT 撮影を行い，針の刺入方向を確認し，調整する．

(3) ガイド針がクモ膜下腔に達したならば，イオトロラン（イソビスト 240® またはオムニパーク 240®）5 ml をクモ膜下腔に注入する．ガイド針が頸部に深く入ると，CT 画面上にガイド針によるアーチファクトが強く現れ脊髄の判別が困難になるが（図 2-96A），クモ膜下腔造影を行うことにより脊髄の像がはっきり描出される（図 2-96B）．ガイド針先端が前側索に向くようにガイド針を調節する．ガイド針先端がおおよそ良い位置にあれば，ガイド針の手元を上下させることにより，針先を前側索に向けることができるが，大きくずれている場合には針を刺し直す必要がある．その際には，入っている針はそのままにし新たに刺入する針のガイドにするのもよい．

d. 電極針の刺入，電極針先端の位置確認および電気凝固巣の作成

ガイド針から電極針を挿入し，電極針が脊髄のどの位置にあるかを CT 画面でみる（図 2-96C）．電気刺激による電極針先端の位置確認および電気凝固巣の作成は透視法と同様に行う[1]．

e. CT 法で明らかになったこと

CT 法により，第 1～第 2 頸椎間での脊髄は形状，大きさにかなりの個人差があり，また仰臥位では脊柱管の中央に位置しているのではなく，少し尾側に位置し，首の回旋で脊髄と脊椎管との相対的な位置が変わり，クモ膜穿刺時にガイド針が深く入りすぎる傾向があること，脊髄へ刺入された電極針で脊髄が押されて位置が変わることなどが分かった．透視法では，歯状靱帯を指標に前側索の位置を推定するが，歯状靱帯が造影されない場合や X 線透視で推定される電極針の位置と電気刺激の反応から推定される位置とが一致せず困惑する場合がしばしばあった．筆者らは CT 法で

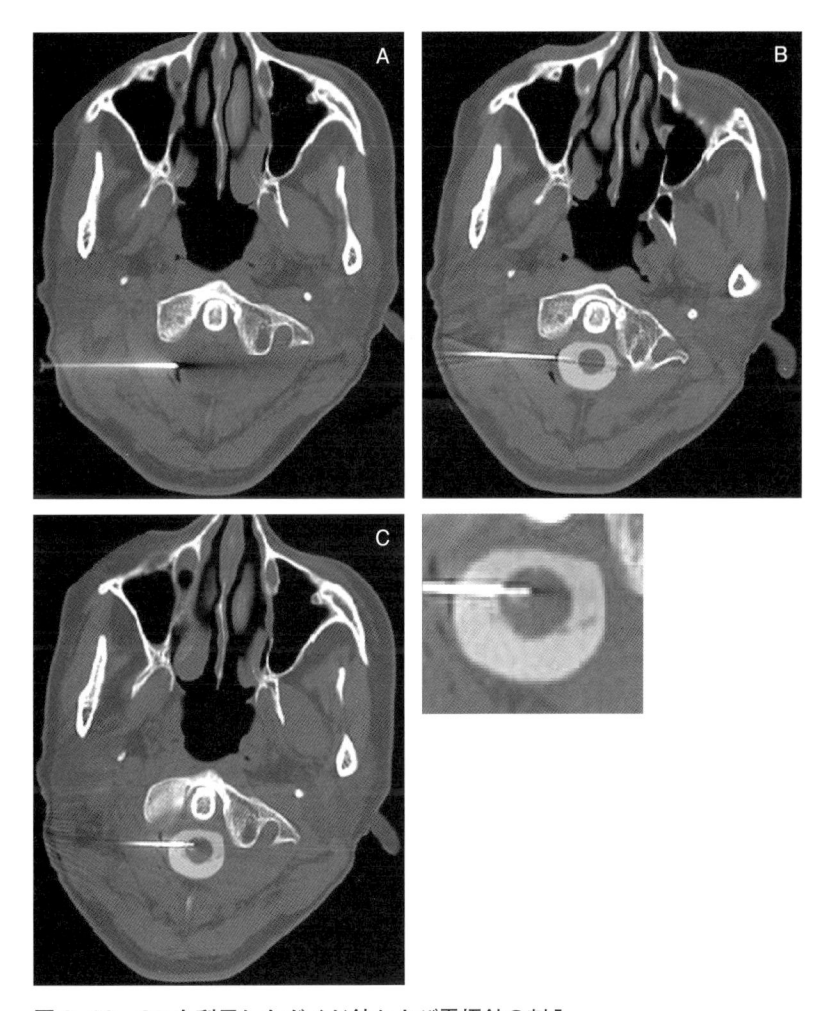

図2-96 CTを利用したガイド針および電極針の刺入
A：ガイド針のクモ膜下腔穿刺時のCT像．B：クモ膜下腔造影後のCT像．C：電極針の前側索への挿入（右は拡大図）．
ガイド針が頸部に深く入ると，CT画面上にガイド針によるアーチファクトが強く現れ脊髄の判別が困難になるが(A)，クモ膜下腔造影を行うことにより脊髄の像がはっきり描出される(B)．ガイド針から電極針を挿入し，電極針が脊髄のどの位置にあるかをCT画面でみる(C)．

は脊髄との関係が明瞭に分かるので，成功率が上がり，合併症が少なくなると期待している．ただ，繰り返しのCT撮影が必要であり，施行時間が長くなる欠点がある．

■ **文献**

1) Gybels JM, et al: Central neurosurgery. Wall PD, et al ed: Text of Pain, pp1307-1339, Churchill Livingstone, Edinburgh, 1999
2) 長櫓巧，藤井知美：経皮的コルドトミー．高崎眞弓編：麻酔科診療プラクティス12 ペインクリニックに必要な局所解剖，pp90-97, 文光堂，2003
3) 長櫓巧，亀井倫子：経皮的コルドトミー．ペインクリニック 2006；27別冊春：S212-S220

（長櫓　巧，坪田信三）

3章

MRガイド下神経ブロック手技

MRガイド下神経ブロックの有用性

1. MR透視の概要

　X線透視，CT透視，超音波を用いた神経ブロック療法を中心としたinterventional pain treatmentのうち，X線透視やCT透視では，X線被曝が問題となる．MRIの特徴としては，①X線被曝がない，②任意の断層撮影が可能，③組織分解能に優れていること，などがある．これらの特徴を生かし，近年オープンタイプのマグネットを持ったopen MRIが導入され，診断のみならず治療に応用できるようになった．現在使用できるMR装置は縦型，水平型の2種類のopen MRIがある（図3-1）．Open MRIは，通常のトンネル型のMR装置と異なり，ドーナツ型の超伝導磁石が2つ並んだような開放型で，疾患の部位に応じて色々な方向からの患者へのアクセスが可能となっている．高解像度のMR画像を磁石の間に設置された液晶パネルでリアルタイムにモニターしながら神経ブロック療法や低侵襲の治療を正確かつ安全に行うことができるようになっている（図3-2）．

　MR透視は1.5秒遅れであるが，ほぼリアルタイムに近い画像が得られ，MR透視画像を見ながら，術中に治療効果を評価しつつ種々の治療を行うことが可能になった．現在MR透視を用いた刺入のための補助器具は，1人の術者が保持し，

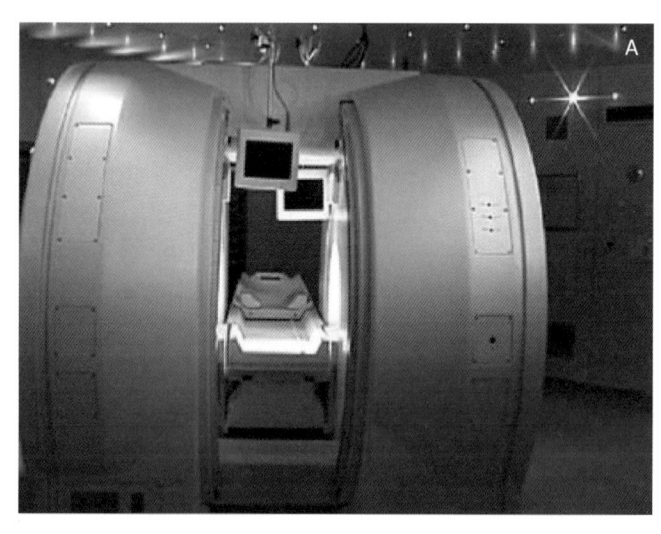

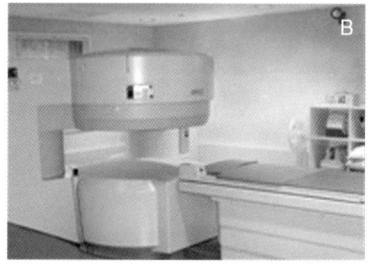

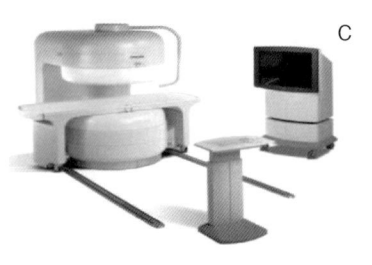

図3-1　Open MRI装置
A：GE社のOpen MRI装置，SIGNA SP/1．B：日立製作所のopen MRI装置．C：Philips社のopen MRI装置．

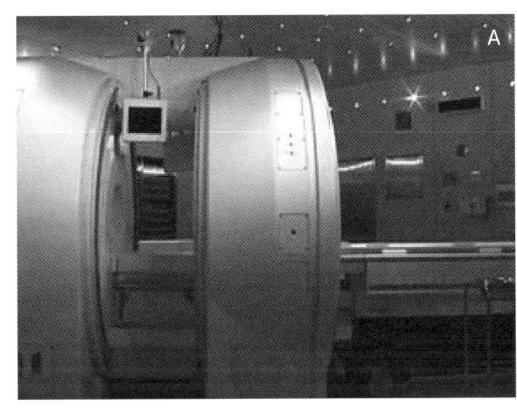

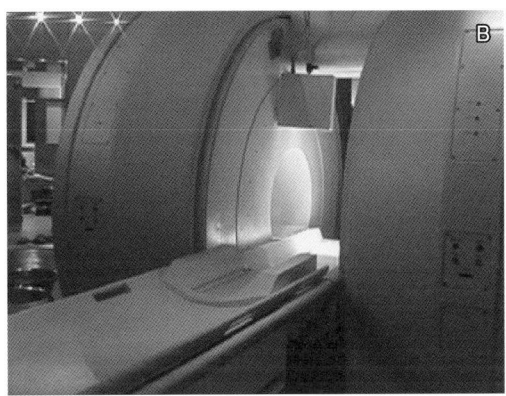

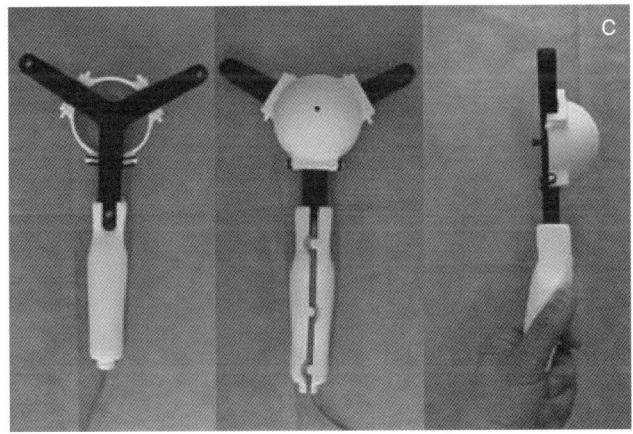

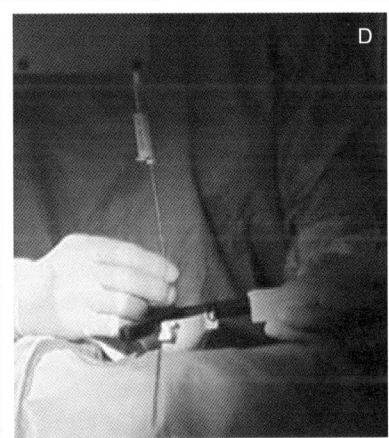

図 3-2 Open MRI 装置の使用方法，補助器具を用いた刺入

縦型の open MRI 装置はドーナツ状の輪が 2 つ垂直に立ったような開放型構造で，この輪の間に術者が立つことができるようになっており，磁場の強度は 0.5 テスラである．縦方向からベッドを入れると，患者の両脇から術者が治療を行える(A)．横方向からベッドを入れると，頭頂部や骨盤へアクセスできる(B)．現在 open MRI 装置での MR 透視を用いた刺入のための補助器具は，1 人の術者が保持し，穿刺操作を行えるように作成，工夫されている(C)．Open MRI 装置用の補助器具を使用した刺入風景(D)．

穿刺操作を容易に行えるように作成，工夫されている(図 3-2)．

現在，ペインクリニックで使用できる MR 対応の機器があるのは MR 対応穿刺針，レーザー治療機器のみである．MR 透視で施行できる神経ブロック療法は椎間板造影・ブロック，後枝内側枝ブロック，仙腸関節ブロック，腹腔神経叢ブロックなどが報告されている．

2. MR ガイド下椎間板内療法の有用性

神経ブロック療法の中でも椎間板造影・ブロックは，椎間板内に注入したガドリニウムと生理食塩水の 1:8 の混合液が MR 透視では造影剤として鮮明に写るため，MR 透視で施行する価値が高い治療といえる．

腰椎椎間板ヘルニアに対する低侵襲の治療法としての椎間板摘出術は，Decompressor(ストライカー社)や Onik 式 Nucleotome(Surgical Dynamics 社)を使用した経皮的髄核摘出術(percutaneous discectomy; PD），レーザーによる経皮的椎間板減圧術（percutaneous laser disc decompression; PLDD）や高周波椎間板減圧術（nucleoplasty）などが行われている．またコンドロイチナーゼ ABC による化学的髄核融解術（chemonucleolysis）の第Ⅱ/Ⅲ相臨床試験が日米両国で始まっている．

現状では経皮的レーザー椎間板減圧術（PLDD）が MR 透視下で施行できる．将来的に安全性の面で優れている経皮的椎間板摘出術も MR 対応の機器が開発されることが望まれる．

PLDD はレーザー先端温度が数百度になると考えられており，当初は安全に治療を進めるための MR 透視による温度分布のモニター，レーザー照射中の周辺組織の温度分布のマッピングの方法が確立していなかったこと，レーザーによる蒸散の範囲をモニターする MRI 画像が鮮明でなかったことなど，様々な問題点があった．現在では，以前は不可能であった組織内の温度分布を把握することが，MR の信号強度の変化から可能になっている．近年 open MRI 装置が改善され，リアルタイムで十分な鮮明な MRI 画像が得られ，かつ MR 透視下にレーザーによる蒸散の範囲，照射周囲の温度分布をモニターしながら正確，安全にレーザー照射することが可能になってきた．

PLDD では，MR 画像をモニターしながらできるだけ膨隆した椎間板ヘルニア近くにターゲットを置き，従来の髄核を蒸散する単なる椎間板減圧術ではなく，可能な限り椎間板後方の椎間板ヘルニアそのものを蒸散する方法がとられている．髄核の減圧のみならず，ヘルニア自体をターゲットとし，ヘルニアを直接蒸散し，減圧縮小に向かわせる治療が可能になっている．Open MRI のもと正確な責任病巣までのガイディングとリアルタイムの MRI 画像での温度分布を含めたモニタリングは合併症の減少，安全性の向上，治療成績の向上につながると考えられる．このように MR ガイド下 PLDD は，より確実安全な治療に進化している．

また化学的髄核融解術を含めた椎間板造影・ブロックでは，リアルタイムの3次元的な MRI ガイド下の正確なガイディングにより，針を椎間板の至適位置へ挿入することが施行可能になっており，MR 透視は薬液の注入範囲の情報を提供してくれる．その結果従来の方法より正確，確実に治療が可能で，安全性，確実性を確保した低侵襲の治療になり，治療効果を高めることが期待できると考えられる．

MR 透視による椎間板内治療は，MR 対応機器の開発，open MRI 装置の改良が進めば，更に発達していくものと考えられる．

本章では MR 透視を利用した腰椎椎間板ヘルニアに対する低侵襲治療としてのレーザーを用いた椎間板摘出術（PLDD），化学的髄核融解術を含めた椎間板造影・ブロックについて述べる．

■文献

1) 犬伏俊郎：MR による分子画像．MEDICAL IMAGING TECHNOLOGY 2003；21：332-337

〔福井弥己郎（聖）〕

1 椎間板摘出術

1. 椎間板摘出術とは

経皮的レーザー椎間板減圧術(percutaneous laser disc decompression; PLDD)とは椎間板にレーザー照射して椎間板内圧を低下させ,椎間板ヘルニアの症状の改善を期待する治療手段である.長期の保存的治療に比較して生活復帰が早期に得られる利点があるが,適応をきっちりと守らなければならない(表3-1).最近では髄核の減圧のみならず,ヘルニア自体を直接蒸散し,減圧縮小させる治療へと進化している.

2. 器具

MR対応の18G 15cmまたは20cm穿刺針(クック社製)およびレーザーNd:YAGレーザー装置(エス・エル・ティ・ジャパン社).

3. 手技の実際

MR透視台上に患者を腹部に枕を入れた腹臥位とし,コイルを装着後,open MRI装置内に入り,矢状断で目的とする椎間板の横断像を描出し,水平断の画像をもとに,目的とする椎間板中央,またはヘルニアの突出方向のやや後方外側部位を目的とし,MR専用の穿刺針が到達するような穿刺部位と方向を探索し,MRガイド下での刺入点を決め,その部位に局所麻酔を行う.

次いで,ナビゲーターで方向性を調節しMR画像に表示されるナビゲーションをもとに,リアルタイムに得られる矢状断と水平断の画像をモニターしながら,ガイド針を目的の部位に向けて腰

表3-1 経皮的レーザー椎間板減圧術の適応

坐骨神経痛を主訴とする腰椎椎間板ヘルニアの患者で,画像診断で病状と一致する椎間板ヘルニアが認められ,以下の6項目を満たす症例となる.
1. MRI検査でヘルニアが後縦靱帯を穿破していないことが確認されたcontainedタイプの腰椎椎間板ヘルニア,
2. 一側の下肢神経根症状(筋力低下,しびれ,坐骨神経痛など)を有する症例,
3. 原則として年齢が60歳以下の症例,
4. 麻痺があっても徒手筋力検査が4以上,膀胱直腸障害のない症例,
5. 保存的治療を施行したが,十分な効果が得られなかった症例,
6. MRI検査など画像診断により認められたヘルニアで神経症状が説明できる症例.
なお原則として以下の項目に当てはまる症例は除外される.
1. 精神的因子の強い関与が疑われる症例,
2. 明らかな脊柱管狭窄などの骨性の神経圧迫がある症例,
3. すべり症や椎間腔の狭小化の強い症例,
4. 同一椎間高位に手術適応のある症例,
5. 椎間板ヘルニアがMRI検査で後縦靱帯を穿破しているnon-containedタイプの症例.

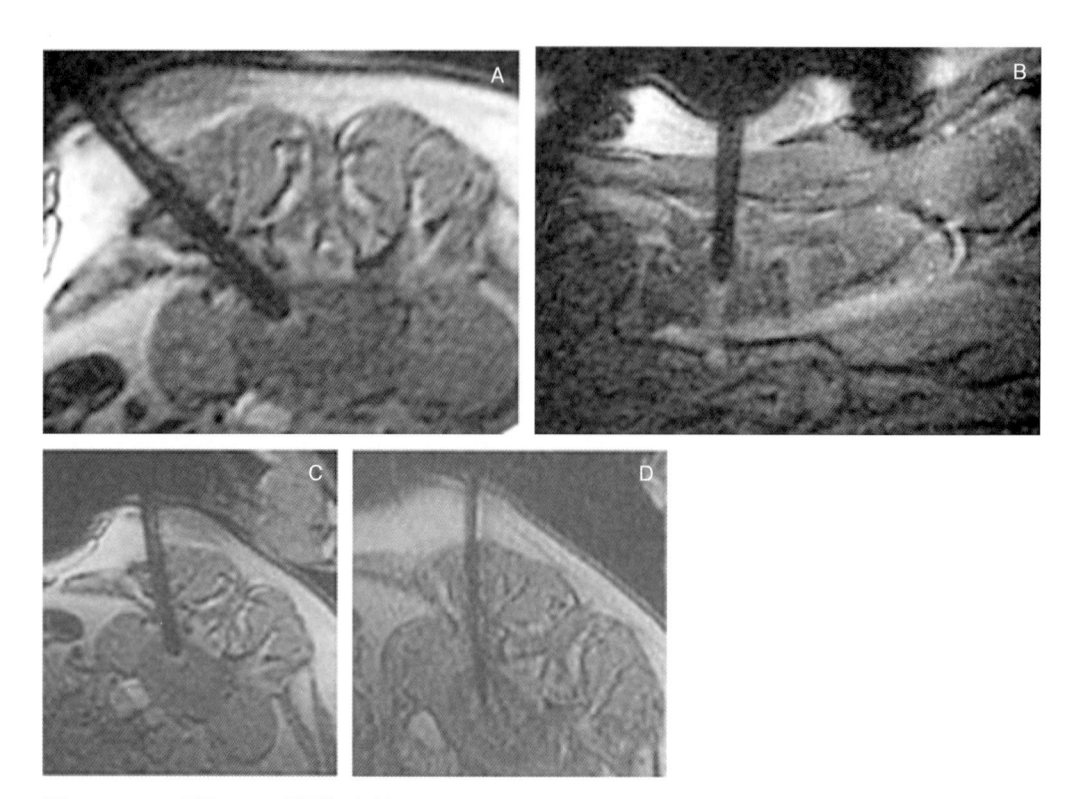

図 3-3 MR 透視下での椎間板穿刺
MR のガイドのもと腰椎椎間板ヘルニアの椎間板へ刺入し(A, B), 画像は axial と coronal の画像をモニタリングしながら目的の部位に針を進める(C, D). MR 対応の 18 G 針を MR 透視ガイドで, 矢状断と水平断の画像をモニタリングしながら目的の部位に針を進める. 磁化率効果により MR 透視では 18 G の穿刺針は実際より約 4~5 倍程度太く示されるが, 椎間板ヘルニア減圧術を行ううえでは支障とはならない.

椎椎間板後外側から刺入していく(図 3-3). MR 透視では任意の断面が得られるため実際に針先が椎間板腔のどの辺りにあるか正確に判断できる.

目的部位に穿刺針が到達したこと, 刺入が正確に行われているか, T_1, T_2 強調画像を撮影して確認し, 更に矢状断のスキャンを行い, 目的とする椎間板に間違いないことを確認する.

磁化率効果により MR 透視では 18 G の穿刺針は実際より約 4~5 倍程度太く示されるが, 穿刺を行ううえで, 支障とはならない. MR ガイド下 PLDD ではリアルタイムの 3 次元的な MR ガイド下の正確なガイディングにより, 椎間に平行に椎間板穿刺を行うこと, レーザー用ファイバーを椎間板の至適位置へ挿入することができる.

目的部位に穿刺針が到達すれば内筒を抜去し, 針内にレーザーファイバーをチタン針の先端より 5 mm 程度出る長さまで挿入する. レーザー照射装置を使用し, まず, 10 ワットの低出力のレーザー試験照射を行う. 試験照射で神経の刺激症状がないことを確認後, 10~15 ワットで 1 秒照射, 1 秒間隔に設定し, 総量で約 600~800 ジュールのレーザー照射を施行し髄核の蒸散を行う. レーザー照射は患者の訴え, 特に神経根への刺激症状がないことを確認しながら施行する.

レーザー照射によって髄核内では髄核の蒸散と凝固壊死により温度上昇とガス産生が起こる. MR 透視によりレーザーによる蒸散部位は低信号域を呈し, 術中, 術後に MR 画像を撮像することで, ヘルニアの蒸散部位を評価することが可能である(図 3-4).

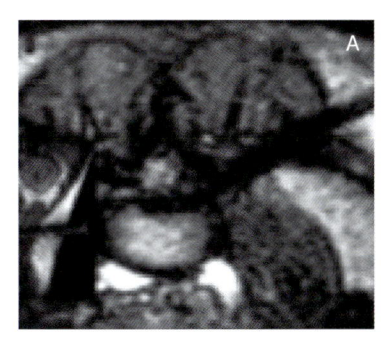

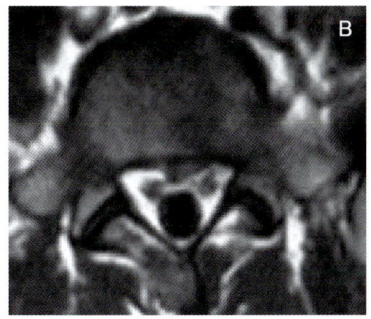

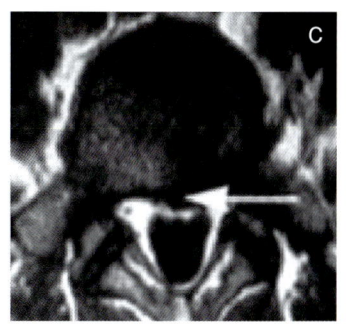

図3-4 MR透視下経皮的レーザー椎間板減圧術の実際
MR fluoroscopy のもとレーザーによる椎間板ヘルニアの蒸散を開始する．T_1強調画像の MR 透視画像をモニタリングしながら蒸散を進める(A)．MR による腰椎椎間板ヘルニア蒸散術の術前後の MR 所見を示す(B, C)．蒸散が行われた部分が low intensity を呈し(C)，MR 画像上改善を認める．

　PLDDではレーザー先端温度が数百度になると考えられ，術中に温度のマッピングを行い，レーザー照射中の温度分布を MR 画像でモニタリングすることにより正確，安全な蒸散が可能になる．T_1強調像では温度上昇域は低信号域としてとらえられる．レーザー照射後より針先に低信号域が認められ，照射量の増加に伴いこの低信号域が増大するのが観察される．

　レーザーによる蒸散の範囲，レーザー照射中の組織温度を把握することにより高い安全性，正確性が確保できる．

　PLDDの成績を向上し，合併症なく安全に施行するためにはレーザー照射終了となる目安レーザー照射総量が重要である．照射量は患者の自覚症状，MR 画像上の蒸散ガスの範囲により決定するが，安全に施行するためレーザー照射総量 600 ジュールをレーザー照射終了の目安とする．最大でも 800 ジュール程度までの照射とする．過度の照射は合併症を招きやすい．

4. 合併症

　椎間板炎，椎体終板障害，神経根損傷，過度の照射による椎間板狭小化によって生じる椎間関節症，椎体炎，硬膜外膿瘍，神経損傷などの可能性がある．

　終板障害は，椎間に平行に針を挿入すること，照射の条件を調節することで予防できる．感染対策として，施行 30 分前または施行時の抗生物質の点滴静注，経口投与を併用することは必須である．

■ 文献

1) Ishiwata Y, Takada H, Gondo G, et al: Magnetic resonance-guided percutaneous laser disk decompression for lumbar disk herniation-relationship between clinical results and location of needle tip. Surg Neurol 2007; 68: 159-163

〔福井弥己郎(聖)〕

2 腰部椎間板ブロック（化学的髄核融解術）

椎間板ブロックの概要，適応，解剖などはX線透視下の腰部椎間板ブロックの項(→ 130 頁)を参照．

1. 必要器具

MR 対応の 22 G 10 cm，15 cm 針（クック社）

2. 手技の実際

MR 透視台上で腹部に枕を入れて腹臥位とし，コイルを装着後，open MRI 装置内に入る．リアルタイムに得られる MR 画像に表示されるナビゲーションをもとに，矢状断で目的とする椎体レベルを確認後，水平断で目的とする椎間板の中央もしくは中央やや後方部位に針が到達するように穿刺部位と方向を探索する．MR ガイド下での刺入点を決めて，その部位に局所麻酔を行う．MR 透視画像を見ながら，あらかじめ計測した角度で穿刺針を進め，椎間板腔外縁から椎間板内に穿刺針を挿入する．次いで MR 透視ガイドで，リアルタイムに得られる矢状断と水平断の画像をモニターしながら，穿刺針を目的の部位に進める（図 3-5）．穿刺針の位置を T_1，T_2 強調画像を撮影して確認し，目的部位にブロック針が到達していれば，穿刺針の内筒を抜去し，針内に造影剤，薬液を注入する．MR 透視で使用する造影剤としてはガドリニウムと生理食塩水の 1：8 の混合液など

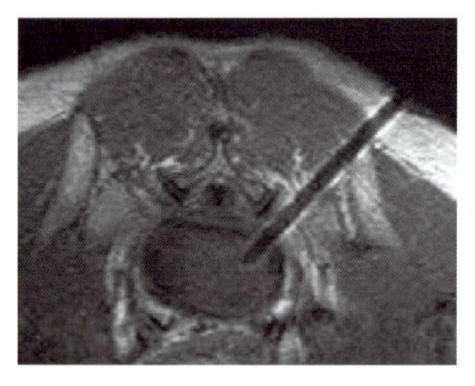

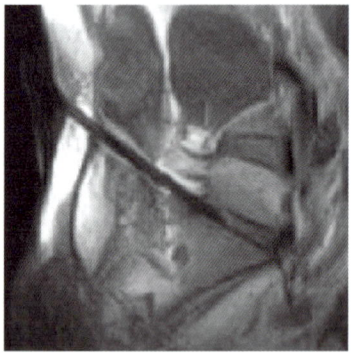

図 3-5 MR 透視下での椎間板穿刺の実際
MR のガイドのもと MR 専用の穿刺針を椎間板中央もしくは中央やや後方部分をターゲットに穿刺する．axial と coronal の画像をモニターしながら目的の部位に針を進める．MR 対応の 18 G 針を MR 透視ガイドで，矢状断と水平断の画像をモニタリングしながら目的の部位に針を進める．磁化率効果により MR 透視では 18 G の穿刺針は実際より約 4〜5 倍程度太く示される．

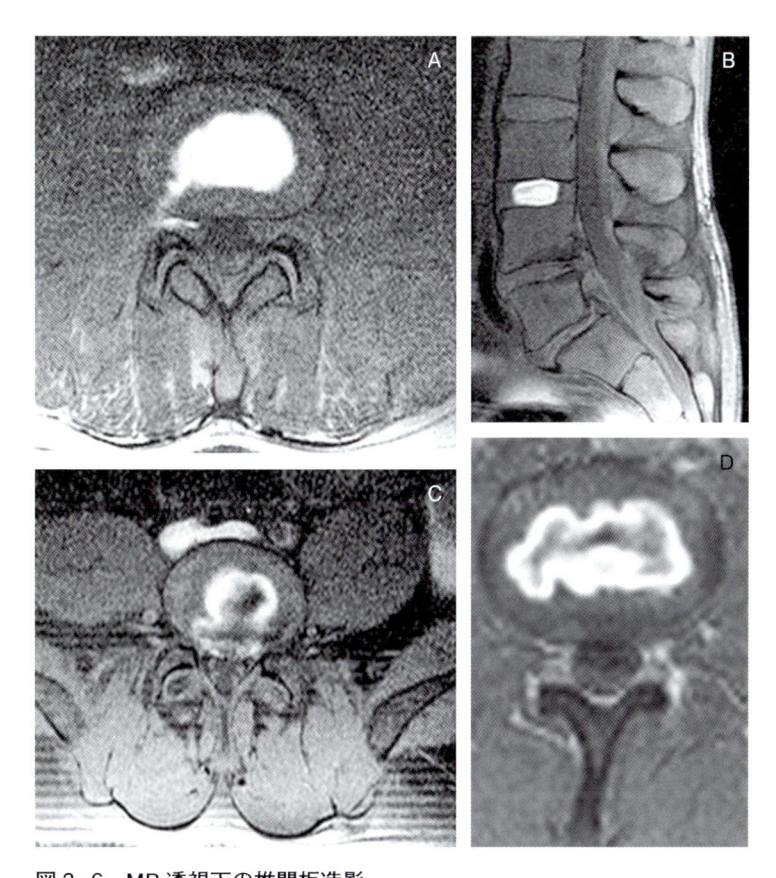

図3-6　MR透視下の椎間板造影
A：正常．B：正常．C：後方へのヘルニア像．D：ガドリニウムと生理食塩水の1:8の混合液を注入したT_1強調画像でのMR椎間板造影．

が報告されている．薬液の注入は患者の訴えを聞きつつ，MR透視で椎間板の画像をモニターしながら行い，神経圧迫の程度などを画像評価する（図3-6）．

MR透視では穿刺針は磁化率効果により実際より約4〜5倍程度太く示されるが，ブロックを行ううえで支障とはならない．MRガイド椎間板造影はヨードアレルギーの患者にも施行できるメリットがある．

MRガイド下椎間板造影・ブロックではリアルタイムの3次元的なガイディングにより，穿刺針を椎間板の至適位置へ挿入することが施行可能である．椎間板加圧注入療法もMR透視下に行えば，ヘルニアの穿破の状態，ヘルニア腫瘤の変形の状態をリアルタイムにモニターできる．

3. MRガイド下化学的髄核融解術（化学的椎間板形成術）

a. 化学的髄核融解術とは

化学的髄核融解術（chemonucleolysis）とは，椎間板に薬液を注入することにより，髄核を融解し，椎間板内圧を減少させる方法である．従来はキモパパインが使用されていたが，非特異的なタンパク質分解酵素であるため，線維輪などの椎間板周辺組織に障害を引き起こし，重篤な神経合併症をもたらすことやアナフィラキシーの副作用が報告され，現在では使用されていない．

キモパパインに代わるものとして，コンドロイチナーゼABC（C-ABC：生化学工業株式会社）が開発され，日米両国において第Ⅱ/Ⅲ相臨床試験が開始されている．C-ABCとはグラム陰性桿菌の一種から分離精製されたムコ多糖体分解酵素で，コンドロイチン硫酸などのグルコサミノグリカン（GAG）を分解する．髄核のGAGは強い親水性を持ち，分子中に多くの水分子を保持している．コンドロイチナーゼABCは髄核の構成成分であるGAGを特異的に分解する酵素で，椎間板髄核内に投与することにより，髄核の保水力が減弱し，髄核が縮小し，神経の圧迫を減少させる効果が期待される．C-ABCは髄核中のGAGを特異的に分解し，キモパパインと異なり，タンパク分解酵素ではなく多糖鎖分解酵素であるため，タンパク質を分解せず組織損傷が極めて少ないとされており，椎間板ヘルニアに対する安全性の高い治療法として近い将来期待できる薬剤である．C-ABCはキモパパインによる化学的髄核融解術に代わって，近い将来椎間板ヘルニアの治療薬として使用される可能性は高いと考えられる．

b. 手技の実際

MRガイド下での患者の体位，刺入点の決め方と確認の仕方，針の刺入角度とMR透視下のアプローチは椎間板造影・ブロックと同じである．MRガイド下に縦断面で目的とする椎体レベルで神経根を避けるアプローチを探し，その後，横断面で目的とする椎間板の中央もしくは中央やや後方部位にブロック針が到達するような角度を探索，刺入し，目的部位にブロック針が到達すればC-ABCを1椎間当たり0.5 U注入し，終了する．

c. MRガイド下化学的髄核融解術の展望

化学的髄核融解術は椎間板ヘルニアの神経根症に対して，長期の保存的治療，手術に比較して生活復帰が早期に得られる利点があるが，全例に効果があるわけではなく，きっちりとした適応を守らなければならない．適応基準は経皮的髄核摘出術，経皮的レーザー椎間板減圧術や高周波椎間板減圧術と同じである．

化学的髄核融解術は，簡単に施行できる治療手段であり，MR透視による正確な責任病巣までのガイディングとリアルタイムの治療のモニタリングが，合併症の減少，安全性の向上，治療成績の向上につながると考えられる．現在C-ABCは1椎間当たり0.5 U注入しているが，その注入量の検討も必要であり，注入薬剤の広がりの追跡にMR透視が重要な役割を果たす可能性がある．

d. 合併症

出血や椎間板狭小化による椎間関節症，椎間板炎，椎体炎，硬膜外膿瘍，神経損傷などの可能性がある．感染対策として，施行30分前または施行時の抗生物質の点滴静注，経口投与を併用することは必須である．C-ABC過敏症，妊婦は禁忌である．

■ 文献

1) Sequeiros RB, Niinimäki J, Ojala R, et al: Magnetic resonance imaging-guided diskography and diagnostic lumbar 0.23T MRI: an assessment study. Acta Radiol 2006; 47: 272-280
2) 松山幸弘：腰椎椎間板ヘルニア治療の最前線—腰痛に対する椎間板内注入療法．臨床整形外科 2007；42：223-228

〔福井弥己郎（聖）〕

4章

超音波ガイド下
神経ブロック手技

超音波ガイド下神経ブロックの有用性

1. 超音波ガイド下神経ブロックの歴史と現況

1960年代に医用超音波画像診断装置により心臓, 肝臓, 腎臓, 子宮などの体腔臓器の描出が実用化された. しかし当時の2〜5 MHzのプローブの解像度では末梢神経組織の描出は困難とされた. 1988年に至り, Fornageが5〜7.5 MHzのリニア型プローブを用いて神経組織が内部構造を含めて描出が可能であることを初めて報告した. 用いた機器はアナログ信号処理で世界をリードしていた日本製(ALOKA 210-DX)であった. この報告を嚆矢として超音波診断装置は表在組織の描出にとどまらず, 組織生検, 血管確保, 神経ブロックなどの侵襲的治療手技の支援装置としての応用に道が開けた.

超音波ガイド下神経ブロック法(ultrasound guided nerve block；以下USGNB)は1990年代にドイツ語圏で臨床応用が始まったが, 大西洋の東西のエキスパートがInternational Symposium on Ultrasound and Regional Anesthesia(ISURA)を開催したのは2004年以降のことである. 以来, 毎年の交流が進み, 科学的な検証も増加して標準的な神経ブロックについては技法がガイドライン化されつつある. 近年の超音波装置の相次ぐ改良によって, より末梢の神経線維やより深部の構造の同定が可能となり, 従来開発されてきた各種神経ブロック法のほとんどをUSGNBで行うことが現実味を帯びてきている.

更に神経ブロック法の重要な応用分野であるペインクリニック領域でもUSGNBの導入により, より安全で選択的なブロックを行う可能性が示唆され, 被曝の低減に対する期待もあり, 注目を集めている. 2008年には米国区域麻酔学会(ASRA)にペインクリニック領域でのUSGNBの応用に関するSpecial Interest Group(SIG)が結成されるなど, 世界的な規模で技術的交流と科学的検証による評価が本格化する動向にある.

USGNBは, 1990年代に始まる超音波画像処理のフルデジタル化の恩恵を最も顕著に受け, 機器の筐体の小型化, 高画質化に伴って, 従来超音波画像では困難とされた末梢神経組織を含む表在軟部組織の識別能力が飛躍的に向上したことで急速に進歩を遂げたものである. 特に2000年以降, 各種の携帯型装置が実用化され, 画像処理技術の進歩と相まって手術室, 集中治療室, 救急外来, ペインクリニック外来および病棟などの環境で使いやすい条件が整ってきた.

2. 超音波ガイド下神経ブロックの特徴

超音波ガイド下法の他の画像ガイド下法に対する特徴は, そのリアルタイム性と低侵襲性, ならびに価格対効果比の優れていることである. ブロックを目指す神経や周辺の血管, 胸膜などの軟部組織の構造を動的に把握し, 画像上で安全なブロック針の誘導経路を予測できる. 更に刺入したブロック針から局所麻酔薬などの薬液を注入し, 目標の神経組織の周辺に局所麻酔薬が確実に包み広がる様子を確認できる(図4-1). 現行の携帯

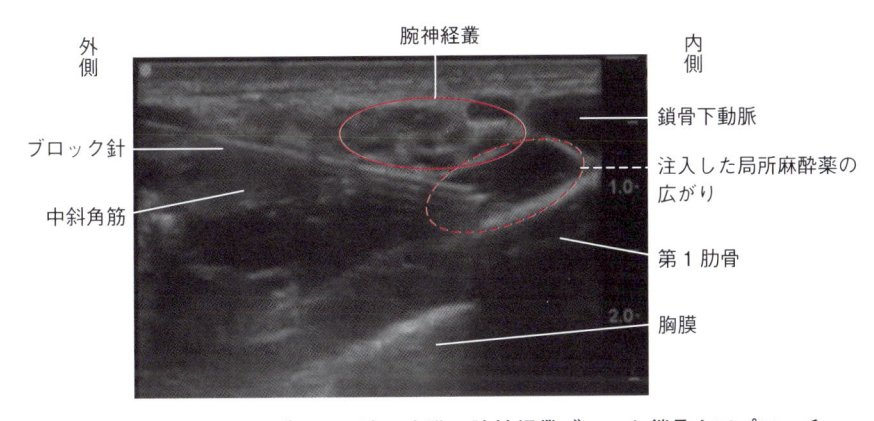

図4-1 超音波ガイド下ブロック法の実際:腕神経叢ブロック鎖骨上アプローチ
(Soares LG, Brull R, Lai J, et al: Eight ball, corner pocket: the optimal needle position for ultrasound-guided supraclavicular block. Reg Anesth Pain Med 2007; 32: 94-95 より)

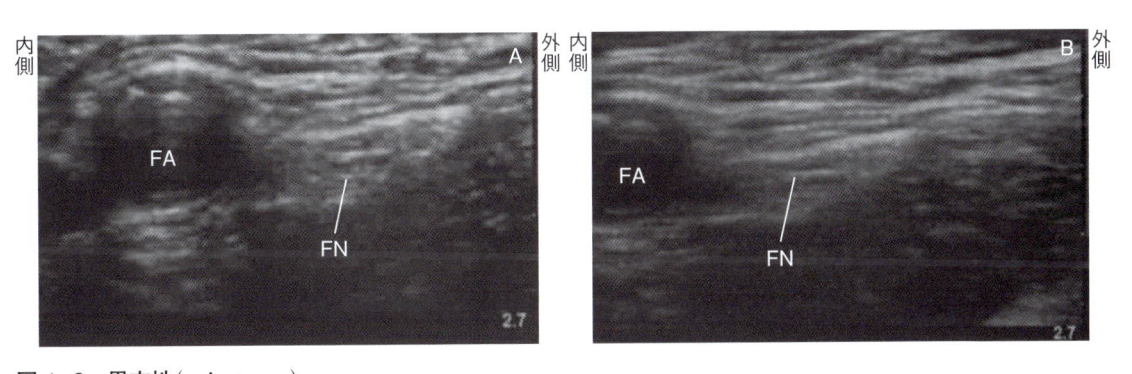

図4-2 異方性(anisotropy)
FA:大腿動脈,FN:大腿神経の鼠径部の横断像.
A:超音波ビームが大腿神経(FN)に正しく直角に当たると神経内部の索状構造まで明らかになる.B:わずかにビーム角が直角から外れると神経の内部構造や周囲組織との対比が弱くなる.

型装置は,ほぼ場所を選ばず治療の必要とされる場所で使用でき,患者にも術者にも放射線被曝の恐れが全くない.機器の設置に特別な建物の改修工事を必要とせず,機器のコストも他の画像診断装置よりは安価である.

a. 従来提唱されてきた USGNB の長所

(1) on site:治療の必要な場所でほとんど制限なく使用できる.

(2) real time:プレスキャンによるブロック計画の策定,ブロック針の目標への誘導,薬液の注入とその広がりの全経過を画像上で確認できる.

(3) noninvasive:患者にも施術者にも放射線被曝がない.ヨード化造影剤による副作用を回避できる(カラードップラー法など非侵襲的な方法による血流表示も可能である).

(4) cost performance:X線透視,CT,MRIなどに比して安価である.

b. 他の画像ガイド下法に比しての留意点

超音波ビームは気体や骨組織との境界面でほぼ100%反射してしまうので画像の死角が生じる=音響陰影 acoustic shadow.超音波ビームに対する角度依存性に画像が変化する=異方性 anisot-

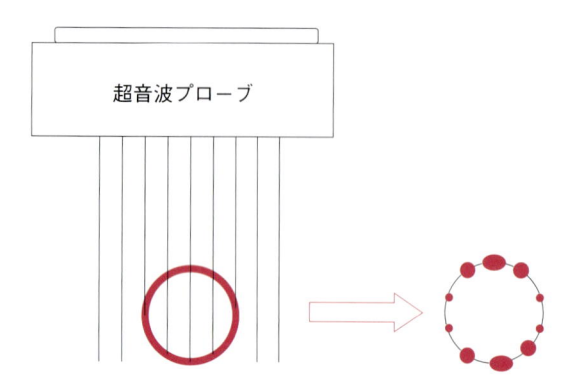

図4-3-1 通常のBモードの画像処理
通常のビームのみでは対象に直角にビームの当たる部分の信号が強調され，管腔の側方は信号が減弱する．

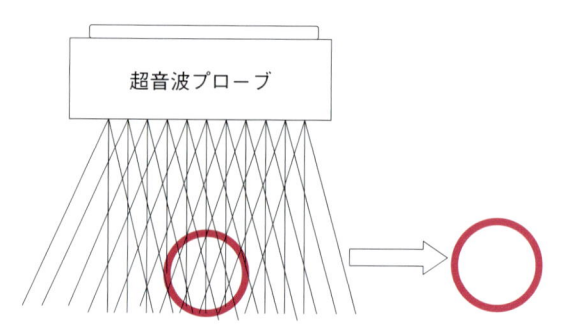

図4-3-2 コンパウンドイメージングの画像処理
複数の方向へのビームによる信号を同一画面に合成すると単一ビームによる角度依存性が修正され，より実体に近い画像が得られる．

ropy（図4-2）．したがって良好な画質を得るには施術者の技量，知識に影響を受けやすい，などが挙げられる．

c. 画像処理技術の進歩による新たな長所

現在既に商用機にも搭載されて普及しているものから実験的な技法も含めると次のようなものがある．
 (1) 高画質化：超音波素子の高密度化，多重周波数の合成処理，複数方向へのビームの合成処理（コンパウンドイメージング）
 (2) 広視野化：パノラマ表示
 (3) 立体視化：3D表示

d. 新たな画像処理技術の例

1) コンパウンドイメージング（compound imaging）：従来のBモード（超音波断層画像）では，超音波ビームに正対する部分の組織が最も強い信号を受信するため，血管などの管腔臓器や表面が球形の組織は接線方向に近付くに従い，受信量が減衰し接線部分ではほとんどビームの反射は失われる．そのため超音波画像と実体とは厳密に一致するわけではない（図4-3-1）．この乖離を是正するため，多くの画像処理法が開発されてきた．代表的な例がコンパウンドイメージングである．

この手法は，超音波発信素子から多方向（3～9方向）に信号を発信し，少しずつ位相の異なる画像を合成して超音波画像の弱点である角度依存性を修正するものである．同時に超音波画像に特有のアーチファクトと呼ばれる雑音成分も低減されるなど，標準的なBモード画像に比べてより実体に近い画像が得られるようになっている（図4-3-2）．

2) デュアルイメージング（dual imaging）：超音波，X線，CT，MRIなどの画像にはそれぞれ長所，短所がある．特定の診断法単独では十分なブロック計画が立てられない場合，複数の画像診断法を組み合わせることで，より安全で確実なブロックを，より短時間に施行することを目指す方法であり，各種の画像ガイド下法の利点を生かす手法として今後の展開が期待される（図4-4）．

3) パノラマ表示（panoramic view）：超音波プローブの移動を計測するプログラムを組み込むことで連続的に広い走査領域の画像を合成し，プローブの幅に限定された視野を拡大表示する手法である．

4) 3D表示（3D imaging）：心臓，胎児などに実用化されつつある超音波画像の3D表示法を浅部の血管構築や神経の走行に関しても実現しようとする試みは現在緒に就いたばかりである．

合併症の回避に関しては，最近の「麻酔」誌上に

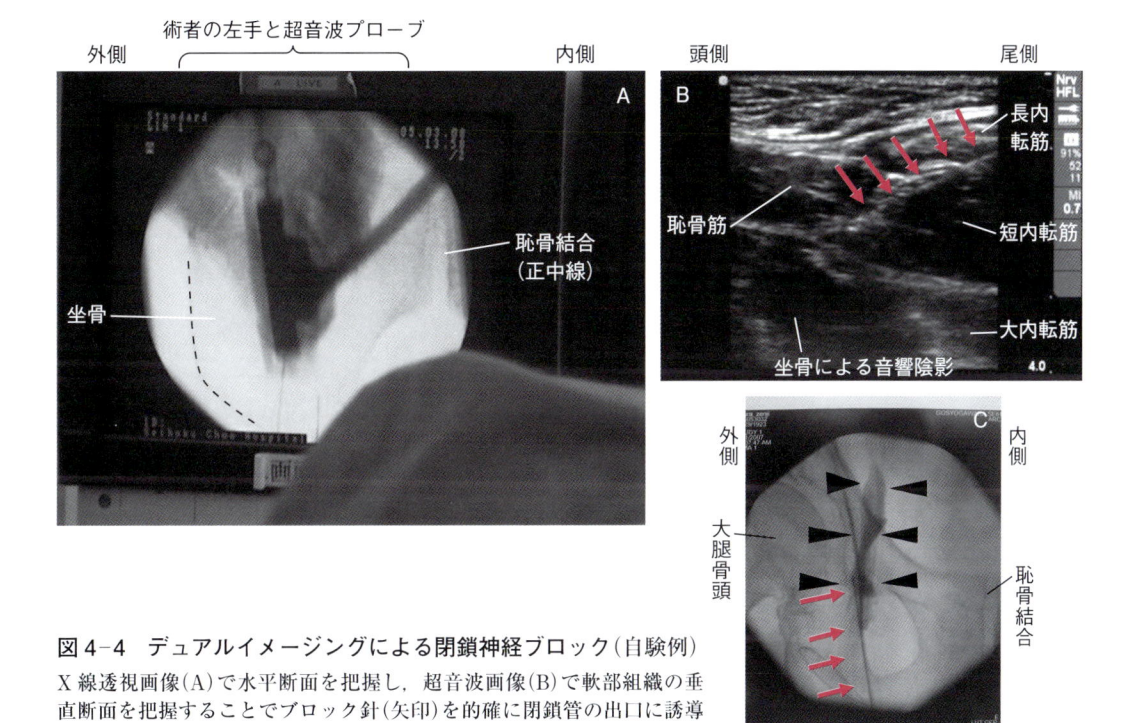

図4-4 デュアルイメージングによる閉鎖神経ブロック（自験例）
X線透視画像(A)で水平断面を把握し，超音波画像(B)で軟部組織の垂直断面を把握することでブロック針(矢印)を的確に閉鎖管の出口に誘導できる．Cは3mlの造影剤で描出された閉鎖管の全容(矢頭)．

佐倉の優れた総説があるので参照をお勧めする[5]．

■ 文献

1) 佐藤裕：超音波ガイド下区域麻酔法の歴史．小松徹, 佐藤裕, 瀬尾憲正, 他編：超音波ガイド下区域麻酔法, pp17-19, 克誠堂出版, 2007
2) Bianchi S, Martinoli C: Ultrasound of the Musculoskeletal System, Springer-Verlag, Berlin, 2007
3) Peer S, Bodner G: High-Resolution Sonography of the Peripheral Nervous System, Springer-Verlag, Berlin, 2008
4) Harmon D, Frizelle HP, Sandhu NS, et al: Perioperative Diagnostic and Interventional Ultrasound, WB Saunders, Philadelphia, 2008
5) 佐倉伸一：超音波ガイド下神経ブロックの落とし穴—合併症．麻酔 2008；57：596-604

（佐藤　裕）

1 星状神経節ブロック

　星状神経節ブロックの概要および適応疾患はX線透視下の星状神経節ブロックの項（→24頁）を参照.

1. 解剖(図4-5)

　超音波ガイド下では，第6頸椎(C_6)レベルで穿刺を行うが，この高さでは，星状神経節は存在せず，頸部交感神経幹または中頸神経節が存在することが多い[1]．頸部交感神経幹は甲状腺，総頸動脈の背側に位置している．
　C_6横突起前面には頸長筋と頭長筋が走行しており，これらの筋の前面を交感神経幹が走行している．深頸筋膜（椎前葉）は，頸長筋と頭長筋の前を覆う[2]．成書では椎前葉は2葉に分離するとされ，その前葉を翼状筋膜という[3]．交感神経が筋膜の後ろか内部か前を走るかについては諸説がある．柴田らは，椎前葉の中を上行していると報告している[4]．筆者らの研究では2葉の間を走行していた．また，C_7レベルでは交感神経幹は下甲状腺動脈と交差する．

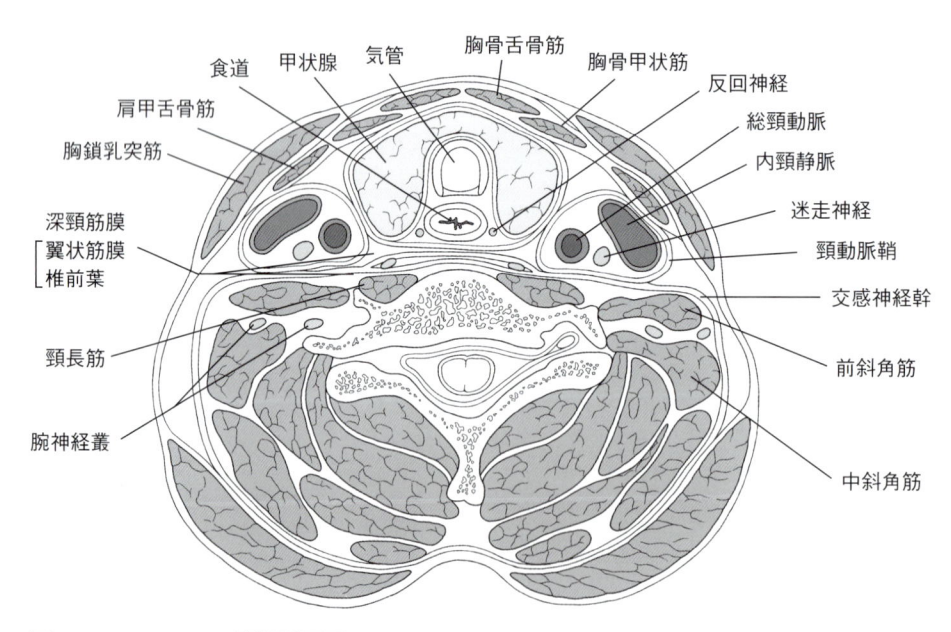

図4-5　C_6レベルの頸部断面図

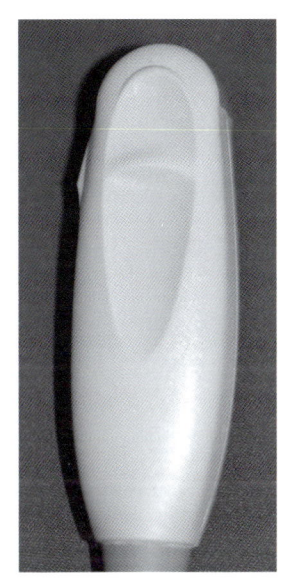

図4-6　マイクロコンベックスプローブ

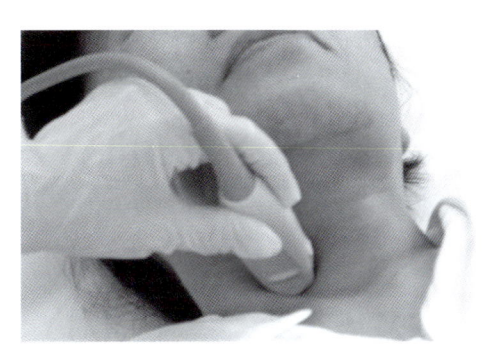

図4-7　プローブの置き方
仰臥位でやや顎を突き出した体位にして，右側では術者は右側に立ちプローブを気管と総頸動脈の間に水平面方向に当てる．

2. 器具(図4-6)

・プローブ：Kapralの報告[5]ではリニアプローブが使用されているが，大きすぎて穿刺が困難であるため，マイクロコンベックスプローブ(周波数5～8 MHz)を使用することが望ましい．
・24, 25 G 2.5, 3.2 cm 針＋延長管＋5 ml シリンジ(1%メピバカイン)

3. 手技の実際[1]

a. 体位
仰臥位で顔は真正面で顎を前方に突き出した体位で行う．術者は患者のブロック側に立つ．交差法で行う時は，左側の場合は頭側でもよい．

b. プローブの当て方
プローブのノッチ(オリエンテーションマーカー)の向きを一定にして行う．
第6頸椎横突起が描出されるレベルでマイクロコンベックスプローブを気管と総頸動脈の間に水平面方向に置く(図4-7)．

c. 描出，穿刺方法
椎前葉の背側の頸長筋内に注入する方法(筋膜下注入法)は，合併症の発生する危険性が少なく効果的である．

1) 平行法：プローブの内側から外側方向に穿刺する(角度約30度)．この時気管外側から甲状腺をよけて穿刺する．シリンジに延長管を装着して，術者はシリンジを固定して助手が注入すると安全である(図4-8A)．

2) 交差法：甲状腺と総頸動脈の間から針を刺入する．交差法では，針の描出が困難であるが，平行法より短い距離で行うことができる．プローブで頸部を圧迫して総頸動脈を外側へ圧排し，甲状腺と総頸動脈との間が広くなるようにして穿刺すると安全に行うことができる(図4-8B)．

超音波画像で，C_6レベルでC_6横突起，総頸動脈，甲状腺，頸長筋，椎前葉が観察される(図4-9)．

カラードップラーで血管(椎骨動脈，上甲状腺動脈，下甲状腺動脈)の走行を確認しておくとよい．

椎前葉を貫いて頸長筋内に針先が届いたら血液の逆流がないことを確認して，薬液を0.5 ml注入し，頸長筋内に薬液が広がるのを確認し，2, 3 ml ずつ分割して注入し，局所麻酔薬が頸長筋を囲むように広がるのを確認する(図4-10)．合計3～5 ml注入する．

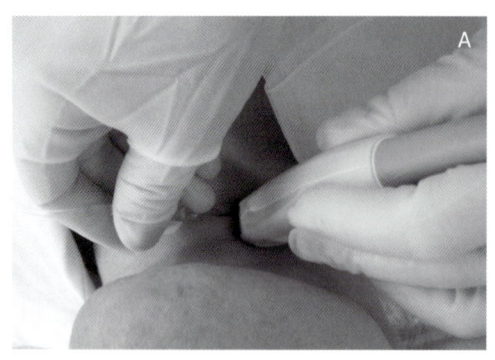

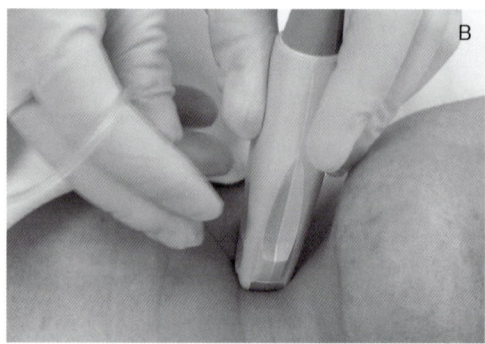

図4-8 穿刺法
A：針を内側から刺入し平行法で穿刺．B：交差法で穿刺．

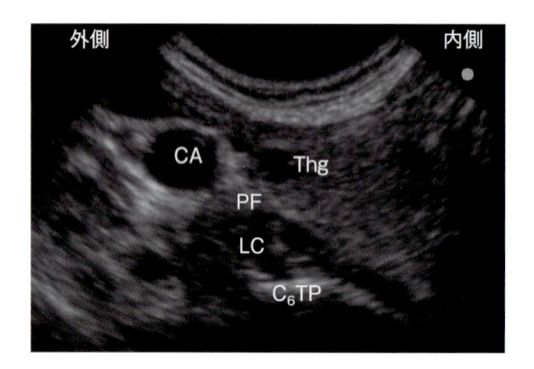

図4-9 穿刺前の超音波画像
Thg：甲状腺，C_6TP：C_6横突起，CA：総頸動脈，LC：頸長筋，PF：椎前葉．

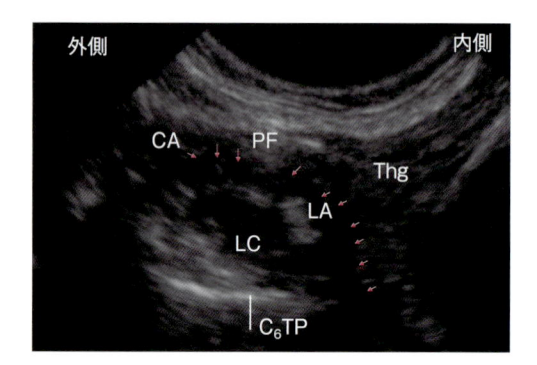

図4-10 穿刺後局所麻酔薬を注入したところ
LA：局所麻酔薬．頸長筋の周囲に局所麻酔薬が広がっている（矢印で囲んだ部分）．

4. 合併症

X線透視下の星状神経節ブロックの項（→24頁）を参照．

■文献

1) 平川奈緒美，十時忠秀：星状神経節ブロック．高崎眞弓編：麻酔科診療プラクティス12ペインクリニックに必要な局所解剖．pp188-192，文光堂，2003
2) 齋藤敏之，宮木孝昌，Hanno Steinke，他編著：星状神経節ブロックの解剖と臨床．pp10-24，真興交易医書出版部，2007
3) Hollinshead WH: Anatomy for Surgeons, Vol 1, 3rd ed, p271, Harper & Row, Philadelphia, 1982
4) 柴田康之，伊藤洋，佐藤祐子，他：超音波ガイド下星状神経節ブロック．ペインクリニック 2007；28：1083-1091
5) Kapral S, Krafft P, Gosch M, et al: Ultrasound imaging for stellate ganglion block: direct visualization of puncture site and local anesthetic spread. A pilot study. Reg Anesth 1995; 20: 323-328

〔平川奈緒美〕

2 頸部神経根ブロック ― C_3〜C_7

頸部神経根ブロック C_3〜C_7 は X 線透視もしくは CT をガイドにして行われてきた(→50頁)．しかし，椎骨動脈，根動脈，根随動脈の血管穿刺による動脈解離や梗塞の危険性があった．こうした合併症は造影剤による確認でも避けることができない．超音波ガイド下頸部神経根ブロックは頸部神経根とその周囲組織，特に血管との位置関係をリアルタイムに把握することができ，より安全に頸部神経根ブロックを実施できる．第 1, 2 頸神経に関しては報告されておらず，ここでは第 3 から 7 頸部神経に対する超音波ガイド下頸部神経根ブロックについて述べる．

1. 適応疾患

頸部神経根性疼痛．

2. 解剖(図 4-11)

椎間孔から出た第 3〜6 頸神経は頸椎横突起前結節と後結節間にある神経溝を前下外側方向に走行する．前・後結節は第 6 頸椎で最大となり，神経溝も深くなる．超音波画像では，第 6 頸神経と前・後結節はカニの爪が球をつかんだように描出される．上位頸椎になるほど，前・後結節は小さくなり，神経溝も浅くなる．第 7 頸椎横突起には前結節がみられず，後結節のみとなる．頸椎横突起の基部に横突孔があり，椎骨動静脈が第 6 頸椎横突孔から進入し上行して頭蓋内に達する．頸神経は椎骨動静脈の背側を横切って走行している．

3. 器具(図 4-12)

- 5〜13 MHz のリニアプローブまたは 5〜8 MHz マイクロコンベックスプローブ
- 23 G 6 cm Cathelin 針＋延長管＋2 ml シリンジ(1%メピバカイン 0.5〜1.0 ml＋デキサメタゾン 2〜4 mg)
- 2 ml シリンジ(刺入点の局所麻酔用，1%メピバカイン 2 ml)

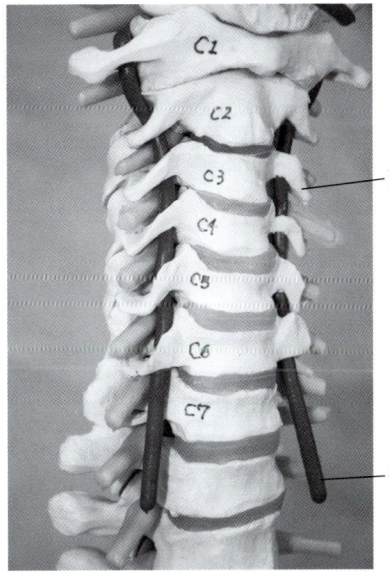

図 4-11 頸部神経根と椎骨動脈と頸椎横突起の解剖学的位置関係

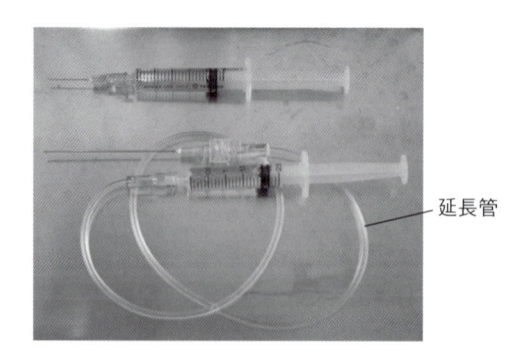

図4-12 頸部神経根ブロックに必要な器具
23 G 6 cm Cathelin針と2 mlシリンジの間に細い延長管を接続し，注入は介助者に行ってもらう．

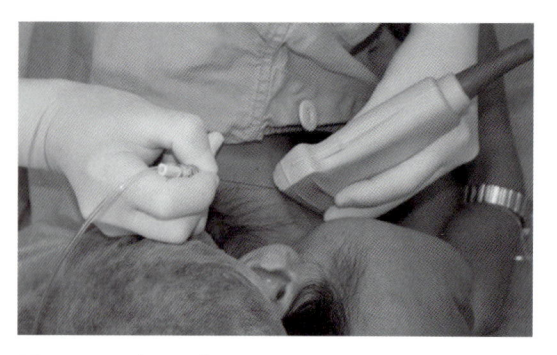

図4-13 プローブの当て方と刺入の仕方
患者の背部に立ち後方から針を刺入する．

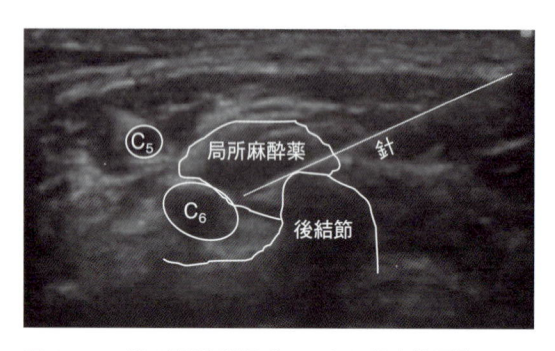

図4-14 第6頸神経根ブロックの超音波画像

4. 手技の実際

a. 体位

患側を上にした側臥位とする．低い枕を用意して，頸部をやや反対側に側屈させておくとブロックの操作がしやすい．リニアプローブを頸部水平断面画像が描出されるように側頸部に置き（図4-13），穿刺前超音波画像診断を行う．頸椎のレベル確認は超音波ガイドでは頸椎横突起の前結節と後結節が指標となる．前結節が存在しない第7頸椎横突起をはじめに描出させ，プローブを頭側に移動していく．前結節が初めて描出される頸椎が第6頸椎となる．順に頸椎横突起を描出させて，頸椎のレベルを把握する．

b. 針刺入と薬液注入

皮膚消毒をし，清潔なカバーを装着したリニアプローブを側頸部に当て，刺入部位に浸潤麻酔をする．針の刺入は患者の背側から行う．薬液を満たしたシリンジと23 G 6 cm Cathelin針の間に細い延長チューブを接続させ，薬液の注入は介助者に行ってもらう．患者の背側から後結節に向けて平行法で針を刺入する．針先が後結節を越えたところで，針先を頸部神経根まで慎重に進める．頸部神経根周囲まで針を刺入した際に，必ずしも放散痛を得る必要はない．頸部神経根に針先が届いたところで，血液の逆流がないことを確認して，薬液0.5～1.0 mlを注入する（図4-14～16）．

5. 合併症

1）血管内注入，血管穿刺：X線およびCTガイドでは，椎骨動脈や根動脈や根髄動脈を穿刺したことによる局所麻酔薬中毒だけでなく，ステロイド粒子塞栓が原因と考えられる脳梗塞や前脊髄動脈症候群の報告がなされている．椎骨動脈損傷から脳底動脈の解離に発展し脳死に至った報告もある．これら重篤な合併症は経椎間孔注入を行った症例に生じている．穿刺前にカラードップラーによる神経根周囲の血管の有無を確認することが重要であるが，皮膚から1.0～2.0 cm深い位置にある細い根動脈や根髄動脈を超音波画像で把握することは難しい．必ずブロック針全体を描出させな

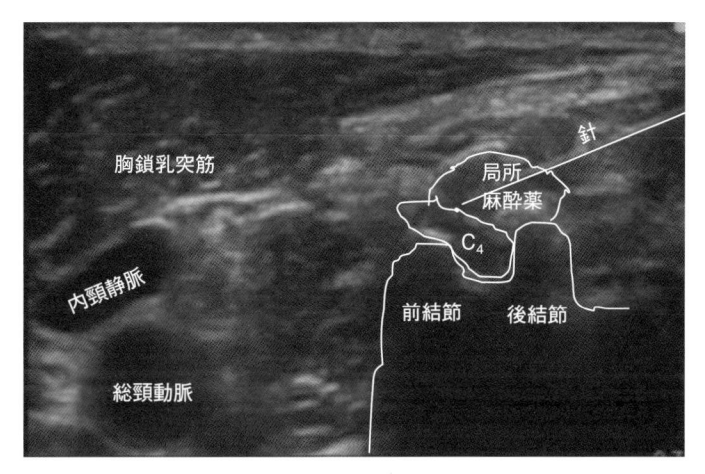

図 4-15 第 4 頸神経根ブロックの超音波画像

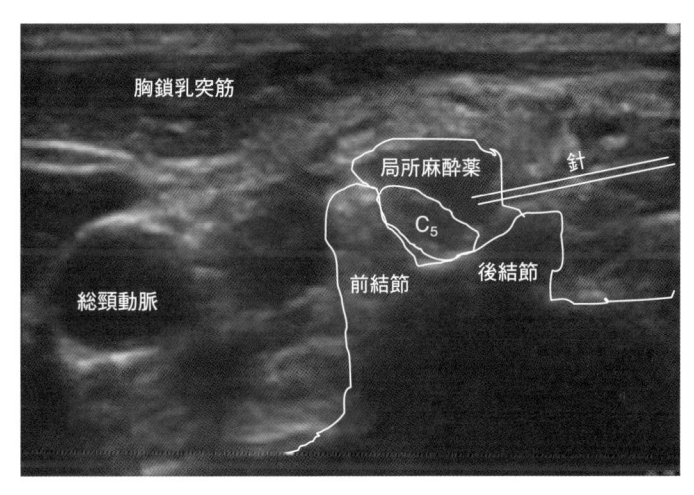

図 4-16 第 5 頸神経根ブロックの超音波画像

がら平行法で刺入し，音響陰影によって描出されることのない椎間孔付近まで針を盲目的に刺入することはせず，前・後結節間にある神経根に針先を運ぶことが重要である．

2）神経損傷：超音波ガイド下頸部神経根ブロックでは，針先が神経に接しても，患者は放散痛を訴えることはない．放散痛を求めて，神経穿刺や神経内注入を避ける．

■ 文献

1) Wallace MA, Fukui MB, Williams RL, et al: Complications of cervical selective nerve root blocks performed with fluoroscopic guidance. AJR Am J Roentgenol 2007; 188: 1218-1221
2) Anderberg L, Annertz M, Brandt L, et al: Selective diagnostic cervical nerve root block-correlation with clinical symptoms and MRI-pathology. Acta Neurochir (Wien) 2004; 146: 559-565; discussion 565
3) Galiano K, Obwegeser AA, Bodner G, et al: Ultrasound-guided periradicular injections in the middle to lower cervical spine: an imaging study of a new approach. Reg Anesth Pain Med 2005; 30: 391-396

（柴田康之）

3 浅頸神経叢ブロック

1. 浅頸神経叢ブロックとは

外頸静脈が交差する胸鎖乳突筋後縁より皮下を走行する浅頸神経叢に局所麻酔薬を浸潤させることにより，ブロック側の頸部の表面の痛みを軽減させる方法である．

2. 適応疾患

1) 手術：頸部手術時の皮膚表面の疼痛の軽減（甲状腺など）
2) ペインクリニック：第2，3頸神経領域の疼痛（帯状疱疹後神経痛など）

3. 解剖(図4-17)

浅頸神経叢は，第2，3頸神経よりなる小後頭神経，大耳介神経，頸横神経，鎖骨上神経が集合したものである．
神経叢の走行は，胸鎖乳突筋後縁より皮下に出て，頸部，上胸部，肩，耳介後面，後頭の一部を支配している[1,2]．

4. 器具

- 10〜15 MHz リニアプローブ
- 25 G 2.5 cm 鈍針
- 5 ml シリンジまたは 10 ml シリンジ（0.5〜1.0％メピバカインまたは0.1〜0.2％ロピバカイン）

5. 実際の手技

a. 体位

患者は仰臥位とし，左の浅頸神経叢ブロックを行う場合は，顔を非ブロック側，すなわち右側に向けてもらう．施行者は，ブロック側，すなわち左側に位置する．

b. 皮膚のランドマーク

頭部を軽く持ち上げてもらい，胸鎖乳突筋鎖骨頭の後縁を確認し皮膚にマーキングを行う．同様に外頸静脈の上の皮膚にマーキングを行う（図4-18）．

c. 超音波プローブの当て方と描出法

超音波プローブ（10〜15 MHz）を甲状軟骨の高

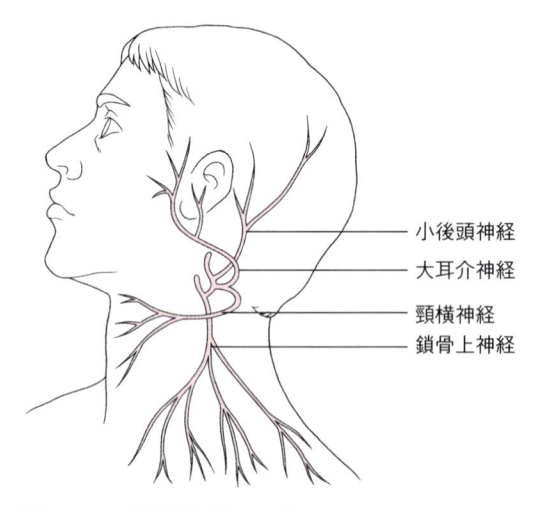

図4-17 浅頸神経叢の解剖

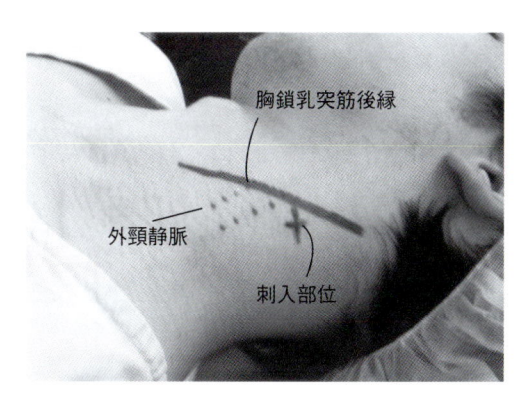

図4-18 皮膚のランドマーク

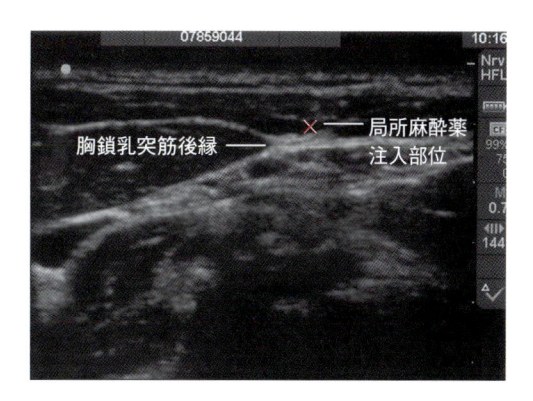

図4-19 頸部の超音波像

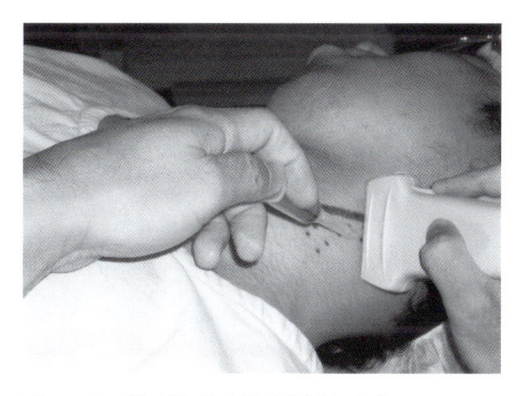

図4-20 超音波ガイド下穿刺の実際

さで当てた後，外側にずらし，胸鎖乳突筋後縁と外頸静脈の交差部位を描出させ，更に胸鎖乳突筋の後縁に沿って1cm上方にずらして，皮下のスペースを確認する（図4-19）．

d. 超音波ガイド下ブロック

皮膚の消毒後，滅菌カバーをした超音波プローブを胸鎖乳突筋後縁と外頸静脈の交差部位に当て，更に胸鎖乳突筋の後縁に沿って1cm上方にずらして皮下のスペースを確認後，5mlあるいは10mlシリンジに25G鈍針（25mm）を装着したブロック針を交差法で皮下に刺入し局所麻酔薬を注入する（図4-20）．局所麻酔薬の種類・濃度・量は，0.5〜1.0％メピバカイン2〜3ml，あるいは0.1〜0.2％ロピバカイン2〜3mlとする[1]．注入された局所麻酔薬が，皮下に注入された像を確認する．ポイントは，皮下に確実に注入し，針を深く進めないこと．

6. 合併症

1）血管内注入：局所麻酔薬の注入時には，必ず吸引を行い血液の逆流の有無を確認する．更に局所麻酔薬の注入時に，画面上に局所麻酔薬の広がりが確認できない場合は血管内注入が疑われるので，局所麻酔薬を追加注入してはいけない．

2）副神経ブロック：針先を深く刺入し，局所麻酔薬を胸鎖乳突筋内に注入すると，副神経が遮断され僧帽筋の麻痺が発生する．針を深く刺入してはいけない．

3）斜角筋ブロック（中斜角筋内注入）：針先を深く刺入し，局所麻酔薬を中斜角筋内に注入すると，腕神経叢が遮断され，肩，上肢の運動麻痺が発生する．針を深く刺入してはいけない．

■ 文献

1) 光畑裕正，宮崎東洋：浅頸神経叢ブロック．宮崎東洋編著：神経ブロック—関連疾患の整理と手技，pp274-276，真興交易医書出版部，2000
2) 湯田康正：頸部神経根・頸神経ブロック．高崎眞弓編：麻酔科診療プラクティス12ペインクリニックに必要な局所解剖，pp110-117，文光堂，2003

（加藤　実，小川節郎）

4 横隔神経ブロック

1. 横隔神経ブロックとは

　第3～5頸神経を起始として横隔膜に分布する横隔神経をその走行経過中(主に胸鎖乳突筋の後方)でブロックするものである.

2. 適応疾患

　ほとんどの場合吃逆の診断と治療に用いられている[1]).

3. 解剖(図4-21)

　第3～5頸神経の前枝より成り立ち, 前斜角筋の前方を垂直に走行, 胸郭上口に向かって下行, 胸鎖乳突筋と前斜角筋に挟まれる形で存在する. 胸部に進入した後は縦隔を通って横隔膜に達する. 線維の1/3が感覚性, 2/3が運動性の混合性の神経である.

4. 器具(図4-22)

- リニアプローブ
- 25 G 2.5 cm針+5～10 mlシリンジ(1%メピバカイン局所麻酔用)
- 5～10 cmブロック針, 神経刺激装置
- 10 mlシリンジ(1%メピバカイン 5～10 ml)

5. 手技の実際

a. 体位と描出(図4-23)

　体位は仰臥位, 両腕を体側につけて顔を健側に向ける. 高周波のリニアプローブを使用, はじめに気管を描出. そして外側に平行に移動し甲状腺, 総頸動脈, 内頸静脈を認めながら更に移動し胸鎖乳突筋, 前中斜角筋を描出する. 斜角筋間に腕神

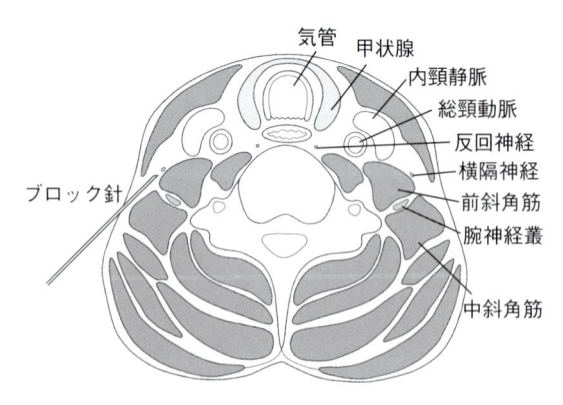

図4-21　横隔神経ブロックの解剖とアプローチ

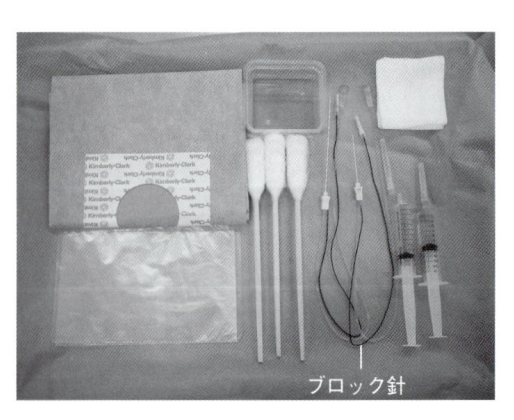

図4-22　横隔神経ブロックに必要な器具

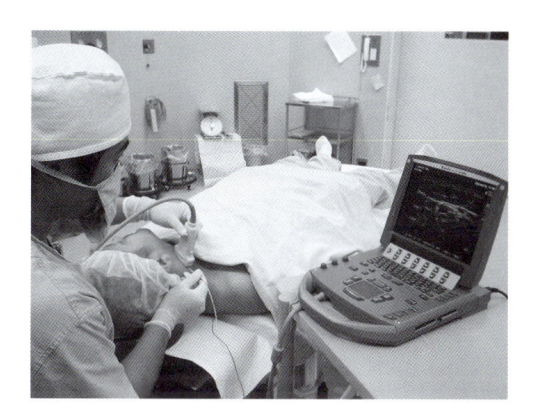

図 4-23 体位と超音波モニターの方向

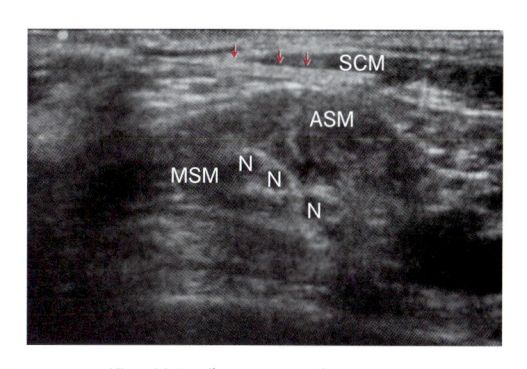

図 4-24 横隔神経ブロックのブロック針の刺入像
SCM：胸鎖乳突筋，ASM：前斜角筋，MSM：中斜角筋，N：腕神経叢，矢印：ブロック針．

経叢が描出されているレベルが横隔神経を描出されやすくブロックを行いやすい．しかし横隔神経は細い神経であるので描出されないことも多く，神経刺激装置を用いながらブロックを行う[2]．

b. 穿刺，薬液注入

胸鎖乳突筋と前斜角筋の間に 0.5～1 mA の神経刺激を行いながら針を進めていく（図 4-24）．横隔神経への電気刺激が得られたら（横隔膜の痙攣），血管内注入がないことを確認し，超音波モニターを注視しながら薬液を注入する（図 4-25）．

6. 合併症

1) 呼吸機能障害：呼吸機能障害を合併している患者は注意して施行する．両側のブロックは避ける．ブロック前に X 線で横隔膜痙攣側を確認する．
2) 血管内注入：血管を超音波モニター上で確認し，はっきりしない場合はカラードップラーなどで確認して穿刺を避ける．局所麻酔薬注入前にも吸引を行い血液の逆流がないことも確認してから注意深く局所麻酔薬を注入する．
3) 反回神経麻痺：局所麻酔薬が反回神経に及ぶことにより起こる．声がかすれたり，声が出なくなったり，激しくせき込んだりすることもあるが時間とともに回復する．
4) 腕神経叢ブロック：横隔神経ブロックは腕神経叢が走行する場所とかなり近い場所でブロック

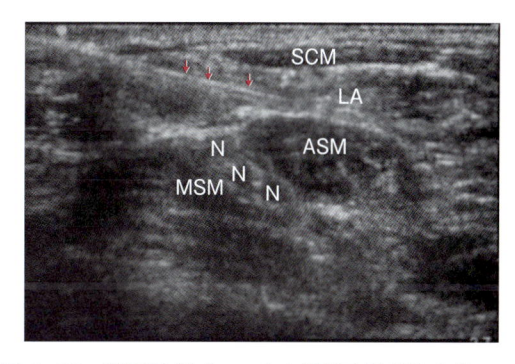

図 4-25 横隔神経ブロックの局所麻酔薬注入像
SCM：胸鎖乳突筋，ASM：前斜角筋，MSM：中斜角筋，N：腕神経叢，矢印：ブロック針，LA：局所麻酔薬．

しているため，局所麻酔薬の広がりによりブロックが起こりやすい．上肢の脱力などが起こるが時間とともに回復する．

5) Horner 徴候：横隔神経ブロックの施行時，解剖学的に頸部交感神経節ブロックが起こりやすい．治療の必要はない．

■ 文献

1) Moore DC: Phrenic nerve block. Regional Block, 4th ed, pp138-142, Charles C Thomas, Springfield, Ill, 1976
2) Okuda Y, Kamishima K, Arai T, et al: Combined use of ultrasound and nerve stimulation for phrenic nerve block. Can J Anaesth 2008; 55: 195-196

〈神島啓一郎，奥田泰久〉

5 上喉頭神経ブロック

1. 上喉頭神経ブロックとは

上喉頭神経ブロック(superior laryngeal nerve block)は，上喉頭神経の感覚枝である内枝が甲状舌骨膜を通過する所で，局所麻酔薬を注入することにより，舌根部，咽頭後壁，喉頭蓋から声帯レベルの感覚をブロックする方法である．

2. 適応疾患

①咽頭喉頭の除痛，②特発性上喉頭神経痛の診断治療，③意識下での気管挿管，内視鏡挿入，経食道心エコーや気管ステント挿入時の疼痛・不快感の軽減，喉頭反射の抑制などが適応となる．

3. 解剖(図4-26-1，2)

上喉頭神経は迷走神経の下神経節(下迷走神経節)下方より前下方に分枝した後，舌骨大角の後

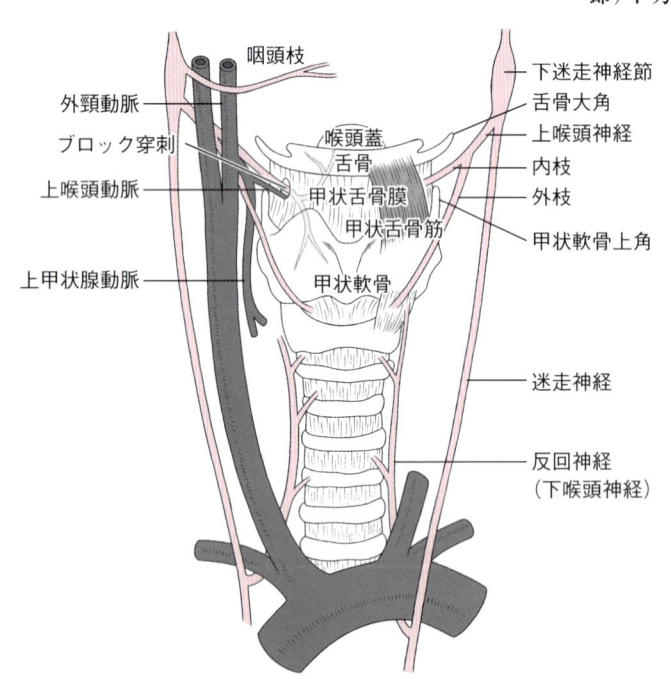

図4-26-1 上喉頭神経周囲の解剖図

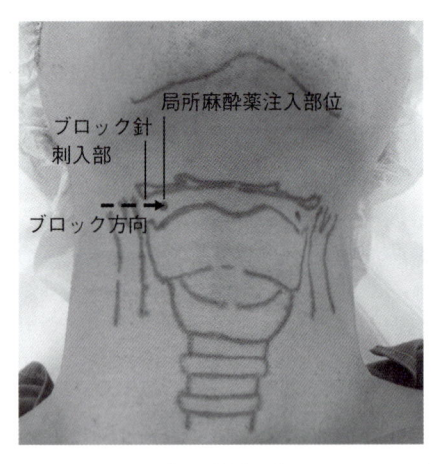

図4-26-2 上喉頭神経ブロックのアプローチ
局所麻酔薬注入部位(上喉頭動脈・上喉頭神経内枝の甲状舌骨膜貫通部)は，ブロック針刺入部(舌骨大角-甲状軟骨上角の中間)より内側1 cm，深さ皮下1 cm付近を目安とする．

方(頸動脈鞘内)で，内枝と外枝に分かれる．このうち，内枝は，上喉頭動脈とともに上喉頭神経血管束を形成し，舌骨大角の下方からその先1cmほど前方で甲状舌骨膜を貫通した後，梨状陥凹の粘膜を経由し喉頭内の傍声帯間隙に分布し，喉頭蓋や声帯周囲など喉頭粘膜の感覚をつかさどる．一方外枝は胸骨甲状筋後方を下降し，声帯運動にかかわる輪状甲状筋に分布する．上喉頭動脈は，総頸動脈から内頸動脈の前内側に分岐した外頸動脈の，最初の枝である上甲状腺動脈から分岐する．甲状軟骨は左右2枚の側板が正中で合わさった構造をし，その正中線上を喉頭隆起，上縁を上甲状切痕，両側後縁の上・下の突起をそれぞれ上角(大角)，下角(小角)と呼ぶ．舌骨はU字形でその体部の両側後縁を舌骨大角という．舌骨と甲状軟骨上縁の間には甲状舌骨(間)膜があり，舌骨から喉頭の骨格を吊り下げている．

4. 器具(図4-27)

・25G 2.5cm針，22G 3.2cm針または23G 6cm針，22G 5cmブロック針＋5mlシリン

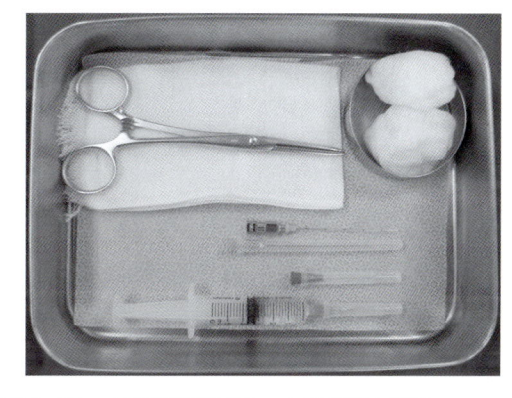

図4-27 上喉頭神経ブロックに必要な器具
ブロックに使用する針は，超音波機器の描出能により選択．

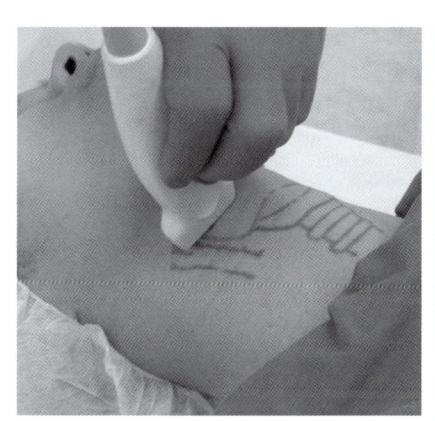

図4-28-1 頸動脈分岐部描出
プローブは総頸動脈を頭側に移動，または甲状軟骨上縁に沿って外側に移動させ，頸動脈分岐部を描出．

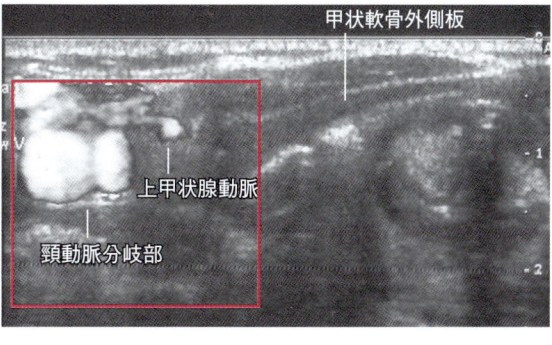

図4-28-2 頸動脈分岐部と甲状軟骨外側板の位置関係

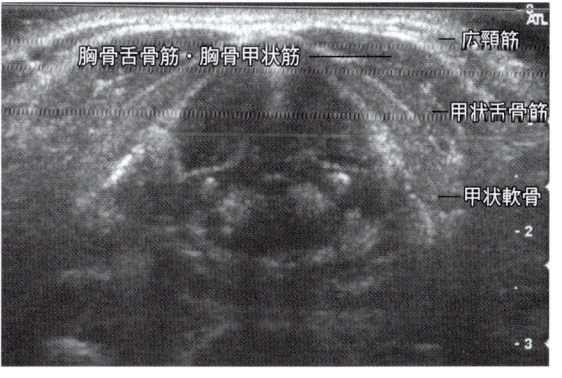

図4-28-3 甲状軟骨全体像

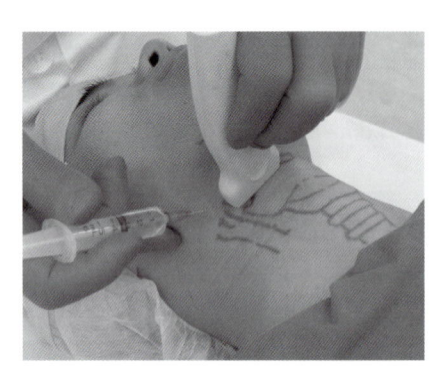

図 4-29-1 超音波プローブの位置とブロック針の刺入方向

プローブを内側に水平移動させながら，外頸動脈起始部から分岐した上甲状腺動脈に引き続き上喉頭動脈を描出．

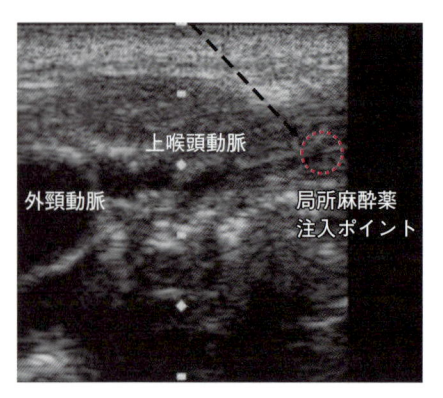

図 4-29-3 簡易超音波機器による上喉頭動脈の描出

リニアプローブ　ブロードバンド 5～10 MHz, 2.5 cm 使用．

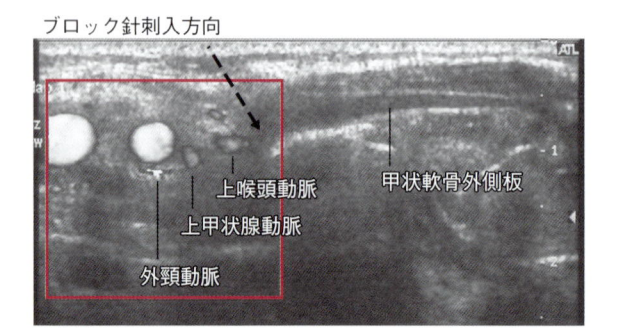

図 4-29-2 上喉頭動脈の超音波画像と，ブロック針刺入方向および局所麻酔薬注入部位

上喉頭動脈が甲状軟骨と同レベルの深さまで描出できた所を，上喉頭神経内枝の甲状舌骨膜貫通部，つまり局所麻酔薬注入部位とする（リニアプローブ 12 MHz，5 cm 使用）．

ジ（1～2％メピバカイン 1～3 ml）

超音波を用いない従来の方法では 25 G 針を用いるが，超音波ガイド下では用いる機器の描出能により，これらの針から選択する．

5. 手技の実際

従来の方法として，外側法と正中法（甲状軟骨正中の上甲状切痕直上から両側の舌骨大角下縁に向け穿刺）がある．メルクマールとなる解剖学的器官の同定がしやすいこととプローブの当てやすさから，超音波ガイド下穿刺においては外側アプローチを選択する．

a. 体位

頸部は軽度伸展位とし，顔をわずかに反対側へ向ける．術者が右手でシリンジを操作する場合は，右側ブロック時は患者の頭側に，左側ブロック時は患者の左側に位置する．超音波を用いない従来の方法において，ブロック針の刺入部は，舌骨大角と甲状軟骨上角（ともに舌骨・甲状軟骨を一塊として反対側からブロック側に引き寄せると，その位置を把握しやすい）を結ぶ線上の中点である．超音波ガイド下ブロックにおいて，そのメルク

マールは上喉頭動脈とするが，その位置は舌骨と甲状軟骨の間の甲状舌骨膜外側に当たる．

b．描出法

まず側頸部に横断面と水平にプローブを当て総頸動脈を描出確認した後，頭側に平行移動し頸動脈分岐部に至る．また，甲状軟骨との位置関係を把握するために，頸部正中で横断面と水平にプローブを当て甲状軟骨を描出確認した後，その上縁を外側に水平移動しても頸動脈分岐部周辺に至る（図4-28-1～3）．

次いで内側に分岐してすぐの外頸動脈内側から最初の分枝である上甲状腺動脈根部を描出，更に連続して舌骨と甲状軟骨の間で内側に向かってその走行を追える枝が上喉頭動脈である．超音波で描出できるその最終部分は，外頸動脈内側（ほぼ舌骨大角-甲状軟骨上角の線上）から1cmほど正中寄りで，その深さは皮膚からも1cm程度で甲状軟骨表面と同レベルの深さであることが確認でき，同部が上喉頭神経とともに舌骨甲状膜を貫通する入口部に相当する（図4-29-1, 2）．中心静脈穿刺用の簡易超音波装置でも，この方法で上喉頭動脈の描出は可能である（図4-29-3）．

c．針刺入，薬液注入

ブロック針をプローブ外側から平行法で上記注入ポイントに進め，同時に靱帯に相当する抵抗感を感じた所で，血液の逆流がないことを確認し局所麻酔薬を注入する．

6．合併症

喉頭穿刺，血管内誤注入，血管穿刺による血腫形成の可能性はあるが，超音波による穿刺部と深さの描出・把握，局所麻酔薬注入前の試験吸引，穿刺後の圧迫（穿刺部を3～5分圧迫）に注意を払えば大きな合併症をきたすことはない．またブロック後感覚が元に戻るまでは，反射低下による誤嚥の危険性があるので，飲食を控えるよう指示する．

7．まとめ

上位超音波機種の使用や時間をかけた詳細な観察により，上喉頭動脈に伴走する上喉頭神経を描出することは可能な場合もあるが，現時点における標準的な超音波機器の性能，本神経ブロックの検査，全身麻酔前の補助的処置や外来診療における除痛処置としての意義から考えると，今回血管をメルクマールとして短時間に遂行できる本法を記した．また超音波画像上，注入された局所麻酔薬は限られたスペースで広く浸潤することが分かり，使用量によって上喉頭神経は内枝のみならず外枝もブロックされる可能性があり，外来診療における除痛目的の場合，本法における注入量は1mlでも十分である．

■文献

1) 尾尻博也：下咽頭・喉頭領域．画像診断 2004；24：1473-1488
2) 樋口比登実, 増田豊：頸部の末梢神経ブロック．若杉文吉監修：ペインクリニック—神経ブロック法，第2版, pp77-78, 医学書院, 2000

（柳原　尚）

6 頸神経叢ブロック

1. 頸神経叢ブロックとは

X線透視下の頸神経叢ブロックの項(→ 28 頁)を参照.

2. 適応疾患

手術の麻酔として内頸動脈内膜剥離・甲状腺・鎖骨骨折などに適応がある. ペインクリニック領域では頸椎症性神経根症・帯状疱疹関連痛・CRPSなどによる頸神経(C_2〜C_4)領域の疼痛, 肩凝り, 寝違え, 緊張型頭痛などに効果がある. 超音波ガイド下頭長筋内注入は深頸神経叢ブロックだけでなく上頸交感神経節ブロックにもなるため, 頭頸部の血流改善を必要とする疾患も良い適応となる.

3. 解剖

頸部の解剖を6つの層構造として分類すると理解しやすい(図 4-30). まず①皮下組織(皮下脂肪・広頸筋・外頸静脈・皮神経)②被包葉(胸鎖乳突筋筋膜・僧帽筋筋膜)③頸動脈鞘(総頸動脈・内頸静脈・迷走神経)④椎前葉(斜角筋群・椎前筋群・肩甲挙筋・固有背筋)⑤気管前葉(舌骨下筋群)⑥内臓周囲鞘(気管・食道・甲状腺)の6層構造を理解する. 次に頸神経叢ブロックを層構造の

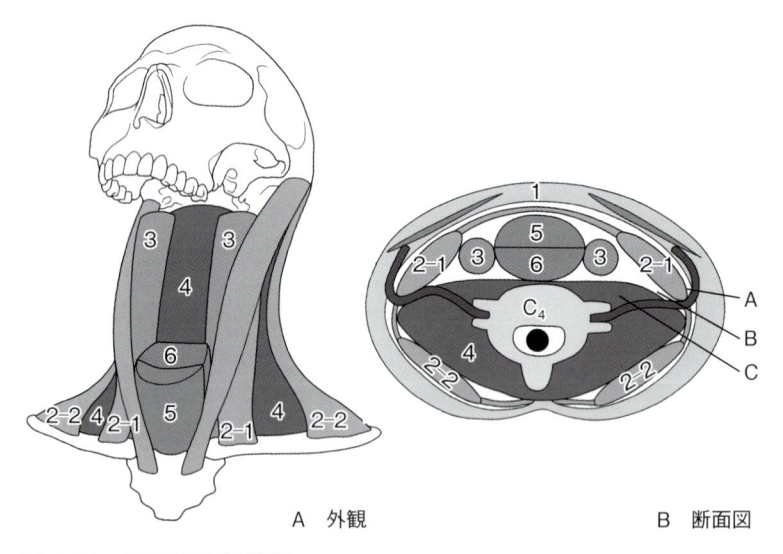

A 外観 B 断面図

図 4-30 頸部解剖(層構造)
1. 皮下組織, 2. 被包葉(胸鎖乳突筋筋, 僧帽筋筋), 3. 頸動脈鞘, 4. 椎前葉, 5. 気管前葉, 6. 内臓周囲鞘.

6. 頸神経叢ブロック

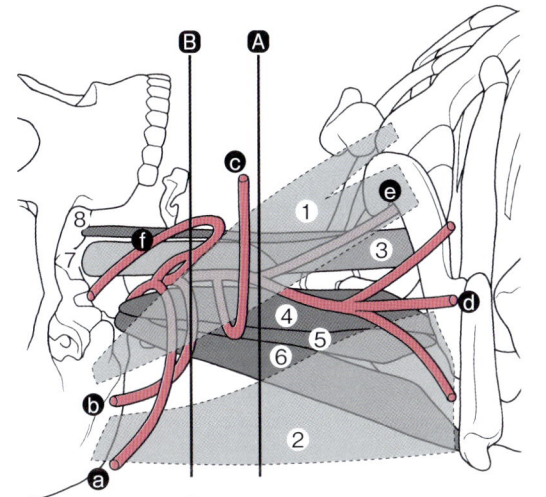

図4-31 頸部解剖

Aライン：C_6の高さ，Bライン：C_4の高さ，a：小後頭神経，b：大耳介神経，c：頸横神経，d：鎖骨上神経，e：横隔神経，f：頸神経ワナ，1. 胸鎖乳突筋，2. 僧帽筋，3. 前斜角筋，4. 中斜角筋，5. 後斜角筋，6. 肩甲挙筋，7. 頭長筋，8. 頸長筋，9. 頸動脈鞘（総頸動脈，内頸動脈，迷走神経），10. 気管前葉（舌骨下筋群），11. 内臓周囲鞘（気管，食道，甲状腺），α：腕神経叢，β：頸神経叢，γ：頸部交感神経節．

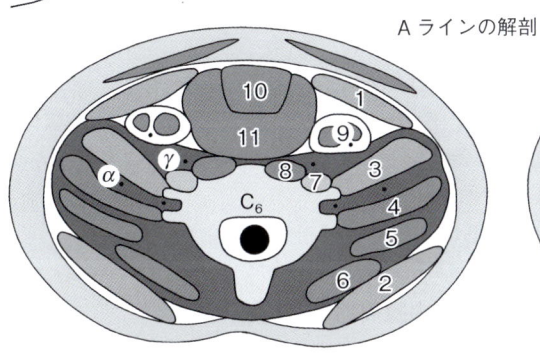

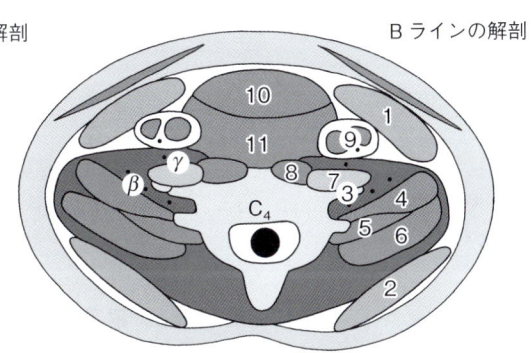

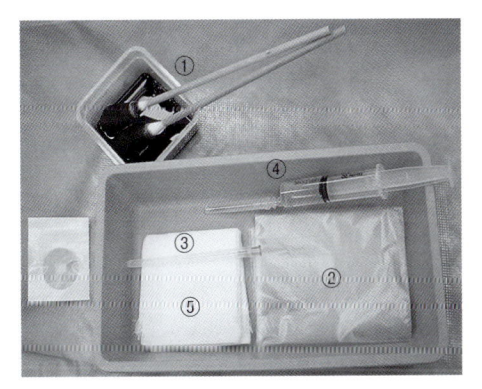

Aラインの解剖　　　　Bラインの解剖

図4-32 器具
①イソジン，②滅菌カバー，③25 G 40 mm ブロック針，④10 ml シリンジ（局所麻酔薬5 ml），⑤清潔ガーゼ．

図4-33 体位
ブロック側を上にし，顔をやや反対側に向けた側臥位．

位置から次の3つに分類する（図4-30B）．（A）広頸筋深層（皮下組織）と胸鎖乳突筋筋膜前葉の間：胸鎖乳突筋後縁，（B）胸鎖乳突筋筋膜後葉と椎前葉の中間，（C）椎前葉の内部．（A）と（B）が浅頸神経叢ブロック，（C）が深頸神経叢ブロックとなる．この項では超音波ガイド下深頸神経叢ブロックを説明する．

まずC₆の高さで超音波ガイド下斜角筋間アプローチ腕神経叢ブロック時の超音波画像を確認する(図4-31A). 次に前斜角筋に注目し，プローブを頭側にゆっくり移動させると前斜角筋が小さくなり，その腹側にある頭長筋が大きくなっていくのが確認できる. 乳様突起とC₆前結節を結ぶ直線の中点(C₄の高さ)での超音波画像を確認する(図4-31B). C₂からC₄の前枝は頭長筋と中斜角筋の間から現れるため，局所麻酔薬は頭長筋内へ注入し，背側に広がると深頸神経叢ブロックとなり，腹側まで広がれば上頸交感神経節をブロックすることで頭頸部の交感神経ブロックにもなる.

4. 器具(図4-32)

・25 G 4 cm ブロック針＋10 ml シリンジ(1%メピバカイン6 ml＋デキサメタゾン2〜4 mg)

5. 手技の実際

a. 描出法

①ブロック側を上にし，顔をやや反対側に向けた側臥位とする(図4-33). ②プレスキャンを行う.

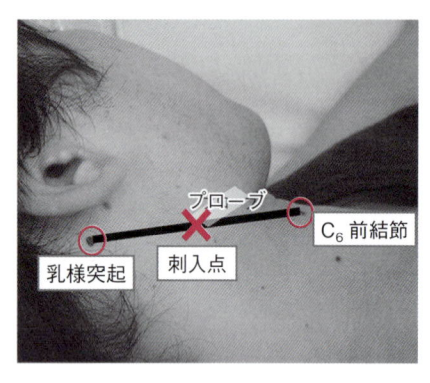

図4-34 刺入点
乳様突起とC₆前結節の中点が刺入点となる.

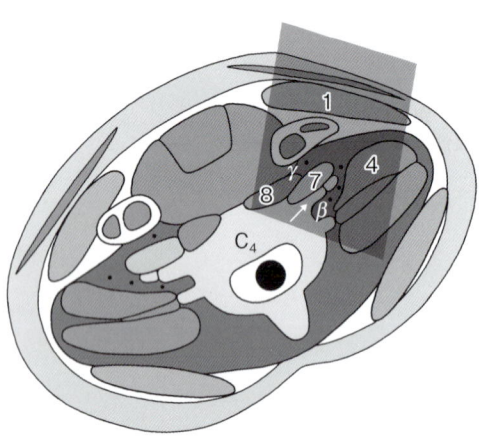

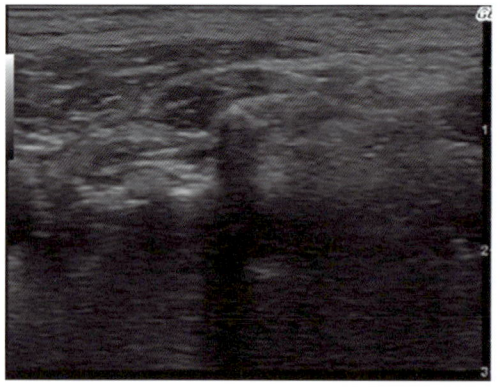

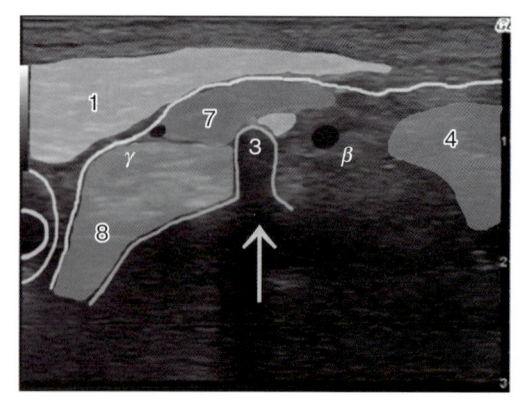

図4-35 超音波画像(穿刺前)
①胸鎖乳突筋，③前斜角筋，④中斜角筋，⑦頭長筋，⑧頸長筋，β：頸神経叢，γ：頸部交感神経幹，矢印：C₄前結節.

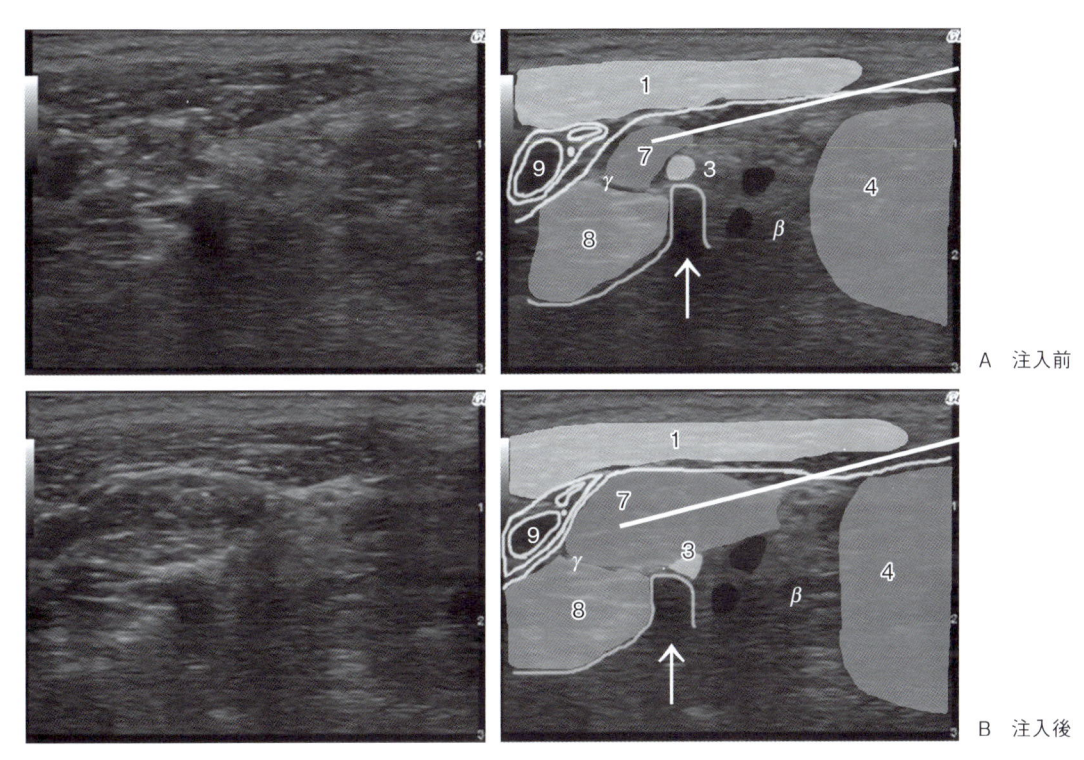

図 4-36 超音波画像（穿刺後）
①胸鎖乳突筋，③前斜角筋，④中斜角筋，⑦頭長筋，⑧頸長筋，β：頸神経叢，γ：頸部交感神経幹，矢印：C_4 前結節．針先を頭長筋内に位置させ，局所麻酔薬を注入させていくと頭長筋が膨らんでいくのが確認できる．

乳様突起と C_6 前結節を結ぶ直線の中点が刺入点となり，プローブのノッチ側（超音波画像上のオリエンテーションマーカー）に一致させる（図 4-34）．

b. 穿刺，薬液注入

①乳様突起と C_6 前結節を結ぶ直線の中点での C_4 の高さの画像を得る（図 4-35）．②ブロック針をプローブのノッチ側から穿刺し平行法にて内側に進める．③針先を頭長筋内にとどめる．④吸引し問題ないことを確認後，1 ml 注入し頭長筋内に局所麻酔薬が広がることを確認する．広がらない場合は針先を微調整し，1 ml ずつ分割注入しブロックを終了する（図 4-36）．

6. 合併症

①横隔神経麻痺による呼吸抑制，②反回神経遮断による嗄声，③血管内注入による局所麻酔中毒，④血腫，膿瘍など．

■ 文献

1) Pandit JJ, Satya-Krishna R, Gration P: Superficial or deep cervical plexus block for carotid endarterectomy: a systematic review of complications. Br J Anaesth 2007; 99: 159-169
2) Roessel T, Wiessner D, Heller AR, et al: High-resolution ultrasound-guided high interscalene plexus block for carotid endarterectomy. Reg Anesth Pain Med 2007; 32: 247-253
3) Dhonneur G, Saidi NE, Merle JC, et al: Demonstration of the spread of injectate with deep cervical plexus block: a case series. Reg Anesth Pain Med 2007; 32: 116-119

（臼井要介，奥田泰久）

7 腕神経叢ブロック

腕神経叢ブロックの概要については，X線透視下の腕神経叢ブロックの項(→32頁)を参照．

I．斜角筋間アプローチ

斜角筋間アプローチは腕神経叢ブロックの中で最も中枢側で行うアプローチであり，神経根から神経幹のレベルでブロックを行う．

1．適応疾患

頸椎症，頸椎椎間板ヘルニア，帯状疱疹，帯状疱疹後神経痛，胸郭出口症候群，上肢CRPS，上肢血行障害など．

2．解剖

腕神経叢はC_5〜T_1の前枝から構成され，おのおのの神経根は椎間孔を出た後，合流し3本の神経幹になる．斜角筋間アプローチでは腕神経叢を神経根から神経幹レベルでブロックする．針の刺入部位，薬液注入量によって，疼痛部位をより選択的にブロックすることも可能である(図4-37)．

3．器具

プローブ(リニア型10〜15 MHz)，10 mlシリンジ(0.5〜1.0％メピバカイン5〜10 ml＋デキサメタゾン2〜4 mg)，23 G 6 cm針または短ベベルブロック針．

4．手技の実際

a．体位

患側を上にした半側臥位とすると穿刺しやすい．上肢は体幹につけ，肩をなるべく尾側に下げることでプローブ操作およびブロックに必要なスペースを確保する(図4-38)．

b．神経描出法

鎖骨より2〜3横指頭側で，胸鎖乳突筋外縁にプローブの中央を合わせるのが1つの目安である(図4-38)．神経は低エコー性の円形構造物とし

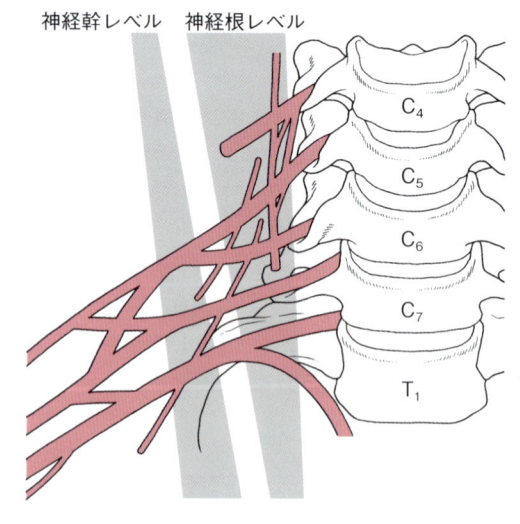

図4-37 斜角筋間アプローチでのブロック部位

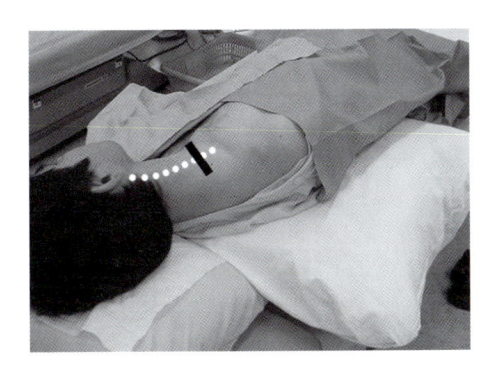

図4-38 体位およびプローブを当てる位置
点線は胸鎖乳突筋外縁，太線はプローブを当てる部位を示す．

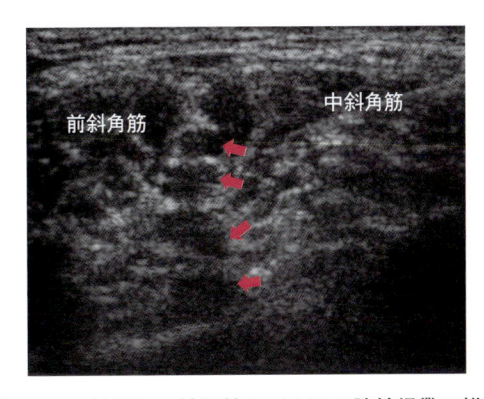

図4-39 神経根〜神経幹レベルでの腕神経叢の描出
このレベルでは神経は低エコー性の円形構造物として描出される．

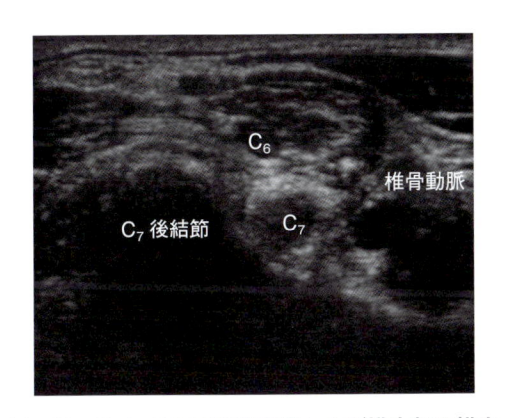

図4-40 C_7 レベルでの神経根および横突起の描出
C_7 横突起の前結節は小さいことから C_7 神経根が同定できる．

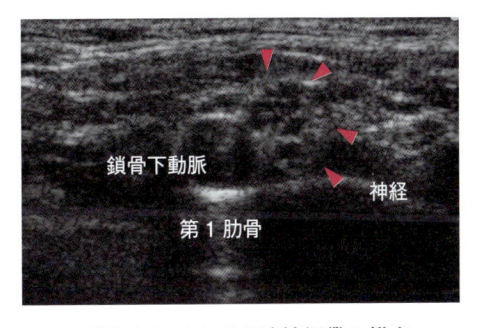

図4-41 鎖骨上レベルでの腕神経叢の描出
鎖骨下動脈の外側に神経がブドウの房状に収束する像が見られる．

て描出される（図4-39）．神経を更に中枢側に追うと横突起の前結節と後結節の間から出てくるところが観察される．C_7 横突起の前結節が観察されないことを利用して，神経根の同定が可能である（図4-40）．斜角筋間アプローチを行う際，少量の薬液で目的とする領域に効果を得るためには神経根の同定が必要である．特に尺側領域に効かせたい場合には C_7，C_8（下神経幹）を同定する．腕神経叢の描出が困難な場合には鎖骨上にプローブを置き鎖骨下動脈を描出する．鎖骨下動脈の近傍に円形の低エコー性の陰影がブドウの房状に見えたら（図4-41）それを頭側に追っていくと斜角筋間アプローチに必要な像が得られる．

c．穿刺，薬液注入

　目的とする神経根（神経幹）を同定したら針をプローブの外側（中斜角筋側）より刺入する（図4-42）．針の全長を画面にとらえつつ，針先が神経と神経の間に到達するようにゆっくりと進める．中斜角筋の筋膜を貫く時に短ベベル針を使用すれば明確なクリックを得ることができるが，神経を確実に描出できれば長ベベル針を用いることも可能である．血液の逆流がないことを確かめ，薬液を1mlずつゆっくり注入する．この時注入圧が高かったり，神経の膨張が認められたなら神経内注入の可能性があるため，注入を止め再度針先の位置を確認する．

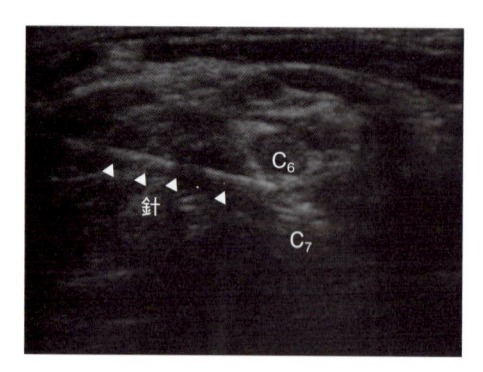

図 4-42　斜角筋間へのブロック針の穿刺
神経を穿刺しないように神経と神経の間を狙って針を進める．

5. 合併症

1) 横隔神経麻痺：中斜角筋側より穿刺し，薬液が前斜角筋側に広がらなければ頻度は高くないと考えられるが，高齢者や呼吸器合併症のある患者では濃度，量ともに少なくする．また術後酸素飽和度をモニターすることが望ましい．
2) 血管内注入：吸引で血液の逆流がなくても血管内注入を確実に否定できないため，ゆっくり，少量ずつ薬液を注入する．またカラードップラーを用いてあらかじめ血管を同定することも重要である．
3) 血腫：血腫を生じた場合，気道狭窄を起こす可能性がある．遅発性に出現することもあるため患者に十分な説明を行う．吸引で血液の逆流が認められた場合には十分に圧迫する．
4) 神経損傷：神経，針を確実に描出することで防止可能と考える．針の全長が描出されていない状態で針を進めないことが重要．また薬液注入時に強い抵抗があれば針先を再確認し位置を変える．

■ 文献

1) Chan VW: Applying ultrasound imaging to interscalene brachial plexus block. Reg Anesth Pain Med 2003; 28: 340-343
2) Marhofer P, Greher M, Kapral S: Ultrasound guidance in regional anaesthesia. Br J Anaesth 2005; 94: 7-17

（新堀博展，中川美里）

II. 鎖骨上アプローチ

1. 適応疾患

手術麻酔（肩，腋窩部を除く上肢手術），胸郭出口症候群などの上肢痛，上肢血行障害など．

2. 解剖（図 4-43）

C_5 から T_1 までの前根は神経幹（trunk）となり，3本の神経幹が前斜角筋，中斜角筋，第1肋骨と鎖骨で挟まれた狭い間隙を通過する．

3. 器具（図 4-44）

・10 MHz 以上のリニアプローブ
・25 G　2.5 cm 針＋5 ml シリンジ（局所麻酔用）
・5〜10 cm 神経ブロック針（22〜21 G）
・10〜30 ml シリンジ

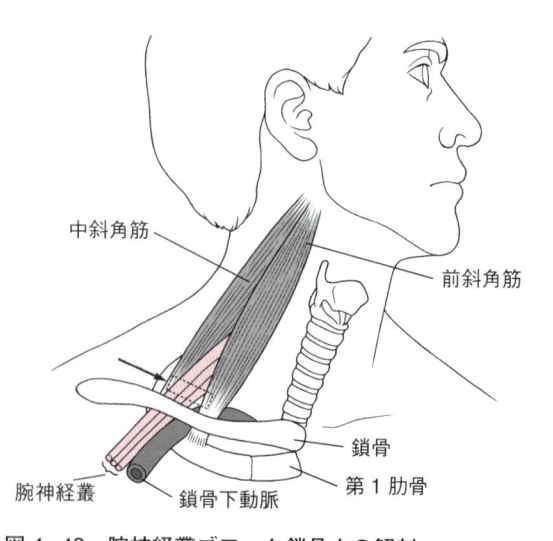

図 4-43　腕神経叢ブロック鎖骨上の解剖
囲み点線：エコープローブ位置，矢印：ブロック針穿刺方向．

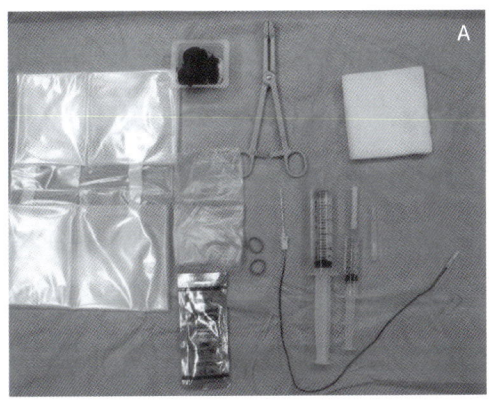

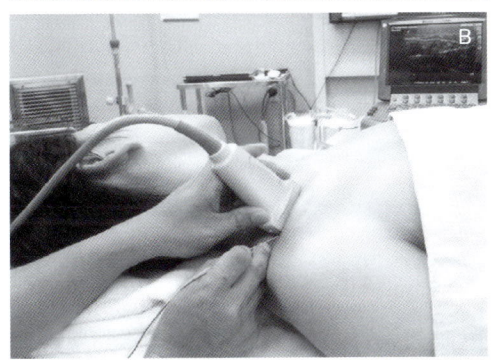

図 4-44 超音波ガイド下腕神経叢ブロック鎖骨上アプローチに必要な器具（A）と体位（B）

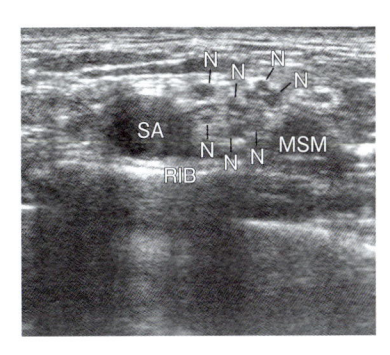

図 4-45 正常腕神経叢の鎖骨上アプローチにおける超音波画像（右側）
SA：鎖骨下動脈，RIB：第1肋骨，N：神経，MSM：中斜角筋．

4. 手技の実際

a. 体位，描出

仰臥位で，顔をブロック側と反対に向ける．上肢は体幹につけ，肩を下げる．超音波装置は，施行者の目線-ブロック針-プローブ長軸-モニターが一直線となるように配置する．まず施行前走査を行う．プローブを鎖骨に沿うように鎖骨上窩に当てて，少し尾側に傾ける．鎖骨下動脈が円形に描出されるようにプローブを調節し，その外側に"ブドウの房状"に描出される腕神経叢を確認する．その下には第1肋骨が描出される．鎖骨下動脈は拍動性の円形低エコーとして確認できるが，分かりにくい場合はカラードップラーを用いるとよい（図4-45）．プローブ外側のブロック針穿刺部位に皮膚ペンにて印をつけておく．プローブを外し，本穿刺の準備に入る．

b. 針穿刺

消毒を行い，穿刺部の皮膚・皮下へ局所麻酔を行う．超音波ゼリーをつけたプローブを滅菌カバーに入れ，鎖骨上窩に当てる（滅菌ゼリーや消毒薬でプローブ接触面を濡らす）．プローブ外側縁より18G注射針にて皮膚のみ穿刺した後ブロック針を刺入する．常にブロック針が超音波画面上に描出されるようにゆっくりと腕神経叢と第1肋骨の間に進める（平行法）．患者が放散痛やしびれなどの訴えのないことを確認し，吸引テストを行う．

c. 薬液注入

その後数mlの局所麻酔薬を注入する．腕神経叢周囲に局所麻酔薬が広がる様子を画面上で確認し，患者の訴えがなければ更に局所麻酔薬を注入する．次いで穿刺角度を小さくし，より表層の神経を同様にブロックしていく．合計5〜20mlの局所麻酔薬を投与する（図4-46）．

d. 手技のポイント

(1) 空気が混入すると超音波画面上では高エコー像として描出され，非常に見にくくその後のブロックが困難となるためブロック針内腔は局所

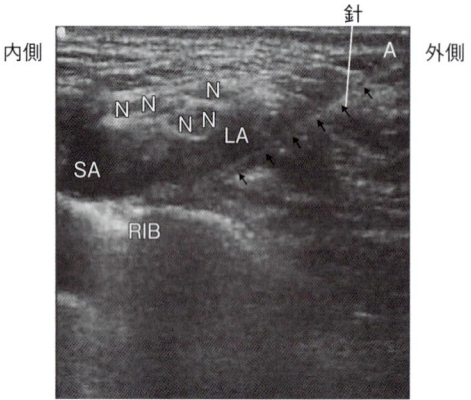

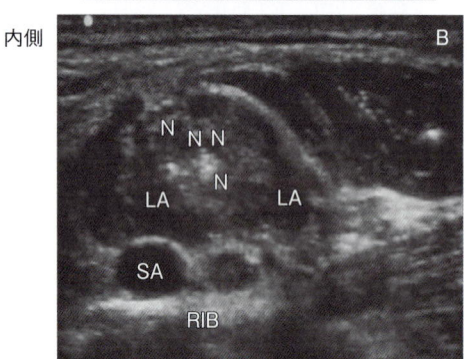

図 4-46 右側鎖骨上アプローチにおける深層アプローチ(A)とブロック終了後(B)
SA：鎖骨下動脈，RIB：第1肋骨，N：神経，矢印：ブロック針，LA：局所麻酔薬．

麻酔薬で満たし，空気を残さないようにする．
　(2) はじめのブロックは腕神経叢と第1肋骨の間に進める．局所麻酔薬が注入されることにより神経が移動し見にくくなるため，表層をはじめにブロックすると深層のブロックが困難となり，その結果尺骨神経領域のブロックが不確実となることがある．
　(3) ブロック針は常に超音波画面上で描出するように平行法で操作する．皮膚より浅い位置でのブロックであるため通常針は画面上に描出できる．これは合併症を起こさないために重要である．

5. 合併症

1) 気胸，血腫，血管内注入，神経損傷：超音波にて鎖骨下動脈，神経，第1肋骨が描出できる．ブロック針を常に画面上に描出するように行えば防止できる合併症である．
2) 横隔神経麻痺：通常問題とならないが，症例によっては横隔神経が近くにありブロックされることがある．両側のブロックは避けるべきである．

■ 文献

1) Sites BD: Introduction to Ultrasound-Guided Regional Anesthesia: Seeing Is Believing. Annual Meeting Refresher Course Lectures, 319, ASA, 2005
2) 佐倉伸一，野村岳志編：図説超音波ガイド下神経ブロック，pp127-138, 真興交易医書出版部, 2007

(久野裕一郎，奥田泰久)

III. 鎖骨下アプローチ

1. 適応疾患

上肢における帯状疱疹，帯状疱疹後神経痛，CRPS，末梢血行障害，胸郭出口症候群などが適応となる．

2. 解剖(図4-47)

鎖骨と第1肋骨の間を通過した腕神経叢は，腋窩へと向かう．鎖骨下動脈の後外側を走行する3本の神経幹は，それぞれ前後枝に分岐した後に3本の神経束を形成する．これらの神経束は，腋窩動脈周囲を取り囲むように並走する．本項で紹介するのは，より中枢でブロックを行う近位アプローチ法である．遠位アプローチ法と比べて，神経の走行部位が浅く，また，神経が腋窩動脈の後外側にまとまって位置しているといった特徴がある[1]．

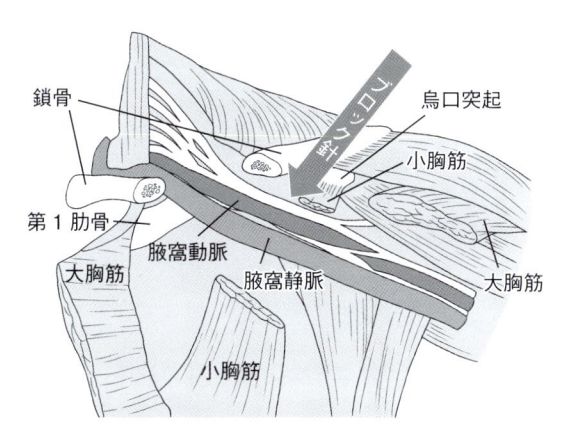

図4-47 腕神経叢周囲の解剖

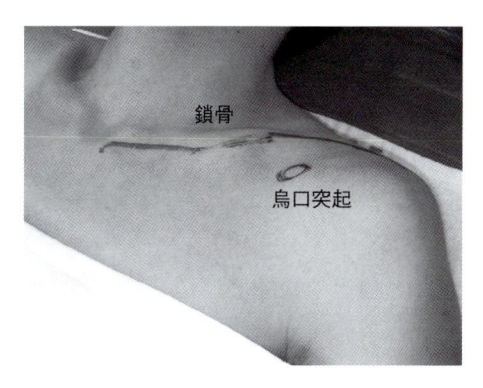

図4-48 体表解剖による作図

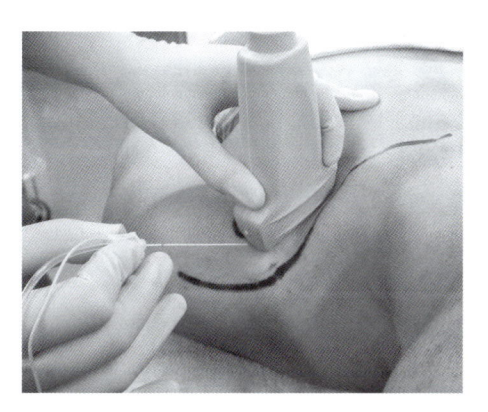

図4-49 超音波プローブの当て方と穿刺

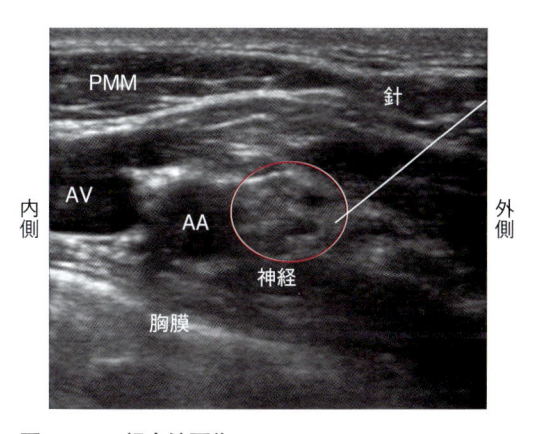

図4-50 超音波画像
AA：腋窩動脈，AV：腋窩静脈，PMM：大胸筋．

3. 器具

・21 G 7～10 cm ブロック針＋延長管＋10 ml シリンジ（0.5～1％メピバカイン 6～10 ml＋デキサメタゾン 2～4 mg）

4. 手技の実際

a. 体位と体表解剖による作図（図4-48）

仰臥位として，ブロック側の上肢は体幹につける．鎖骨および烏口突起にマーキングを行うが，手技に慣れれば必ずしも必要ではない．

b. 超音波プローブの当て方

鎖骨中央のすぐ尾側で，鎖骨とほぼ平行に超音波プローブを当てる（図4-49）．腋窩動脈を同定し，その外側に神経を確認する．動脈および神経の横断面像が画像中央になるように，画像深度や超音波プローブの位置を調整する（図4-50）．

c. 穿刺（図4-49，50），薬液注入

超音波プローブの外縁から1 cm程度外側を刺入点とする．多くの場合，烏口突起の近傍となる．皮膚に対する刺入角度は，神経の深さによって異なり，30～50度程度となる．角度が大きくなるほど針の描出は困難になるので，刺入点を調整してもよい．皮下に局所麻酔を行い，ブロック針を

腋窩動脈外側の神経に向けて刺入する．超音波画像を見ながら針を神経の近傍まで進め，吸引試験を行った後に薬液を注入する．神経周囲に薬液が広がることを確認する．

5. 合併症

鎖骨下アプローチで特に注意する合併症として，血管穿刺（血腫・血管内注入）や気胸がある．針を深く刺入しすぎると，腋窩動静脈や胸膜を穿刺する可能性がある．これらの合併症を防ぐには，画像上で針の全長を描出しながら，注意深く針を進めることが重要である．穿刺の途中で針を描出する場合，針を動かすよりも超音波プローブの位置や傾きを調整する方が安全である．その他の合併症としては，神経損傷，感染，局所麻酔薬中毒などがある．

■文献
1) Bigeleisen P, Wilson M: A comparison of two techniques for ultrasound guided infraclavicular block. Br J Anaesth 2006; 96: 502-507

（堀田訓久）

Ⅳ．腋窩アプローチ

1. 適応疾患

肘より遠位の上肢手術・病変が適応となる．

2. 解剖

腕神経叢は腋窩に至り，その終末神経である正中・尺骨・橈骨および筋皮神経に分枝する．この内，前3者は腋窩動脈の周囲に位置するが（図4-51），動脈周囲の神経の配置や腋窩静脈の走行は変化に富み，個人差が大きい[1]．個々の神経を特定するためには，神経電気刺激に対する筋収縮反

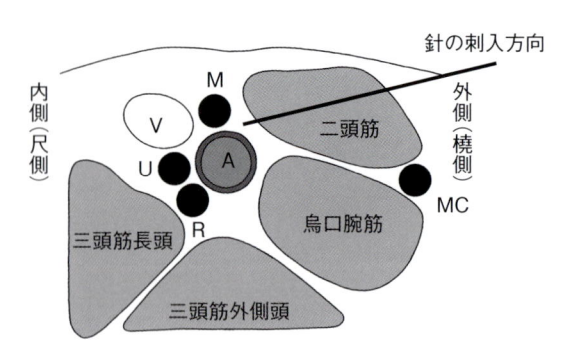

図4-51 腋窩動脈と神経の典型的位置関係
A：腋窩動脈，V：腋窩静脈，M：正中神経，U：尺骨神経，R：橈骨神経，MC：筋皮神経．

応の確認や腋窩から肘に向かう神経の走行の観察が必要である．一方，筋皮神経は，腕神経叢から分枝後，腋窩動脈から離れ烏口腕筋と上腕二頭筋の間を走行する．エコーガイド法では，腋窩動脈周囲に位置する正中・橈骨・尺骨神経とそれらから離れて走行する筋皮神経を同定し，それぞれに対して選択的にブロックを行う．

3. 器具

・10 MHz以上のリニア超音波プローブを備えた超音波画像装置
・22 G 5～7 cmブロック針＋延長管＋10, 20 mlシリンジ（0.5～1％メピバカイン5～20 ml＋デキサメタゾン）

神経電気刺激を併用する場合は，絶縁電極ブロック針と神経電気刺激装置を用いる．

4. 手技の実際

a. 体位と超音波画像の描出の仕方

仰臥位にて，上肢は90度外転・外旋位とする．肘関節は伸展位でも90度屈曲位でもよい．上肢の外転が困難あるいは不十分な症例は，腋窩アプローチの適応外である．

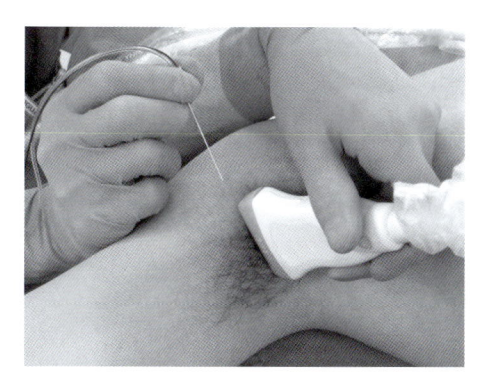

図4-52 超音波プローブの位置と穿刺法

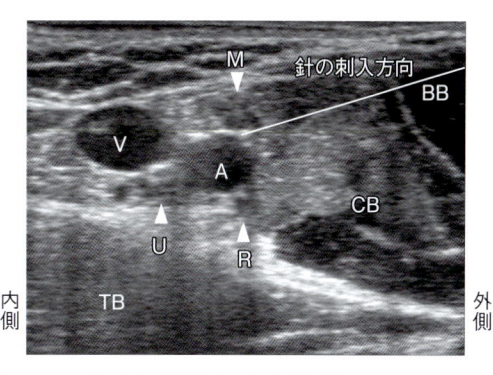

図4-53 腋窩動脈周囲の超音波画像
A：腋窩動脈，V：腋窩静脈，M：正中神経，U：尺骨神経，R：橈骨神経，BB：上腕二頭筋，CB：烏口腕筋，TB：上腕三頭筋．

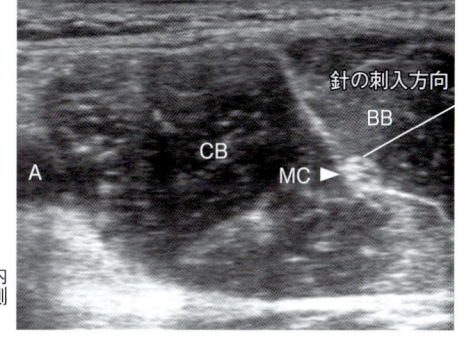

b．描出・穿刺・薬液注入

　大胸筋の外側縁で腋窩動脈の走行に対して垂直に超音波プローブを当て（図4-52），腋窩静脈と動脈周囲の正中・尺骨・橈骨神経の横断像（図4-53）を描出する．上腕の外側（橈側）から，超音波の走査面と平行に針を刺入し（平行法），神経の近くまで針を進める．必要に応じて針先の位置を変更しながら，薬液が神経を取り囲むように（ドーナツサイン）局所麻酔薬を分割投与する．施術者は超音波画像の観察と針の操作に集中し，薬液の注入は介助者に委ねるのがよい．次に，烏口腕筋と上腕二頭筋の間を走行する筋皮神経（図4-54）に向けて針を進め，やはり神経を取り囲むように局所麻酔薬を投与する[2]．同一刺入点から，正中・尺骨・橈骨神経と筋皮神経をブロックすることが困難な場合は刺入点を変える．神経の同定に確信が持てない場合は，神経電気刺激を併用してもよい．

図4-54 筋皮神経の超音波画像
BB：上腕二頭筋，CB：烏口腕筋，MC：筋皮神経，A：腋窩動脈．

5　合併症

1）局所麻酔薬中毒：血管穿刺とこれに続く局所麻酔薬の血管内注入に伴って起こる．腋窩動脈の周囲には静脈が多数存在し，意図せず血管内注入が起こる可能性がある．吸引テストを繰り返しながら少量ずつ分割投与し，薬液の広がり方を超音波画像で確認する．
2）神経損傷：穿刺針による機械的損傷のみならず，局所麻酔薬の神経周膜内注入から血行障害をきたし神経損傷に至る可能性がある．超音波画像による針先の位置確認が不十分な状態で針を不用意に動かすことを避け，薬液注入に際して抵抗が強い場合は針先の位置を変える．
3）血管穿刺・血腫形成：腋窩動静脈に対する血管穿刺の可能性があり，止血が不十分な場合，出血から血腫形成に至る危険性がある．

■**文献**

1) Retzl G, Kapral S, Greher M, et al: Ultrasonographic findings of the axillary part of the brachial plexus. Anesth Analg 2001; 92: 1271-1275
2) Spence BC, Sites BD, Beach ML: Ultrasound-guided musculocutaneous nerve block: a description of a novel technique. Reg Anesth Pain Med 2005; 30: 198-201

（林　英明）

8 橈骨，正中，尺骨神経ブロック

1. 上肢の末梢神経ブロックとは

上肢の末梢神経ブロックは，腕神経叢から移行する橈骨，正中，尺骨神経などの各領域の痛みに個別に対応する神経ブロックである．

2. 適応疾患

各神経領域の疼痛性疾患の治療，疼痛の原因となる神経の鑑別，手根管症候群の治療，絞扼性神経炎，腕神経叢ブロックのレスキューブロック，指の手術などが適応となる．

3. 解剖（図4-55～58）

第5頸神経～第1胸神経で形成される腕神経叢は，腋窩動脈周辺で5本の終末神経に移行する．このうち橈骨神経は，上腕骨をらせん状に巻き（橈骨神経溝），上腕三頭筋と上腕骨間を下降，肘部において浅枝と深枝に分かれる．正中神経は，上腕動脈の外側面を伴走して肘関節に至る前に内側に交差し，前腕部では浅指屈筋後面の結合織内を下降し屈筋支帯内に入る．尺骨神経は，内側二頭筋溝を下り，肘部で尺骨神経溝を経て前腕部に至り，尺骨動脈内側を伴走する（図4-55）．図4-56～58に上腕・前腕部での断面の模式図を示した．

1）上腕骨近位（1/3の高さ；図4-56）
　　正中神経；上腕動脈の前上方を走行．
　　尺骨神経；上腕動脈の内側を伴走．
　　橈骨動脈；上腕三頭筋と上腕骨の境界付近（橈骨神経溝）を走行．

2）上腕骨肘部（図4-57）
　　正中神経；上腕動脈の内側を伴走．
　　橈骨神経；上腕二頭筋腱の外側を走行し上腕筋と腕橈骨筋の間で深枝と浅枝に分離．
　　尺骨神経；上腕骨内側上顆と鉤状突起の間を走行し，尺骨神経溝に至る．

3）前腕部（前腕遠位1/3；図4-58）
　　正中神経；長母指屈筋と浅指屈筋の間を走行し屈筋支帯内側に至る．
　　尺骨神経；尺骨動脈内側を伴走．

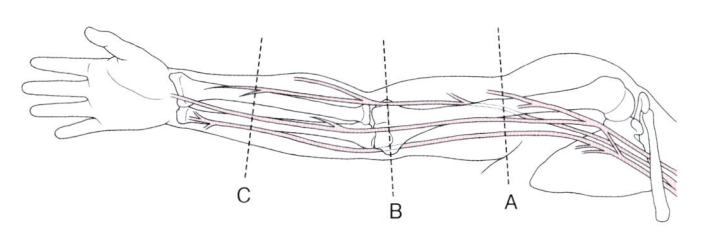

図4-55 上肢の末梢神経の走行（橈骨，正中，尺骨神経）
破線A：図4-56の断面部，B：図4-57の断面部，C：図4-58の断面部．

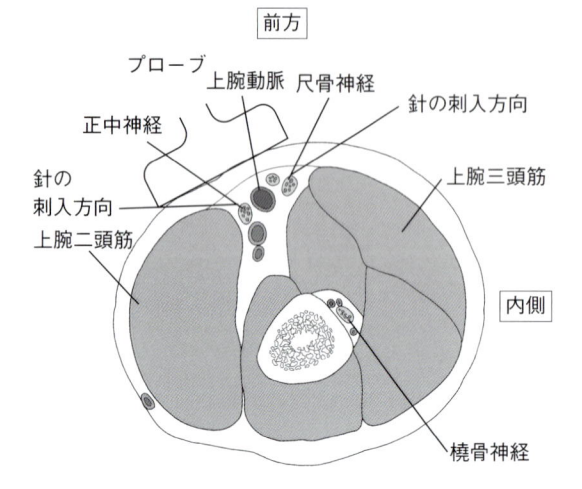

図4-56 上腕部近位1/3レベルでの断面図

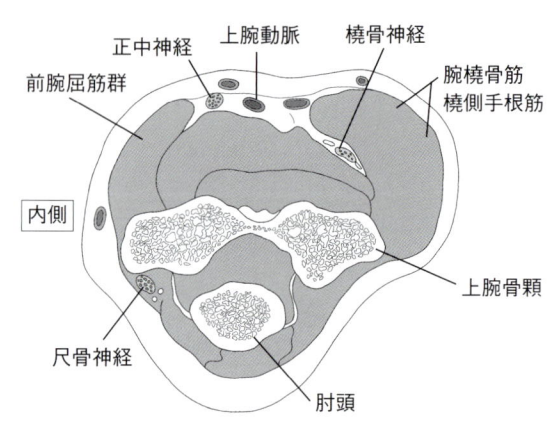

図4-57 肘関節レベルでの断面図

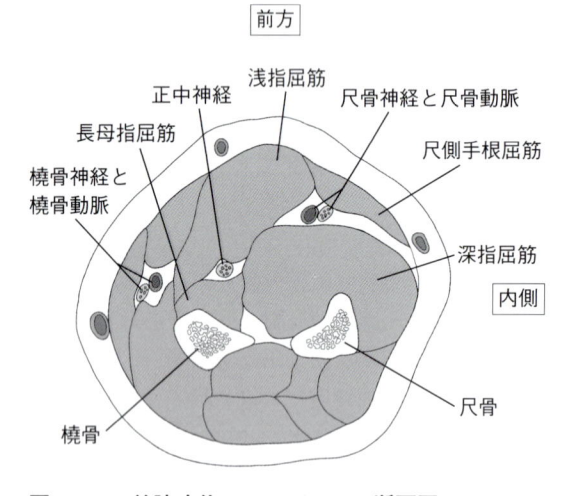

図4-58 前腕遠位1/3レベルでの断面図

橈骨神経；橈骨動脈外側を伴走．

4. 器具

- 高周波(8〜15 MHz)リニアプローブ
- 25 G 2.5 cm 針または 27 G 1.9 cm＋5 ml シリンジ(0.5〜1%メピバカイン＋デキサメタゾン1〜2 mg)

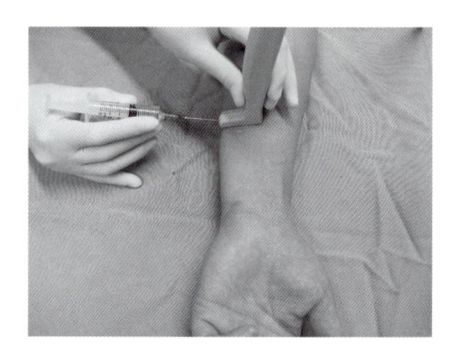

図4-59 左前腕部での尺骨神経ブロック手技
ホッケースティック型リニアプローブを使用．プローブは，神経の走行に垂直に(短軸像)，ブロック針は，プローブに平行に刺入(平行法)している．実際の手技の際は，プローブに滅菌カバーを使用．

5. 手技の実際

a. 体位とプローブの向き，描出，穿刺の位置

　上肢を伸展し，目的とする神経に応じて上腕・前腕を回旋する．神経の走行に交差する方向(短軸)で目的の神経断面を描出する(図4-59)．超音波プローブは，探触子幅の小さい小型のリニアプローブ(ホッケースティック型)が皮膚表面に密着しやすい．
　それぞれ神経のブロックに最適な部位を示す．

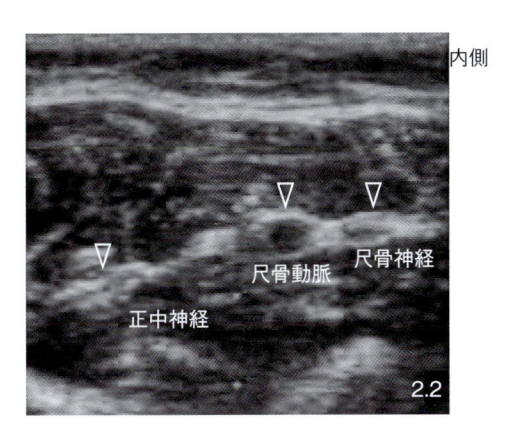

図4-60　前腕部における尺骨神経周辺の超音波画像
左上肢前腕部の尺骨神経と外側を伴走する尺骨動脈，更に外側に正中神経の断面図が確認される．いずれの神経も紡錘状の断面とその内部に蜂窩状の低エコー域を示し特徴的である．

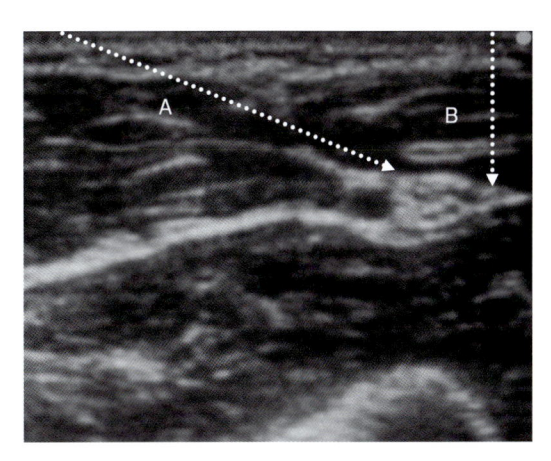

図4-61　ブロック針の末梢神経へのアプローチ法（イメージ）
A：平行法．超音波ビームに平行に進入．針の全体像が把握しやすい．B：交差法．進入経路は短いが，針先端の位置を見失う恐れがある．周囲の組織の動的な動きから位置を確認する．

橈骨神経：肘部前面（図4-57）．前方からの走査で，腕橈骨筋膜下に描出される．浅枝と深枝をこの部位で同時にブロック可能である．

正中神経，尺骨神経：前腕中央前後5 cmの範囲（図4-58，59）．前方からの走査で浅指屈筋と深指屈筋間に存在し，2つの神経を単回のアプローチでブロック可能である．

b. 超音波神経画像

末梢神経は，伴走する筋や血管など周辺の構造物に応じて断面の形状が変わる．上腕，前腕部での末梢神経は，紡錘状，扁平な構造物として描出され周辺を高エコー性の神経鞘に包まれる．内部は低エコー性・蜂窩状の特徴的な像を示す（図4-60）．血管や腱との鑑別が難しい場合は，プローブでの圧迫やカラードップラーによる血流の有無により鑑別する．

c. 穿刺，薬剤注入

(1) あらかじめ穿刺前超音波画像評価を行いブロックする位置を決める．ブロック針の穿刺方向は，エコービームに平行に進めると針全体の描出が可能である（平行法）．ただし到達距離が長く，皮下組織の厚い患者で長い針が必要になる．一方，ビームに直交して進める方法（交差法）では針のアプローチは最短であるが，先端の位置を確認し難いので神経や血管を穿刺する可能性がある（図4-61）．

(2) 皮膚消毒後，滅菌したカバーでプローブを覆う．プローブと皮膚の間は，滅菌水などで湿らせ空気の混入を防ぎ，超音波画像の質を保つ．

(3) 皮下にブロック針を描出したら，目標の神経と針の両方を見失わないようにして，針先を神経にゆっくり接近させる（図4-62）．刺入角度が皮膚面に対して平行に近ければ針先の描出はしやすい．状況により神経刺激を併用する際は，1.0 mA以上の強さで刺激を開始して，目的神経の領域に応じた動きを確認し鑑別する．

(4) 局所麻酔薬は，周辺を取り囲むように浸潤できれば効果が確実であり作用の発現時間も早い（図4-63）．効果的な方法としては，神経が走行する筋膜の隙間（前腕部の尺骨神経の場合，浅指屈筋と深指屈筋の間）に針先を誘導し，超音波画像を見ながら筋膜間に少しずつ薬液を注入する．この際，針のベベルの向きは神経側に向けると広がりの方向を調節しやすい．

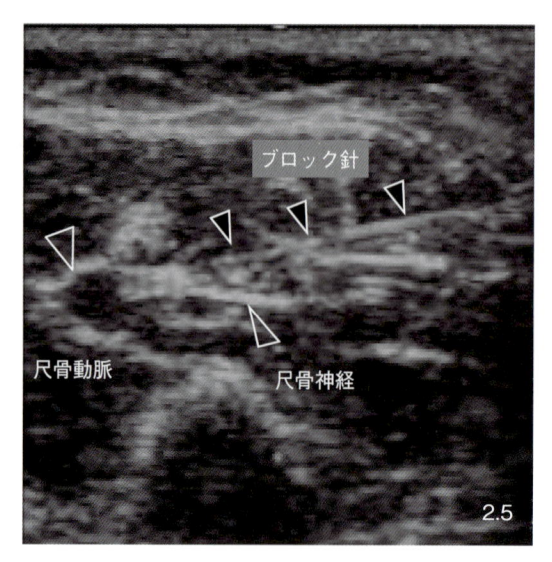

図4-62 尺骨神経ブロックの超音波画像(ブロック針の見え方)
矢頭に針の位置が高エコー性の線として描出されている．放散痛を得るまで接近する必要はない．

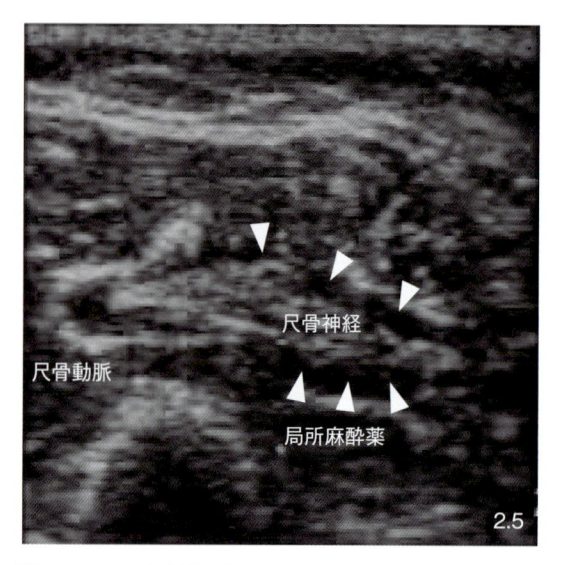

図4-63 尺骨神経ブロックの超音波画像(局所麻酔薬の広がり)
筋膜間に薬液をゆっくり注入すると，神経の周囲に低エコー性の局所麻酔薬の広がりを確認できる．周囲を液体に包まれることにより神経構造の描出がより鮮明となる．

6. 合併症

1) 血管穿刺：伴走する動脈を避けるように針先をコントロールする．血腫を認めた場合(筋膜下，血管周辺に拡大する低吸収域として観察可能)，しばらく圧迫し止血した後，操作を再開する．出血傾向のある患者では末梢循環障害をきたす可能性があり注意を要する．また画像上，血管の穿刺を認めなくても，局所麻酔薬注入時には必ず吸引による逆流の有無を確認し局所麻酔薬中毒を予防する．

2) 神経損傷：超音波画像で神経周辺の組織に針先を誘導し，局所麻酔薬を浸潤させる．ブロック針が直接神経に触れる必要はない．ただし周辺組織の圧迫により放散痛を訴えることがある．この場合，針先を少し引き抜いて局所麻酔薬を注入する．神経損傷が疑われる場合は，ステロイドを加えた局所麻酔薬によるブロックや消炎鎮痛薬の投与を行う．

■ 文献

1) 伊達久，大瀬戸清茂：上肢の末梢神経ブロック．若杉文吉監修：ペインクリニック—神経ブロック法，第2版，pp106-116，医学書院，2000
2) 小松徹，佐藤裕，瀬尾憲正，廣田和美編：超音波ガイド下区域麻酔法，克誠堂出版，2007
3) McCartney CJ, Xu D, Constantinescu C, et al: Ultrasound examination of peripheral nerves in the forearm. Reg Anesth Pain Med 2007; 32: 434-439

(北山眞任，廣田和美)

9 肋間神経ブロック

1. 肋間神経ブロックとは

X線透視下の肋間神経ブロックの項(→67頁)を参照.

2. 適応疾患

肋間神経痛,帯状疱疹痛,帯状疱疹後神経痛,開胸術後疼痛症候群,肋骨骨折,悪性腫瘍の肋骨転移に伴う疼痛など.

3. 解剖(図4-64)

胸神経前枝は12対からなり,上位11対は肋間神経,12番目は肋下神経と呼ばれる.肋間神経は肋間動静脈と並走し,これらの尾側に位置する.基本的に内肋間筋(または内肋間膜)の下層にこれらの構造が走行する空間(神経血管鞘)が存在するが,肋間腔の胸壁側は常に外肋間筋および内肋間筋(または膜)の2層で構成されるのに対し,胸腔側は肋骨角までは壁側胸膜のみであり(図4-64A,65),肋骨角よりも外側では神経血管鞘のすぐ胸腔側に最内肋間筋が出現する(図4-64B).超音波ガイド下で肋間神経ブロックを行う際には,ブロック部位によって異なるこれらの層構造を理解しておくことが重要である.

4. 器具(図4-66)

- リニアプローブ(10 MHz以上)
- 22 G 5〜10 cm ブロック針(短ベベル針)
- 5 ml または 10 ml シリンジ(1〜2%メピバカイ

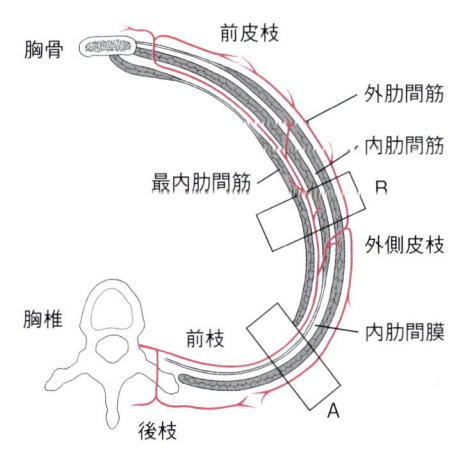

図4-64 肋間神経の解剖

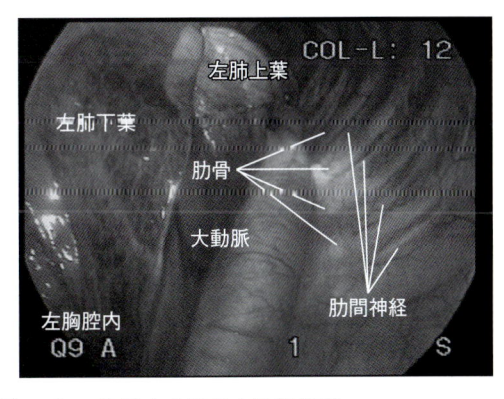

図4-65 胸腔内より見た肋間神経
傍脊椎部から肋骨角の範囲では,壁側胸膜を介して直接,肋間神経が確認できる.

ンまたは 0.3〜0.75％ロピバカイン）
・1 ml シリンジ（5〜10％フェノール水）

5. 手技の実際

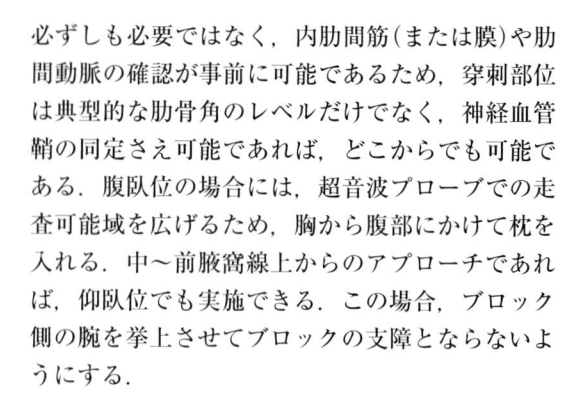

患者を腹臥位もしくは患側を上にした側臥位とする．エコーガイド下で行う際には肋骨の触知は必ずしも必要ではなく，内肋間筋（または膜）や肋間動脈の確認が事前に可能であるため，穿刺部位は典型的な肋骨角のレベルだけでなく，神経血管鞘の同定さえ可能であれば，どこからでも可能である．腹臥位の場合には，超音波プローブでの走査可能域を広げるため，胸から腹部にかけて枕を入れる．中〜前腋窩線上からのアプローチであれば，仰臥位でも実施できる．この場合，ブロック側の腕を挙上させてブロックの支障とならないようにする．

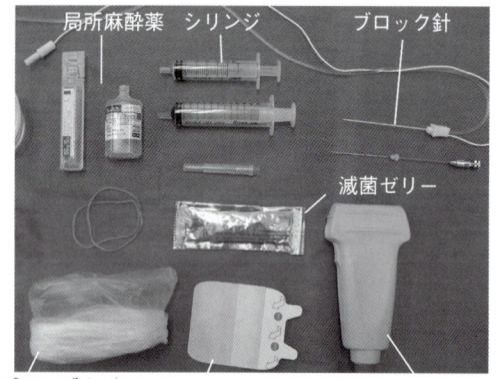

a. 体位と描出法（図 4-67）

目的とする肋間を中心に 1 つ下の肋骨上縁を含めて描出できるように肋骨に対して垂直にプローブを当てる．カラードップラーを用いて肋間動脈を確認し（図 4-68），内肋間筋（膜），神経血管鞘の同定を行う（プレスキャン）．本穿刺に先立って，プローブの位置などをマーキングしておくとよい．内肋間筋（または膜）と最内肋間筋の有無など，走査を行う部位によって超音波画像上の肋間腔の構造が異なるため，これらの違いについて熟知し

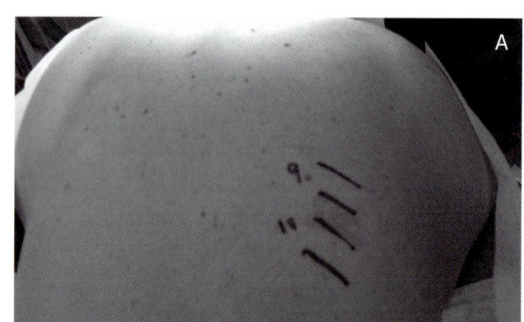

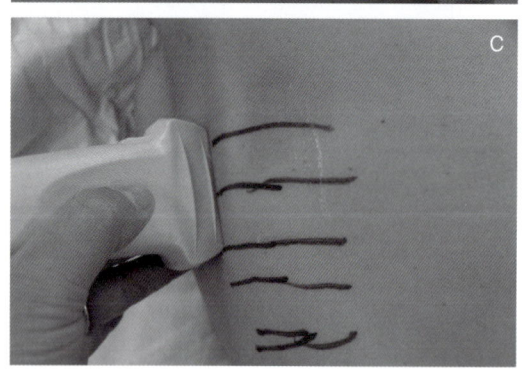

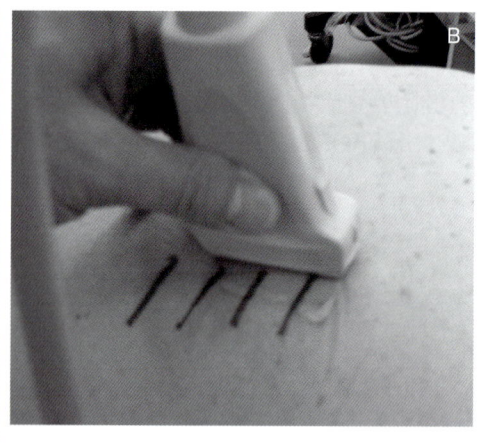

図 4-66 肋間神経ブロックに必要な器具

図 4-67 肋間神経ブロック時の体位とプレスキャン
A, B：腹臥位．C：側臥位．

ておくことが重要である．原則として，肋間神経は内肋間筋（または膜）と最内肋間筋（または壁側胸膜）の間で肋間動脈の尾側を走行しているため，穿刺の際の目標は肋間動脈ということになる．

b. 穿刺，薬液注入（図4-69）

まず患部を消毒する．滅菌プローブカバーもしくはフィルムドレッシングを装着したリニアプローブをプレスキャン時のマーキング部位に当て，目的の肋間腔の走査を行う．肋間動脈の深さに応じて長さを選択のうえ，プローブのすぐ尾側を刺入点として平行法を用いて約30度の角度でブロック針を刺入する．

ブロック針の先端が常に描出されるのを確認しながら，対象肋間の肋間動脈の尾側へと針を誘導する．この際，肋間神経にブロック針が接触すると放散痛を生じることがある．

血液の逆流がないことを確認のうえ，薬液を0.5〜1 ml注入する．内肋間筋（膜）直下に無エコー性の空間が広がることを確認し，総量として1.5〜3 mlとなるよう追加注入する（図4-70）．

6. 合併症

1）気胸：超音波ガイド下で実施することの最大のメリットは胸膜の可視化である．針先の描出がなされていない状態での刺入を避けることで予防可能である．
2）血管穿刺：薬液注入時に，無エコー域が確認

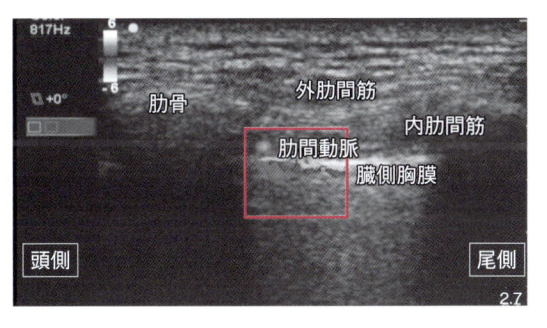

図4-68　カラードップラーによる肋間動脈の確認

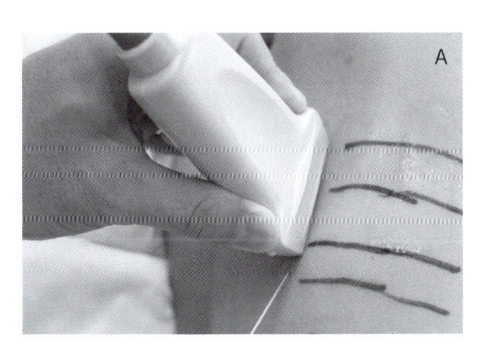

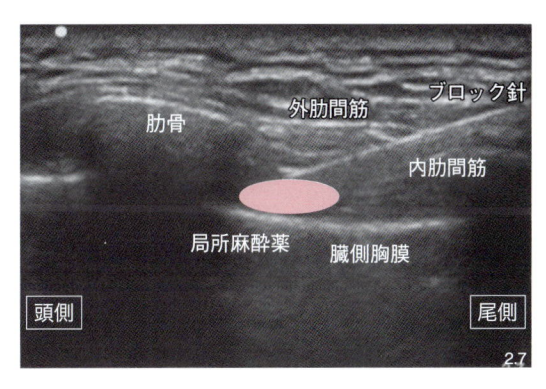

図4-70　薬液注入時の超音波画像

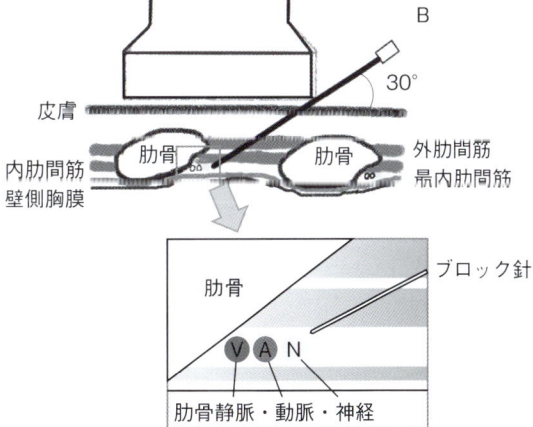

図4-69　穿刺の実際（A）とイメージ図（B）

できない場合には注意を要する．
3）局所麻酔薬中毒：一般に，肋間腔は組織からの薬液吸収が早いため，局所麻酔薬の血中濃度が上昇しやすい．多肋間のブロックを実施する際には，使用薬液量に注意が必要である．
4）胸部交感神経節ブロック：肋間造影を併用した肋間神経ブロックで椎体前面まで薬液が広がることが確認されている．傍脊椎レベルで多肋間のブロックを行う際には交感神経ブロックによる血圧低下に注意が必要である．

■文献
1) Byas-Smith MG, Gulati A: Ultrasound-guided intercostal nerve cryoablation. Anesth Analg 2006; 103: 1033-1035
2) 岡田弘：肋間神経ブロック．ペインクリニック 2006；27 別冊秋：S449-S456
3) 笹野進，笹野久左子，前昌宏，他：超音波診断法による肋間動脈の血流動態測定—有茎肋間筋弁の術前評価の試み．呼吸 2003；22：809-813

〔中本達夫〕

10 胸部傍脊椎ブロック

1. 胸部傍脊椎ブロックとは

　胸部傍脊椎ブロックは，傍脊椎腔に局所麻酔薬を投与することにより片側の脊髄神経と交感神経を遮断することを目的とする神経ブロックである．気胸などの合併症の懸念から，これまであまり普及していなかったが，胸腔鏡下手術や乳腺手術に対する硬膜外鎮痛に代わる鎮痛方法として近年関心が高まっている．

　傍脊椎腔の確認法として最も標準的なのは生理食塩水または空気を用いた抵抗消失法である．ほかに造影剤を投与して広がりを調べる方法や神経刺激装置を使用する方法もある．超音波を利用する方法は，刺入点や深さを確認でき，穿刺を容易にするが，上位胸椎では穿刺針や局所麻酔薬の注入の確認は難しいことが多い．抵抗消失法などを併用し，慎重に針を進めることが望ましい．

2. 適応[1〜3]

　主に片側に痛みが生じるような手術，乳腺手術，開胸手術，腎臓・尿管手術，ヘルニア修復術，胆嚢摘出術後の鎮痛が適応となる．ペインクリニック領域でも肋骨骨折など片側に痛みがあるものが適応となる．

3. 解剖（図4-71）[1,2]

　傍脊椎腔は傍脊椎部の左右に存在する楔形状のスペースである．前面は壁側胸膜，楔形の底面は椎体や椎間板の後外側面，後面は上肋横突靱帯で構成されている．外側は肋間腔へと続き，内側は椎間孔を介して硬膜外腔へ続いている．椎間孔から出た脊髄神経と，交感神経を含んでいる．

4. 器具（図4-72）

- 超音波装置：リニアプローブ（5〜11 MHz），コンベックスプローブ（3〜5 MHz）（体格や穿刺部位によりプローブは使い分ける）
- 注射器：浸潤麻酔用局所麻酔薬（1%リドカイン®など）の入った10 mlシリンジ（25 G注射針），抵抗消失法施行用生理食塩水の入った10 mlシリンジ，神経ブロック用局所麻酔薬（0.5%アナペイン®など）の入った20 mlシリンジ
- 穿刺針：18〜21 Gショートベベルの80〜

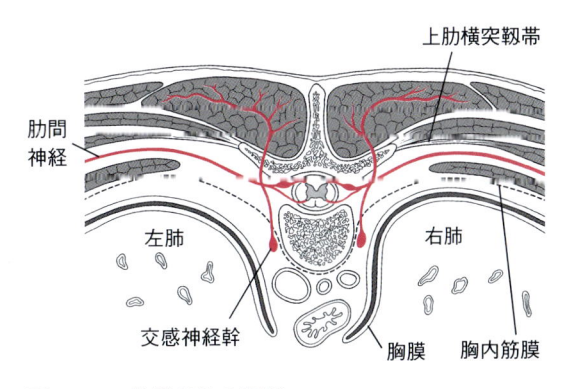

図4-71　傍脊椎腔の解剖
（Karmakar MK: Thoracic paravertebral block. Anesthesiology 2001; 95: 771-780 より）

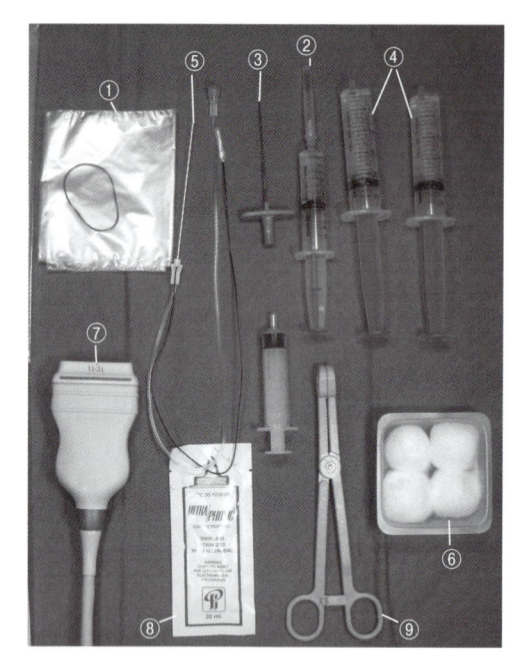

図 4-72　胸部傍脊椎ブロックに必要な器具
①超音波プローブ用滅菌カバー，②浸潤麻酔用注射，③Tuohy 針，④神経ブロック用局所麻酔薬，⑤ブロック用絶縁針，⑥消毒用綿球，⑦超音波プローブ，⑧超音波ゼリー，⑨消毒用鉗子．神経刺激法を併用しない場合には，Tuohy 針を使用する．

100 mm 神経ブロック針．18〜20 G Tuohy 針（カテーテルを挿入しない場合でも Tuohy 針の方が施行しやすい）
・神経刺激装置（神経刺激を行う場合）

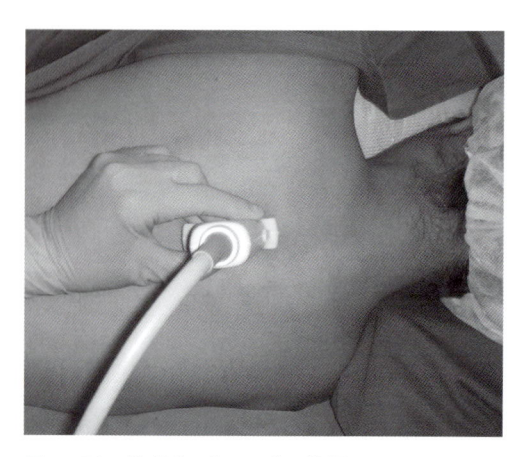

図 4-73　体位とプローブの位置

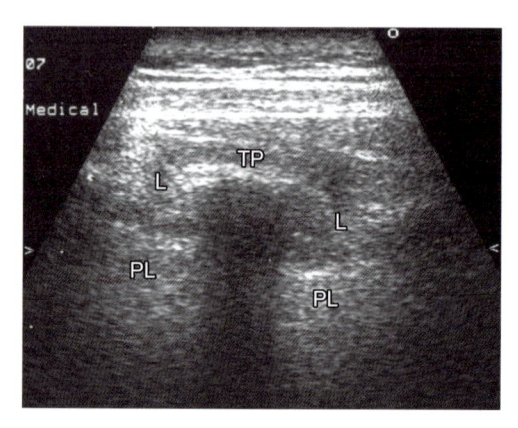

図 4-74　超音波画像（傍正中矢状断）
TP：横突起，PL：胸膜，L：上肋横突靱帯．

5. 手技の実際

a. 体位と超音波プローブの当て方

体位はブロック側を上にした側臥位．坐位または腹臥位も可．目的とするレベルの棘突起の近位端の中心からブロック側へ側方 2.5 cm を刺入点とする（図 4-73）．

プローブを目的の椎体の正中で長軸と垂直に当てる．目的のレベルの棘突起を確認後，プローブをブロック側にずらし横突起を確認する．そこでプローブを脊柱と平行の向きに回転させ，横突起と，横突起間で胸膜を描出し，それぞれの皮膚からの深さを測定する（図 4-74）．

b. 穿刺，薬液注入

刺入点の皮膚および皮下に浸潤麻酔を行う．ブロック針を皮膚に垂直に刺入し，横突起に接触させる．針の向きを頭側または尾側に変え，横突起の上を歩かせる．そこから外れた後，抵抗確認用のシリンジを付けてさらに 1〜1.5 cm 進め，傍脊椎腔へ達する．介助者があればプローブの保持をしてもらい，局所麻酔薬を注入時に超音波画像上で薬液の広がりをみる．針の穿刺角度が急峻なため穿刺針の描出が難しいが，薬液の広がりを描出

するようにする．局所麻酔薬の注入により胸膜が下がってくるように見えることもある．複数レベルのブロックを行う場合はこれを繰り返す．局所麻酔薬量は1椎体ごとに1.5～5 ml，または1カ所法では2～15 ml程度とする．

6. 合併症

1) 血圧低下：硬膜外麻酔と比べれば軽度とされている．
2) 硬膜外ブロック，クモ膜下ブロック：穿刺針が内側へ向いた時に起こりやすい．針は頭側，尾側にのみ傾け，内側には向けないようにする．
3) 胸膜穿刺，気胸：穿刺針が深く入りすぎると胸膜穿刺が起こる．胸膜を穿刺したとしても必ずしも気胸が生じるわけではない．慎重に針を進め，予定より深いと感じたら再度超音波画像上で位置を確認する．
4) 血管内注入：血液の逆流がないことを確認しながら，少量ずつ分割投与するようにする．

■文献

1) Karmakar MK: Thoracic paravertebral block. Anesthesiology 2001; 95: 771-780
2) Richardson J, Lönnqvist PA: Thoracic paravertebral block. Br J Anaesth 1998; 81: 230-238
3) Davies RG, Myles PS, Graham JM: A comparison of the analgesic efficacy and side-effects of paravertebral vs epidural blockade for thoracotomy-a systematic review and meta-analysis of randomized trials. Br J Anaesth 2006; 96: 418-426

〈齊藤洋司，原かおる，佐倉伸一〉

11 硬膜外ブロック

1. 硬膜外ブロックとは

X線透視下の腰部硬膜外ブロックの項(→100頁)を参照.

2. 適応疾患

穿刺距離の予測困難(肥満,小児),低髄液圧症候群への自家血注入,患側優位の硬膜外ブロック,研修医の教育,硬膜外カテーテルや脊髄刺激電極の位置確認などに有用である.

3. 解剖

体表から皮膚,皮下脂肪,脊柱起立筋,椎弓となる.正中部は棘間靱帯または棘突起があり,棘間靱帯の深部に黄色靱帯,硬膜外腔,硬膜,クモ膜下腔が見られる〔X線透視下の腰部硬膜外ブロックの項(→100頁)を参照〕.

4. 器具

シリンジや針はX線透視下の腰部硬膜外ブロックの項(→100頁)に準ずる.
- 5～10 MHz コンベックス型プローブ(2歳以下の小児では10 MHz以上のリニア型プローブ)
- 超音波診断用ゲルパッド
- 曲がりペアン

5. 手技の実際

a. 体位

側臥位で行う.肥満患者,胸部,片側優位の硬膜外ブロックを試みる場合は左右対称で正中線が分かる坐位や腹臥位の方が分かりやすい.小児は極端な胸膝位でなくても観察できる.

b. 描出

仙骨から脊柱管正中部矢状断像を頭側に観察する(図4-75).矢状断像で棘突起を数えて目的椎間まで到達したら,そこで水平断像を描出する.水平断像では構造が左右対称となるように描出し,正中部で棘突起の陰影が邪魔にならないように硬膜を描出する.棘突起や椎弓の背部のように硬膜外穿刺に不適当な位置では,音響陰影により硬膜

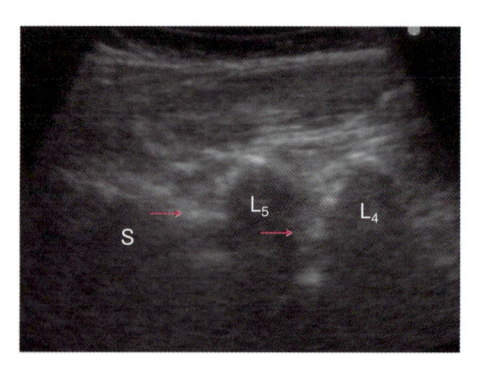

図4-75 脊椎矢状断像
S:仙骨,L₅:第5腰椎棘突起,L₄:第4腰椎棘突起.棘突起間に硬膜(矢印)が観察され,深層に低吸収域のクモ膜下腔が観察される.

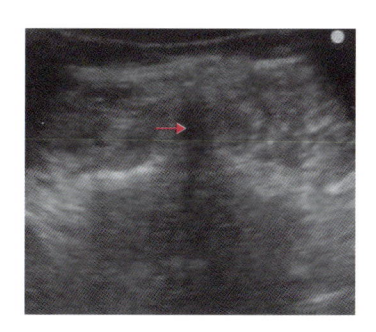

図4-76 棘突起(矢印)から椎弓への音響陰影

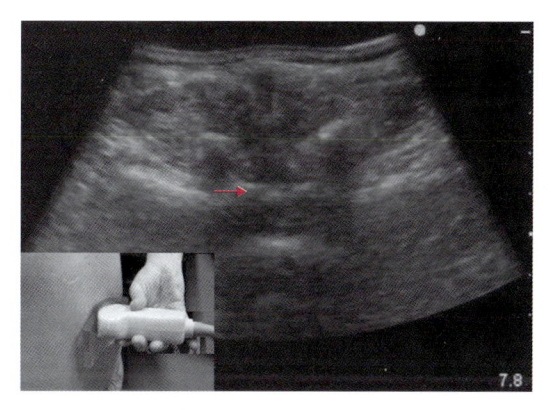

図4-77 ゲルパッドを使用した硬膜外腔水平断像の観察(左下)と超音波画像

最表層にはゲルパッドによる低エコー領域があり，プローブの皮膚への接触が良くなり硬膜(矢印)と硬膜外腔が鮮明に観察される．

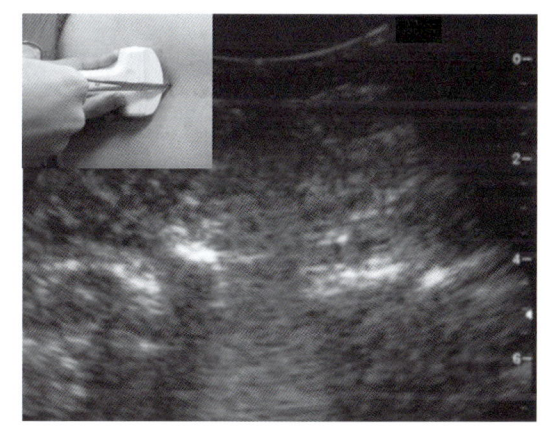

図4-78 曲がりペアンでの刺入点マーキング(左上)．音響陰影が硬膜に達している

外腔の観察ができない(図4-76)．胸椎では棘突起により水平断での観察は難しく，傍正中法で硬膜外腔をどうにか観察できる．やせた症例ではゲルパッドを使用すると観察しやすい(図4-77)．

c．穿刺，薬液注入

超音波画像で皮膚から硬膜までの距離を計測する．この計測ラインと超音波プローブが当たっていた方向が実際の穿刺イメージとなる．計測ラインの皮膚側と超音波プローブの間に曲がりペアン先端を差し込んで刺入点とする(図4-78)．

実際の穿刺は超音波プローブを使用せずに行う．介助者が穿刺部の一椎間頭側で硬膜外腔の水平断像を描出すると，カテーテル挿入や薬液・自家血注入に伴う硬膜の動きを観察可能である．

6. 合併症

超音波ビームに対する角度の違いで黄色靱帯と硬膜を同時に観察できず，硬膜の同定に悩む場合がある．プローブの圧迫により実際の穿刺は超音波画像よりも数mm長くなる場合が多い．

硬膜穿刺，出血，神経損傷など一般的な硬膜外麻酔の合併症が起こり得ることに変わりない．

■ 文献

1) 樋口美沙子，山内正憲，中山雅康，他：超音波画像を用いて仙骨硬膜外カテーテルを挿入した1例．臨床麻酔 2007，31．253 254
2) 山内正憲：胸腰椎硬膜外ブロック．小松徹，佐藤裕，瀬尾憲正，他編：超音波ガイド下区域麻酔法，pp171-180，克誠堂出版，2007
3) Grau T, Leipold RW, Horter J, et al: The lumbar epidural space in pregnancy: visualization by ultrasonography. Br J Anaesth 2001; 86: 798-804

〔山内正憲，関　忍〕

12 クモ膜下ブロック

1. クモ膜下ブロックとは

腰部硬膜外ブロックの項(→100頁)を参照．前項と技術的には同様であるので，本項では肥満患者での超音波画像の描出に焦点を当てて記載する．

2. 適応疾患

穿刺距離の予測困難症例(肥満，小児)，ブロック体位での穿刺イメージ構築に有用である．

3. 解剖

超音波画像での観察は体表から皮膚，皮下脂肪，脊柱起立筋，椎弓となる．正中部は棘間靱帯または棘突起があり，棘間靱帯の深部に黄色靱帯，硬膜外腔，硬膜，クモ膜下腔が見られる(→100頁)．肥満患者では脊椎より表層の皮下脂肪や脊柱起立筋が厚いため，硬膜周囲まで超音波ビームが届きづらいことが観察を困難にする．

4. 器具

腰部硬膜外ブロックの項(→100頁)を参照．
・脊髄クモ膜下ブロック針

5. 手技の実際

a. 体位

一般的な脊髄クモ膜下ブロックと同じ側臥位で行う．肥満患者の場合はあらかじめ腰椎単純X線写真で脊椎の変形がなく，椎間の穿刺スペースが十分あることを確認しておく．超音波画像の描出と穿刺は左右対称で正中線が分かる坐位や腹臥位で行う(図4-79)．小児は極端な胸膝位でなくても観察可能である．

b. 描出

まず仙骨から脊柱管正中部矢状断像を頭側に移動させて描出していく．矢状断像で棘突起を数えて目的椎間まで到達したら，そこで水平断像を描出する．肥満患者に側臥位で行うと脊椎の左右への彎曲，皮下脂肪が垂れ下がることにより，手術室では坐位で行う方が有用である．水平断像では構造が左右対称となるように描出し，正中部で棘突起の陰影が邪魔にならないように硬膜を描出す

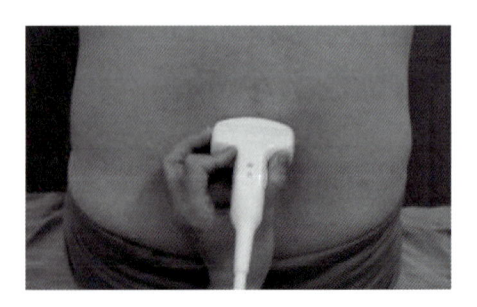

図4-79 坐位での肥満患者への脊椎の超音波検査

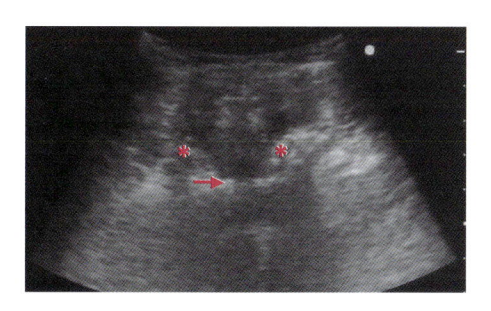

図 4-80 第 3/4 腰椎間水平断像
左右の椎間関節(＊)，正中部の同じ深さに黄色靱帯があり，更に深層に硬膜(矢印)，低吸収域のクモ膜下腔，高輝度の椎体表面が観察される．

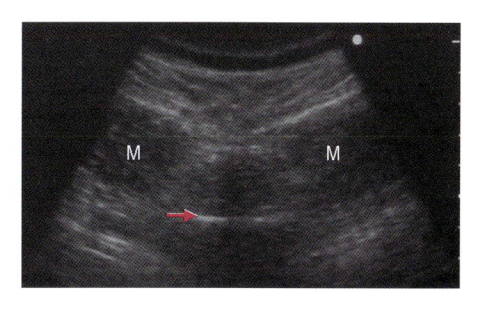

図 4-81 肥満患者の脊椎周囲超音波画像
左右に大きな脊柱起立筋の固まり(M)とその深部に椎弓(矢印)が観察される．椎弓よりも深層は音響陰影により観察されない．

る．肥満患者では硬膜を明瞭に観察できない場合もある(図 4-80)．その場合は脊柱起立筋の深層にある椎弓の高輝度なラインと同じ深さに黄色靱帯，更にその深層正中部に硬膜があることを想像してプローブをゆっくりと微妙に操作することで，硬膜が描出される(図 4-81)．

c. 穿刺，薬液注入

クモ膜下腔を確認したら，超音波画像上で皮膚からクモ膜までの距離を計測する(図 4-82)．この計測ラインと超音波プローブが当たっていた方向が実際の穿刺イメージとなる．計測ラインの皮膚側と超音波プローブの間に曲がりペアンを差し込み，刺入点をマーキングする．

実際の穿刺は超音波プローブを使用せず，消毒後に超音波画像を参考に行う．

6. 合併症

超音波ビームに対する角度の違いで黄色靱帯，硬膜およびクモ膜下腔を同時に観察できない場合がある．また，プローブの圧迫により実際の穿刺は超音波画像よりも数 mm 長くなる場合が多く，その誤差を認識しておく必要がある．肥満患者で

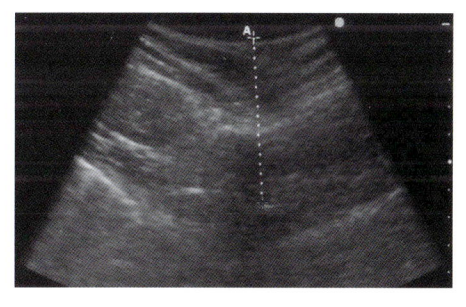

図 4-82 肥満患者の皮膚から硬膜までの超音波装置による距離計測
肥満患者では硬膜が明瞭に描出されにくい．

は穿刺針が曲がることにより，刺入点が適切でもクモ膜下腔まで針が達しないこともある．

感染，出血，神経損傷など一般的な硬膜外麻酔の合併症が起こり得ることに変わりない．

■ 文献

1) Yamauchi M, Honma E, Mimura M, et al: Identification of the lumbar intervertebral level using ultrasound imaging in a post-laminectomy patient. J Anesth 2006; 20: 231-233
2) 山内正憲：脊髄クモ膜下ブロック．小松徹，佐藤裕，瀬尾憲正，他編：超音波ガイド下区域麻酔法，pp187-196，克誠堂出版，2007
3) Grau T, Leipold RW, Fatehi S, et al: Real-time ultrasonic observation of combined spinal-epidural anaesthesia. Eur J Anaesthesiol 2004; 21: 25-31

(山内正憲，並木昭義)

13 腰神経叢ブロック

1. 腰神経叢ブロックとは

大腰筋内を走行する腰神経叢のうち，主に外側大腿皮神経，大腿神経，閉鎖神経をブロックし，腰下肢痛(主にL_2〜L_4症状)治療に用いられる．後方アプローチとしてL_4L_5もしくはL_3L_4レベルで施行する．超音波装置の機能向上により，身体深部にある腰神経叢を以前より確認できるようになり，また周辺組織を明瞭に描出することで安全で確実なブロックとなった．更に神経刺激装置を補助的に用いることで，どの神経に針先が近いかを再確認できブロックの質が向上する．

2. 適応疾患

腰椎椎間板ヘルニア，変形性脊椎症などの腰下肢痛，股関節痛，膝関節痛，帯状疱疹，meralgia paresthetica, femoral neuropathy, entrapment neuropathy, 腰部交感神経節ブロック後の神経炎，がん性疼痛，股・膝関節や下肢の手術麻酔(坐骨神経ブロック併用)や手術後痛．

3. 解剖(図4-83)

大腰筋筋溝ブロックの項(→96頁)を参照．

4. 器具

・超音波装置(設定：深さ8〜11 cm)
・プローブ；周波数2〜5 MHz(ミニ)コンベックス，またはリニア
・皮膚局所麻酔；25〜27 G 針，0.5%メピバカイン 1〜2 ml
・神経ブロック針；22 G 80〜120 mm 鈍針(または通電刺激針，カテーテル留置用セット)
・他；神経刺激装置(必要に応じて)
・治療用薬剤；0.5%メピバカイン 5〜15 ml＋デキサメタゾン 2〜4 mg

5. 手技の実際

a. 体位

腹臥位(腹下枕)，もしくは患側を上にした側臥位(膝屈曲)

b. プローブの当て方，描出

1) 第4腰椎棘突起〔硬膜外ブロックの項(→294頁)を参照〕：プローブを仙骨上端に当て，脊椎の正中(〜傍脊柱)矢状断面像で棘突起などを目印にL_5，L_4と頭側に移動させ，L_4棘突起を確認する．
2) 目的横突起(図4-84)：L_4棘突起上でプローブを90度回転させ水平断面像とすると，棘突起の音響陰影(低エコー)が中心にくる．頭(尾)側へわずかに移動させると，内側から棘突起に連なる椎弓，関節突起，そして横突起が確認できる．
3) 目的画像(脊柱起立筋，腰方形筋，大腰筋，そして腰神経叢)(図4-85)：そこから脊椎と垂直に外側4〜5 cm離れた点をプローブの中心となるように移動させる．そしてプローブをL_4横突起の音響陰影が入らないよう，目的レベルの尾側

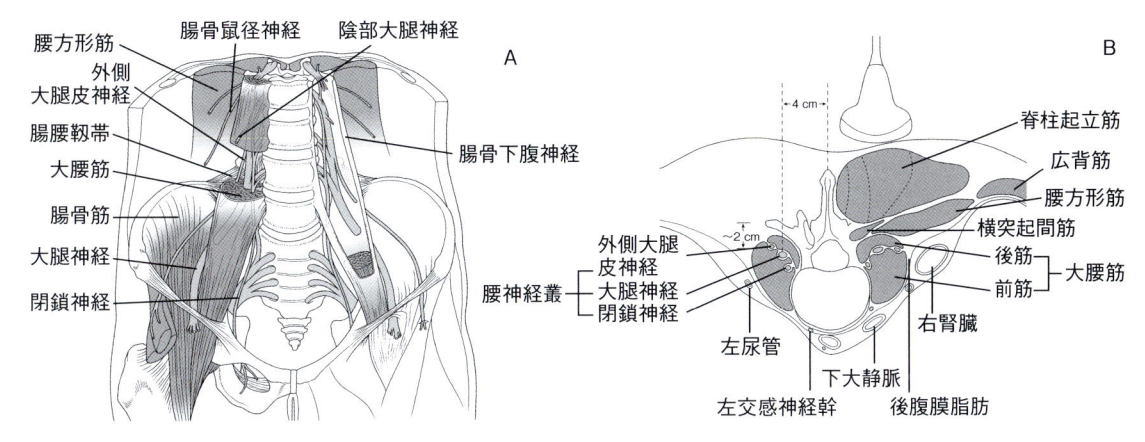

図 4-83 腰神経叢ブロック(後方アプローチ)に必要な解剖
A：腰神経叢の解剖．B：腰神経叢ブロック(後方アプローチ)．
(Farny J, Drolet P, Girard M: Anatomy of the posterior approach to the lumbar plexus block. Can J Anaesth 1994; 41: 480-485 より)

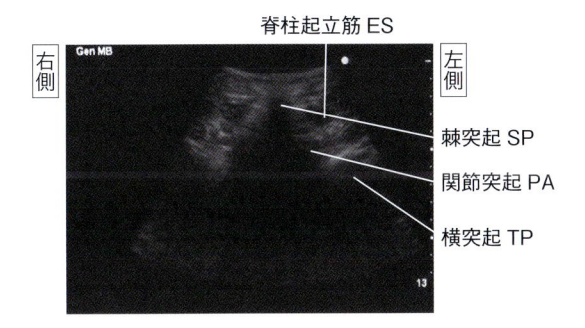

図 4-84 第 4 腰椎レベルにおける超音波画像(水平断面)

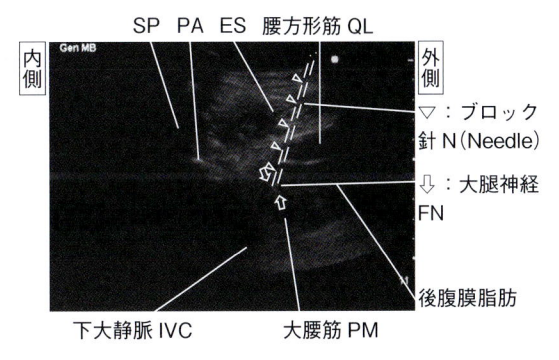

図 4-85 $L_4 \sim L_5$(左側)レベルにおける超音波画像

(もしくは頭側)へ移動させる．脊柱起立筋，腰方形筋，大腰筋が確認できる．

ポイント；腰神経叢は大腰筋内の後方約 1/3 付近，また横突起から腹側約 2 cm 以内にやや高エコーで周辺と明らかに異なった構造として描出される．頭尾側にプローブを動かすと移動が見られる．更に矢状断面像にし，各椎間レベルのほぼ同じ深度に大腰筋内を横に走る腰神経叢(やや高エコー)を確認しても良い．

c. 穿刺

1) 皮膚表面浸潤麻酔：プローブ外側(もしくは内側)より平行法で刺入する．棘突起より外側 7.5 cm 以上での穿刺は避ける．はじめに皮膚表面の麻酔を行う．

2) ブロック針穿刺(図 4-85)：大腰筋内の後方約 1/3 付近でその中央に刺入する(大腿神経付近を狙うと，他の2つの神経もブロックされやすい)．放散痛を得る必要はない．

3) ブロック針先端確認：針先の描出が困難ならば，針を前後に揺するなど(または生理食塩水，5%糖液注入)する．皮膚から腰神経叢までの距離は平均 5～6 cm(性別，側臥位と腹臥位で変化)であり，BMI と相関する．

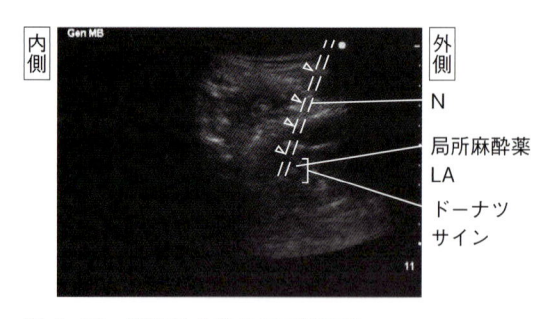

図4-86 薬液注入後の超音波画像

d. 薬液注入（図4-86）

血液の逆流がないことを確認し，プローブを傾けるなどして薬液の流れ方を確認しながら分割注入を行う．注入液（低エコー）と神経（やや高エコー）のコントラストが際立ってくる．注入時の圧迫感を生じやすい．ドーナツサインを得ようと何度も針先を移動させない．

6. 合併症

(1) 感染，膿瘍
(2) 腰動静脈・腸腰動静脈の穿刺（腰神経叢より深い刺入）
(3) 血腫（筋層，腰動静脈・腸腰動静脈の穿刺，腎被膜下）
(4) 血管内注入，局所麻酔中毒
(5) 腹腔内外臓器穿刺（特に腎穿刺；L_3〜L_4レベル以上で生じ得る）・損傷，神経根ブロックなど

〈メモ〉

腰神経叢ブロックは腕神経叢ブロックと同様にコンパートメントブロックである．大腰筋溝は，以前より大腰筋前筋-後筋間もしくは大腰筋-腰方形筋間を指していた．どちらでもコンパートメントブロックなので効果は得られるが，後者では薬液が腰方形筋へ一方的に流れると効果は少ない．

高齢者や肥満者では超音波画像が明瞭でないことがある．腰神経叢が不明瞭な場合には神経刺激装置を補助とするほか，生理食塩水などを用いた抵抗消失法で大腰筋-腰方形筋間のブロックに変更するのもよい．しかし，実際は横突起から腹側約1〜2 cmの所に薬液注入すれば，後筋は非常に薄いため，十分な効果が得られやすい．更に薬液量を増やせば大腰筋以外の周囲へも広がるし，尾側へ広がれば腰仙神経叢ブロックとなり得る．

鈍針だと筋膜穿刺の際にPOP感を得られやすく，針先位置のヒントになる．

呼吸性に腎臓はL_3〜L_4レベルで上下に変動し（右＞左側，女性＞男性），また後腹膜の動きで後腹膜脂肪と腰筋群（腰部脊柱前方筋群）との境（筋膜）が確認できる．

目的の超音波画像を描出し，モニター上で刺入経路をイメージできれば，おのずと的確な刺入部位・方向を決定できる．しかし深部におけるブロック針先端の描出は慣れるまでは難しく，平行法の外側・内側，交差法でも一長一短がある．そこで平行法の内側刺入をアレンジしたブロックもよい．大腰筋横径の中心は体正中からの距離が外側4 cm前後なので（ここで穿刺），更にその外側にプローブを置き，内側へ向くようにプローブを傾け腰神経叢を描出させる．結果プローブの内側から皮膚に対し垂直に刺入すれば，最短距離で腰神経叢のブロックを行える．ただしコンベックスプローブの場合，その特性からブロック針はより内側から刺入されているようにモニター上描出されるため，慣れないと刺入経路が認識しづらい．また，当然であるがプローブはブロック針に対し平行に当てるほど，ブロック針が描出されることを刺入時に忘れてはならない．

大腰筋の内側から順に閉鎖神経，大腿神経，外側大腿皮神経とあるので，例えば大腿内側の皮膚感覚をブロックしようとブロック針を閉鎖神経狙いで内側に刺入することもある．しかし閉鎖神経の皮膚感覚分布には解剖学的変異が多いので結果が異なる場合がある．

神経刺激装置を補助に用いる場合，電流の強さ1.5→0.5 mA，刺激頻度1〜2 Hz，パルス幅0.1 msで大腿四頭筋の収縮が得られるようにゆっくりと刺入する．傍脊柱筋収縮（針が浅い）や内転筋群収

縮(内側の閉鎖神経刺激),ハムストリング収縮(尾側の坐骨神経),針先深部での大腿屈曲(深く直接筋を刺激)などが認められるのは,ブロック針先端の位置が適切でないことを意味する.

持続腰神経叢ブロックの場合,針先を腰神経叢でなく,生理食塩水などを用いた抵抗消失法で大腰筋-腰方形筋間に進めてもよい.生理食塩水(もしくは局所麻酔薬,5％糖液)を注入した後,カテーテルを尾側(頭側)へ3〜5 cm前後挿入する.必ずテストドーズを注入し副作用の有無を確認する.

■ 文献
1) 宮崎東洋:ペインクリニック入門,真興交易医書出版部,1996
2) Farny J, Drolet P, Girard M: Anatomy of the posterior approach to the lumbar plexus block. Can J Anaesth 1994; 41: 480-485

〔中村吉孝,井関雅子〕

14 仙骨部神経根ブロック

1. 超音波ガイド下仙骨部神経根ブロックとは

超音波ガイド下に後仙骨孔を同定し，後仙骨孔を経由して仙骨神経をブロックする方法である（X線透視下の仙骨部神経根ブロックは134頁を参照）．S_2, S_3 後仙骨孔は時にX線透視下に同定が困難であり，超音波ガイド下に後仙骨孔を同定できるメリットは大きい．超音波単独でもブロックできるが，X線透視と組み合わせることでより確実なブロックが可能である．

2. 適応疾患

腰椎椎間板ヘルニア，脊柱管狭窄，帯状疱疹，帯状疱疹後神経痛，がん性疼痛などによる仙骨神経根症．

3. 解剖（図4-87）

仙骨は5個の椎骨が癒合してできたもので，両側に4対の仙骨孔が存在する．仙骨神経は仙骨管内で前枝，後枝に枝分かれし，それぞれ前仙骨孔，後仙骨孔より脊柱管外へ出る．S_1 後仙骨孔は上後腸骨棘より内側1〜2 cm，頭側0.5〜1 cmにある．また，S_4 後仙骨孔は仙骨角より外側0.5 cm，頭側1〜2 cmにある．この2つの孔を結んだ直線上等間隔に S_2, S_3 後仙骨孔がある．S_1 仙骨孔の厚さ（前後仙骨孔の距離）は2.5 cm程度であり，S_2, S_3 仙骨孔になるにつれ浅くなり，S_4 仙骨孔では0.5 cm程度である．

4. 器具（図4-88）

- マイクロコンベックスプローブ
- 25 G 2.5 cm 針＋5 ml シリンジ（1% メピバカイン局所麻酔用）
- 21 G 9 cm スパイナル針
- 5 ml シリンジ（1% メピバカイン 2 ml＋デキサメタゾン 2〜4 mg）薬液用

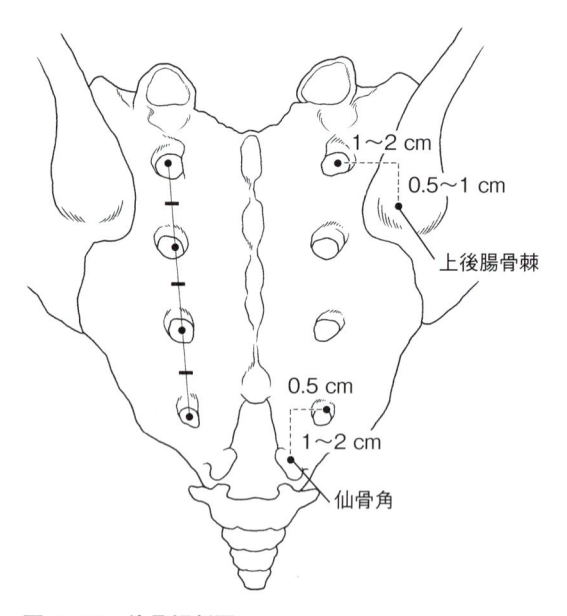

図4-87 仙骨解剖図
スキャン前にマーキングしておく．

14. 仙骨部神経根ブロック　303

5. 手技の実際

a. 患者体位と準備

患側を手前とした腹臥位とし，腹部に枕を入れ仙骨が水平となるようにする．上後腸骨棘，仙骨角，S_1〜S_4後仙骨孔をマーキングしておくとよい．

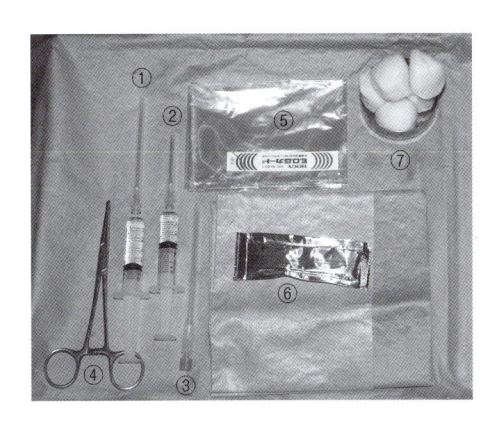

b. プローブの当て方と描出法

マイクロコンベックスプローブを用いると穿刺の時に邪魔にならない．あらかじめマーキングした後仙骨孔周囲を詳細に観察し，仙骨後面から超音波が抜ける所を探す(図4-89)．この時プローブをやや内側尾側に向けると描出しやすい．S_1後仙骨孔が描出困難な時には，まずS_2後仙骨孔(図4-90)を同定してから図4-87を参考に腸骨

図4-88　器具
①局所麻酔薬(1%メピバカイン5 ml)，②薬液(1%メピバカイン2 ml+デキサメタゾン2 mg)，③ブロック針(21 G 9.0 cmスパイナル針)，④消毒用ペアン鉗子，⑤超音波プローブ用滅菌カバー，⑥滅菌ゼリー，⑦消毒綿球．

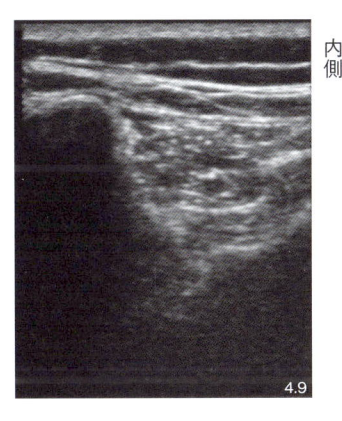

図4-89　S_1後仙骨孔エコー像

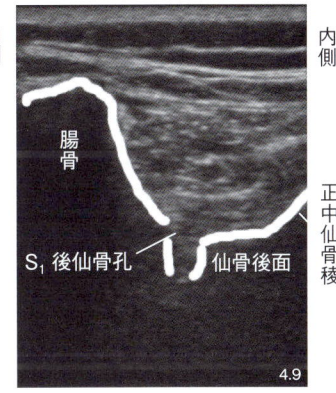

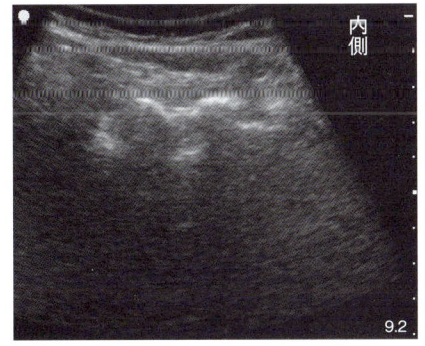

図4-90　S_2後仙骨孔エコー像

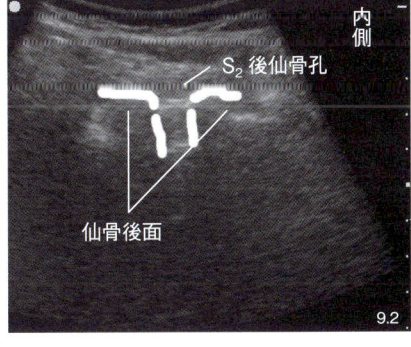

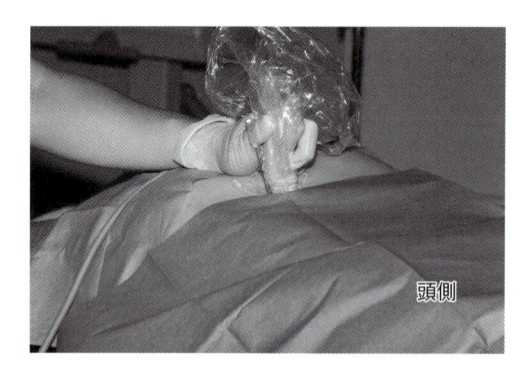

図4-91 超音波プローブの当て方と針の刺入方向
プローブを仙骨に垂直に当て，プローブ外側から刺入する．

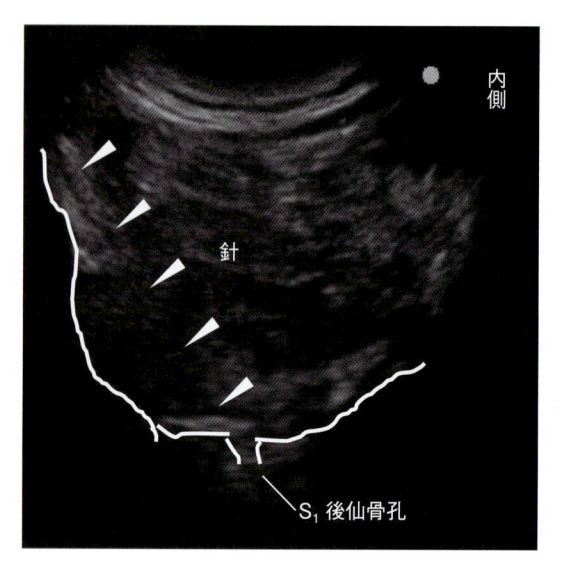

図4-92 ブロック針穿刺時の超音波像

の辺縁を詳細に観察する．S_1後仙骨孔は外側に腸骨が描出されることで他の後仙骨孔と区別可能である．

c. 穿刺，薬液注入

局所麻酔後，ブロック針をプローブ外側より平行法で刺入する（図4-91，92）．一度後仙骨孔外縁に針を当てると深さが分かる．S_1であればそこから1.5 cm程度進めると多くの場合，放散痛が得られる．放散痛が得られなくても，仙骨孔経由で硬膜外腔に薬液が注入されるため効果が期待できる．針を深く刺入しすぎると臓器損傷を起こす可能性があるため，S_2では1 cm，S_3〜S_4では0.5 cm以内にとどめるのが安全である．血液や髄液の吸引がないことを確認してから薬液をゆっくり注入する．

6. 合併症

1) 神経損傷：ブロック針をゆっくり進め，薬液注入時の抵抗が強い場合は針先の位置を調節する．

2) 内臓損傷：ブロック針を進めすぎると（特にS_2〜S_4）では，臓器損傷を起こす可能性がある．

3) クモ膜下ブロック：特にS_1で内側に深く刺入すると起こる可能性がある．薬液注入前に髄液が吸引されないことを確認する．

■文献

1) Sacral plexus. Cousins MJ: Neural Blockade Pain Management, pp422-423, Lippincott-Raven, 1998
2) Sacral root (transsacral) Block. Brown DL: Regional Anesthesia and Analgesia, pp315-318, WB Saunders, Philadelphia, 1996
3) Trans-sacral nerve block. Diamond AW: The Management of Chronic Pain, 2nd ed, p91, Oxford University, 1997
4) Transsacral nerve root. Hahn MB: Regional Anesthesia, pp279-284, CV Mosby, St Louis, 1996

（高木基光，新堀博展）

15 大腿神経ブロック

1. 大腿神経ブロックとは

大腿神経ブロックは末梢神経ブロックの中で最も基本的なブロックの1つである．手技は容易で，合併症もまれであり，超音波ガイド下での成功率は限りなく100％に近い．

2. 適応疾患

大腿部の疼痛．膝関節痛．股関節痛．大腿骨頸部骨折痛．

3. 解剖

大腿神経は第2～4腰神経前枝が集まって形成する腰神経叢の枝である．腰神経叢からは大腿神経のほか腸骨鼠径神経，腸骨下腹神経，閉鎖神経，外側大腿皮神経も分岐する．鼠径部では大腿神経は腸腰筋や外側大腿皮神経とともに，筋裂孔を通過して下肢の支配領域に達する．鼠径溝の部位では内側から大腿静脈，大腿動脈，大腿神経と順に位置する（図4-93）．

4. 器具（図4-94）

- 高周波リニア超音波プローブ
- 神経ブロック針（22 G 50 mm）
- 神経刺激法を併用する場合には22 G 50 mm絶縁針および神経刺激装置（0.1 mA間隔で電流量の調節が可能なもの）
- 10～20 mlシリンジ（0.25～1％メピバカイン10～15 ml）

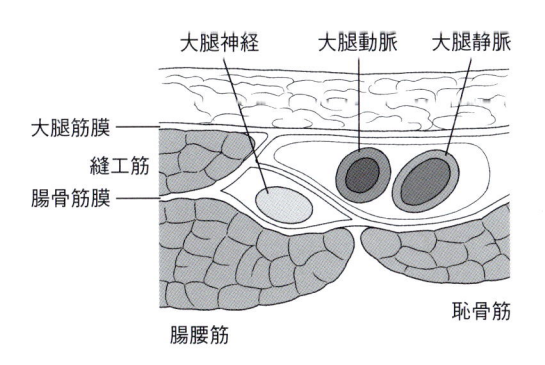

図4-93 大腿動脈，大腿静脈，大腿神経の位置関係

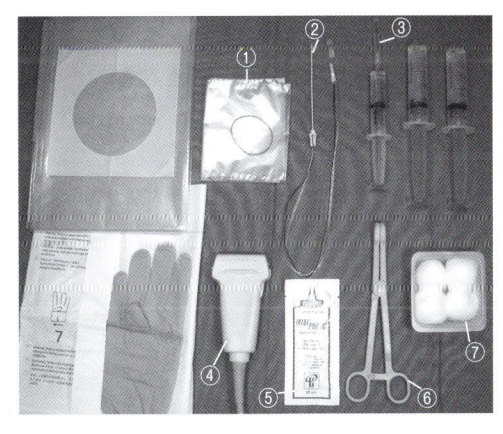

図4-94 大腿神経ブロックに必要な器具
①超音波プローブ用滅菌カバー，②ブロック用絶縁針，③浸潤麻酔用注射器，④高周波リニア超音波プローブ，⑤超音波ゼリー，⑥消毒用鉗子，⑦消毒用綿球．神経刺激法を併用しない場合には，ブロック針（鈍針）を使用する．

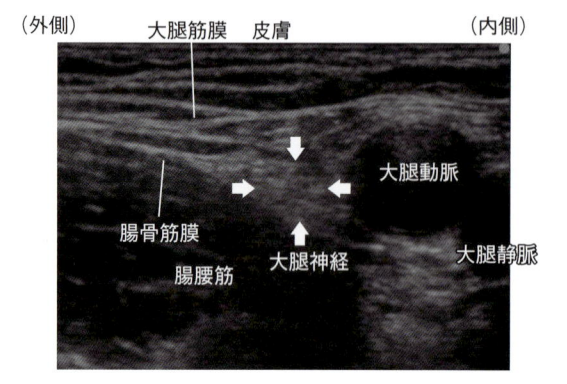

図4-95 大腿神経ブロックで認められる典型的な超音波画像
矢印が大腿神経.

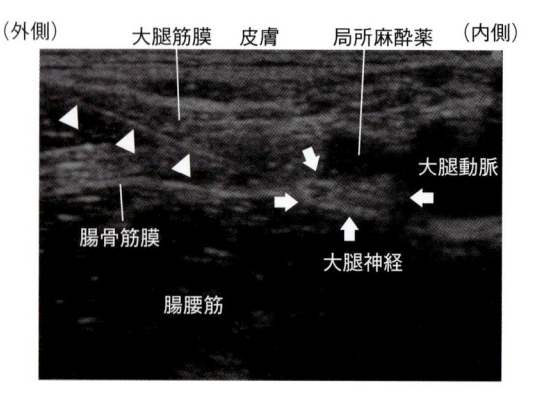

図4-96 大腿神経ブロック施行中の典型的な超音波画像
矢印が大腿神経, 矢頭がブロック針.

5. 手技の実際

a. 体位

仰臥位とし, 下肢を伸展させる. 術者はブロック側に立つとよい.

b. 神経の描出

浅い位置に神経組織があるため, 解像度の良い高周波リニアプローブを使用する. プローブを鼠径溝(股関節を曲げた時に生じる腹部と大腿前面の境目の皮膚のしわで, 鼠径靱帯よりも少し遠位)のやや遠位で鼠径溝と平行に当てると, 超音波画像上で円形の拍動する大腿動脈とその内側にある楕円形の大腿静脈が見られる(図4-95). その際, 大腿動脈が2本に見える場合がある. 大腿深動脈がすぐ遠位で分岐するためで, 動脈が1本に見える位置までプローブを近位にスライドさせる. 大腿神経は, 大腿動脈の約1 cm外側にある高エコー性(白く見える)の三角形の領域内に認められることが多い. よく見ると, 内部に小さな低エコー性(黒く見える)の楕円を認める大腿神経が識別できる場合もある.

c. 穿刺, 薬液注入

皮膚および皮下浸潤麻酔を施した後, 超音波プローブの外側から内側の方向に神経ブロック針を

ゆっくりと進める. ブロック針先端が大腿筋膜および腸骨筋膜を貫通し大腿神経に接したことを確認したら(①), 吸引テストを行った後, 局所麻酔薬を5〜15 ml注入する(図4-96). その際, 大腿神経の腹側に予定注入量の半分を注入したらブロック針を皮下まで引き抜く. 方向を少し変えてブロック針を再度ゆっくりと進め, 針先端が大腿神経の背側に達したところで残りの量を注入し, 最終的に局所麻酔薬が大腿神経周囲に広がるようにする. 神経刺激法を併用する場合には①の時点で刺激装置の電源を入れ, 電流量が0.5 mA以下で大腿直筋の運動を確認するとよい.

6. 合併症

重大な合併症はない. まれに, 一過性の神経障害や出血が発生することがある.

■ 文献

1) 野村岳志:大腿神経ブロック. 佐倉伸一, 野村岳志編:図説超音波ガイド下神経ブロック, pp244-257, 真興交易医書出版部, 2007
2) 佐倉伸一:下肢の神経支配と腰・仙骨神経叢の解剖. LiSA 2007; 14: 1096-1100

(齊藤洋司, 佐倉伸一)

16 坐骨神経ブロック

I. 殿下部アプローチ

1. 器具(図4-97)

- 低周波コンベックス超音波プローブ
- 神経ブロック針(22 G　80 mm 以上)
- 神経刺激法を併用する場合には(21 G　100 mm 絶縁針)および神経刺激装置(0.1 mA 間隔で電流量の調節が可能なもの)
- 10 ml シリンジ(1%メピバカイン 5〜10 ml)

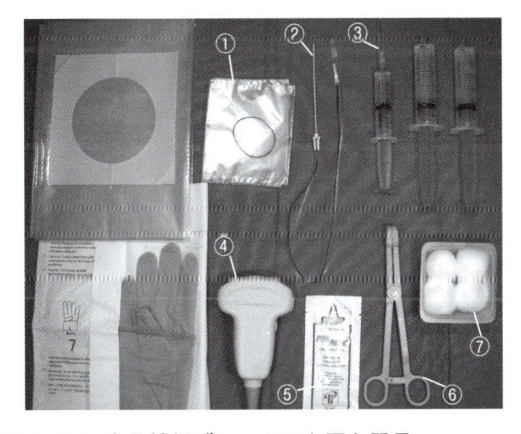

図4-97　坐骨神経ブロックに必要な器具
①超音波プローブ用滅菌カバー，②ブロック用絶縁針，③浸潤麻酔用注射器，④低周波コンベックス超音波プローブ，⑤超音波ゼリー，⑥消毒用鉗子，⑦消毒用綿球．神経刺激法を併用しない場合には，ブロック針(鈍針)を使用する．

2. 手技の実際

a. 体位(図4-98)

患側を上にしたややうつむき加減の側臥位とし，健側の下肢は伸展させたまま患側の股関節および膝関節を若干屈曲させる(Sim's position)．術者はブロック側に立つとよい．

b. 神経の描出

表面から大転子および坐骨結節を触知しマーキングする(図4-99)．大転子と坐骨結節を結ぶ線を引き，その中点付近に低周波コンベックス超音波プローブを大腿骨長軸と直交するように当てる．その時プローブの面は殿部の皮膚とできるだけ垂直となるようにするが，患者の年齢や体格によって超音波画像上で坐骨神経が鮮明に描出できるように超音波ビーム角度を微調整する．坐骨神経は幅15〜20 mm，厚さ5〜10 mm の三日月形あるいは楕円形の高エコー性の陰影として，大腿骨大転子と坐骨結節の中点付近で大殿筋と大腿方形筋の筋膜間に認められる(図4-100)．

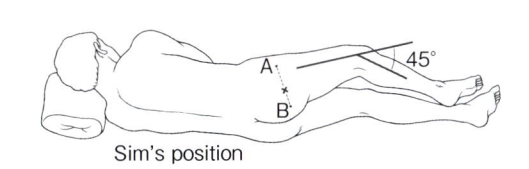

図4-98　坐骨神経ブロック殿下部アプローチの体位

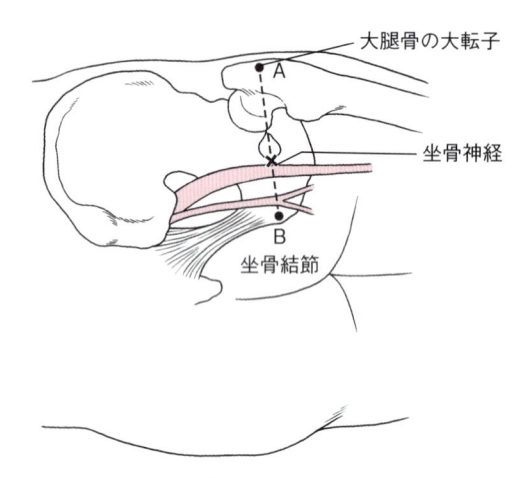

図 4-99　坐骨神経ブロック殿下部アプローチのランドマーク

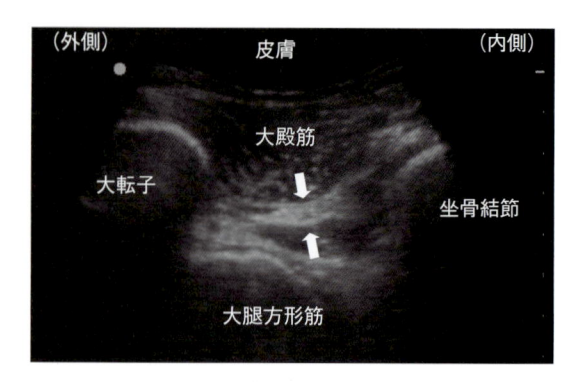

図 4-100　坐骨神経ブロック殿下部アプローチの典型的な超音波画像
矢印が坐骨神経．

c. 穿刺，薬液注入

皮膚および皮下浸潤麻酔を施した後，超音波プローブの外側（大転子側）から内側（坐骨結節）の方向に神経ブロック針をゆっくりと進める．ブロック針先端が大殿筋膜を貫通し坐骨神経に接したことを確認したら（①），吸引テストを行った後，局所麻酔薬を 10～20 ml 注入する．その際，坐骨神経の後面に予定注入量の半分を注入したらブロック針を皮下まで引き抜く．方向を少し変えてブロック針を再度ゆっくりと進め，針先端が坐骨神経前面に達したところで残りの量を注入し，最終的に局所麻酔薬が坐骨神経周囲に広がるようにする．神経刺激法を併用する場合には①の時点で刺激装置の電源を入れ，電流量が 0.7 mA 以下で足関節の底屈あるいは背屈運動を確認するとよい．

3. 合併症

重大な合併症はない．まれに，一過性の神経障害や出血が発生することがある．

■ 文献
1) 佐倉伸一：坐骨神経ブロック臀下部アプローチ側臥位法．佐倉伸一，野村岳志編：図説超音波ガイド下神経ブロック，pp184-196，真興交易医書出版部，2007
2) 佐倉伸一：下肢の神経支配と腰・仙骨神経叢の解剖．LiSA 2007；14：1096-1100

（齊藤洋司，佐倉伸一）

II. 膝窩部アプローチ

1. 坐骨神経ブロック（膝窩部アプローチ）とは

膝窩部で坐骨神経ブロックを行うと，下腿外側面の皮膚，脛骨，腓骨，足関節，足の感覚遮断が得られる．つまり膝窩部アプローチによって，下腿内側面を除いた膝から遠位の下肢の感覚を遮断できる．

2. 適応疾患

1) 慢性動脈閉塞性疾患（TAO，ASO）による疼痛，下腿切断術後の断端痛．
2) 手術麻酔：膝より遠位の下腿，足関節，足の手術．下腿内側面に操作が及ぶ時は大腿神経，伏在神経を併用する．膝関節置換術では大腰筋溝ブロックとの併用もしくは大腿神経ブロック＋閉鎖神経ブロックと併用する．

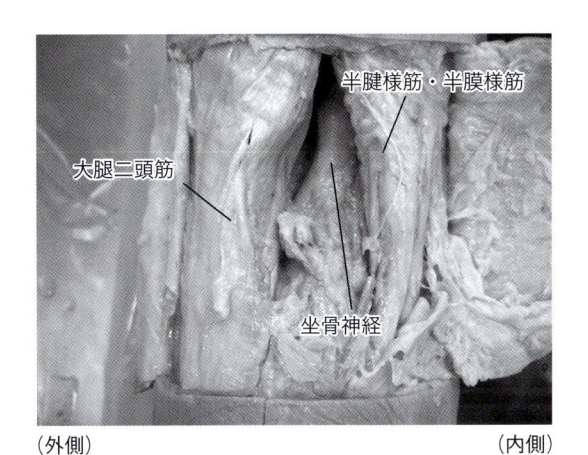

図4-101 解剖死体の膝窩部(左側)

3. 解剖

　坐骨神経(L_4〜S_3)は膝窩部では外側で大腿二頭筋，内側で半膜様筋・半腱様筋に囲まれている．坐骨神経より深部では膝窩動静脈が走行している．膝窩溝より6±3 cm近位で脛骨神経と総腓骨神経に分枝する(図4-101)．

4. 器具(図4-102)

・5〜13 MHzリニアプローブもしくは2〜5 MHzコンベックスプローブ(肥満者用)
・25 G 2.5 cm針+10 mlシリンジ(1%メピバカイン5 ml，刺入経路の局所麻酔用)
・20 G Tuohy針+細い延長管+20 mlシリンジ(0.5〜1%メピバカインもしくは0.1〜0.2%ロピバカイン20 ml)もしくは21 G 5〜10 cm絶縁電極ブロック針
・17 G Tuohy針+硬膜外カテーテル+5 ml/hrのディスポーザブル注入ポンプ(持続注入を実施する場合)

5. 手技の実際

a. 体位，描出

　患者を腹臥位にして，足首に枕を置いて，軽く

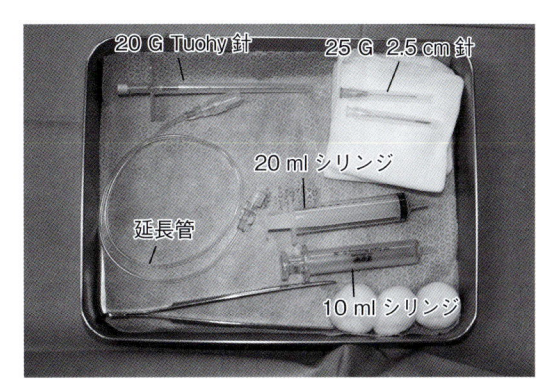

図4-102 坐骨神経ブロック(膝窩部アプローチ)に必要な器具

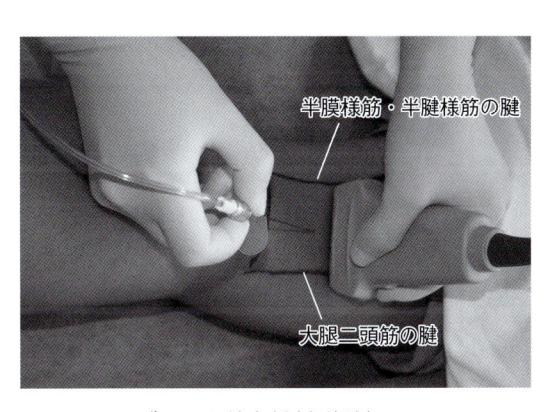

図4-103 ブロック針穿刺(交差法)

膝関節を屈曲させる．ブロックする前に穿刺前超音波画像診断を行う．膝窩溝より7 cmほど近位で，大腿二頭筋と半膜様筋・半腱様筋の間にプローブを置き(図4-103)，膝窩の水平断面像を描出する．外側上面に大腿二頭筋，内側上面に半膜様筋・半腱様筋が描出され，その間に坐骨神経が描出される(図4-104)．坐骨神経は高エコー性の円形で，その神経線維束が低エコー性に描出されるので蜂の巣状に描出される．坐骨神経は脂肪織に取り囲まれるため，その周囲が低エコー性を呈して明瞭に描出される．坐骨神経の内側下方に膝窩動静脈が描出される．坐骨神経が周囲組織と区別できない場合，足関節の背屈底屈をさせると坐骨神経が左右に回旋してシーソー運動するので同定しやすくなる．坐骨神経を遠位から近位ま

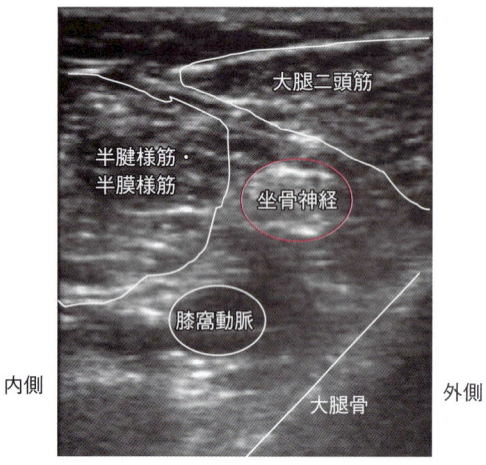

図4-104 膝窩部坐骨神経の超音波画像

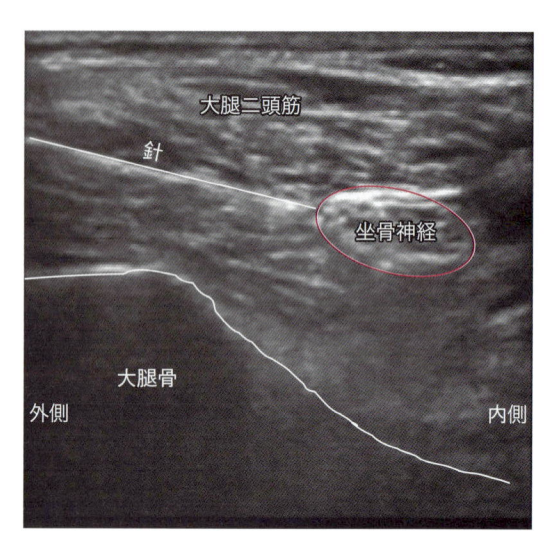

図4-105 膝窩部坐骨神経ブロックの超音波画像(平行法)

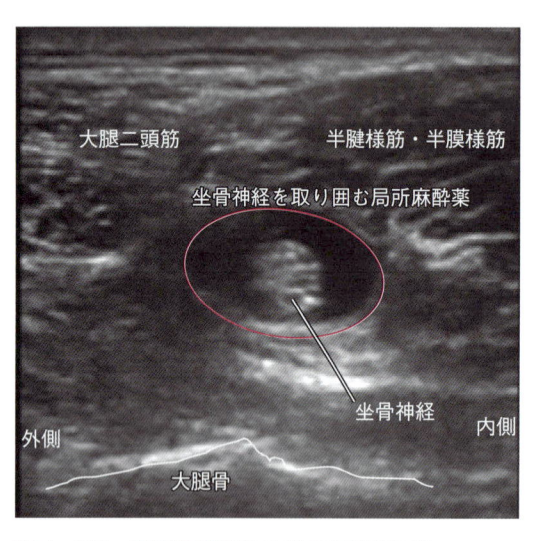

図4-106 局所麻酔薬注入後の超音波画像

で観察し，どのレベルで坐骨神経が脛骨神経，総腓骨神経に分岐するか把握する．皮膚消毒後，坐骨神経が脛骨神経，総腓骨神経に分岐していないレベルに清潔なカバーを付けたリニアプローブを置く．

b. 針刺入，薬液注入

刺入点に浸潤麻酔を行い，平行法もしくは交差法でブロック針を刺入する．平行法の場合，プローブの端から60度くらいの角度で刺入する，もしくは大腿側面から大腿二頭筋を貫通させて超音波ビームに対して直角に刺入する（図4-105）．交差法の場合，プローブの中央より穿刺する．ブロック針は坐骨神経の接線方向に進めて，決してブロック針で坐骨神経を刺してはならない．ブロック針が坐骨神経の近傍まで近付いたら，血液の逆流がないことを確認して局所麻酔薬を注入する．神経刺激器を併用する場合，刺激強度を0.2〜0.5 mAとして，足関節の底屈もしくは背屈の筋収縮を得るまでブロック針を刺入する．超音波画像を見ながら針先の位置を調整して，坐骨神経全体が局所麻酔薬で囲まれるようにする（図4-106）．

6. 合併症

1）神経損傷：神経内注入をした場合は神経損傷を起こす可能性がある．局所麻酔薬を注入する介助者は局所麻酔薬の注入圧が高い時には，薬液の注入をやめる．神経内注入では神経が膨大する．ただし，下肢切断後の断端痛に対して，神経破壊薬を使用する場合は，坐骨神経内に穿刺し，神経

破壊薬を神経内注入する．
2) 局所麻酔薬中毒：膝窩部では膝窩動静脈に注意すれば血管内注入は避けることができる．坐骨神経ブロックは手術麻酔では大腿神経ブロックや大腰筋溝ブロックと併用されることが多く，局所麻酔薬の総使用量が多くなり，結果として局所麻酔中毒が生じる危険性があるので注意する．
3) 血腫形成：膝窩動静脈穿刺による血腫形成の危険性がある．

■ 文献

1) McCartney CJ, Brauner I, Chan VW: Ultrasound guidance for a lateral approach to the sciatic nerve in the popliteal fossa. Anaesthesia 2004; 59: 1023-1025
2) Gray AT, Huczko EL, Schafhalter-Zoppoth I: Lateral popliteal nerve block with ultrasound guidance. Reg Anesth Pain Med 2004; 29: 507-509

〈柴田康之〉

17 下肢の末梢神経ブロック

I. 伏在神経ブロック

1. 伏在神経ブロックとは

　伏在神経は大腿神経の最長の枝である．そのためブロックも，分岐部から末端近くまでの部位でいくつかの方法で行うことができる．超音波ガイドが有効なのは，内転筋管レベルで行う方法である．

2. 適応疾患

　下腿内側部の疼痛，内転筋管症候群．

3. 解剖

　伏在神経は大腿神経の終末枝である．伏在神経は縫工筋の深部（内転筋管内）を下行して，内転筋管内で大腿神経前皮枝と閉鎖神経と交通して縫工筋下神経叢を形成する．更に下行した伏在神経は膝内側部の縫工筋と薄筋の腱の間で大腿筋膜を貫き，皮下に現れる．皮下に出てきた伏在神経は足関節内側に向かって大伏在静脈と伴走し，下腿内側より足背内側縁の皮膚感覚を支配する．

4. 器具

　大腿神経ブロックの項（→ 305 頁）と同じ．

5. 手技の実際

a. 体位
　仰臥位にし，下肢をやや外旋させる．

b. 神経の描出
　伏在神経は浅層に存在するため，解像度の良い高周波リニアプローブを使用する．超音波プローブを膝関節内側部の近位に当て，画像上で大腿動脈と縫工筋を確認する．縫工筋は上前腸骨棘から脛骨の内側部に向かって斜走するので，途中で大腿動脈と交差する．伏在神経は，大腿動脈より浅く縫工筋と内側広筋間に存在することが多い（図 4-107）．

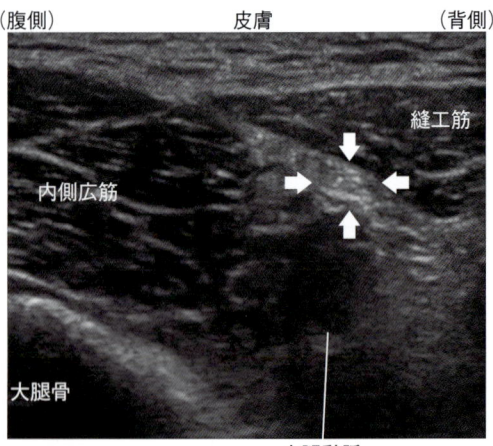

図 4-107　内転筋管レベルの典型的な超音波画像
矢印が伏在神経．

c. 穿刺，薬液注入

皮膚および皮下浸潤麻酔を施した後，神経ブロック針をプローブの端からビーム上あるいは交差するように穿刺する．ブロック針先端をゆっくりと伏在神経に近付け，吸引テストを行った後局所麻酔薬を5～10 ml 神経全周に注入する．

6. 合併症

重大な合併症はない．まれに，一過性の神経障害や出血が発生することがある．

■文献

1) 野村岳志：伏在神経ブロック（傍伏在静脈ブロック）．佐倉伸一，野村岳志編：図説超音波ガイド下神経ブロック，pp267-275，真興交易医書出版部，2007
2) Marhofer P: Saphenous nerve block. Ultrasound Guidance for Nerve Blocks, Principals and Practical Implementation, pp91-93, Oxford University Press, New York, 2008

（齊藤洋司，佐倉伸一）

II．後脛骨神経ブロック

1. 適応疾患

足根管症候群．

2. 解剖

脛骨神経は坐骨神経の枝である．膝関節後面で後脛骨動脈とともに深層を下降し，下腿の遠位で踵骨腱の内側端から出る．内果の直下で，脛骨神経は外側と内側足底神経に分枝する．

3. 器具

・高周波リニア超音波プローブ
・神経ブロック針（22 G 50 mm）

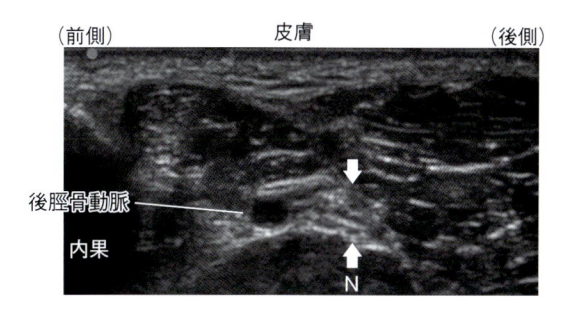

図4-108 内果より3～5 cm 近位レベルの典型的な超音波画像

矢印が後脛骨神経．

4. 手技の実際

a. 体位

仰臥位にする．

b. 神経の描出

後脛骨神経は浅層に存在するため，解像度の良い高周波リニアプローブを使用する．超音波プローブを内果背側3～5 cm 近位に当て，画像上で後脛骨動脈を確認する．後脛骨神経は，後脛骨動脈のすぐ背側に存在することが多い（図4-108）．

c. 穿刺，薬液注入

皮膚および皮下浸潤麻酔を施した後，神経ブロック針をプローブの端から交差するように穿刺する．ブロック針先端をゆっくりと神経に近付け，吸引テストを行った後局所麻酔薬を1～3 ml 神経全周に注入する．

5. 合併症

重大な合併症はない．まれに，一過性の神経障害や出血が発生することがある．

■文献

1) Tsui BCH: Ankle blocks. Tsui BCH ed: Atlas of Ultrasound and Nerve Stimulation-Guided Regional Anesthesia, pp205-213, Springer-Verlag, New York, 2007

（齊藤洋司，佐倉伸一）

18 関節のブロック

I. 肩関節ブロック

　肩関節のブロック法には様々なものがあるが，ここでは代表的なものとして，肩峰下滑液包内注射，肩関節腔内注射，石灰の穿刺吸引について述べる．超音波ガイドで行うことにより外来で短時間かつ簡便に行うことが可能である．

1. 適応疾患

1) 肩峰下滑液包内注射：肩関節周囲炎，インピンジメント症候群など．腱板断裂の診断目的に肩峰下滑液包造影を行うことがある．
2) 肩関節腔内注射：変形性肩関節症，関節拘縮など．また腱板断裂の診断目的で肩関節腔造影を行うことがある．
3) 石灰の穿刺吸引：石灰沈着性腱板炎で行う．

2. 解剖

　肩関節は解剖学的関節である肩甲上腕関節（狭義の肩関節），肩鎖関節，胸鎖関節および機能的関節である肩峰下関節，肩甲胸郭関節の5つの関節で構成され，肩複合体とも呼ばれる．肩甲上腕関節は肩甲骨の関節窩と上腕骨頭から成り立つ．上腕骨頭には腱板という構造が取り巻いている．腱板は肩甲下筋，棘上筋，棘下筋，小円筋の腱が合体したものである（図4-109）．腱板の上面には肩峰下滑液包があり，上腕骨頭の運動を滑らかに行えるようになっている．更にその上には烏口肩峰アーチがあり，外転時に上腕骨頭はアーチの下をくぐるように運動する．この構造を肩峰下関節（第二肩関節）という．

3. 器具

　23 G 6 cm 針+5 ml シリンジ(1%カルボカイン3 ml+ヒアルロン酸製剤1 A またはデキサメタゾン2 mg)

4. 手技の実際

　プローブは7.5 MHzが基本であるが，体形に応じて使い分けるとよい．例えば肥満者ではより焦点深度の深い5 MHzを使う．

a. 体位，描出
1) 前方走査および上方走査：坐位もしくは仰臥位で行う．肩関節中間位で軽度伸展位とする．目印になるのは結節間溝，上腕二頭筋長頭腱であり，上腕骨長軸に対しプローブを垂直に当てた場合，結節間溝，長頭腱の短軸像が得られる（図4-110）．大結節を画面中央にとらえ，頭側にプローブを移動させると上腕骨頭および棘上筋，棘下筋腱の短軸像を観察できる．プローブを肩甲棘と平行になるように回転させると棘上筋の長軸像が得られる（図4-111）．また更に伸展位としプローブをやや後方（背側）に平行移動することにより棘下筋の長軸像が得られる．

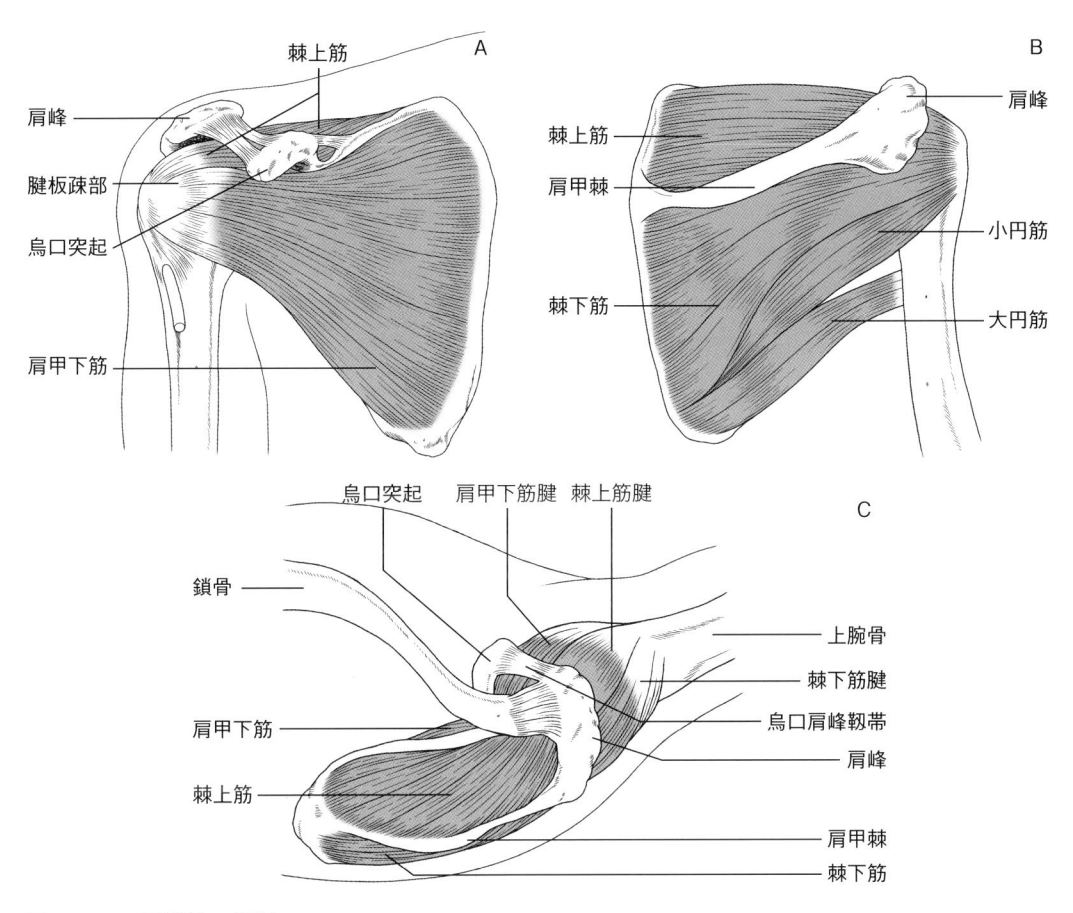

図4-109 肩関節の解剖
A：棘上筋，肩甲下筋（前方より）．B：棘上筋，棘下筋（後方より）．C：肩甲下筋，棘上筋，棘下筋（上方より）．
（佐志隆士，井樋栄二，皆川洋至：肩関節のMRI―撮像と読影の基本テクニック，pp3-9，メジカルビュー，2000より）

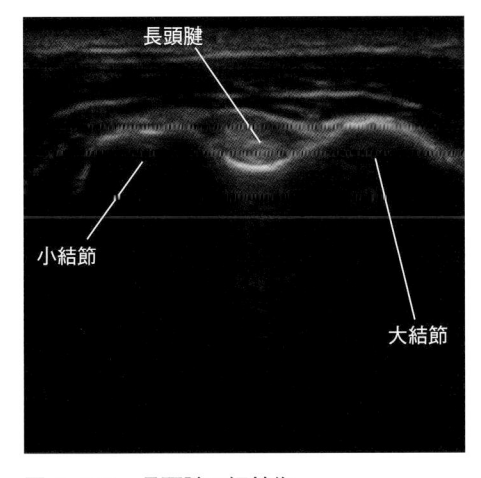

図4-110 長頭腱の短軸像

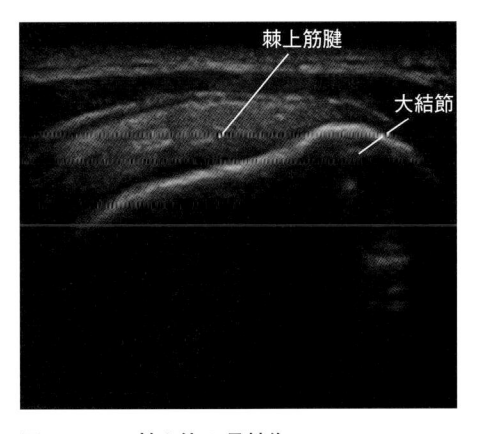

図4-111 棘上筋の長軸像

図 4-112　肩関節像

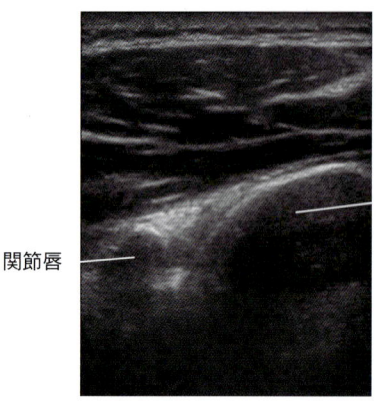

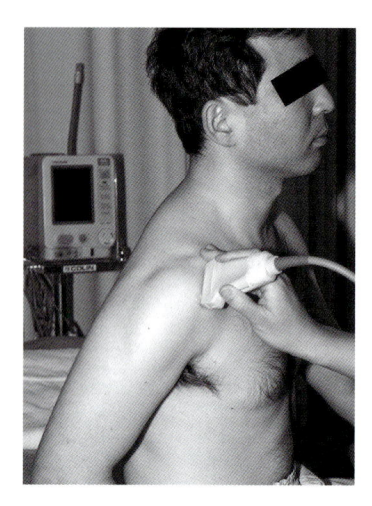

図 4-113　滑液包観察風景

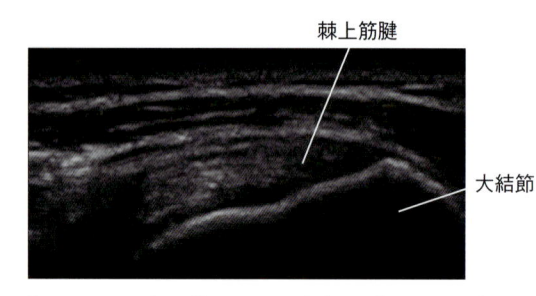

図 4-114　注入前のエコー像（棘上筋腱長軸像）

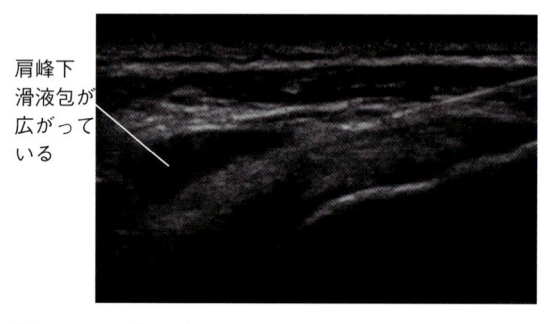

図 4-115　注入時のエコー像

また長頭腱短軸像から内側にプローブを移動させ，上腕骨を外旋させると肩甲下筋腱の長軸像が観察でき，プローブを90度回転させることにより肩甲下筋腱短軸像も観察可能である．
2）後方走査：通常坐位で行う．肩関節中間位とする．プローブを上腕骨長軸に対し垂直で烏口突起に向けて当てると上腕骨頭，関節唇，関節裂隙が描出される（図4-112）．

b．穿刺，薬液注入

1）肩峰下滑液包内注射：体位は坐位もしくは仰臥位で行う．上方走査にて肩峰前外側に棘上筋腱の長軸像を描出する．平行法にて棘上筋腱の直上にある高輝度線状像（peribursal fat）の直下に針先端を位置させ，薬剤注入を行う．正しい位置にあればperibursal fatが棘上筋から徐々に離れていくのが観察できる（図4-113～115）．
2）肩関節腔内注射：坐位で行う．後方走査を行い，上腕骨頭，関節唇などを確認する（図4-116）．外側より平行法にて関節唇深部に向けて穿刺し関節窩軟骨にぶつかった所で薬剤を注入する．

正確に注入されたことの確認は，前方走査にて結節間溝に無エコー像を確認することにより行う．上腕二頭筋長頭の腱鞘は関節腔と交通しているので正確に注入された場合，腱鞘の拡大が観察できる．
3）石灰の穿刺吸引：圧痛のある部位にプローブを当てると，石灰は腱板内に高輝度像として観察される．平行法で局所麻酔後に18G針で石灰内部に穿刺を行い局所麻酔薬もしくは生理食塩水で注入と吸引を繰り返す．最後に局所麻酔薬とステロイド剤を注入し終了する．

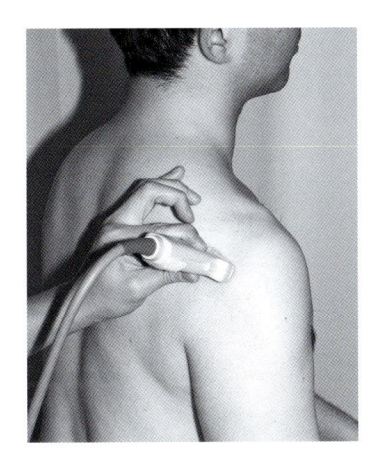

図4-116 肩関節観察風景

c. 合併症

X線透視下の肩関節ブロックの項（→163頁）を参照．

出血，感染，針刺部痛などがある．

■ 文献

1) Cardinal E, Chhem RK, Beauregard CG: Ultrasound-guided interventional procedures in the musculoskeletal system. Radiol Clin North Am 1998; 36: 597-604
2) Fessell DP, Jacobson JA, Craig J, et al: Using sonography to reveal and aspirate joint effusions. AJR Am J Roentgenol 2000; 174: 1353-1362
3) 黒川正夫，平田正純：肩関節超音波検査法の実際（座位法）．Orthopaedics 2006 ; 19 : 1-8
4) 佐志隆士，井樋栄二，皆川洋至：肩関節のMRI―撮像と読影の基本テクニック，pp3-9，メジカルビュー，2000

（朴　基彦，大瀬戸清茂）

II. 手根管ブロック

手根管症候群の診断は，臨床症状および神経伝達速度の検査が一般的であるが，補助診断法としてエコーが有用である．特発性手根管症候群では正中神経の腫大が認められる．また，治療として

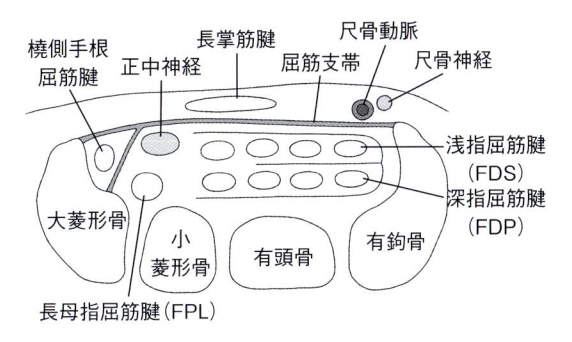

図4-117 手根管の解剖図（左手横断像）

の手根管内へのステロイド注入も，超音波ガイド下に行うことで神経損傷のリスクを減らすことができる．

1. 適応疾患

手根管症候群．

2. 解剖（図4-117）

手根管とは，手掌において手根骨と屈筋支帯に囲まれた管腔をいう．屈筋支帯は，尺側は豆状骨と有鉤骨鉤，橈側は舟状骨結節と大菱形骨稜に付着している．手根管内には浅指屈筋腱（FDS）および深指屈筋腱群（FDP），正中神経，長母指屈筋腱（FPL），橈側手根屈筋腱（FCR）が含まれている．

正中神経は屈筋支帯の直下に位置し，橈側よりFPL，背側より示指・中指FDSに囲まれている．

3. 器具（図4-118）

エコーは6～13 MHzのリニアプローブを使用する．
・25 G 2.5 cmまたは27 G 1.9 cm針＋延長管＋2.5 mlシリンジ（1～2％メピバカイン0.5 ml＋デキサメタゾン2 mg）

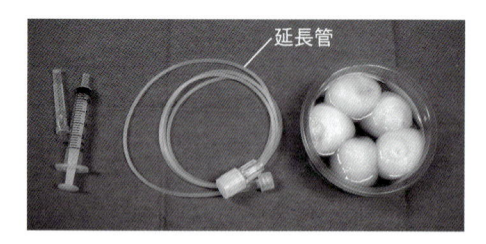

図4-118　必要な器具

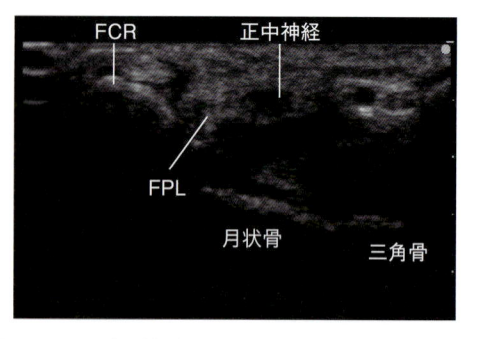

図4-119　左手根管エコー横断像（豆状骨レベル）

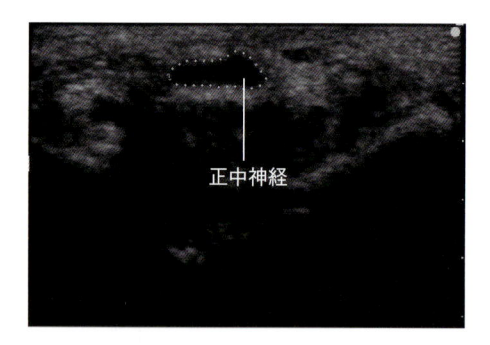

図4-120　正中神経の断面積測定

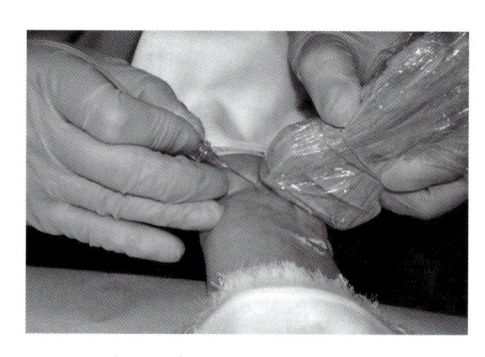

図4-121　プローブの当て方と針の刺入方向（平行法）

4. 手技の実際

a. 抽出，診断（図4-119）

手関節は掌背屈中間位とする．遠位掌側手首皮線の尺側に豆状骨，橈側に舟状骨を触れるので，その部位でプローブを当てて短軸像を得る．正中神経はFPL，FDSに囲まれているので，母指，示指，中指の屈伸により屈筋腱を同定し，それらに囲まれた楕円形で低エコーを呈する正中神経を同定するとよい．

次にプローブを遠位・近位に移動し，正中神経を観察する．遠位手根線のレベルから2cm遠位，6cm近位まで追えることが多い．

続いて正中神経の断面積を測定する．特発性手根管症候群では正中神経が腫大して見える．エコー機器付属のtracing modeで断面積を測定する（図4-120）．精度は劣るが，神経の長径と短径を測定する方法（長径×短径×π×1/4）もある．測定部位は豆状骨レベルで行い，$>12 mm^2$を腫大ありとしているが，神経の腫大がしばしば手根管全長で均一ではないことから，複数個所での測定を行ってもよい．中道[1]は近位部（橈骨遠位端最大径部），中央部（有鉤骨鉤近位最狭部），遠位部（有鉤骨鉤遠位最大径部）の3カ所で計測し，近位部$>14 mm^2$，中央部$>11 mm^2$，遠位部$>13 mm^2$を腫大ありとしている．

b. 穿刺，薬液注入

遠位掌側手首皮線の高さで手根管短軸像を得る．穿刺は平行法（図4-121），交差法（図4-122）どちらでも可能である．平行法の場合，尺骨動脈・神経を穿刺しないよう注意が必要である．尺骨神経は豆状骨の橈側，屈筋支帯の前方を走行している．エコーで尺骨動脈・神経を確認してから穿刺する（図4-123）．交差法の場合，針の先端の確認が難しいため正中神経に穿刺しないよう注意が必要である．いずれのアプローチでも，手根管内に薬液を注入できれば十分である．針先

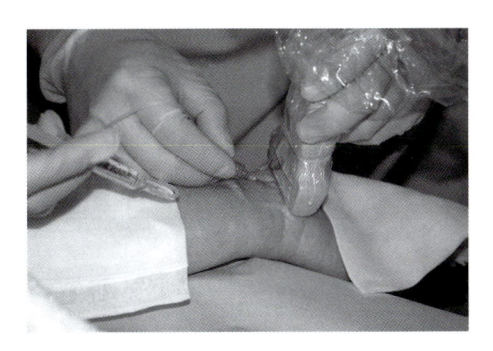

図4-122 プローブの当て方と針の刺入方向(交差法)

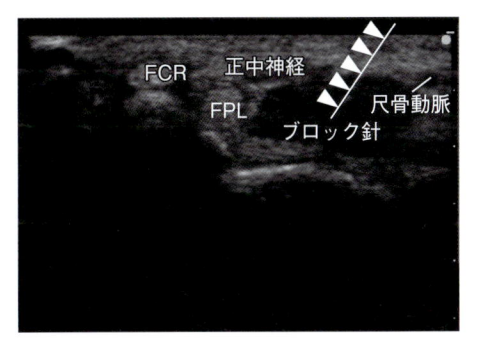

図4-123 局所麻酔薬注入時の超音波画像(交差法)

が手根管内に刺入されたのを確認できれば，薬液を注入する．

5. 合併症

神経損傷：神経を穿刺した場合には神経損傷を起こす可能性がある．指への放散痛を訴えたような場合には再度針先の位置を確認する．

■文献
1) 中道健一：手根管症候群に対する超音波検査．Orthopaedics 2007；20：21-31

(中川美里，新堀博展)

III. 股関節ブロック

股関節病変に対する超音波検査はCTやMRIの補助診断法として有用であるが，股関節穿刺においてもリアルタイムに針先を確認でき，目的の場所に穿刺できることから非常に有用である．

1. 適応疾患

変形性股関節症を始めとする股関節由来の痛み．

2. 解剖

股関節前面では，関節包は臼蓋縁より発して転子間線上に付着しているため，大腿骨頸部は完全に関節包に覆われている．また内側前方を大腿神経，大腿動脈，大腿静脈が順に走行している．プローブは大腿骨頸部長軸に水平に当てる(図4-124)．

3. 器具

・プローブ(リニア型5～10 MHzまたはコン

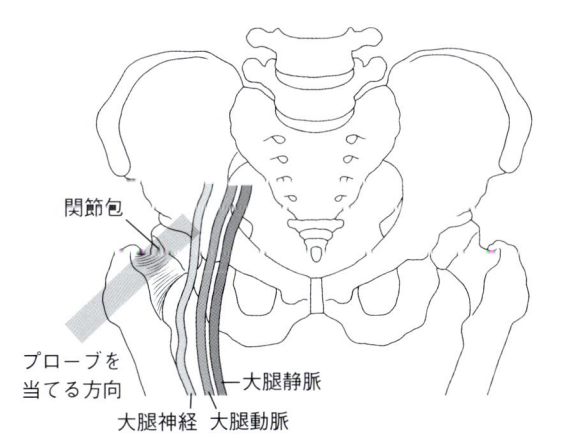

図4-124 プローブを当てる方向と血管，神経の位置関係
プレスキャンで大腿動静脈，大腿神経の位置を確認する．

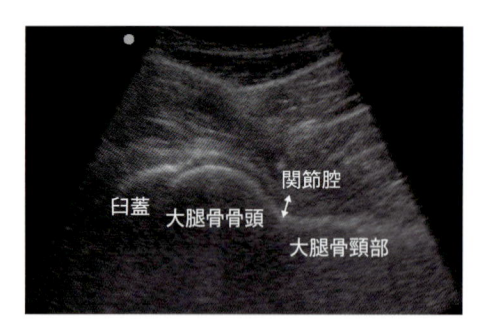

図 4-125　正常股関節の超音波画像

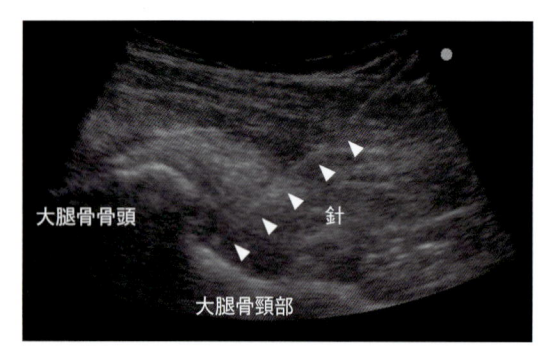

図 4-127　ブロック針穿刺時の超音波画像
関節包内への薬液の広がりを観察しながらゆっくり注入する．

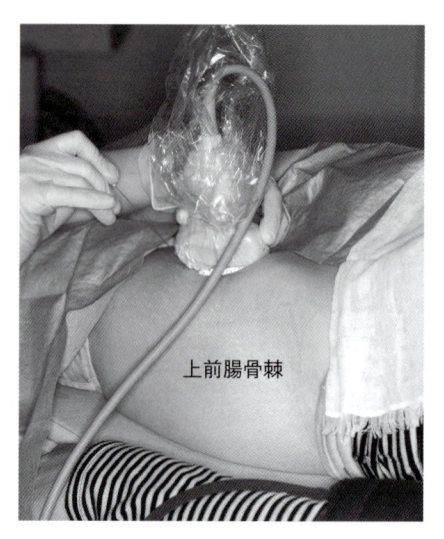

図 4-126　超音波プローブの当て方と針の刺入方向
プローブを大腿骨頸部に平行に当て，針はプローブ外側から刺入する．

ベックス型）
- 23 G　6 cm 針＋5 ml シリンジ（1％メピバカイン 5 ml 局所麻酔用）
- 21 G　9.0 cm スパイナル針
- 5 ml シリンジ（1％メピバカイン 5 ml 治療薬用）
- ヒアルロン酸ナトリウム

4. 手技の実際

a. 体位，描出

　体位は仰臥位，下肢を内外旋中間位とし超音波プローブを大腿骨頸部長軸に平行に当てる．
　あらかじめプレスキャンを行い臼蓋，骨頭，関節包，頸部を観察し関節腔が最も鮮明に広く見える位置を確認する（図 4-125）．
　ヘキザックアルコールによる十分な消毒後，滅菌ゼリーを塗布する．

b. 穿刺，薬液注入

　皮膚の局所麻酔を行い，針をプローブの外側から刺入し，大腿骨頭と頸部の境を目標に平行法で進める（図 4-126）．針が骨に当たったら血液の逆流のないことを確認し，1％メピバカイン 5 ml をゆっくり注入し，局所麻酔薬が関節包内に広がることを超音波画像で確認する（図 4-127）．その後ヒアルロン酸ナトリウムを注入し終了する．

5. 合併症

1）感染：感染が最も危惧される合併症である．十分な消毒を行うことはもちろんであるが，術前の全身状態を十分に把握し，安易にステロイドを注入することは控える．
2）神経，血管穿刺：大腿動静脈，大腿神経が穿刺ルートに近接する可能性があるため，触診およびプレスキャンで十分に確認する．

■ 文献

1) 渡辺研二：成人股関節疾患の超音波診断．Orthopaedics 2006；19：47-54
2) Qvistgaard E, Kristoffersen H, Terslev L, et al: Guidance by ultrasound of intra-articular injections in the knee and hip joints. Osteoarthritis Cartilage 2001; 9: 512-517
3) Leopold SS, Battista V, Oliverio JA: Safety and efficacy of intraarticular hip injection using anatomic landmarks. Clin Orthop Relat Res 2001; (391): 192-197

（新堀博展，安部洋一郎）

Ⅳ．膝関節ブロック

1．適応疾患

変形性膝関節症，関節リウマチなど．

2．解剖（図4-128）

膝関節には多くの滑液包があり関節包と交通していないものもある．交通している滑液包の中で最大のものは膝蓋上包である．

3．器具

マイクロコンベックス，リニア型のプローブ（周波数は7.5～10 MHz程度）．
・18～24 G（3.2 cm）針＋5 mlシリンジ（薬液：ヒアルロン酸＋メピバカイン）

4．手技の実際（図4-129）

穿刺法としては様々な方法がある．超音波ガイドで行う場合，膝蓋骨を始めとする骨組織が妨げとなるため膝蓋骨上法が最も容易と考える．

a．体位，描出

体位は仰臥位，足は伸展し膝下にタオルなどを入れ少し屈曲させる．消毒前にプレスキャンを行い，大腿四頭筋腱と膝蓋骨，大腿骨の位置を見ておくとよい．この時膝を屈曲伸展してもらうと注入する膝蓋上包が分かりやすい．水腫がある場合この時点で観察できる．穿刺部として膝蓋骨上縁と後面をマークしておくとよい．

消毒後，清潔なカバーを付けたエコープローブを膝蓋骨上縁に平行に当て，関節包・膝蓋上包を同定する．

b．針穿刺

通常の平行法の穿刺だと到達距離が長くなるの

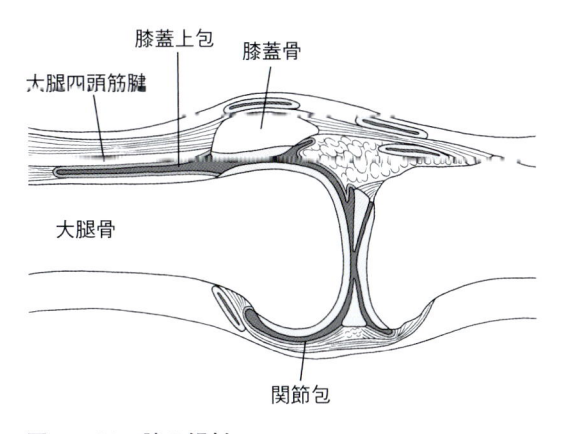

図4-128　膝の解剖

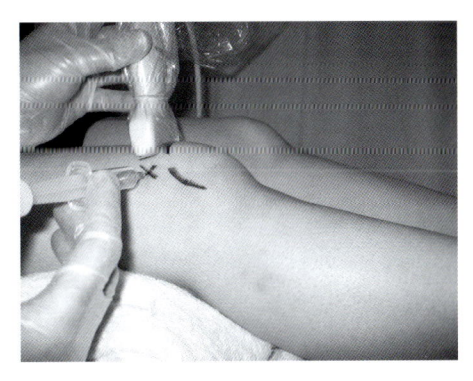

図4-129　施行図
膝蓋骨後面の高さでプローブに平行に穿刺する．

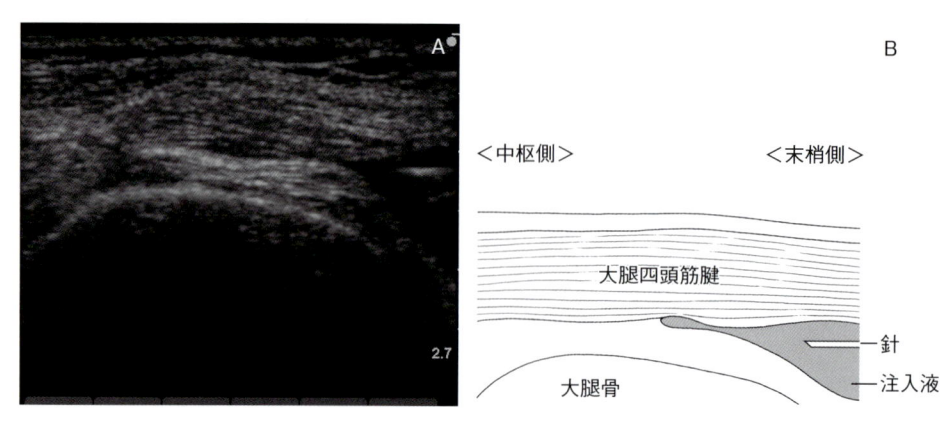

図4-130 膝蓋上包内に針が確認できる
A：施行時のエコー図．B：シェーマ．

で，筆者は膝蓋骨後面の高さで平行に穿刺している．1cm程度刺入したところで，エコーで針を同定し，針の先端を見ながら膝蓋上包（大腿四頭筋腱の下）に向けて針を進める．滑液包を貫くのと同時に抵抗が消失する感覚を得られることが多い．

c. 薬液注入

薬液を5ml程度注入する．注入時に抵抗がないこと，またエコーで膝蓋上包が広がることで注入が確認できる（図4-130）．空気を少量（0.5ml）入れることで関節内に注入されていることがよりはっきり分かるとする報告もある．

5. 合併症

感染，出血に関しては他の関節内注射と同様である．
1) 靱帯・半月板・軟骨の損傷：盲目的に刺入した場合は起こり得る．超音波ガイド下でも針を確認せずに進めると起こる可能性があり，常に針全体を描出することが重要となる．また，軟骨はエコーフリースペースになるため関節包，水腫と誤認する可能性があり注意が必要である．
2) 神経損傷：内側からの刺入で神経損傷の報告がある．
3) ステロイド関節症：加重関節に頻回にステロイドを使用すると起こる可能性がある．

■ 文献

1) 大瀬戸清茂：関節ブロック．若杉文吉監修：ペインクリニック─神経ブロック法，第2版，pp139-145，医学書院，2000
2) 松崎浩巳編著：整形外科の超音波診断，pp21-50，文光堂，2003
3) Qvistgaard E, Kristoffersen H, Terslev L, et al: Guidance by ultrasound of intra-articular injections in the knee and hip joints. Osteoarthritis Cartilage 2001; 9: 512-517

（寺田仁秀，新堀博展）

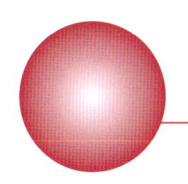

索引

数字・欧文

3D 表示 254

A・B

acoustic shadow 253
anconeus triangle 179
anisotropy 253
anteroposterior oblique view 16
Barré-Liéou 症候群 50
Buerger 病 24, 100, 114

C

chemonucleolysis 244, **249**
compound imaging 254
CT-discography 47
CT ガイド下神経ブロック 192
C アーム透視装置 6

D・E・F・G

dual imaging 254
entrapment neuropathy 298
failed back surgery syndrome (FBSS) 79, 134
femoral neuropathy 298
Gasser 神経節ブロック
——, X 線透視下 19
——, CT ガイド下 199

I・M・N・O

intradiscal electrothermal therapy (IDET) 228
meralgia paresthetica 298
MR ガイド下神経ブロック 242
MR ガイド下椎間板内療法 243
multiple operated back (MOB) 79

nucleoplasty 244
one finger test 138
open MRI 242

P・R

panoramic view 254
percutaneous cervical cordotomy (PCC) 55, 237
percutaneous discectomy (PD) 243
percutaneous laser disc decompression (PLDD) 244, **245**
peripheral vascular disease (PVD) 79
Raynaud 症候群 34, 100
Raynaud 病 24

S・U・X

safety space triangle 127
Sim's position 307
Sluijter 針 4
spinal cord stimulation (SCS) 79
submentovertical view 16
superior laryngeal nerve block 266
ultrasound guided nerve block (USGNB) 252
X 線透視装置 6
X 線被曝 7

和文

あ・い

圧迫骨折 40, 44, 62
イオヘキソール 3
インピンジメント症候群 163, 314
異方性 253
陰部神経ブロック 155

え・お

エピドラスコピー 152
腋窩アプローチ，腕神経叢ブロック 280
オーバーチューブ透視装置 6
おとがい神経ブロック 8
横隔神経ブロック 264
音響陰影 253

か

下顎神経ブロック
——, X 線透視下 15
——, CT ガイド下 197
下肢の末梢神経ブロック 312
下腸間膜動脈神経叢ブロック 108
化学的髄核融解術 244, **249**
化学的椎間板形成術 249
会陰部痛 134, 149, 155, 215, 234
会陰部の交感神経依存性疼痛 145
会陰部の神経因性疼痛 143
開胸術後疼痛 67, 86
開胸術後疼痛症候群 75, 201, 287
外傷後肛門瘢痕痛 215
外傷性関節炎 179
外傷性頸部症候群 28, 34, 37, 40, 50, 70
肩関節腔内注射 314

肩関節拘縮　163, 183, 314
肩関節骨髄減圧術　183
肩関節枝高周波熱凝固法　166
肩関節周囲炎　163, 166, 183, 314
肩関節パンピング　163
肩関節ブロック　163
　　――, 超音波ガイド下　314
肩手症候群　183
関節のブロック, 超音波ガイド下　314
関節リウマチ　171, 179, 180, 181, 321
環軸関節ブロック　41
眼窩下神経ブロック　8
眼窩上神経ブロック　8
顔面神経麻痺　24

き

吃逆　264
胸郭出口症候群　28, 32, 34, 50, 70, 274, 276, 278
胸腔鏡下交感神経遮断法　70
胸椎圧迫骨折　86
胸椎後枝内側枝高周波熱凝固法　62
胸椎椎間関節症　59
胸椎椎間関節ブロック　59
胸椎椎間板ブロック　92
胸椎椎間板ヘルニア　75, 86, 92, 201
胸部クモ膜下ブロック　64
胸部交感神経ブロック
　　――, X線透視下　70
　　――, CTガイド下　206
胸部硬膜外ブロック　75, 86
胸部神経根ブロック　86
胸部神経ブロック, CTガイド下　201
胸部椎間板症　92
胸部傍脊椎ブロック　291
強直性脊椎炎　141
局所麻酔薬　3
筋・筋膜性疼痛症候群　75
筋筋膜性腰痛　100
緊張型頭痛　37, 50, 270

く

クモ膜下フェノールブロック　64
クモ膜下ブロック　296

け

経椎弓根的骨穿孔術　186
経皮的関節感覚神経電気凝固術　176
経皮的コルドトミー
　　――, X線透視下　55
　　――, CTガイド下　237
経皮的髄核摘出術　243
経皮的椎体形成術　219
経皮的レーザー椎間板減圧術　244, 245
頸肩腕症候群　28, 34, 50
頸神経叢ブロック
　　――, X線透視下　28
　　――, 超音波ガイド下　270
頸髄症　44
頸性頭痛　28, 37
頸椎症　28, 32, 37, 44, 50, 274
頸椎症性神経根症　34, 270
頸椎神経根ブロック, 超音波とX線を併用した　2
頸椎脊髄神経後枝内側枝高周波熱凝固法　44
頸椎椎間関節症　37, 50
頸椎椎間関節ブロック, 前方斜位法　37
　　――, 側方・後方斜位法　40
頸椎椎間板造影・ブロック　47
頸椎椎間板ヘルニア　28, 32, 40, 44, 47, 50, 274
頸部硬膜外ブロック　34
頸部神経根性疼痛　259
頸部神経根ブロック
　　――, X線透視下　50
　　――, 超音波ガイド下　259
血行障害　75, 114, 274, 276, 278
結晶誘発性関節炎　179
肩峰下滑液包炎　163
肩峰下滑液包内注射　314
腱板断裂石灰沈着性腱板炎　163
腱板部分損傷　166
幻肢痛　50, 75, 127

こ

コルドトミー, 経皮的　55
コンドロイチナーゼABC　250
コンパートメントブロック　96, 300
コンパウンドイメージング　254

股関節骨髄減圧術　188
股関節枝高周波熱凝固法　171
股関節痛　96, 298
股関節ブロック　169
　　――, 超音波ガイド下　319
交感神経節ブロック
　　――, 胸部　70, 206
　　――, 腰部　114
　　――, 仙骨部　143
肛門部痛　134, 149, 215
肛門部の交感神経依存性疼痛　145
後脛骨神経ブロック　313
後方到達法, 星状神経節ブロック　26
高周波椎間板減圧術　244
高周波熱凝固法　4
　　――, 肩関節枝　166
　　――, 胸椎後枝内側枝　62
　　――, 頸椎脊髄神経後枝内側枝　44
　　――, 股関節枝　171
　　――, 膝関節枝　176
　　――, 仙腸関節枝　141
　　――, 椎間板内　228
　　――, 腰椎後枝内側枝　123
硬膜外洗浄・神経根ブロック　147
硬膜外ブロック　294
　　――, 胸部　75
　　――, 頸部　34
　　――, 腰部　100
絞扼性神経炎　283
骨髄減圧術　183
　　――, 肩関節　183
　　――, 股関節　188
　　――, 膝関節　188
　　――, 椎体　185
骨セメント　222
骨粗鬆症　44, 62, 185
　　――性圧迫骨折　219
　　――性椎体圧迫骨折　185
骨軟骨腫症　179
混合型脊柱管狭窄　130

さ

サージカルトライアル　79
鎖骨下アプローチ, 腕神経叢ブロック　278
鎖骨上アプローチ, 腕神経叢ブロック　276
坐骨神経ブロック
　　――, X線透視下　158

──，超音波ガイド下　307
三叉神経痛　8, 12, 15, 19, 199

し

ジェネレーター植え込み術　80
子宮内膜症　234
歯肉がん　12, 15
耳介側頭神経ブロック　15
痔核根治術後の持続性疼痛　215
膝窩部アプローチ，坐骨神経ブロック　308
膝関節骨髄減圧術　188
膝関節枝高周波熱凝固法　176
膝関節痛　298
膝関節ブロック　174
──，超音波ガイド下　321
斜位法，星状神経節ブロック　25
斜角筋間アプローチ，腕神経叢ブロック　274
斜角筋間ブロック　28
尺骨神経ブロック　283
手根管症候群　283, 317
手根管ブロック，超音波ガイド下　317
手掌多汗症　24
術後瘢痕疼痛症候群　75
消毒液　4
上顎神経ブロック
──，X線透視下　12
──，CTガイド下　194
上下腹神経叢ブロック
──，X線透視下　111
──，CTガイド下　234
上喉頭神経ブロック　266
上肢の末梢神経ブロック　283
上腕骨骨頭穿孔術　184
上腕骨頭無腐性壊死　183
上腕二頭筋長頭腱炎　163
神経根症　50
神経根性膝部痛および腰痛　127
神経根ブロック
──，胸部　86, 201
──，頸部　259
──，硬膜外洗浄　147
──，仙骨部　134, 302
──，腰部　127, 201
神経破壊薬　3, 7
神経節ブロック，腰部　211
人工骨頭置換術後の股関節痛　171

す

ステロイド　4
スパイナル針　4

せ

正中神経ブロック　283
星状神経節ブロック
──，X線透視下　24
──，超音波ガイド下　256
脊髄刺激療法　79
脊髄損傷後疼痛　75
脊柱管狭窄　100, 127, 134, 147, 152, 158, 201, 302
──，混合型　130
脊椎手術後疼痛症候群　152
石灰沈着性腱板炎　314
石灰の穿刺吸引　314
舌がん　12, 15
仙骨神経根症　302
仙骨部交感神経ブロック　143
仙骨部神経根ブロック
──，X線透視下　134
──，超音波ガイド下　302
仙腸関節枝高周波熱凝固法　141
仙腸関節性疼痛　138
仙腸関節ブロック　138
仙尾関節ブロック　149
浅頸神経叢ブロック　262
前方到達法，星状神経節ブロック　25

そ

造影剤　3, 7
足関節ブロック　181
足根管症候群　313

た

多発性骨髄腫　219
大腿骨頭壊死　171
大腿神経ブロック　305
大腰筋筋溝ブロック　96
胆道疾患　104
断端部痛　127

ち

中下部胸椎神経障害性疼痛　70
肘関節ブロック　179
超音波ガイド下神経ブロック　252
直腸がん術後の旧肛門部痛　215
直腸診による圧痛　149

つ

椎間関節症　40, 100, 123
椎間関節ブロック
──，頸椎　37, 40
──，腰椎　120
椎間板症　130
椎間板性の痛み　47
椎間板性背部痛　92
椎間板性腰痛　225, 228
椎間板摘出術　243, **245**
椎間板内高周波熱凝固法　228
椎間板ブロック　**225**, 248
──，腰部　130
椎間板変性症　40
椎体骨髄減圧術　185

て

ディスポーザブルシリンジ　4
ディスポーザブル針　4
デキサメタゾン　4
デュアルイメージング　254
手関節ブロック　180
低髄液圧症候群への自家血注入　294
転移性骨腫瘍　219
殿下部アプローチ，坐骨神経ブロック　307

と

橈骨神経ブロック　283
糖尿病性血管障害　114
糖尿病性神経障害　100
特発性上喉頭神経痛　266
特発性上腕骨頭壊死　183
特発性肋間神経痛　67

な・ね

内臓神経ブロック

――，X線透視下　104
――，CTガイド下　231
内転筋管症候群　312
寝違え　37

は・ひ

パノラマ表示　254
パンクチャートライアル　79
肥満患者のクモ膜下ブロック　296
尾骨神経ブロック　145

ふ

フェノールブロック，クモ膜下　64
ブロック針　4
不対神経節ブロック
　――，X線透視下　145
　――，CTガイド下　215
伏在神経ブロック　312
腹腔神経叢ブロック
　――，X線透視下　104
　――，CTガイド下　231

へ

ペアン鉗子　4
閉塞性動脈硬化症　100, 114
変形性肩関節症　183, 314
変形性胸椎症　75
変形性股関節症　169, 171, 319
変形性膝関節症　174, 176, 321
変形性脊椎症　40, 100, 201, 298
変形性仙腸関節症　141
変形性足関節症　181
変形性肘関節症　179
変形性手関節症　180
変形性腰痛症　120

ほ

ボーンニードル　220
傍気管法，星状神経節ブロック　25
傍脊椎ブロック，胸部　291

ま・め

マイクロコンベックスプローブ　257
末梢血管疾患　79
末梢神経ブロック
　――，下肢の　312
　――，上肢の　283
慢性膵炎　104
メピバカイン　3

よ

腰下肢痛　96, 147
腰神経叢ブロック　298
腰椎圧迫骨折　120, 127, 134
腰椎後枝内側枝高周波熱凝固法　123
腰椎手術後症候群　147
腰椎すべり症　120, 127, 147
腰椎椎間関節ブロック　120
腰椎椎間板症　120
腰椎分離症　120
腰椎変性疾患　134
腰部交感神経節ブロック
　――，X線透視下　114
　――，CTガイド下　211
腰部硬膜外ブロック　100
腰部神経根症　127, 147
腰部神経根ブロック
　――，X線透視下　127
　――，CTガイド下　201
腰部椎間板ブロック
　――，X線透視下　130
　――，MRガイド下　248

り・ろ

梨状筋症候群　158
離断性骨軟骨症　179
肋間神経痛　75, 86, 201, 287
肋間神経ブロック
　――，X線透視下　67
　――，超音波ガイド下　287
肋骨骨折　67, 287

わ

腕神経叢引き抜き損傷　75
腕神経叢ブロック
　――，X線透視下　32
　――，超音波ガイド下　274
　――のレスキューブロック　283